中等卫生职业教育“十三五”规划教材
供护理、助产专业使用

护士人文修养

主　编　马嫦英　朱晓琴　蒋晓飞　刘秋菊
副主编　李建树　欧阳虹　杨玉华
编　者　（以姓氏笔画为序）
马嫦英（核工业卫生学校）
王　莉（核工业卫生学校）
王冬梅（核工业卫生学校）
方　敏（核工业卫生学校）
尹湘红（核工业卫生学校）
邓厚福（核工业卫生学校）
龙　新（中南科技财经管理学校）
冯玉娟（南华大学附属南华医院）
朱晓琴（核工业卫生学校）
刘秋菊（中南科技财经管理学校）
李建树（核工业卫生学校）
杨　艳（核工业卫生学校）
杨玉华（核工业卫生学校）
张　芬（南华大学附属南华医院）
欧阳光（南华大学附属南华医院）
欧阳虹（核工业卫生学校）
唐杰枚（南华大学附属南华医院）
蒋东伶（湖南护士学校）
蒋晓飞（核工业卫生学校）

科学技术文献出版社
SCIENTIFIC AND TECHNICAL DOCUMENTATION PRESS
·北京·

图书在版编目（CIP）数据

护士人文修养 / 马嫦英等主编 . — 北京 : 科学技术文献出版社，2019. 9

ISBN 978-7-5189-5932-7

Ⅰ . ①护… Ⅱ . ①马… Ⅲ . ①护士—修养 Ⅳ . ① R192. 6

中国版本图书馆 CIP 数据核字（2019）第 176618 号

护士人文修养

策划编辑：张宪安　　责任编辑：薛士滨　张雪峰　　责任校对：文　浩　　责任出版：张志平

出 版 者	科学技术文献出版社
地　　址	北京市复兴路15号 邮编 100038
编 务 部	（010）58882938，58882087（传真）
发 行 部	（010）58882868，58882870（传真）
邮 购 部	（010）58882873
官方网址	www.stdp.com.cn
发 行 者	科学技术文献出版社发行　全国各地新华书店经销
印 刷 者	湖南雅嘉彩色印刷有限公司
版　　次	2019 年 9 月第 1 版　2019 年 9 月第 1 次印刷
开　　本	787 × 1092　1/16
字　　数	460千
印　　张	22
书　　号	ISBN 978-7-5189-5932-7
定　　价	58.00元

前　言

《护士人文修养》是全国卫生职业教育院校护理、助产专业“十三五”规划教材之一。本教材以适应21世纪社会对中高职护理人才的需要为宗旨，以培养护士的综合素质为目标，以人文知识与护理专业有机结合为特色，依据教育部2014年新修订的《中等职业学校专业教学标准（试行）》，参考《高等职业学校专业教学标准（试行）》的职业素养要求，着眼护理专业学科的发展需求，组织专家精心编写而成。

本教材在编写中紧扣护理专业职业素养要求，坚持体现三基（基本理论、基本知识、基本技能）、五性（思想性、科学性、先进性、启发性和适用性）、三特定（特定对象、特定要求、特定限制）的原则，根据护士应具备的人文修养，从当前护理人文教育涉及的基本领域中，精选了公认较为重要的内容进行了整合。

本教材共分为九章，涵盖了护士伦理道德修养概述、护理心理学概述、护士的美学修养、护士的人际关系与人际沟通修养、护士的礼仪修养、护士的科学思维修养等内容。本着“必需、够用与发展”为原则，对所涉及的人文学科的内容进行优化整合，根据人文修养课程要求特别新增了护理心理学修养等内容，力求内容精练实用、详略得当，解决中等高职卫生职业教育中护理、助产专业课时紧张而人文课程无法全部开设的问题。在人文修养基本知识的阐述之外，各章前首先给出了一个医学、护理界著名人物先进事迹介绍，以鼓励和号召学生们向前辈楷模学习。各章列出本章学习要点，该要点分知识目标；技能、职业能力培养目标；情感、态度等素质培养目标三段式列出，引导学生树立临床思维模式。每一章节开篇采用了一段美文导入、正文中插入大量案例和知识点，增强学生的理解能力、学习兴趣和人文修养。插入这些内容既拓展了教材内容，又活跃了教材风格。在护理伦理和人际沟通修养章节紧扣了护士资格考试大纲要求进行编写。本教材在每章后均设置了自测题，能提升学生学习效果。本教材人文特色及护理专业特色兼收并蓄，不仅是护理人文教育的基本教材，也可供各级护理人员学习之用。

本教材是全体参编人员共同努力的结果。在编写过程中，参考、借鉴了人文修养方面的大量书籍，特向原作者表示诚挚的谢意！

由于编者水平和编写时间有限，书中难免有疏漏之处，恳请广大读者不吝指正。

马嫦英　朱晓琴　蒋晓飞　刘秋菊

目 录

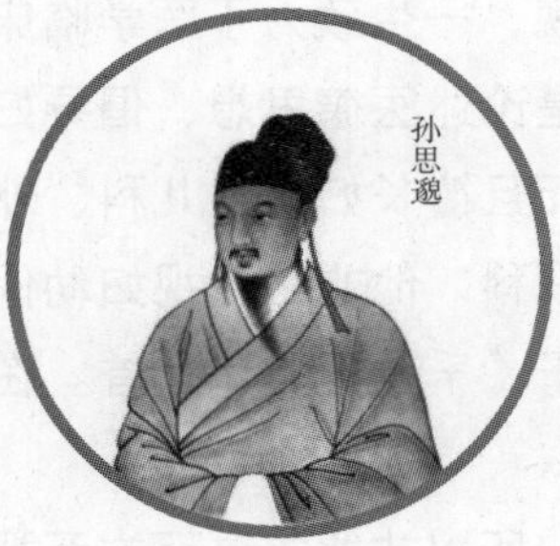

医界百代之师——孙思邈

孙思邈，唐代医药学家。幼年身患疾病，经常请医治疗，花费了很多家财，自谓"幼遭风冷，屡造医门，汤药之资，罄尽家产"，于是立志从医。孙思邈少年好学，天资聪明，7岁时就认识一千多字，每天能背诵上千字的文章，知识广博，被称为"圣童"；18岁时立志学医，到了20岁就能为乡邻治病，并能侃侃而谈老子、庄子的学说，精通道家典籍。

孙思邈非常重视预防疾病，讲求预防为先的观点，坚持辨证施治的方法。他认为人若善摄生，当可免于病；提倡讲求个人卫生，重视运动保健，提出了食疗、药疗、养生、养性、保健等相结合的防病治病主张。他还非常重视研究常见病和多发病；对针灸术也颇有研究，著有《明堂针灸图》，以针灸术作为药物的辅助疗法；他还在研究医学的过程中，把硫黄、硝石、木炭混合制成粉，用来发火炼丹，这是中国现存文献中最早记载关于火药的配方。

孙思邈具有高尚的医德，一切以治病救人为先。他不慕名利，身体力行，一心赴救，用毕生精力实现了自己的道家医德思想，是中国医德思想的创始人。他关心人民的疾病痛苦，处处为患者着想，对前来求医的人，不分高低贵贱、贫富老幼、亲疏远近，皆平等相待。他外出治病，不分昼夜，不避寒暑，不顾饥渴和疲劳，全力以赴。临床诊疗时，精神集中，认真负责，不草率从事，不考虑个人得失，不嫌脏臭污秽，专心救护。特别是他提倡医生治病时，不能借机索要财物，应该无欲无求。这种高尚医德，实为后世楷模，千余年来一直为人们特别是医学工作者所称颂。在他的名著《千金方》中，也把"大医精诚"的医德规范放在极其重要的位置上来专门立题，重点讨论。而他本人，也是以德养性、以德养身、德艺双馨的代表人物之一。

孙思邈还是第一个完整论述医德的人，他对良医的医德医术总结为："行欲方而智欲圆，心欲小而胆欲大"。"胆大"就是要有如赳赳武夫般的自信和气质；"心小"就是要如同在薄冰上行走时时小心谨慎；"智圆"就是遇事要有圆活机变、不拘泥成规的能力；"行方"就是不贪名、不夺利，心中自有坦荡天地。

孙思邈对古典医学有深刻的研究，对民间验方也十分重视，一生致力于医学临床研究，有二十四项成果开创了中国医药学史上的先河，特别是论述医德思想、倡导妇科、儿科、针灸穴位等都是前所未有的。他不仅精于内科，而且擅长妇科、儿科、外科、五官科。在中医学上首次主张治疗妇女儿童疾病要单独设科，他非常重视妇幼保健，著有《妇人方》三卷、《少小婴孺方》二卷，并将其置于《千金要方》之首。在他的影响之下，后代医学工作者普遍重视妇、儿科疾病的研究。

孙思邈崇尚养生，并身体力行，正由于他通晓养生之术，所以才能年过百岁而视听不衰。他将儒家、道家及外来古印度佛家的养生思想与中医学的养生理论相结合，提出了许多切实可行的养生方法。如心态要保持平衡，不要一味追求名利；饮食应有所节制，不要过于暴饮暴食；气血应注意流通，不要懒惰呆滞不动；生活要起居有常，不要违反自然规律等。这些养生之道，时至今日，仍在指导着人们的日常生活。

据史料记载，孙思邈的主要著作遗存约有90余种。医学巨著《千金方》是中国历史上第一部临床医学百科全书，被国外学者推崇为"人类之至宝"。其中《千金要方》及《千金翼方》影响极大，《千金要方》在食疗、养生、养老等方面做出了巨大贡献。孙思邈能寿逾百岁高龄，就是他在积极倡导这些方面的理论与其自身实践相结合的结果。他的辉煌成就，生前就受到了人们的崇敬，被称为"药王""药圣"。孙思邈在日本也享有盛誉，日本也曾出版过《千金要方》，其影响可见一斑。

孙思邈终身不仕，隐于山林。他亲自采制药物，为人治病；搜集民间验方、秘方，总结临床经验及前代医学理论，为医学和药物学做出了重要贡献，后世尊其为"药王"。他一生勤奋好学，知识广博，深通庄、老学说，知晓佛家经典，阅历非常丰富。唐初著名文学家卢照邻等人对他皆以师尊之礼相待。唐王李世民称赞他为：凿开经路，名魁大医。羽翼三圣，调和四时，降龙伏虎，拯衰救危。巍巍堂堂，百代之师。

第一章 绪 论

【学习要点】

【知识目标】

1. 掌握 人文、人文修养、人文精神的概念。

2. 理解 人文修养与人文关怀的关系、护理教育加强人文教育的必要性及科学与人文的辩证关系。

3. 了解 人文科学的概念、人文科学的基本特征、健康与人文的关系，理解什么是医学科学精神和医学人文精神，了解护士应具备的人文修养。

【技能、职业能力培养目标】

1. 明确 进一步加强护士人文修养的现实意义，学会养成一颗人文心，练就一个科学脑，拥有正确的世界观。

2. 熟悉 提高护士人文修养的主要途径和方法，珍惜时光，广闻博学，积淀自身人文修养。

3. 学会 在学习和生活中发现真、善、美，并加以修炼。

【情感、态度等素质培养目标】

1. 能感知护理职业的社会责任，即护理是为人类健康服务的崇高事业。

2. 树立人文关怀的护理理念，具有尊重人、关心人、爱护人的情感；在生活学习中养成礼让他人、乐于助人的美德，懂得感恩父母、尊重师长。

3. 具有热爱护理事业的高尚情怀、甘于奉献的敬业精神，塑造白衣天使的自我形象；能自主学习、自主修炼、科学思辨。

冰心曾说：“爱在左，情在右，走在生命的两旁，随时撒种，随时开花，将这一径长途，点缀得花香弥漫，使得穿枝拂叶的行人，踏着荆棘，不觉得痛苦，有泪可挥，不觉悲凉。”对于我们，这仿佛就是生活中的护士白衣天使的真实写照。

第一节 人文修养概述

■ **故事导读** 我们身边的南丁格尔——叶欣

中华人民共和国成立以来100位感动中国人物之一，广东省中医院急诊科护士长——叶欣，在2003年抗击“非典”这场没有硝烟的战场上献出了宝贵的生命。

面对肆虐的非典型肺炎，危险和死亡那么真切地走向医务人员，一个非典重症患者的抢救往往伴随多名医护人员的倒下。“这里危险，让我来吧！”叶欣尽量包揽对急危重“非典”患者的检查、抢救、治疗、护理等工作，有时甚至把同事关在门外，声色俱厉，毫无协商的可能。因为她深知，也许有一天自己可能倒下。在患病期间，她常对医生和其他护士说：“不要靠近我，会传染！”

工作任务：叶欣的故事向我们展示了一种什么样的精神？

有人说：护理是一门艺术，是一门关于爱的艺术，是人文关怀的最高境界。护理不仅要关注疾病，更应该重视人、尊重人、关心人和爱护人。做一名合格的护士，就要不断提高自身的人文修养。

一、人文相关概念

（一）人文与人文科学

1. 人文　人文就是人类文化中的先进部分和核心部分，即先进的价值观及其规范。其集中体现是：重视人，尊重人，关心人，爱护人。简而言之，人文，即重视人的文化。它是一个动态的概念。最早出现在《易经》中贲卦的彖辞：“刚柔交错，天文也。文明以止，人文也。观乎天文以察时变；观乎人文以化成天下。”北宋理学家和教育家程颐在《伊川易传》中这样注释：“天文，天之理也；人文，人之道也。天文，谓日月星辰之错列，寒暑阴阳之代变，观其运行，以察四时之速改也。人文，人理之伦序，观人文以教化天下，天下成其礼俗，乃圣人用贲之道也。”在这里，人文指的是礼乐教化方面的人类文明。在《辞海》中，对“人文”一词的解释是：人类社会的各种文化现象。在这里，“人文”涵盖了除原始的、天然的现象之外的人类自己创造出来的所有文化现象。

在西方，“人文”一词源于拉丁文“humanus”，用它来表示与正统经院神学研究相对立的世俗人文研究。英文中humanity表示“人文”，它含有人道或仁慈、人性、人类几层意思，强调以人为中心，重视人生幸福与人生责任。

无论东方还是西方，“人文”一词都包含两方面意思：一是“人”，即关于理想的“人”或“人性”的观念；二是“文”，是为了培养这种理想的人（性）所设置的学科和课程。综上所述，我们可以认为，人文是指人类文化中的先进的、科学的、优秀的、健康的部分。

2. 人文科学　构成科学体系的三大支柱是自然科学、社会科学（其中包括人文科学）和思维科学，是人们认知、维护、改善自然、社会和思维的工具。人文科学是指以人的社会存在为研究对象，以揭示人类社会的本质和发展规律为目的的科学。人文社会科学研究不仅仅是一种真理性探索，而且还代表了一定的价值观和社会集团的利益。人文社会科学对社会实践的依赖，具体体现为社会实践对人文社会科学的促进和制约两个方面。

人文科学最早出自拉丁文“humanitas”，是指人性、教养。15世纪欧洲始用此词，指有关人类利益的学问，以别于曾在中世纪占统治地位的神学，后来其含义不断演变。在欧洲中世纪黑暗时代，神权高于一切，宗教统治社会，为了冲破封建藩篱的束缚，出现了文艺复兴。15—16世纪，提出人文科学教育，旨在对抗反动、极端的神本主义和宗教蒙昧主义对人性的禁锢，强调要学习古典语言（希腊文、拉丁文），要扩大课程门类，如社会科学、文化艺术及自然科学。人文科学的基本任务是：

（1）探讨人的本质；

（2）建立价值体系；

（3）塑造精神家园。

正是在这些基本任务上，人文科学显示出了它自身的特质。这特质，如用中国哲人的话说，就是“为己之学”，而非“逐物之学”；用西方哲人的话说，就是“认识你自己！”。

3. 人文学科　人文学科是以观察、分析及批判来探讨人类情感、道德和理智的各门学科的总称（一般是指20世纪那些被排斥在自然科学和社会科学之外的学科），是集中表现人文精神的知识教育体系。人文学科的主干可以用人们常说的“文（文学）史（历史）哲（哲学）”来概称，或者再加上艺术。较广义的“人文学科”则还可以包括诸如现代语言和古典语言、语言学、考古学，乃至含有人道主义内容并运用人道主义的方法进行研究的社会科学。

（二）人文修养

■ **案例反思**　温岭患者行刺医生1死2伤

2013年10月25日上午，浙江温岭市第一人民医院发生了一起故意伤害案件，3名医生在门诊为患者看病时被一名男子捅伤，其中耳鼻咽喉科主任医师王云杰因抢救无效死亡。浙江省台州市中级人民法院对浙江温岭“10·25”患者杀医案做出一审判决，以故意杀人罪判处被告人连恩青死刑，剥夺政治权利终身。

（2014年1月27日　新华网杭州报道）

工作任务：该事件发生的主要人文因素有哪些？请开展讨论。

1. 修养　修养是指理论、知识、艺术、思想等方面的一定水平及养成的正确的待人处事态度，通常也是一个人综合能力与素质的体现。其内涵丰富，如道家指的是修炼养性：语出唐吕岩《忆江南》词：“学道客，修养莫迟迟，光景斯须如梦里。”是修行后的表象，修行是对内心思想和行为的改造，通过修行后表现出来的一种状态。修为是修行的程度，而修养只是表象。指培养高尚的品质和正确的待人处世的态度，或求取学识品德之充实完美：如刘少奇《论共产党员的修养》：“我们的修养不能脱离革命的实践，不能脱离广大劳动群众的、特别是无产阶级群众的实际革命运动。”指正确的待人处世的态度：如《花城》1981年第2期：“高连生还显得很有修养，虽然受到一大群人的围攻，有的甚至出言不逊，他还是和颜悦色，细雨和风。”指思想、理论、知识、艺术等方面所达到的水平：如杨沫《青春之歌》第一部第九章：“比起一般知识和文学修养来，她都不如林道静。”总之，可以理解为：修养就是指人的综合素质与能力。

2. 人文修养　人文修养是指个人在人文思想、人文知识、人文技能和人文精神等方面的综合水平，是一个人成其为人和发展为人才的内在品质。如果说生理机制是一个生命体成其为人的物质条件，那么人文修养则是决定这个是人还是非人，或是人才还是非人才的主要内在因素。

■ **名人赏析** 现代护理学创始人——南丁格尔

弗洛伦斯·南丁格尔是英国护理学先驱、妇女护士职业创始人和现代护理教育的奠基人。她于1820年出生于意大利佛罗伦萨一个富裕家庭，受过良好的教育。1850年她不顾家人的反对到德国凯萨斯韦尔基督教女执士学校学习。1853年出任伦敦患病妇女护理会监督。1854至1856年在克里米亚战争中，南丁格尔以其人道、慈善之心为交战双方的伤员服务，被战地士兵称为“提灯女神”。战争结束后，她被视为民族英雄。1857年，在她的努力下，皇家陆军卫生委员会成立。同年，军医学校成立。1860年，她用公众捐助的南丁格尔基金在英国圣托马斯医院内建立了世界上第一所护士学校——南丁格尔护士学校。随后，她又着手助产士及济贫院护士的培训工作。她的《医院笔记》《护理笔记》等主要著作被作为医院管理、护理教育的基础教材。1901年，她因操劳过度，不幸双目失明。1907年，为表彰南丁格尔在医疗工作中的卓越贡献，英王授予她功绩勋章，使她成为英国首位获此殊荣的妇女。1910年南丁格尔逝世。

为表达对南丁格尔的敬仰，人们把她的生日5月12日定为“国际护士节”，后人赞誉她为伤员的“天使”。1912年，第9届国际红十字大会的代表一致通过决议，设立南丁格尔奖。

南丁格尔把自己的一生奉献给了护理事业，以大爱之境界实现了护理的“以人为本”，她的一生闪烁出伟大的人性光芒，她把护士人文修养展现到了极致。

3. 人文修养的组成

（1）人文技能　人文技能是指与人共事的一种能力，是在综合掌握人文知识的基础上，用人文的方法思考和解决问题的技能。人类用技能文饰自己的方式，这种方式可以说是人文的艺术化、可操作化。它不同于专业技能，专业技能强调精确性和普遍适用性，而人文技能重在定性，强调体验，且与特定的文化相联系。作为护士在工作中需要具备的人文技能主要有人际交往技能、沟通技能、写作技能、心理支持技能、教育引导技能、观察分析技能、协调整合技能、思维判断技能等。

（2）人文知识　人文知识是与自然知识和社会知识相对应的一类知识，是以语言（符号）和行为模式对人文世界的把握、体验、解释和表达。一个具有人文修养的人应该具有一定的人文知识底蕴。人文知识可分为两类：

1）感性的人文知识：主要是通过人们的日常生活获得，主要表现为社会生活习俗的人文知识，它是零碎的、肤浅的、不系统的。

2）理性的人文知识：主要通过学习、实践和反思而获得，是一种高水平、高层次的人文知识，它是系统化的、理论化的人文知识。它主要包括文化、艺术、美学、教育、哲学、国学、历史、法律等人文学科知识。

（3）人文思想　现代人文思想的核心是“人”，人是衡量一切的标准。人文思想是相对于宗教神学、君权思想的学术范畴，特指人文科学领域中所内含的思想精髓，主要以人对生命意义和人生方向的看法为核心。与科学思想相比，人文思想具有鲜明的意识形态特征、民族色彩和个性色彩。

（4）人文精神　所谓人文精神，是在历史长河中形成和发展的由人类优秀文化积淀凝聚而成的精神，一种内在于主体的精神品格。这种精神品格在宏观方面汇聚于作为民族脊梁的民族精神之中，如践行社会主义核心价值观体系；在微观方面体现在人们的气质和价值取向之中，如有崇高的理想和坚定的信念、崇尚优秀道德情操、热爱和追求真理、向往和塑造健全完美的人格、养成和采取科学的思维方式等，都是人文精神的体现。

简言之，人文思想、人文精神同出一辙，讲的都是以人为本，或者说人文关怀。人文精神内涵主要包括以下几个方面：关注人的生存。重视对人自身命运的理解和把握，对人的生存价值意义的关注。

尊重人的尊严和价值。人文精神把人自身作为发展的根本目的，尊重人的尊严和人的基本权利，尊重人的主体地位。无论在什么场合，无论在什么时候，都应尊重人、尊重生命、尊重个人尊严和权利，消除国籍、种族、肤色、性别、政治、宗教信仰等的差异，这是全世界人们应有的信念。每个人都有权追求自己的幸福生活，有自己的尊严与价值；每个个体都有独特的生命价值和个体意识，有权选择人生过程并在其中实现自我价值。人文精神就是倡导一个人珍惜自己的生命和生活，是以首先珍惜他人的生命和生活为前提的，一个人自我价值的实现是通过为社会做出奉献而实现的。

维护人的权利。人文精神要求人们在政治、经济和文化等方面的权益受到切实的尊重和保障，发展社会主义民主，健全社会主义法制，保证人民充分行使民主选举、民主决策、民主管理、民主监督的权利，使人民享有广泛的权利和自由，尊重和保障人权。

重视人的发展。人文精神不仅关注人的生存、尊重人的价值、维护人的权利，而且更重视人的发展。重视人的发展是社会主义人文精神的根本体现。

■ **回眸导航**　南丁格尔奖获得者鲜继淑

鲜继淑是第三军医大学西南医院神经外科护士长，第42届南丁格尔奖章获得者，受到胡锦涛主席亲自接见；她荣获2008年重庆“十大感动人物”“全国三八红旗手”称号……

听听她的讲述：

从小立志从医

“1969年，我出生在四川省营山县一个山区，由于长期操劳过度，母亲常常在地里突然晕倒。每当此时，方圆几十里仅有的一名乡村医生，总会背着红十字药箱出现在我们面前。此后这位阿姨的形象和职业深深地烙印在我幼小的心灵中，于是我立志长大后要当一名医护工作者。1984年中学毕业后，我唯一填报的志愿就是军校护理专业。”

胸怀南丁格尔情怀

“20多年来，我面对每位生活不能自理、情绪沮丧的垂危患者，面对每个天真无邪却饱受病痛折磨的孩子，我都会细心地喂饭、擦浴和更衣，用真诚的微笑去抚平他们的创伤。多年来，我救助了几十位贫困患者，累计捐款数万元。1998年，骨科病房住进了一名9岁的骨折患儿小飞，之后，我主动承担起照顾小飞的责任。后来，我又资助他读完小学、中学。2008年，小飞考上了大学。”

练就临床护理技术

“2000年，我被任命为神经外科护士长，这个科对护士的专业技术要求高，担任护上长的第一年，我几乎每天泡在病房里。同时，我还不断提高业务水平，先后获得军队医疗成果三等奖3项，参与省部级课题研究4项。”

废墟上的帐篷ICU

“在投身抗洪抢险、抗击非典及冰冻雪灾等重大自然灾害的重大经历中，我更加深刻地认识到肩负使命的神圣与艰巨。‘5·12’汶川地震中战士们冒着生命危险，一次次钻进废墟，冲向救援现场，连续奋战数十个昼夜。在医疗用品严重缺乏的情况下，我带领大家因地制宜，自制绷带、夹板，建起废墟上的‘帐篷重症监护室’。”

工作任务：从上述人物故事的学习中有哪些收获？请老师引导。

4. 人文修养的层次　人文修养的层次按其表现状态，可分为三个层次，即基本层人文修养、发展层人文修养和高端层人文修养。

（1）基本层人文修养　基本层人文修养表现为珍惜生命，有同情心，羞耻感，责任感，愿助人，有一定的自制力，做事较认真；做到己所不欲，勿施于人；能顺利运用母语，思维顺畅清楚，有逻辑性和个人见解，言行基本得体；懂得一些文学、历史、哲学等基本知识。

（2）发展层人文修养　发展层人文修养表现为积极乐观，崇尚仁善，热情助人，热爱生活，有较强的责任感，有明确的奋斗目标和较强的自制力，做事认真；能准确、流畅地运用母语，思维清晰、灵活，逻辑缜密，有独到见解，言行得体；有一定文史哲知识或文艺特长，能欣赏点评艺术等。

（3）高端层人文修养　高端层人文修养表现为关爱所有生命和自然，厚德载物，道济天下，有高度的使命感，百折不挠；能生动自如地运用母语，思维敏捷，思想深刻，善于创新，举止优雅，言行得体，充满个人魅力，对文史哲艺有较高的造诣等。

这三个层次并不一定与年龄、学历成正比，如央视台《中国诗词大会》节目上，不少青年才俊表现出对中国历代诗词的高深造诣，令人惊叹。一般情况下这三个层次是一个循序渐进的上升过程，也没有决然的界限。

■ **实践活动**　人体塑形：人文修养表现出来

课堂游戏　活动组织：每5～8名学生为一组，小组讨论对“人文修养”的理解（5分钟），并用一组人体雕塑表现对人文修养的理解。各组轮流上台展示。

游戏规则：①只能以造型进行展示，不可用语言或动作；②全组成员均需参加；③小组可派一成员进行讲解（旁白）；④老师及学生评委点评，以最能体现人文修养内涵的小组为获胜者。

游戏要点：既要体现人文修养的内涵，又要有外显的表现形式。

二、科学与人文

华为公司的产品为全世界各地无数消费者所喜爱，这些产品拥有高科技元素的同时，设计新颖优雅，不失为一件艺术品。它是科技与人文的完美结合。

（一）科学与人文关系的分裂性

科学和人文是人类生活的两大重要领域。科学是反映客观事物和现象本质与规律的知识体系，重在探索事物的规律，是“求真”的；人文是研究人自身及人与人之间关系的学问，是把握科学的方向，是“求善”和“求美”的，艺术也是求美，这就是人们常说的“真、善、美”。科学不能解决方向问题、价值观问题；人文不能直接解决技术问题。科学与人文的结合便能产生最佳效应，推动社会和事物发展。

科学与人文的关系，在中国古代四书之一的《大学》里早有精辟论述。该书提出教育的八大要素：格物、致知、诚意、正心、修身、齐家、治国、平天下。前面两要素是讲科学，“格物”即研究客观世界，“致知”即认识客观世界；中间三要素“诚意、正心、修身”，讲的是做人、人文精神；后面三要素：“齐家、治国、平天下”，讲的是通过科学与人文的结合，达到的目的。

科学与人文的分裂表现在相互联系的四个方面：

1. 自然科学和技术越演越烈的学科分化和扩张，使人文学科的领地日渐狭窄。随着自然科学学科分化不断细化，作为传统知识主体的人文学科日渐缩小，逐步成了一个小小的学问分支。文理科的发展极度不对称，理工农医科的规模越来越大，而人文学科越来越小。不仅在学科规模方面人文地位越来越低，而且在教育思想方面，科学教育、专业教育、技术教育压倒了人文教育。

2. 专业技术分科的分化细化、社会的功利化导致人文学科地位日趋下降。学问普遍的科学化倾向和功利化，导致了社会科学的兴起，也使人文学科的地位进一步下降。近代以来，运用自然科学的方法来解决社会问题的学科即社会科学日渐兴起，它们进一步挤占了传统人文学科的地盘，人文学科甚至到了只有栖身在社会科学这个牌子下才有生存机会的地步。

3. 培养专业人才的教育体制，人为的造成了科学与人文之间的疏远和隔绝。因为教育理念的问题，中国现行教育体制存在着严重的文理分科现象。这种分科现象在西方各国的教育史上或多或少都存在，但都没有像当代中国这样突出。理工科学生缺乏基本的人文素养，对于社会进步和发展难以有一个宽阔的视野和深谋远虑的计划。许多教育家说，如果高等教育培养出来的学生只会用自己学科内部的标准去判断事物，那就不是真正的高等教育。我国的高考制度不断改革，已有不少省份高考取消了文理分科，这一趋势有望缓解文理不协调的态势，目前人文教育受到政府的高度重视。

4. 自然科学自许的道德中立，使得科学家们心安理得的拒绝人文关怀。科学家们也许并不反对博爱善行的人道主义，而且更深的认同唯人主义的“力量原则”，但当这种力量原则与特定的历史文化经验发生冲突时，他们有可能毫不犹豫的牺牲后者。科学与人文的分裂体现在科学对人文传统的轻视，特别是当这种人文传统不合技术理性的逻辑时。

科学与人文就在相互联系中分裂着、融合着，既有众人皆知的对立，也有如华为产品一样的完美融合。

（二）科学与人文的有机统一性

科学与人文“本是同根生”，同源共生，从而推动社会“气质”上升。例如，“我们要征服癌症”，既真又善，是科学与人文的统一；“我们应该大力保护环境、恢复生态”，既善又真，也是统一；精湛的护理技术与优质的护理服务有机结合，让患者满意，既真又善；高铁上舒适座椅与宜人的空间人性化设计、超高的时速便捷的服务，让大众满意，既真又善，无不体现了科学与人文的统一。

（三）科学与人文相依共存走向融合

1. 人文为科学提供价值标准　爱因斯坦曾说：“科学虽然伟大，但它只能回答世界是什么的问题，至于应当确立怎样的价值目标，却在它的视野和职能范围之外。”这句话告诉我们：

（1）思想道德修养和科学文化修养相辅相成，相互促进。

（2）加强思想道德修养能提升科学文化修养。提高思想政治水平、道德认识水平，有利于坚定理想信念，陶冶思想道德情操，有助于增强学习的自觉性，掌握更多的科学文化知识，提高科学文化修养水平。

（3）具有良好的思想道德修养，才能积极运用所掌握的知识为社会造福；不注重思想道德修养，即使掌握了丰富的知识，也难以避免人格上的缺失，甚至会危害社会。所有这些都反映出知识与道德相互影响、相互促进，必须坚持思想道德修养和科学文化修养的统一。这就是人们常说的德才兼备。

人文科学是人类长期生存发展与反思中形成的精华，囊括着人类思想的精髓，体现着稳定有效的传统文化与价值体系。人文精神可以警示人们冷静沉稳的思索，减少对科学的盲目狂热，避免将人类沦为科技的奴隶与牺牲品。

2. 人文为科学开拓新的领域　钱学森先生曾经说过，其夫人蒋英在艺术上的成就为他的科学研究开阔了思路，带来了很大帮助。科学归根到底是要为人们的日常生活服务，为人类社会发展服务；人文能够更好地帮助科学发现人们生活的需求，探寻人类社会需要进步的领域。通过人文环境的体现，科学的发展方向不再盲目，探究领域也更加明确和富有价值。

3. 科学要以人文为导向　科学求真，却不能保证其本身方向正确，科学越是向纵深发展，产生的问题就越多。假设采用基因技术，将人与黑猩猩进行某种杂交，肯定会出现一种新的生物，这种新的生物是否比人更聪明、更健康？这显然是一个科学问题。但这个研究能进行吗？绝对不能！因为，它比克隆人还更加反伦理、反人类。人文求善，求真需要以善为导向，因此科学需要人文导向。国学大师季羡林曾说：“自然科学是兵，社会科学是帅。”二者只有相互融合才能有更好的发展。科学与人文，是人类发展进步的两个重要因素，也都是人类智慧的体现。科学中有人文因素，人文也受科学的影响。

三、健康与人文

党的十八大以来，习近平总书记把“推进健康中国建设”摆到重要位置和工作日程上来，提出“没有全民健康，就没有全面小康”的重要论断，提出必须把人民健康放在优先发展的战略地位，把以治病为中心转变为以人民健康为中心，树立“大健康”理念，将健康融入所有政策，努力全方位、全周期保障人民健康等一系列新思想、新要求。

2016年8月，在全国卫生与健康大会上提出并形成了“健康中国2030”规划纲要，这是今后15年推进健康中国建设的行动纲领。要从广泛的健康影响因素入手，以普及健康生活、优化健康服务、完善健康保障、建设健康环境、发展健康产业为重点，把健康融入所有政策，全方位、全周期保障人民健康，大幅提高健康水平，显著改善健康公平。

健康中国战略充分体现了人文精神内核，“大健康”理念和人文精神是健康中国战略的核心内容。“大健康”是根据时代发展、社会需求与疾病谱的改变，提出的一种全局的理念。它围绕着人的衣食住行及人的生老病死，关注各类影响健康的危险因素和误区，提倡自我健康管理，这是在对生命全过程全面呵护的理念指导下提出来的。它追求的不仅是个体身体健康，还包含精神、心理、生理、社会、环境、道德等方面的完全健康。提倡的不仅有科学的健康生活，更有正确的健康消费等。它的范畴涉及各类与健康相关的信息、产品和服务，也涉及各类组织为了满足社会的健康需求所采取的行动。大健康观念充分体现了以人为本的理念，关注人的整体性，重视心理、社会、环境、道德等对人的健康影响的全局性，体现了对人的尊重、关心和爱护，让人们生活得更有获得感和价值感，是党对人民人文关怀的具体体现，是人文思想的高度统一。全方位、全周期保障人民健康，为实现“两个一百年”奋斗目标和中华民族伟大复兴的中国梦打下坚实健康的基础。

中国工程院院士、北京协和医科大学校长巴德年曾经说过：医学是融科学之真、人文之善、艺术之美为一体的学科。大家都知道，科学要寻真，人文要讲善，艺术要求美。医学是自然科学＋人文科学，同时医学又是科学和艺术的综合整体，因此医学是融科学之真、人文之善、艺术之美为一体的学科，所有医务人员从事的就是这样一个追求“真、善、美”的伟大事业。他在给协和的学生上课时曾经说过这样一句话——医学的任务不仅是防病治病，更重要的是改善人们的生活质量，提高人民的健康水平。他在担任中国协和医科大学校长期间，每年给协和毕业生的临别忠言总会强调：作为医学生，始终要修养一颗人文心，练就一个科学脑，拥有广阔的、正确的世界观和一双温暖、灵巧、勤劳的手。实际上，中国广大的医务工作者，就是因为人文的心、科学的脑、正确的世界观和温暖、灵巧、勤劳的手，才铸造了整个医学的花费仅占全国GDP的6%左右，而医疗质量持续上升，据国际著名期刊《柳叶刀》发布的报告《1990—2015年全球195个国家和地区的“医疗服务可及性和质量指数”》指数显示，中国的医疗质量指数由49.5提升至74.2（全球平均53.7，美国为81.3），排名从110

位提高到第60位，进步幅度位居全球第3位。2018年这一数据刷新为第48位。这是中国医务工作者的辛劳，也是中国医务工作者最靓丽的业绩。

第二节　医学科学与医学人文

■ **名人名句导思**　中国工程院院士钟南山谈人文精神：医者更需要人文精神

“我们看的不是病，而是患者”，这是中国工程院院士钟南山在55年的从医生涯中感受最深的一句话。人文精神是医学的核心价值。医学人文精神可有效调动患者的积极性，从而使自身成为治疗的重要成员。在钟南山眼里，医学人文不是外在于诊疗的一个“附属品”，其本身就是治疗的一个重要组成部分。

如果没有医学人文精神支撑，现代医学模式的转变就不可能实现。钟南山认为，在现代医学模式的实践中，人文医学应发挥更重要的作用，不仅要把关注的焦点放在下游的治疗环节，还应更多地去关注上游的预防和干预。从患者角度而言，一般来说，病情越重，预后越差，患者此时求治的积极性及迫切性越大，治疗依从性也更强。

一、医学科学精神与医学人文精神

（一）医学科学精神

1. 医学科学精神的相关概念　医学是以医学科学技术来为人们健康服务的。科学精神，是指在科学活动中人们的思维理念、行为方式和价值观念。科学精神的实质和精髓是学习精神、求实精神、创新精神、严谨精神、开放精神、民主精神、协作精神及追求卓越的精神等。医务工作者不仅要具备丰富的医学科学知识，并在临床实践中不断总结经验，而且还必须具备医学科学精神。健康所系，生命相托！在2018年8月19日第一个医师节，习近平总书记对医务工作者做出重要指示：“敬佑生命，救死扶伤，甘于奉献，大爱无疆”。要求所有医务工作者弘扬救死扶伤的人道主义精神，不断为增进人民健康做出新贡献。

医学科学精神包括：以患者为中心的人本精神、严谨求真的实事求是精神、继承基础上的创新精神、团结协作的团队精神。科学精神指导着科学技术的发展方向，促进医务工作者素质的提高。大力弘扬医学科学精神，可以为医疗事业提供精神动力，促进医学科学技术向正确的方向发展。只有把科学精神和科学技术结合起来，共同作用，才能更好地为人类健康服务，为社会主义现代化建设服务。

2. 医学科学精神的内涵

（1）严谨求真的实事求是精神　实事求是是科学精神的精髓，求真即是“诚信”。医学是一门非常严密的科学，医务工作者面对的是身心健康受到损害的患者，医务工作者应具备严肃的作风、严谨的工作态度，认真执行医院的各项规章制度、操作规程，认真履行岗位职责。医院的规章制度、岗位职责，是多年来工作中积累的经验总结，甚至是由血的教训换来的，医务工作不能有半点马虎，更不能弄虚作假，而是要遵纪守法。如当前提倡的循证医学，就要求“负责、明确、明智的利用已有的最好依据来决定每个患者的治疗”，讲求“理性”与“实证”。

（2）在继承实践基础上的创新精神　当代医学专家吴阶平教授说：“一切解决实际问题的能力只能来自实践”。医生必须接触患者，重视临床实践，在实践中系统地、完整地了解患者；在实践中积累经验和才干，在实践中提出问题。任何科学技术，都不能停留在已有的水平上，而必须在继承的基础上创新。“创新是科学的生命”，没有创新就没有前进和发展。新的世纪，更需要具有创新精神、创新能力并进行创新实践的人才。医学不是很完善的科学，我们对人体的生理、心理、病理等问题还有许多未知数，对许多疾病的诊断治疗也还有许多未知数，因此医学必须发展，医学必须创新。这就要求我们做到在医学实践中要有敏锐的洞察力，善于发现问题，提出问题和设想，再对问题和设想进行求证和验证。这样医学才能不断发展，不断解决未知问题，不断提高诊疗水平。

（3）团结协作的团队精神　临床医学需要多单位多学科的相互合作，无论是抢救患者还是治疗、手术、检查或护理等，必须是团队合作才能完成。协作的同时还注重民主，各个学派在真理面前人人平等，要求对不同意见采取宽容态度，博采众长；临床各级医生、护士要互相尊重、互相学习，才能取得更大成功。

（4）不断追求卓越的精神　医学是一门研究人类健康的科学，同其他科学一样，还有许多未知领域需要不断地去探索。诊疗技术、服务能力、设备设施等要不断发展创新，精益求精。作为医者，就要致力于不断提高医疗服务质量，不断攻克医学难题，勇攀科学高峰，为了人类的健康不断走向卓越。

（5）“以人的健康为中心”的人本精神　即以往所提的“以患者为中心”，其精神内涵随着时代的发展进步而不断完善，更加突出了人的主体地位。党的十九大报告中明确提出了“坚持以人民为中心”的理念，2016年全国卫生健康大会提出了“大健康”的概念。从单纯治病到治患者的服务观念再到为人的“大健康”服务，这些观念和模式的转变是我国医疗卫生事业的性质和宗旨所决定的，是医学模式发展的必然。以人的健康为中心，需要医务工作者应具备良好的职业道德，具有“敬业奉献”精神，不断提高服务水平；同时应在技术上精益求精，不断提高医疗质量。医务工作者在掌握医学知识和技术的同时，还应掌握人文社会科学知识，培养人文精神，树立坚持以人为本的服务理念。

3. 医学科学精神的作用　医学科学精神，它可以推动医学理论的不断前进，实现医学现代化。没有科学精神，医学就会变得封闭、停滞。只有具有科学精神的医护人员，才能在日常实践中细心观察各种病例，主动思考其共同特征及其特殊性，发现疑难点，查阅相关文献，求教专家，不断总结，不断积累，才能充分发挥主观能动性，在工作中不断总结、思考、创新，才能更好地指导临床实践，不断增强临床能力，服务人们。

（二）医学人文精神

2016年8月，习近平总书记在出席全国卫生与健康大会时强调，推进健康中国建设，是我们党对人民的郑重承诺。作为医务工作者，在落实习近平总书记重要讲话、推进健康中国建设中担当着主力军的重要职责。在推进健康中国建设的过程中，作为一种独特的医学思想和方式为广大人民群众提供高质量健康服务的医学人文精神，就显得尤为重要。

1. 医学人文精神概念　医学人文精神是人文精神在医学领域中的具体体现，其核心理念是以人为本。医学人文精神以求善、求美和关注情感体验为特点，强调尊重患者的情感世界和意愿，遵循整体观念，遵照仁术信条，强调临床感受。追求医学的人性化，就会重视情感因素的投入，重视人的人格尊严和权利，提倡对人的理解、同情、关心，注重人与人、人与社会多种关系的和谐。

"古之善为医者，医有三品，上医医国，中医医人，下医医病，合而为大医。"

——孙思邈《备急千金要方》

2. 医学人文精神内涵　医学人文精神其核心是热爱生命、以人为本。随着社会不断发展进步，医学人文精神不断丰富和发展。具体表现在：关心人、尊重人、保护个人隐私、尊重患者权利，重视人的价值，对患者一视同仁，坚持倡导公益性和公共卫生性的精神。正如周国平先生所言"人是最重要的，人是最根本的，把人放在中心，这样的一种思想，就叫人文精神、人文主义"。医疗行业有着区别于其他行业的特有的职业精神，体现为职业信仰与职业责任，"救死扶伤"是医务人员的职业责任，要求医务工作者认真负责、甘于奉献、持之以恒、精益求精、与时俱进。

3. 医学精神与人文精神的融合　随着历史的发展和社会环境的变革，医学精神逐渐发展为贯穿"以人为本"的人文精神，注重在诊疗过程中融入人文关怀、弘扬高尚医德、展现医学的温情与仁慈之心，凸显人类热爱生命、反映人类对生命根本态度的精神。例如，白求恩精神提倡的"救死扶伤、服务人民、热忱负责、精益求精"，正是凸显了中国现代医学的人文精神。医务工作者不因患者的国籍、种族、宗教、贫富等方面的不同而有治疗上的差异，不轻易放弃践行革命的人道主义义务。

（三）医学人文精神的流失与回归

1. 当今医学中的人文流失现状

（1）关注"技术"多了一些　过多的重视技术而忽略人，这不仅增加了医疗费用，同时也降低了诊疗过程中人文关怀的水准。

（2）关注"疾病"多了一些　把患者仅看作是疾病的载体，是一台等待"修理"的机器，医生护士的任务是对坏损的零件进行维护修理甚至更换。

（3）关注"物欲"多了一些　对物质的占有欲过度膨胀，个别医务人员把患者看成是牟取私利的对象。

■ 案例反思　全麻患者被烧死的"医跑跑事件"

2011年8月24日，上海交通大学医学院附属第三人民医院发生了一起令人痛心的不幸事件——手术室突发火灾，正在给一位车祸患者做截肢手术的六名医护人员先后安全撤离，但手术台上昏迷的患者被这些“白衣天使们”抛下，葬身于火海。事后，医院方解释说，他们唯一的错误在于对火灾程度估计不够，而手术台又不是几个人能搬动的，随意挪动正在手术的患者同样会给患者带来生命危险。

有报道：悬壶济世的医生、美丽的白衣天使，本应是患者和家属的一份希望，是生命的大无畏守护者。但没过多久，对他们所有的赞美逐渐被“不良医院”“红包医生”“天价医疗费用”“高价回扣”“偷菜护士”等贬义词代替，医院和患者之间的纠纷不断，医疗事故层出不穷，一次比一次令公众寒心。虽说医德缺失、医护人员对病患态度麻木冷漠只是个别现象，并不代表医护工作者的全部，我们不否认还有“南丁格尔”式的优秀医护人员，但从宏观上看，医院、医生、护士已经失去了公众对他们的信任。从这则消息上看，没有信任的基础，双方的矛盾只会激化，正常的医疗事故也可能演变成非正常，病患家属维护自身权益的手段也越加偏激，所以“戴着头盔”在医院维权这等咄咄怪事就堂而皇之地发生过。

一个生命的消逝承载了太多人的痛苦和愤怒，六名医护人员被网友冠之为“医跑跑”。“医跑跑”们误以为没事或心存侥幸地把患者留在了手术室，这是这几名医护人员太傻太天真还是他们太漠视生命呢？

不知从何时起，人们惊诧地发现，缘何医学、护理学的技术进步了，职业情感却逐渐平庸了；医学界的成果增加了，社会的褒奖却少了。原本起源于人文关怀的医学，正在发生着危险的“人文贫血”。人文，必须重新回归神圣的医学殿堂！

2. 医学人文精神流失的原因解析

（1）人文教育的弱化　中华人民共和国成立初期，中国迫切需要大批科学技术人才，于是在学校改革和院系调整中，许多综合性大学改为专业学院，并大大压缩了人文课程，造成了人文教育的薄弱化。

（2）高新技术的异化　在医疗科技日新月异的发展过程中，不断更新的诊疗技术导致了医务人员更多的依赖仪器设备检查确诊，而不是在患者床边聆听其陈述并与之交谈和详细体查。

（3）市场导向的功利化　受拜金主义思潮的影响，少数医务人员以各种方式去诱导或误导患者进行医疗消费。

（4）人的思想被“物化”　当今医务人员过度的将精力倾注在职称晋升、论文写作上，加上有的医院为减员增效而致使工作人员严重缺编和超负荷运转等影响，于是人性服务、人文关怀等被“退居二线”。

3. 医学人文的回归

（1）我们的医学，需要一次人文精神的“回归”。2017年，著名的药理学家、原军事医学科学院院长、中国工程院院士、出身江南望族秦氏、宋代词人秦少游的后人秦伯益以《呼唤医学与人文的回归》为主题，与广东医务工作者进行了一次深度的关于临床诊疗过程中医学人文精神的探讨。

秦老先生指出，医生人文精神的基本就是其职业道德。医生不仅仅要学医技，更重要的是学医理，“医理通了，则一通百通”。医生只有懂得医理，才知道该怎么治病救人。他同时引用美国著名医生特鲁多的墓志铭“有时，去治愈；常常，去帮助；总是，去安慰”来勉励医务人员，在从医过程中要注重人文关怀。

“不知道大家有没有发现，每每发生暴力伤医事件，评论区总有一半是喝彩或者淡漠的人。”他认为出现这种局面，最应该反思的是教育——为什么我们的教育教出来那么多高学历的野蛮人？

“悬壶济世、治病救人”曾经是古代医者的座右铭。扁鹊、张仲景、华佗等医药先贤们，不仅具有高尚的从医目的，还有鲜明的医学人文观。他们认为“德不近佛者，不可以为医”。我们自古以来，就提倡“上医医国，中医医人，下医医病”。由于社会分工不同，医国靠政治家，医人靠思想家、教育家，而医病则靠医学家。

先贤们在世代民众中享有极高的口碑，古代的医患关系明显比现代要和睦得多。在现代中国社会，医疗纠纷不断，医患关系紧张，为什么会变成这样呢？“无论医生还是患者，我们都应该呼唤心中的爱，停止攻击和自闭，学会倾听和包容。”秦老先生他呼唤医患双方都需要人文精神。

为什么物质条件在进步，人文精神却在缺失？为什么医疗条件越好，医患关系却越来越紧张、医患纠纷越来越多？这是近二十年来倍受人们关注的话题。“关心人的身体健康，就要医病；关心人的心理健康，就要医人；关心人的生存环境，就要医国。这是我国古代就有的医学观点，是我们医学界三个基本的立足点。”秦老先生如是说。

古代全科医生时代，为我们留下了宝贵的医学人文精神财富。集七世纪前中国医学之大成、医学人文精神论著卓越的隋唐名医孙思邈在他的《素问·金匮真言论》中强调：“非其人勿教，非其真勿授，是谓得道”，意思是说祖国医学是宝贵的，不愿为穷苦人治病的人切勿教他，不热爱祖国医学的人切勿传授他；“若有疾厄来求救者……皆如至亲之想”，要视患者如亲人；“凡大医治病……无欲无求，先发大慈恻隐之心，誓愿普救含灵之苦”，这句话告诉我们，要有同情心，不为名利而行医。他教导学生治病救人要不畏艰险赴救：“凡大医治病，不得瞻前顾后，自虑吉凶，勿避险峻，昼夜寒暑，饥渴疲劳，一心赴救”；要加强责任感，诊治无差错，“人命之重，贵于千金，差之毫厘，疑似之间，便有死生祸福之异。”要对患者一视同仁，不论社会地位高低和穷富，不论长老年幼和美丑，不论亲戚和朋友，不分民族和愚智，看病都同等对待，“若有病厄来求救者，不得问其贵贱贫富，长幼妍媸，怨亲善友，华夷愚智，普同一等。”历代先贤，他们悬壶济世、治病救人；他们医德高尚、永垂青史。

秦老先生在谈及当代医学人文失血这个问题时，强调人文流失深层次的原因涉及根本的教育问题，应高度重视教育。他回忆：在小学时上过一门课叫乡土课，讲本地本土的事；还上过公德课，讲思想道德。从这些课上知道，他无锡家乡的太湖风景优美，物产丰富，人杰地灵，而且江南传承着一个特殊的风气：“风声雨声读书声，声声入耳；家事国事天下事，事事关心”。所以他认为江南读书人，不是两耳不闻窗外事的人，而是关心国家大事的人。因此，从小热爱自己的家乡。因为爱家乡，所以爱祖国；因为爱祖国，所以爱中国共产党。

秦老先生回忆：在公德课上，当时有一本意大利作家亚米契斯写的短篇小说集，叫《爱的教育》，讲的都是孩子身边的事，讲五爱——爱父母，爱老师，爱同学尤其弱小同学、残疾同学，爱公共财产，爱个人卫生。他倡导改革基础教育，认为小学教育很重要的一点就是要培养爱心，学一点伦理，讲一点法制，培养人们的理性。有了爱心，有了理性，就形成了人特有的人格、道德和价值观，长大以后就自然有了家国情怀、书生意气、士人风骨、君子气度。因为人文和道德素养是长期潜移默化、耳濡目染形成的，不是一个空泛的符号。

工作任务：请老师引导学生课外网上阅读秦伯益老先生的文章《我们的医学，需要一次人文精神的“回归”》，进一步理解医学人文精神回归的内涵。

（2）促进医学人文精神回归，推进健康中国建设　党的十八大召开后，党中央、国务院提出健康中国战略、大健康战略，为我们描绘出“健康中国”这一宏伟蓝图，拓展了我们医疗卫生工作的空间。时代呼唤加强医学人文建设，对医务人员的职业素质提出了更高的要求。在建设“健康中国”的大背景下，医务人员不仅要有更丰富的医学知识和高超的技术水平，而且要有更为广博的人文情怀和人文关怀能力。正是在这样的时代背景之下，第一届以“健康中国与人文建设”为主题的中国医学人文大会于2017年9月在北京召开。大会由国务院医改办、国家卫生计生委指导，中国医师协会、中国医师协会人文专业委员会、白求恩精神研究会、中国医学人文杂志社主办。这次大会将医学人文建设推向了一个崭新的高度。

2018年9月，再次在北京召开了第二届“中国医学人文大会”。大会旨在推进健康中国和医学人文建设。第二届中国医学人文大会围绕“不辱医学使命，恪守职业精神”的主题作了报告，开设了7个医学人文平行论坛，极大地推动了我国医学人文建设。

（四）医学科学精神与医学人文精神相辅相成

在不同的历史条件下，在医学发展的不同阶段，医学科学精神与人文精神两者地位不尽相同，但从来就不曾对立。无论是瘟疫流行、传染病肆虐之时，还是在“非典”肆虐、汶川地震灾难之际，施展医术救人性命，维系健康，既是医学科学精神的张扬，更是医学人文精神的体现。

1. 医学人文精神为医学的发展指明方向　临床实践证明，在医疗活动中，如果只重视医学的科学精神而忽略医学的人文本质，只注重对躯体疾病的诊治而忽略患者的心理状态和感受，其结果要么是直接影响临床疗效甚或加重病情，要么引起不必要的医疗纠纷。医学人文精神为医学科学精神的发展指明了方向，使医学肩负起生命终极关怀的使命。美国纽约东北部的撒拉纳克湖畔，镌刻着西方一位医生特鲁多的名言：“有时，去治愈；常常，去帮助；总是，去安慰。”这段名言越过时空，久久地流传在人间，至今仍闪耀着人文精神的光芒。

2. 医疗科学技术为患者的康复提供保证　如果说人文关怀为患者身心提供了精神支持，那么医学科学技术则是解除患者的躯体痛苦；医学人文关怀将生命的价值赋予患者，医学科学技术则为患者康复提供了技术保证，将患者从病魔的阴影下挽救出来，将健康的希望带给患者。

第三节　护士与人文修养

■ 案例分析

某日，一产妇在医院生下一唇裂男婴，经检查新生儿其他方面发育良好。为了避免对产妇的心理刺激，医护人员没有马上让产妇看孩子，而是告诉产妇孩子平安，并让其听到孩子洪亮的哭声，随后将孩子抱离产房。产妇的丈夫一下难以接受这个事实，欲加罪于医院，找医院麻烦。医护人员决定先找比较通情达理的产妇父母谈话，说明情况，请他们给女儿女婿做工作，这个办法果然奏效，这起即将暴发的纠纷就这样平息了。过后，医务人员又请儿科、口腔科医生会诊，指导产妇科学喂养，并择期给孩子做了手术。产妇全家对医护人员十分感激，带着孩子愉快出院。

请分析：本案例中医护人员的成功之处在哪？（启发引导：医护人员用了哪些方法来对本案当事人实施人文关怀？）

■ 反面案例　女子未婚生下唇裂男婴将其塞进粪坑

俗话说，虎毒不食子。但在攀枝花务工的席某在未婚产子后，发现生下唇裂男婴，于是将孩子塞进厕所粪坑，试图致其死亡，所幸被他人及时发现救起生还。后经法院审理，席某的行为构成故意杀人罪，被判处有期徒刑两年。（2014年8月13日　四川新闻网）

请分析：本案中的席某为什么犯下故意杀人罪？

一、护士人文修养相关概念

护理人文与人文护理

1. 护理人文　护理人文语意上有两个含义，一是护理学中的人文内核，即解释护理学的人文性与人文化趋势；二是护理学与人文，即揭示护理学与人文学科的交集和互动关系，是从社会、文化、认知及政治的维度考察健康、疾病和护理，通过关注个体生物性与文化性的关联，在人文学科、社会科学与自然科学间建立一个联系的桥梁。

护理人文的研究范畴是推进护理人文化、护士人性化的学科群，包括护理发展史、护理哲学、护理伦理学、护理心理学、护理美学、护理社会学，护理文化学、护理人类学、护理管理学、护理教育学、护理人际学，卫生经济学、卫生法学等。可见，护理人文学科主要围绕护理实践的主体——护士的认识论、方法论、价值观和审美观以及护理学与社会文化诸方面的关系展开，是考察护理学与社会相互关系，提高护理活动主体的素质和社会功能的学科群。

2. 人文护理　目前从理论上对其概念的界定尚不十分清晰，有学者把人文护理看作是“护理人文”的同义词，有学者把人文护理理解为是在护理过程中，医护人员以人道主义的精神对患者的生命与健康，权利与需求，人格与尊严的真诚关怀和照护。

有的认为是“以人的健康为中心”的优质护理，研究护理学如何将人的生命和人的价值等因素置于核心地位，重视生理、心理和社会因素相互作用对人体健康的影响，用道德法律和哲学思辨等社会价值观指导临床护理，将人文关怀贯穿于整个护理过程中。人文护理揭示了护理学有别于其他自然科学的特殊性，即以人为本，故有学者将人文护理理解为人文关怀。

■ **案例辨析**　女童医院就诊输错液

“1岁零8个月的女儿小萱最近因感冒咳嗽到医院输液，没想到第4天输液期间，医院竟输错了药水。虽然事后孩子没有出现不良反应，医院也道歉了，但医生并未告知错误用药后会给孩子造成哪些不良反应，我现在很担心孩子今后的情况。”家住昆明市的赵先生向本报反映此事。“事后，医院向我们道了歉。”赵先生说，“我查看了相关药物的介绍，发现要注射‘头孢西丁’前，必须要进行皮试，但当时医生都没有做皮试，幸好孩子还没有出现过敏或其他不良反应。”

医院的处理：已封存输错液体并向家长道歉。

对于此事，院方进行了书面说明。这份说明的主要内容为：“1月27日，小萱来医院就诊后，被诊断为‘支气管炎’，需输液治疗。1月30日第4天来门诊输液治疗，在下午3点20分左右发现第三组针水输错，随后立即停止输液，换用生理盐水维持静脉通路观察，并进行相关检查，均未出现不良反应。之后和家长同时封存输错液体，并向家长道了歉，同时上报该护理不良事件。”（2016年2月1日都市时报）

工作任务：发生类似不良事件护士该如何处理，可运用哪些人文技巧？

二、护士与人文教育

（一）人文教育概念

人文教育是指对受教育者进行一种旨在促进其人性境界提升、理想人格塑造及个人与社会价值实现的教育。其实质是人性教育，其核心是涵养人文精神。

美国20世纪70年代就形成了比较健全的高等护理教育，伦理、人类文化、健康服务等学科已建立，护理工作已迈出了由技术至上向人文关怀过渡的步伐。

英国护理已成为一门真正独立的学科，护士的公众形象较好，人们尊重护士，理解护士，这除了与国民的整体素质有关外，还与护士本身的学识、综合素质及献身护理事业的精神分不开。在英国，护士与患者之间的交流沟通是护理工作的一个重点，这与我国护士整日忙于完成繁重的常规工作（如铺床、打针、发药等）而造成疏远患者的状况形成强烈的对比。我们期望在不久的将来，中国的护理事业也能成为一门真正独立的学科，以彻底摆脱护理从属于医疗的现状。

我国的教育忧患：教育本来是人的教育，但是在相当一段时期内我们却看到它在不知不觉中放弃了育“人”的责任，消解了自己的本质，人的教育被忽略，知识教育、专业教育被强化。护理教育亦是如此，重专业轻人文，导致临床上护士人文修养的缺失，具体表现为人文社科类知识薄弱、社会责任感缺乏、心理素质欠佳、创新能力不足、人际交往障碍等，护理服务难以满足人们的需要。

■ 案例辨析与反思 “等我下班在（再）死啊”

“测试人品的时刻到了，有个患者的血压一直在降，半夜很可能要起床收尸，这大冷天我暖个被窝也不容易，等我下班在（再）死啊……”2月22日晚，这样一则微博开始在网上广为流传。博主为汕头市中医院女护士，目前该护士已被调离临床，到后勤洗衣房工作。

（据2011年2月24日《羊城晚报》报道）

批评者如是说：

“等我下班在（再）死啊……”汕头女护士这句话恐怕与路易十五那句“我死后，哪怕洪水滔天”有得一拼！作为一名医护人员，不思患者和家属疾苦，仅因为不想起床收尸体，就盼着患者不要在自己当班时死，这其中透着的悲凉和邪门让人愤怒。

首先，这句话里透着个人素质低下、态度冷漠的现实。如今，像这位护士一样冷漠甚至冷血的人大有人在，他们缺少对生活和工作最起码的热爱，缺少对生命至上的最起码的尊重。一篇不经意之间写下的微博，即成了“测试人品”的最佳试剂。

其次，“我下班你再死”里透着医患关系普遍冷漠的现实。有网友感叹，教师已不是人类灵魂的工程师，医护人员已不再是白衣天使了，利益博弈之下医院与患者之间，早已不单纯是求医与救护那样简单的维护生命尊严的关系。你吐血跟我有何关系？我下班了你再死！如此言语，恐怕已经很难用人性冷漠和职业道德缺失来解释。

人类最珍贵的东西是生命，生命权至高无上，不容亵渎。无论医疗制度怎么改革、医患关系怎么紧张，在生命面前，都容不得护士如此冷漠：“我下班你再死”！亵渎的不仅仅是某一个患者，而是医务工作者的形象，是整个人类的生命权。

同情者如是说：

这是典型的因言获罪。现在流行用微博，各色人等用轻松俏皮的文字表达一些所见所感，这本不是很严肃的东西，用它的人心态大多也很随意，心情说过则过，常常如此，没有必要太较真，甚至抓住一句把柄就不放。

平心而论，一个年轻的小护士，有这种刹那间的想法也很正常，她不过是个职场小人物，天天都跟患者打交道，说的都是实话，所谓干一行伤一行，我们哪个职业工作者，对自己手上的工作没有刹那间的不满、抱怨，没有刹那间龌龊的想法呢？只不过我们多数人没写出来没告诉别人而已，而这个护士却直率地通过微博记录下来了。我们有什么资格群起抨击她呢？我们有什么必要上纲上线责骂她呢？

或许昨天她还是一个虽不优秀但还守本分的工作者，或许她本是心地善良只是心无城府的小女孩，或许她跟我们一样，是谈不上高尚也说不上丑陋的平常人。因为这一句话就把她给毁了，我只能说这太残忍，这不公平，这警示我们需要多一些宽容和理解。

工作任务：对此案例你有何感受和体会？作为未来的护士，请选择一个角度，谈谈个人的看法，进行作文立意。

（二）我国护理人文教育现状

1. 护理教育长期倾向于专业与技能　我国的护理教育在很长一段时间里走的是专业教育的道路，所以护理教育的重点是专业知识和技术训练等，这在一定程度上抑制了人文关怀教育的发展。

（1）课程设置不合理　我国很多学校将人文护理教育课程（护理心理学、护理伦理学等）作为护理教学课程体系中的辅助教育，以选修为主。

（2）师资力量薄弱　没有专业的人文教育老师或专业老师自身也未受过人文教育。医学人文教育囊括了医学和人文科学两个不同的学科领域，对师资素质要求较高，它要求教师不但掌握普通心理学知识而且能“懂医”。

（3）缺少人文关怀考核机制　职业教育的特点使很多老师和学生把更多的精力放在职业技能的提高上，没有人文关怀能力的单项考核，包括用人单位亦是如此。

2. 环境限制　主要包括家庭环境和社会环境。

（1）家庭环境　现在的护生很多是家中的独生子女，是家中的“小公主”“小皇帝”。从小就养成了以自我为中心的性格，因此造成了他们在处理人际关系时，尊重他人、理解他人、关心他人等能力相对偏低；家庭对孩子从小的培养也是重专业而忽略人文环境的营造。

（2）社会环境　现在的社会过于强调人与人之间的金钱和权利关系，孩子们从小生活在这样的环境中，耳濡目染容易导致他们形成金钱至上的价值观和人生观，忽略了人与人之间的情感和基本的社会道德，也不懂感恩。社会环境中更是重专长、特长的培养，很少有人培训与传承优秀的中华传统文化及人文知识，致使社会上人文氛围欠缺。

3. 护士严重缺编　我国医院内护士比例较少，有的医院床位与护士比例远远低于卫生部规定的1∶0.6的基本要求，很多医院的护士每天都是超负荷工作，再加上从事护理专业大多为女性，家庭的重负和工作的繁重使她们缺少与患者进行心理沟通的心情，因而导致人文关怀的缺失。

（三）护理教学中加强人文教育的必要性

1. 护理学正向多元化、多学科交叉方向发展　现代护理观已突破了传统的学科界限，强调护理学是为人的健康服务、结合自然科学和社会科学的一门综合性学科，其研究方向及发展趋势更趋于多元化和多学科化，包含护理学、自然科学、人文科学、社会科学等。

2. 新时代对护理工作者的要求，必须提高人文素养　新的医学模式和政策要求我们护理教育必须紧紧围绕人文关怀，才能培养出适应社会发展所需的护理人才。医学模式正在发生着从生物—心理—社会模式向人文医学模式的历史性转换，强调“以人为中心”的整体性，其核心是人文关怀。我国卫计委在《中国护理事业发展规划纲要》和全国护理工作会议上提出了“加强护士队伍建设，将人文关怀融入护理工作中，服务于细微之处。营造关心患者、爱护患者、尊重患者、帮助患者的氛围”。《护士条例》第十八条也规定：护士应当尊重、关心、爱护患者，即患者享有被尊重的权利。

3. 患者的需要　对于疾病带来的身心痛苦以及陌生的医院环境和医护人员，患者及其家属的心理充满焦虑和恐惧，他们希望能够得到关心、指导和帮助。人文关怀能够减少护患矛盾，融洽护患关系，提高护理质量。

4. 社会发展的需要　随着社会的发展和人民生活质量的提高，人民的健康也越来越受到关注。传统的医学模式已转变为“生物—心理—社会”医学模式，护理模式也发展为“以人的健康为中心”的整体护理模式，并全面推行“优质护理服务”理念，护理越来越倾向于人性化服务，即向人文医学模式转变。

三、护理人文修养

（一）护理学的人文内核

1. 护理学的本源是关爱生命　护理贯穿于人的生老病死全过程。自从有了人类，就有了护理工作的轨迹，护理贯穿人的生老病死整个过程。追溯护理学的发展史，仁爱与技术从来就是并驾齐驱；专业与人文从来都是齐头并进。重视专业技术与人文知识、人文精神的融会贯通，是护理学的本源本色。

2. 护理的定义充满人文特征　中华护理学会课题组和香港理工大学护理学院合作，通过问卷调查、专家访谈等方法，经专家多次讨论和修改，于2005年提出了适合我国国情的护理定义，即护理是综合应用人文、社会和自然科学知识及相关专业技能，以个人、家庭及社会群体为服务对象，了解和评估人的健康状况和需求，对人的整个生命过程提供照顾，以实现减轻痛苦、提高生活质量和健康的目的。

3. 护理学的性质是自然科学与人文科学的耦合　护理学是一门关于人的学科，研究的是护士如何关怀人和照顾患者。护理学不仅要从个体、系统、器官、组织等生物学层面上，更要从家庭、社会、生物界乃至地球、宇宙等社会学层面上，去揭示生命、健康基本现象的本质，并把握其相互联系内在规律。这就要求护理学必须要具有心理学、社会学、法学、伦理学、哲学等人文社会科学的学科内容。具有自然属性和社会属性的本质特征。所以说护理学的性质是自然科学与人文科学的耦合。

4. 护理学的目的是守护人类健康　守护健康，敬佑生命，满足人们对健康的需求是护理学的本质属性。该本质属性充满了人文特征。

5. 护理学的未来是人文精神引领　随着社会的发展与进步，人们对健康的需求期盼也日益增长，在物质生活已趋满足的前提下，人们更注重身心健康，护理服务面临着前所未有的挑战。近年来，中国的护理事业顺应时代发展，在“以人为本”的理念指引下，开展的整体护理及优质护理服务取得了显著成效，但仍不能满足人们的需要，特别是基层护理服务，在人文关怀方面尚存在较大差距。未来的护理服务一定是更需要对患者的价值的尊重，即对患者的生命与健康、权利和需求、人格和尊严的关心和关注，这就是人文护理。它必须是科学性与人文性的完美结合和统一，它不仅是一门科学，更是一门艺术，一门充满仁爱的艺术，是人文关怀的崇高境界。

（二）护士角色的人文属性

护理学中的人文属性，是护理学发展历史长河中积淀下来的人文精神，常常外化为护士的价值感召、职业情感与情怀。

1. 护士角色——专业的人文属性　护士工作的对象是人，作为一个整体的人一个社会的人其本身涵盖了人的生理、心理、社会、精神、环境、道德等诸多方面的健康需求，所以从事这个专业的人——护士，应是富于人文精神、善于人文关爱的人。护士的角色也相应地从护理的实施者扩展为教育者、咨询者、健康生活方式的倡导者。因此，护士是融知识技术和人文素养为一体的高素质专业工作者，其专业具有人文属性。

2. 护士角色——“四性”的人文特征　护士要将科学与人文交融，就必须具有完备的专业和人文知识基础，具备优秀的思维品质、有效的工作方法、和谐的人际关系和健康的身心状态。只有这样，才能将自己塑造为优秀的护士。在护理过程中，要能全面地整体地观察人、认识人、理解人、尊重人、爱护人、重视人，并在此基础上运用护理知识和技术去服务于人，做到有“四性”：仁性（仁心、仁术、爱人、爱业），理性（客观、循证、冷静、沉稳），悟性（反思、求索、探询、省身），灵性（适时、应变、技巧、创新）。

3. 护士角色——“双原则”的人文践行　护理学的人文属性意味着在护理实践中，一切护理技术与治疗、一切护理效果与评价、一切护理制度与政策、一切护理改革与方法，都要以人的身心健康和生命质量作为出发点和落脚点。在临床护理中要遵循两个原则：一是科学原则，即遵从疾病的病理、生理、治疗、护理技术标准与方法；二是人文原则，即遵从患者的心理、意愿、生活质量及个人与家人需求、社会需求、伦理原则等。

（三）护士人文修养的内涵

护士要适应现代护理事业发展需要，应具备的人文修养至少应包括以下几个方面。

1. 伦理道德修养　良好的人际关系必须以社会认同和遵循的伦理观念和道德行为准则为基础。当今，医学和护理学都面临着前所未有的伦理道德问题的挑战，护士要如何面对平等、公正、权利、信仰、尊严、需要等伦理问题，就要能处理好患者的健康价值、护理道德价值及经济价值之间的冲突，因此提高护士伦理道德修养就成为迫切需要解决的问题。

2. 心理学修养　人们的心身疾病与人的心理有着密切的关系，护生学习心理学知识，能从心理学和生物学两个角度全面地认识健康和疾病，认识患者，在今后的工作中能自觉地遵循心理行为科学规律，为患者进行心理护理，更好地为患者服务或取得更好的工作效果。

3. 人际关系修养　心理学专家曾指出：人类的心理适应，最主要的就是对人际关系的适应。良好的人际关系修养不仅有利于自身融入社会，而且能提升自身竞争力。良好的护患关系不仅有利于提高人们的健康水平，为服务对象提供及时有效的帮助，而且有利于提高工作效率和完成工作目标，使自己在人际互动过程中，逐渐养成健全的人格和心理。

4. 语言文字修养　语言文字修养是体现一个人的文化素质的最基础部分，语言文字可以进行信息传递和人际交往，也是我们生存的重要工具，因此语言文字是护理工作者最基本的修养之一。

5. 文化传统修养　优秀的传统文化是国之重器。护士是天使的化身，一定要注重文化传统的修养。对患者而言，文化背景和宗教信仰直接影响着人的健康，领会每一位患者的文化背景对其人生观、价值观的影响，能更好地为他们服务；对自身而言，其文化传统修养更是修身养性立身之本。

6. 美学艺术修养　美学艺术修养是通过审美活动逐步培养的，护士美学艺术修养的提高，有助于她们学会欣赏美和创造美，有助于她们陶冶情操、丰富情感、健全人格、提升品位，使她们成为美的化身和美的使者，成为真正的白衣天使。

7. 科学思维修养　科学思维修养是人文修养中最高层次的修养，主要表现为“发现与创新”。观察各种现象时善于发现事物间的内在联系，透过现象看本质，找到事物发展规律等；同时在思考问题时善于进行分析、推理、判断和概括，在解决问题时善于联想和思维发散。科学思维修养对提出护理问题、进行护理干预和实现护理创新等具有非常重要的意义。

人文修养包括的内容还很多，涉及许多相关学科，如心理素质、创新素质、管理素质都与人文修养水乳交融。要形成良好的人文修养，还要靠平常的不断积累和学习。

■ **实践活动**　“长裙姐姐”王青平用爱心和义举温暖全社会

2017年7月的某一天，一个4岁小孩在衡山街头被撞，昏迷不醒，生命垂危。一名驾车路过的年轻女子及时对孩子施以援手，实施了徒手心肺复苏术，紧接着驾车把小孩送到医院抢救，并垫付了医疗费用。当孩子家人赶到医院时，她却悄然离去。正是她的出手相助，为后来的抢救赢得了宝贵时间，小孩得救了。因为救人时这位女子身着长裙，网友亲切地称呼她为“长裙姐姐”。心怀感激的家长向全城发出了寻找“长裙姐姐”的微信，微信刷爆了朋友圈，网友们用最美的言语为她点赞。三天后，“长裙姐姐”王青平被找到了！中央及省市主流媒体纷纷聚焦采访，王青平的救人善举再次温暖了一座城市。

“长裙姐姐”王青平是一个热心公益的志愿者，她长期热心公益慈善事业。她是衡阳市小红人志愿者协会的成员，她毕业于核工业卫生学校护理专业。事发当天，她正准备参加协会组织的贫困学生公益夏令营活动，与自己长期资助但素未谋面的贫困学生见面。发现车祸后，曾经做过护士的她毫不犹豫地出手相救，将孩子第一时间送到医院，赢得了宝贵的抢救时间。她的义举，既是偶然，又是必然。五年来，她不留姓名资助一名贫困学子完成了初中和高中学业。

如今，“长裙姐姐”的感人事迹在全社会引起了强烈反响，无数网友为之点赞，“长裙姐姐”已成为人美心善的代名词。当个别见义勇为者反遭讹诈、流血又流泪的事件被媒体热炒而导致明哲保身、见死不救的现象时有发生时，“长裙姐姐”奋力跑向受伤男孩的那一幕，再次震撼了我们的灵魂。“长裙姐姐”在关键时刻挺身而出，用爱心和义举温暖全社会！她也因此被评为2017年度“湖南好人”。（2017年9月4日湖南文明网）

教师启发引导：从“长裙姐姐”感人事迹中分析护士人文修养的职业情感，让学生发表各自的见解。

工作任务：将该故事改编成爱心情景剧，以班级为单位进行表演。

（四）护士提高人文修养的有效途径

1. 注重人文知识的积淀　人文修养贵在积淀与养成。在护理教学和临床实践中，护士要注重人文知识的学习与人文思想的渗透，一切以人为本，尊重人性，理解个性；追求人格平等，反对等级观念；崇尚理性，反对蒙昧。人的行为习惯首先源自自身生活的底蕴和学习的积累，然后在实践中经过不断思考凝练，其内涵和作用得以不断完善。随着认知水平的不断提高，人的心理发展逐渐成熟，社会经验日益丰富，就能逐渐领悟这些知识和技能，并将其转化成自己的经验感悟和人文精神，最终自觉地把这些经验和精神用于指导自己的实践。当然这个过程是需要历练的。因此，人文修养的提升离不开人文知识的学习、运用和完善。而人文知识的学习伴随人生成长的整个过程，可以通过在校学习、自我学习、社会交往等方式慢慢积淀，也可以在专业教育和护理实践中逐步获得和巩固。

2. 加强人文技能的修炼　对护士来讲，人文技能方法和专业技能学习同等重要。例如，在进行基础护理操作练习时，不但要学习基础操作技术，而且还要学会同学之间相互尊重、相互关爱、团队协助等，同时，还要学会与患者进行有效的沟通和信息交流。在确定护理方案时，要学会分析判断和科学思辨，学会小组合作学习、讨论等，不断提高团队合作能力、人际交往能力和语言文字能力。

3. 强化人文精神的养成　护理不是一种单纯的技术，而是护理科学与人文科学的高度融合体。现代护理不缺知识和技能，缺的是人文关怀和职业责任。护士需要丰富的专业知识和熟练的技能，但更需要具备人文关怀的素养；护士必须理解和重视医学的人文内涵，把它作为自己工作的重要组成部分。要从事护理工作、做一名合格的护士，专业技能与人文修养则是必不可少的两驾马车。护士自己必须是一个人性丰满而高尚的人，才可能把患者看作是一个“人”，而不只是疾病的一个载体。

4. 积极投身护理实践　护士的人文修养都是通过学习、实践、养成而提升，其修养程度直接或间接地反映在护理实践中。在护理实践中，护士必须注重职业道德、理性思维等抽象概念的综合运用；要有意识地去体验人的社会性、与人相处的复杂性；要注重文化修养与生活方式、身心健康的关系；能感悟到美与丑、善与恶；还要能体验到自我完善的努力方向和自我提升的效果。所以护理实践是提高护士人文修养的重要途径。

（五）新时代对护士的能力素养要求

做一名优秀的护士，需具备良好的职业道德（人文素养）和履行岗位职责的能力（科学素养）。

1. 树立良好的职业道德　树立良好的职业道德，要践行忠诚、尊重、保密、慎独和技巧5个关键词。

（1）忠诚　忠诚于护理事业，忠实于人民的健康利益，这是崇高的人文精神的体现。忠诚护理事业就是忠诚于患者的身心健康，要用毕生的精力去促进、维护患者和人们的健康，并视为自己的崇高责任。

（2）尊重　对患者的“尊重”体现在尊重患者的自主权和尊重患者人格（心理学人格和伦理学人格）。尊重患者的自主权就是承认患者对自己的健康拥有决定权，对患者的治疗与护理，都应告知患者，由患者自己（家属）决定并同意进行。当患者不理解而抵触时，应选择时机和方法反复向患者说明、解释和帮助患者做出决定。对待多方解释仍不接受的，应当尊重患者意见，并以文字形式记录或形成契约。

（3）保密　保守患者个人隐私和医疗秘密，我国宪法规定，个人有隐私权；由于诊断、治疗、护理的需要，患者将一些个人隐私告知医生护士，如个人、家庭、婚姻等多方面的，医务人员应予保密，不应告知与医护任务无关的人。医护人员若无视这一点，不仅是不道德而且与法律相违背。

（4）慎独　“慎独”一词出自《礼记中庸》“莫见乎隐，莫显乎微，故君子慎其独也。”意思是指个人独处的时候亦能谨慎地遵守道德原则。护士应通过长期的道德实践使自己的人文道德修养达到这一境界。

（5）技巧　熟练地掌握护理业务，不仅是工作的要求，同时也是道德要求，应该把努力提高护理业务水平作为一种道德责任，不断学习，不断更新，在技术上精益求精。

2. 提升履行护士岗位职责能力　临床护理人员要努力做好“三基”“三实”和“三精”。“三基”即基本理论、基本知识和基本技能，练就扎实的基本功；“三实”指的是做实基础护理，要立足“三实”：护士基本功要扎实，护理基本职责要落实，患者的感受要真实；“三精”：指的是在专科护理能力上要着眼“三精”，即护士的专科能力要精确，护理规章制度、标准规范要精准，护士工作责任要精细。主动学习及时掌握新理论、新知识、新技术、新方法，无论任何情况下，患者的生命高于一切。

3. 构建护士人文素养与专业技术结合的能力体系　护士人文素养与专业技术结合的能力，包括卓越的临床能力、良好的情感交流沟通能力、适时的身心调适能力、为患者注入信心和希望的能力、促进健康教育和科学解决问题的能力等。21世纪的护理人才要求适应社会的发展与需求，要不断提升自身的能力素养。在实现“健康中国”的征途上戮力前行，是时代赋予新一代护理工作者的责任。

（马嫦英）

自测题

一、单选题

1. “人文”一词最早出现在（　　）
A.《诗经》　B.《论语》　C.《离骚》
D.《易经》　E.《左传》

2.《辞海》中对“人文”的解释是（　　）
A. 人类社会的各种文化现象　B. 以人为中心
C. 诗书礼乐等人类文明和文化　D. 各种研究人类的人文学科
E. 人道或仁慈、人性、人类

3. 对“人文修养”理解正确的是（　　）
A. 人文修养是指一个人的人文知识水平　B. 学历越高，人文修养就越高
C. 有了人文精神就等于有了人文修养　D. 人文修养的核心是以人为本
E. 掌握人文知识并不等于掌握人文方法

4. 2016年8月在全国卫生与健康大会上提出并形成了“健康中国2030”规划纲要，这是今后（　　）年推进健康中国建设的行动纲领。
A. 15　B. 10　C. 20
D. 25　E. 30

5. 对“护士修养”理解正确的是（　　）
A. 指护士在内心信念驱动下，将道德规范职业规范内化为自身的品质
B. 学历越高，人文修养就越高
C. 指护士关爱生命，有同情心、责任感
D. 就是伦理道德修养
E. 就是人际关系修养

6. 护士人文修养的内涵不包括（　　）
A. 社会学修养　B. 人际关系修养　C. 伦理道德修养
D. 美学艺术修养　E. 专业知识修养

7. 发展层的人文修养主要表现为（　　）
A. 关爱生命，有同情心、责任感、羞耻感
B. 做事较认真，有一定的自制力
C. 至少做到已所不欲，勿施于人
D. 能较流利地运用母语，思维顺畅清晰，言行基本得体
E. 积极乐观，热爱生活，助人为乐，有较强的责任感

8. 对“人文关怀”理解不正确的是（　　）
A. 是指为人处世较为认真，有一定的自制力
B. 以人道主义精神对患者的生命与健康权利与需求、人格与尊严的真诚关怀和照顾

C. 对人的尊严与符合人性的生活条件的肯定和对人类的理解与自由的追求
D. 是对人的生存状态的关注，注重和维护人的尊严，促进人的全面发展
E. 是实践人类人文精神信仰的具体过程

9. 提高护理整体服务水平最有效途径之一是（　　）
A. 强化护士人文修养体现护理人文关怀　B. 提高护士的操作技能
C. 强化护士的道德素养　D. 提高护士的学历层次
E. 加强护士的专业技能培训

10. 构建护士人文素养与专业技术结合的能力体系不包括（　　）
A. 卓越的临床能力　B. 情感交流沟通能力
C. 为患者注入信念和希望的能力　D. 言语谨慎，举止端庄
E. 科学解决问题的能力互相尊重，团结协作

11. 人文精神内涵不包括（　　）
A. 关注人的生存　B. 尊重人的尊严和价值　C. 维护人的权利
D. 重视人的发展　E. 关注精神状况

12. 护理教学中加强人文教育的必要性不包含（　　）
A. 护理学正向多元化、多学科交叉方向发展
B. 新时代对护理工作者的要求，必须提高人文素养
C. 医院发展的需要　D. 患者的需要　E. 社会发展的需要

13. 对“科学与人文”之关系的认识下列哪项是错误的（　　）
A. 科学需要人文导向
B. 人文需要科学奠基
C. 个人要发展，科学与人文同样重要
D. 科学与人文是相互协同、相互支撑的
E. 科学求善，人文求真，两者缺一不可

14. 人文修养的组成不包括（　　）
A. 人文技能　B. 人文知识　C. 人文思想
D. 人文精神　E. 人文境界

15. 不属于人文修养基本层的是（　　）
A. 有同情心、羞耻感、责任感，愿助人
B. 做到已所不欲，勿施于人
C. 能顺利运用母语，思维顺畅清楚
D. 厚德载物，道济天下
E. 有逻辑性和个人见解

二、多选题

1. 护士要适应护理事业发展的需要，有效地实施人文关怀，具备的人文修养至少

应包括以下几个方面（　　）

A. 伦理道德修养　　B. 心理学修养　　C. 人际关系修养

D. 语言文字修养　　E. 文化传统修养

2. 护士人文关怀体现对患者的服务上应包含以下哪几项内容（　　）

A. 尊重患者的生命价值　　B. 了解患者的文化背景

C. 表达护士的关爱情感　　D. 满足患者的个性需要

E. 协调护患的人际关系

3. 临床护理中要遵循的两个原则是（　　）

A. 科学原则　　B. 人文原则　　C. 尊重原则

D. 关怀原则　　E. 守信原则

4. 医学科学精神内涵的具体表现是（　　）

A“以人的健康为中心”的人本精神　　B. 严谨的实事求是精神

C. 继承基础上的创新精神　　D. 团结协作的团队精神

E. 民主精神

5. “大健康”是根据时代发展、社会需求与疾病谱的改变，提出的一种全局的理念。它（　　）

A. 围绕着人的衣食住行以及人的生老病死，关注各类影响健康的危险因素和误区

B. 提倡自我健康管理

C. 是在对生命全过程全面呵护的理念指导下提出来的

D. 它追求的不仅是个体身体健康，还包含精神、心理、生理、社会、环境、道德等方面的完全健康

E. 提倡的不仅有科学的健康生活，更有正确的健康消费等

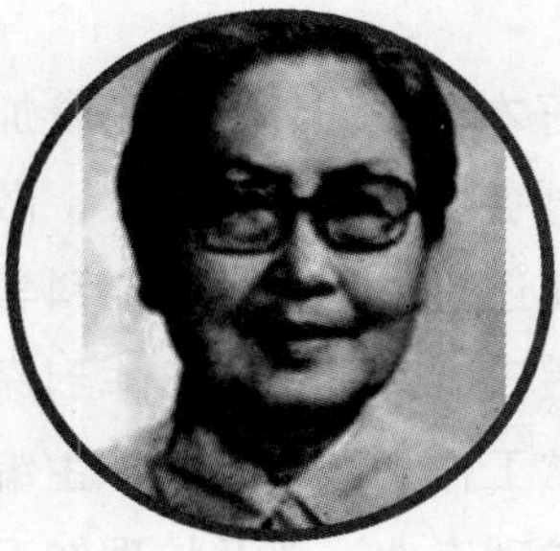

南丁格尔奖章获得者王琇瑛

恬淡的女人，仿佛一杯清茶，没那么浓烈，也没那么复杂，清清淡淡，却有自己的韵味，而且最能解渴。她让你觉得温暖，这温暖是从心里蔓延开的；她能让你解渴，这解渴是在你最需要的时候。她让你感觉到淡淡的清香，这种清新的香，最能阐述至情而含蓄的个性，让人即使闭上眼睛也能感觉到的存在。没有告知天下的大声宣扬，默默地散发出带着温暖的芬芳。恬淡这个词，更多的是一种生活方式：从容、安详、与世无争。恬淡的女人，没有耀眼的光环，没有倾城的容貌，她们不争，不是因为她们无理想少追求，也不是懒散和碌碌无为，只是她们不需要，而她们正是构成我们这个社会的脊梁。

“病人无医，将陷于无望；病人无护，将陷于无助。”中国首位南丁格尔奖得主王琇瑛的这番话曾激励一个又一个护理人员勤奋工作，不让患者陷入无助的境地。她是原首都医科大学护理系主任、教授，为我国护理事业做出了终身奉献。她忠于职守，严于律己，正直诚恳，平易近人，处处以身作则，助人为乐。她对青年一代护士寄予莫大希望，不断给予她们鼓舞和启发。同时她也受到护士们的广泛尊敬，为全国护理工作者的楷模。

王琇瑛（1908—2000），女，中国第一个获得国际红十字会颁发的南丁格尔奖章的护理学专家。她终身致力于护理人才队伍培养、公共卫生护理和健康卫生知识普及，为中国护理事业的发展做出了卓越的贡献，奉献了奋斗的一生。

王琇瑛出生于河北保定一个书香家庭，后随父母迁居北京。早年曾在北京贝满女子中学读书，后考入燕京大学和北京协和医学院护士学校，1931年获理学学士学位，当年从北京协和医学院护校毕业，任北京协和医学院护士学校助教和北平第一卫生事务所公共卫生护理与健康教育科教师。1935—1936年，到美国哥伦比亚大学师范学院护理系进修，获理科硕士学位。留学回国后，她坚持从事公共卫生护理教育工作。1952年，为了支援抗美援朝战争，王琇瑛代表中华护士学会组织了第一批护士长教学队，并亲自带队到沈阳为后方医院培训了50名护士长。她还到鸭绿江畔丹东战地医院进行考察，并根据考察结果写出了改进战伤护理工作的建议。

1954年，《护理杂志》创刊，王琇瑛担任主编。除了做好本职工作外，她还参加了大量社会活动。1977年中华护理学会恢复活动后，她应邀赴各地参加学术会议，做学术报告，宣传护理工作的重要性、科学性和社会性。王琇瑛还是中华护理学会科学普及委员会的主任委员。她的晚年生活忙碌而充实，没有节假日，时常伏案工作到深夜。已是七八十岁的老人了，还参加组织中华护理学会的日常工作和学术活动，主编《家庭护理》，参与撰写《百科全书护理分册》，这对宣传护理专业、普及护理知识起到了积极的推动作用。

“国家不可一日无兵，亦不可一日无护士。护士的工作必须像田园中的水一样灌注到人们生活中的每个角落。”这正是王琇瑛用自己的一生对护理事业所做的诠释。

第二章　人文关怀

【学习要点】

【知识目标】

1. 掌握　关怀、人文关怀、护士人文关怀能力的概念。

2. 理解　人文关怀的相关理论并举例说明其应用；了解临床护理人文关怀实践现状并说出相关内容；掌握叙事医学的概念。

3. 了解　护理人文关怀的起源及动因；掌握护士人文关怀能力的评价。

【技能、职业能力培养目标】

1. 明确　人文关怀的重要性。

2. 理解　人文关怀能力的重要性，注重培养和提升人文关怀能力。

3. 明确　在护理实践中应如何践行人文关怀。

【情感、态度等素质培养目标】

1. 明确　进一步加强护士人文修养的现实意义，学会养成一颗人文心。

2. 能感知护理职业的社会责任，懂得护理是为人类健康服务的崇高事业。

3. 端正态度，树立正确的护理价值观，让践行人文关怀常态化。

4. 具有热爱护理事业的高尚情怀、甘于奉献的敬业精神，塑造白衣天使的自我形象；能自主学习、自主修炼、科学思辨。

当今社会正处于转型期，人们不仅承受着各种病痛，更承受着越来越多的精神压力。人与人的疏远及人与自然的隔阂一步步加深了人的孤独感、压抑感。医院作为一个救死扶伤的场所，要做到的不仅仅是治好患者肉体上的痛苦，更应从思想和情感的层面体现出真诚的人文关怀，积极倡导健康、向上的服务观念。护理工作中的“人文关怀”，其核心就是“以患者为中心”，把对患者的关怀作为一切护理工作的出发点和归宿。人文关怀是护理工作、护理文化的核心内容，推行护理人文关怀对临床护理质量的提高和优质护理的发展有着重要作用。

第一节　护理人文关怀概述

一、基本概念

（一）关怀与人文关怀

1. 关怀　一般来讲，关怀是指关心，含有帮助、爱护、照顾的意思，也有对某事某人在意、操心的含义。“关怀”一词语出《宋书·孔觊传》：“不治产业，居常贫罄，有无丰约，未尝关怀。”关怀既可以是上级对下级、老师对学生、医护人员对服务对象、长辈对晚辈的关心和爱护，也可以是同事之间、同学之间、朋友之间的相互关心和帮助，还可以是下级对上级、学生对老师、晚辈对长辈的关心和照顾。总之，人人都需要关怀，人人都能够也应该成为关怀者。

2. 人文关怀　　人文关怀一词，近几年已成为炙手可热的流行词语，各行各业都讲究对人的关爱与尊重，现已成为各行业的服务思想理念。对护理专业而言，人文关怀更是其本质和核心。人文关怀又称人性关怀，是对人的生存状况的关怀，对人的尊严与符合人性的生活条件的肯定，对人类的解放与自由的追求。简而言之，人文关怀就是关注人的生存与发展，就是关心人、爱护人、尊重人。人文关怀是当今社会发展的一个重要特征，其对象除人类外，还拓展到动植物和自然界，以体现万事万物的相依共生，营造一个充满关爱的整体，并在相互关系中达到和谐相处。

■ **故事导悟**　借蜡烛

一位单身女子刚搬了家，她发现隔壁住了一户穷人家，一个寡妇与两个小孩。有天晚上，那一带忽然停了电，那位女子只好自己点起了蜡烛。过了一会儿，忽然听到有人敲门，原来是隔壁邻居的小孩，只见他紧张地问：“阿姨，请问你家有蜡烛吗？”女子心想：“他们家竟穷到连蜡烛都没有吗？千万别借他们，免得被他们依赖了！”于是，对孩子吼了一声说：“没有！”正当她准备关上门时，那穷小孩展开关爱的笑容说：“我就知道你家一定没有！”说完，竟从怀里拿出两根蜡烛，说：“妈妈和我怕你一个人住又没有蜡烛，所以我带两根来送你。”那一刻，女子的心里是从未有过的感动！同时也感到深深的惭愧。

请思考：从这个故事中，你对生活中的人文关怀有什么感悟？你还知道其他关于人文关怀的故事吗？

（二）护理人文关怀

护理人文关怀是个复合概念，是哲学与护理学的有机结合，有广义和狭义之分。从狭义的角度看，护理人文关怀是指在护理过程中，护士以人道主义精神，对患者的生命与健康、权利与需求、人格与尊严的真诚、尊重、理解、关心和帮助。从广义的角度看，护理人文关怀不仅包括护理人员对患者的关怀，也包括护理管理者对护理人员的关怀、护理人员之间的相互关怀以及护理人员的自我关怀。护理人员每天面对承受着疾病痛苦、心理压力和经济负担的患者及其家属，因而处于一个践行人文关怀的天然位置。同时，护理人员的相互关怀和自我关怀能使护理人员更好地实施对患者的关怀。

二、护理人文关怀的历史与发展

（一）西方的人文关怀的起源与发展

西方的人文关怀精神起源于古希腊爱琴文明。古希腊城邦的民主政治制度、追求个性完美的文学艺术，为人文关怀精神的形成提供了良好的社会基础。希腊所有的人文关怀都是通过对自然的理解，再反馈到关于人的理解上面。在医学界，希波克拉底誓言中提到：医生除了是医疗知识和技术的提供者外，也是一位聆听者和观察者，即除了听取患者病情方面的主诉，还应理解患者身心的痛苦煎熬、家人的担忧及观察疾病对患者生活的影响。这说明在医学的起源阶段，医生的使命除了治病救人外，还需要具有关心同情患者的情怀。

古希腊、古罗马之后是黑暗的欧洲中世纪，人本主义迷失在宗教鬼魅中，直至14世纪中叶"文艺复兴运动"的兴起。它的核心是强调人们应当回归希腊罗马古典著作中对人的价值和人的尊严的热爱，提倡个性解放与自由。人文主义先哲们主要从人类文化学角度探讨人的问题，以人为中心，注重人对真、善、美的追求，崇尚人的价值与尊严，力主追求现世幸福，反对以神为中心和宗教的禁欲主义。文艺复兴在人文关怀发展史上起着承上启下的作用，以感性意义上的人性来反对抽象的神性，以生机盎然的现世生活来反对枯燥冷漠的天国理想，以人的正常情欲和感官享受来反对中世纪的禁欲主义和变态虚伪。

18世纪的启蒙运动是文艺复兴人文主义的继承者。启蒙思想家同文艺复兴时期的人文学者一样，他们都关心人，关心人的独立和尊严。那期间，人文主义者在各自不同领域里提出或宣传人文主义思想，并且主张把人文主义原则贯彻到政治领域，转变成一种政治要求。他们将科学理性精神与人文精神结合起来，反对宗教蒙昧主义，宣传理性和科学、自由、平等、博爱、民主等思想，盛行于世。

19世纪马克思批判地继承了西方近代人文关怀思想的合理内容，把一切人的自由全面发展作为人类解放的目标。同时期，南丁格尔最早挑战"以医疗为中心"的模式，提出"以照顾为中心"的模式，明确了"照顾比医疗更重要"的价值选择。南丁格尔将近代照护关怀理念带入护理学，在护理学发展史上有着里程碑的意义。

20世纪60年代初，人本主义心理学家马斯洛（Abraham H.Maslow）和罗杰斯（C. R.Rogers）提出自我实现的理论，从人的需要、动机出发，进行需要层次分析，提出需要层次理论。其后罗杰斯又把人本主义心理学推广到医学教育和临床应用领域，提出"以患者为中心"的医学关怀模式，要求医护人员不仅要关心患者，更应关心全人类的健康。

20世纪70年代开始，美国护理理论家华生博士、莱林格博士均提出，护理的本质是关怀。1998年，美国高等护理教育学会首次明确将人文关怀列为护理专业人才培养的核心概念和价值观。随后英国、加拿大、澳大利亚、日本等20余所世界一流的护理院校都将"护理专业价值观、专业发展能力与专业人文精神培养"列为第一培养目标。从此，人文关怀被渗透到护理专业中。

（二）中国人文关怀的起源与发展

人文精神是中国传统文化的重要特征。在古代，中国人文关怀与现代不同，并不是一个完整的词语，是被分开使用的，即"人文""关怀"。从宏观上看，中国文化的核心是人文精神，西方是理性精神。儒释道三家，共同构成了中国传统文化。在中国优秀传统文化中，最具人文特色的当属儒家文化。儒家文化是中国传统文化的主流，对人本身的尊重与关心，也是今天大众极力追捧“儒家热”的根源所在。在众多儒家学者看来，儒家教育思想的本质是遵循社会本位，儒家创始人孔子的核心思想是“仁”，“己立立人，己达达人”，“己所不欲，勿施于人”正是“仁”的体现。荀子人性论中还提到：“人生不能无群”，人的群性最主要的表现就是人能爱护和关怀自己的同类。除了儒学“人文关怀”的思想之外，中国传统文化中蕴含着人文关怀思想的，各个时期都有代表人物及其思想，如先秦时期的管仲提出“以人为本，本理则国固，本乱则国危”的思想；西汉贾谊提出“以民为本、以民为命、以民为公、以民为力”的主张；隋唐时期提出“凡事皆须务木，国以人为本，以民为木”等，均是弘扬人的价值，这都是以人为核心，注重人的地位与作用的体现。

■ 回眸导航 中国古代法制中的人文关怀

中国传统法制文化中也有诸多人文关怀的表现，主要表现在以下方面：

（1）司法理念　开明的政治和统治者对被统治者的防备思想使司法制度高度重视对司法权的监督、分权。这也从另外一个侧面体现了统治者对司法正义的追求，从而使统治者的整个司法活动都十分关注人民的合法权益、重视狱讼、关心民间百姓疾苦、尊重生命、体恤弱势群体等，彰显了独特的“司法人文关怀”。

（2）刑罚制度　随着时代的变迁，从原始社会末到夏商西周三代，是以“肉刑”等酷刑为主的“五刑”体系；西汉时开始改革废“肉刑”向“徒流”刑过渡；到隋唐时期，逐渐趋于人性化。这就形成了“徒流”为主的“五刑”体系，一直持续到清末我国封建社会结束。

（3）展现了“人文关怀”的司法活动　我国社会发展中，宋代是一个特色鲜明的朝代，宋朝君主司法理念中彰显“人文关怀”。宋朝的皇帝懂法律和尊重法律的，比中国任何其他的朝代都多。宋太祖在位期间曾经多次下发诏书要求司法官员慎狱慎刑。孝宗皇帝曾明确表示：“狱者，重事也”，尤其强调司法官员对狱讼执法的公正性和适当性，对执法官员不作为或玩忽职守的，给予重罚。

人文关怀思想在历史大社会中不断发展变化，在医学领域更是集中表现为以救死扶伤、悬壶济世的人文关怀为核心理念的医德。在千年的医疗实践中，中国医德代表人物灿若群星，著述多而精辟。药王孙思邈在《千金要方》中说：“人命至重，贵于千金”。宋代林通在《省心录·论医》中指出：“无恒德者，不可以作医，人命死生之系”。这些都强调了医者需最大限度尊重患者的生命并具有良好的医德。我国古代医护不分，没有专门的护理人员和职位，承担护理职责的人主要是医生及他们的弟子，另外还有患者的家人、下属或仆人。因而，护理中的人文关怀应该说是蕴含在传统文化和传统医学中。

中国近代护理是随着西方医学及护理的进入而兴起和发展的。1884年美国的第一位传教护士Elizabeth Mckechnie女士来到中国，把西方护理带入中国。中国的医院开始有了正式的护士。教会医院开办的护校要求护生具备善言善行，不断宣传南丁格尔的仁慈、博爱精神。在传承中国传统文化及传统医学中的人文关怀的同时，西方文化及西方医学护理的人文关怀也在并行。

1942年毛泽东同志在延安给护士题词“尊重护士，爱护护士”，提出对护士进行关怀。关怀护士，激励护士更好地关怀患者，更好地为人民健康服务。

1988年12月，中华人民共和国卫生部颁布的《医务人员医德规范及实施办法》提出，医务人员应“文明礼貌服务，举止端庄，语言文明，态度和蔼，同情、关心和体贴患者。”首次以部门规范的形式规定了医护人员对患者实施人文关怀的职责和义务。此后，在我国护理“十一五”及“十二五”发展规划纲要中，人文关怀都被正式提出。2010年起，中华人民共和国卫生部在全国范围内开展了“优质护理服务示范工程”，强调实施“以患者为中心”的责任制整体护理，对患者实施人文关怀。

■ **案例导思** 祝你生日快乐

“祝你生日快乐，祝你生日快乐……”5月29日下午，骨科A6病房内，传来了一片欢歌笑语，住院患者王阿姨在这里和护理人员共同度过了一个难忘而又特殊的日子——55岁生日。十多名护理人员为患者王阿姨送上生日鲜花，王阿姨被这意外的惊喜感动得热泪盈眶。原来是责任护士悄悄记下了她的生日，利用大家下班休息时间安排了这个特别的生日会。王阿姨是一位患有左侧髌骨骨折的患者，因丈夫与孩子都在异地工作，平日行动不便的她总是独来独往，今天这个特殊的日子，也是孑然一人，当天的生日会更是令她惊喜万分，潸然泪下，她说：“过了大半辈子，还是第一次在生日时收到鲜花，还有生日歌，真是太意外，太感谢了！”在生日会上，王阿姨一直洋溢着孩童般灿烂笑容，她感激的话语也深深地温暖了所有护理人员的心。

请思考：患者为什么如此开心？作为未来护士，你从中有什么感悟？

提示：提供患者需要的帮助和关心，就是人文关怀。对患者实施人文关怀，不仅有利于患者，对护士也是正向回馈。

三、护理人文关怀的动因

（一）人文关怀是护理学的核心

1979年美国护理理论家Jean Watson的著作《护理：关怀的哲学和科学》（Nursing: The Philosophy and Science of Caring）中提出“人文关怀是护理学的本质”的观点，将人文关怀理念引入护理学“关怀弱势人群的生命健康”的内涵之中。护理学的任务是“帮助患者恢复健康，帮助健康人促进健康”；而WHO在1990年提出健康的概念是：健康不仅是没有疾病，而且包括躯体健康、心理健康及良好的社会适应能力和道德修养。护理作为与人的健康、人的生命息息相关的专业，特别强调关怀和照顾整体的人，是关心人、照顾人的专业，这是护理学区别于其他专业和学科的根本所在。由此可见，护理专业本身具有人文关怀的内核和追求，并非是外在强加给护理专业的。护理既是高科技、高技术含量的知识密集型专业，又是一项极富有人性和需要情感投入的事业。护理技术与人文关怀，如车之双轮、鸟之两翼，缺一不可。在未来，护理专业不管如何发展，满足护理服务对象的健康需求则是不会改变的。护理专业的内核——人文关怀不会变，需要同步发展的是如何让人文关怀发扬光大。

（二）人文关怀是护理人员的法定职责

对患者实施人文关怀是护士必须履行的基本职责。中华人民共和国国务院2008年颁布的《护士条例》第十八条中提出：护士应当尊重、关心、爱护患者，保护患者的隐私。这从法律的层面规定了护理人员人文关怀的责任或义务。这意味着，对患者实施人文关怀是护理人员的基本职责，与其他治疗职责（如为患者进行吸氧）一样，只是两者的区别仅在于有无医嘱而已。医学专家已充分认识到人文关怀的重要性，提出：医生给患者开的第一张处方应该是人文关怀，而这张处方的执行者既是医生也是护士。

（三）人文关怀是护理道德伦理要求

医护伦理道德对护理中的人文关怀提出了相关要求。中华护理学会2008年颁布的《护士守则》第五条中指出，护士应当关心、爱护患者，保护患者的隐私。中国生命关怀协会护理伦理专业委员会制定的《护士伦理准则》中对护士关怀患者提出了非常明确和具体的要求，其中第四条：关爱生命；第五条：善良为本，仁爱为怀，热心、耐心、细心、诚心，提供全人、全程优质护理。

（四）人文关怀是患者的需求及权利

患者到医院诊治的过程中，不但有生理的痛苦，还有心理的压力、经济的负担等，良好的情绪有利于疾病的治疗和身体的康复。患者及家属在这个时期最需要人们帮助。除了需要护理人员具备扎实的理论知识、高超的专业技能和丰富的护理经验外，还需要医务人员有仁爱之心，关心爱护患者，为他们提供良好的服务，让患者及其家属得到情感支持和关怀照顾，更有利于恢复健康。如果得不到关怀甚至遭受非关怀行为，轻者招致患者抱怨或不满，重者会引起投诉、纠纷，甚至会成为暴力性伤医事件的导火索。

（五）人文关怀能促进护患关系和谐，提升护士职业满意度

护理人员对患者实施关怀，一方面让患者感受到关怀，使医院和医护人员有更高的满意度，同时患者会对医护人员发自内心地给予赞美、表扬和感谢，把护士当亲人或朋友一样去依靠和信任，甚至对护士给予关心与关怀，这样就能促使护患关系和谐，使护士在友好、感动的氛围中工作，因而能提高护士的职业满意度。另外，护理中的人文关怀还包括医院领导及护理管理者对护士的关怀。医院通过制定人性化的管理制度、提供良好的福利待遇和优良的工作环境与发展前景等措施，使护士热爱医院、热爱工作，激发工作潜能，提高职业满意度。

正因为人文关怀有着上述极为重要的意义，国家卫生行政主管部门自2010年起在全国范围内开展的优质护理服务示范工程活动中，每年颁布规范性文件，都要求将“以患者为中心”的护理理念和人文关怀融入对患者的护理服务中去。在提供基础护理服务和专业技术服务的同时，加强与患者的沟通交流，“加强人文关怀和护患沟通，为患者提供人性化的护理服务”。这说明，国家从政府层面将护理中的人文关怀

提到了新的高度，提出了明确的规定和要求。

■ **实践活动**　分享人文关怀故事感受人文关怀的美好

活动组织：班级同学以小组为单位，每小组10人左右，每人介绍一个自己所经历的关怀他人、被他人关怀、观察到的关怀故事或从网上收集到的关怀故事。每人用1～5分钟介绍。

介绍完毕，请其他同学发表观点，谈自己的感触和收获。

第二节　护理人文关怀的理论基础

人文关怀在护理中不单纯是一个概念。中国文化传统中蕴含着丰富的人文关怀内涵且与护理密切相关，西方理论家在不同阶段发展了护理人文关怀相关理论或模式，这对护理专业人文关怀知识体系的完善及临床实践的推动有着重要作用。

一、中国传统文化与人文关怀

中国传统文化中的诸子百家蕴含了丰富的人文关怀思想，对认识人的价值和促进社会和谐起到了巨大的积极作用。

（一）儒家文化与护理人文关怀

儒家文化的创始人是孔子，主要代表人物还有孟子、荀子等。他们修订或撰写的《诗》《书》《礼》《乐》《周易》及《春秋》蕴含着丰富的人文关怀元素，使中华民族形成了别具特色、博大精深的人文关怀思想，其中“仁、义、礼、智、信”是儒家文化的精髓。

1. 儒家推崇“人最为天下贵”　孔子曾说：“天地万物，唯人为贵”。孟子的“民本”思想：认为人是最珍贵的，任何时候都必须把人放在最重要、最值得关注的位置，这就是“以人为本”思想。正是如此，医护人员要把生命看得比泰山还重，在任何时候都要以抢救患者生命为首要职责。现代护理也正是基于此理念，推崇“以人的健康为中心”的整体护理和优质护理服务。

2. 儒家注重“仁爱”和“礼”　“仁爱”是儒家人文关怀的核心思想，如《论语》提出的“仁者爱人”，孔子的“己欲达而达人，己欲立而立人”，《论语·雍也》中孟子的“老吾老以及人之老，幼吾幼以及人之幼”《孟子·梁惠王》等，都体现出儒家所提倡的仁义仁爱、推己及人。从护理的角度看，对人、对生命具有高度的仁爱和博爱精神，是护士必备的基本道德。护士应具备仁爱之心和敬爱生命的伦理情怀，急患者之所急，想患者之所想，对患者的疼痛与不幸，给予共鸣、同感、同理，设身处地、发自内心地去照顾、帮助患者。“礼”也是儒家重要人文思想之一。护理人员在工作中应明德明礼、内外兼修，遵守护士礼仪规范，让服务对象感受到白衣天使的仁爱善良和崇文尚礼。

3. 儒家强调“诚信”　儒家的“诚信”是中国传统道德的基本行为规范。“诚”与“信”的结合，表达的是人们信守诺言、言行一致的美德。护理服务的对象是人，“健康所系，性命相托”，所以诚信是护士不可或缺的品质。对患者的护理要履行自己的职责，特别要做到慎独，在独自活动无人监督的情况下也能高度自觉，不做任何有违职业道德和原则的事。

4. 儒家主张“和”　除了主张“和则同，同则善”的人际和谐外，儒家还认为身心是一体的，主张身心和谐。身心和谐才能安顿生命，培育精神，才能激发人的潜能，提高人的创造力。在护理服务中要对患者实施身体、心理、社会及道德的整体护理照顾，要注重与患者及其家属的沟通，解决矛盾，促进护患关系和谐发展。

（二）道家文化与护理人文关怀

1. 道家主张“贵人重生”　道家文化的创始人为老子，主要著作有《老子》《庄子》等。道家文化强调“贵人重生”“慈心于物”。《老子》中说“贵生”“摄生”“自爱”“长生久视”，《吕氏春秋·贵生篇》中说：“圣人深虑天下，莫贵于生”。“贵生”成为道家生命伦理的基本价值取向，凸显了对提高生命质量的人文关怀，强调人的至尊性，把人的生命价值放在首位，提倡贵生精神，敬重生命成为道教的一个重要原则。护理工作中，护理人员要把患者视为与自己同出一源，要像爱自己一样去关爱护理对象，要时时刻刻以最大的热情和责任去对待护理对象，要对患者的痛苦感同身受，把服务好患者、减轻其痛苦、促进其康复作为自己的使命。

2. 道家坚持“泛爱”　认为万物平等，应善待万物，慈心于物。在道家看来，自然界的一切都是由“道”的生命本体化生而来，而且含有“道”的生命本体，都是一种生命。泛爱是人的自然之爱，包括爱自我、爱家庭、爱弱者、爱团体、爱祖国、爱人类、爱自然，爱真理。泛爱不仅要求护理人员在医疗服务机构给患者关爱，而且在公众场所遇到突发健康问题时，护理人员也同样应施救，对生命给予关爱。目前很多媒体报道护理人员在工作之余用爱心和专业能力对大众提供服务的事例，就是泛爱的表现。

■ **故事导悟**　魅力“长裙姐姐”

2017年7月8日，湖南省衡山县开云镇一名4岁男童乘坐爷爷的摩托车在路上遭遇车祸，当场倒在血泊中。就在现场陷入慌乱之时，一个身穿蓝色长裙的女子飞快跑向了倒在血泊中的小男孩，她就是王青平。她以曾做过护士的专业知识判定，男孩受伤严重，必须马上送医院。情急之下，王青平果断让受伤较轻的孩子奶奶一起抱上孩子，自己开车迅速将其送往医院。从车祸发生到孩子进医院，整个过程才10分钟！送到医院后王青平还很专业地帮着医生拿心电监护仪。可以说正是她的专业和冷静，为营救小孩赢得了宝贵的抢救时间。她在垫付了1000元医药费后悄然离开。经过连夜救治，小男孩黄浩轩于次日脱离生命危险。

后从央视时刻新闻记者采访中得知，驾车路过的“长裙姐姐”王青平毕业于核工业卫生学校，曾从事护理工作4年多，虽然已离开工作岗位，但她作为医护人员的本能促使她不顾一切以生命为重。

（三）墨家文化与护理人文关怀

墨家文化的开创者为墨翟。墨家的人文关怀思想以“兼爱”为核心，提倡“兼以易别”，反对儒家所强调的社会等级观念。兼爱作为墨家的核心思想，其实质是提倡无等差平等的博爱。“视人之国若视其国，视人之家若视其家，视人之身若视其身”，把别人的亲人看成自己的亲人，把别人的身体看成自己的身体；爱自己几分，爱别人也几分；爱自己的父母、兄弟、子女几分，爱别人的父母、兄弟、子女也几分；一视同仁，人人平等，分毫不差，这也是“兼爱”。对护理而言，兼爱就是要求护理人员对待服务对象要一视同仁，不管其身份的高低贵贱，护理人员都要倾注同样的爱心。在护理人员的眼中只应有“患者”，而不应有他的职位或地位，甚至不关乎他是英雄还是罪犯，护理人员需要做的就是最大限度地照顾好服务对象。

（四）佛家文化与护理人文关怀

1. 佛教人文关怀的理论基础　中国佛家人文关怀的理论基础由人生论、心性论和果报论三个方向组成。人生论突出“人”及其解脱方法，实现人生价值的方法是解脱论的“五戒十善”和“六度四摄”；心性论突出人的“心”及其修行行善，万物归于一“心”，注重对于“心”的转化和从心性角度探讨修行行善；果报论提出“善有善报恶有恶报”，突出对善果的渴盼及其追求。佛家人文关怀理论的实质是阐发道德与生命关系的理论，强调由人的行为来改变自我命运和来世命运，这是佛教的“实理”和“根要”，具有道德导向作用。

2. 佛教强调慈悲　佛教以其特有的慈悲理念体现着人文关怀，“慈”就是爱护众生，当求安乐之事来利济众生；“悲”就是怜悯众生。同情其轮回于五道之中，受种种生理和心理的痛苦。慈悲情怀是中国佛教的核心理念，鲜明地构成了佛教人文关怀及人道主义思想的重要形态。佛教的慈善情怀与儒家仁爱之心、仁义之道具有相通之义，其中的积极意义值得护理人员借鉴。

3. 佛教的“三学”　佛教有戒、定、慧三学。“戒学”用于止非防恶；“定学”用于清除杂念，使心灵和思维纯净；“慧学”强调通达社会事理。在护理工作中，护理人员首先要倡导戒律，就是要戒除生活中过高的欲望，淡泊名利，不断修炼自己，以一颗纯净高尚的心灵从事护理工作。护理人员要敬爱生命，慈悲利他，怜悯患者，帮助患者。一切从患者利益出发，凡是对患者健康和生命有利的事，就要积极主动去做，反之则要杜绝。护理人员给患者人文关怀，不是为了图患者任何形式的回报，目睹患者因得到关怀而产生舒适的体验，患者能更好更快地康复，能享受到生命的尊严，就是对护理人员最好的内在回馈。

二、国外人文关怀理论简介

（一）　南丁格尔理论之人文关怀

1. 概述　近代护理创始人弗罗伦斯·南丁格尔说，“护理不仅是一门科学也更是一门艺术，那么这门艺术很大程度就是爱的艺术”。可以说，护理从其有正式的起源开始，就充分体现着人文关怀的本质和内核。南丁格尔人道、博爱、奉献及创新的精神世代相传，通过各种形式，传遍世界每个角落。

2. 南丁格尔理论中的人文关怀要点　南丁格尔对疾病有着非常独到的见解，她认为疾病是在某段时间内或某一个阶段的修缮过程。她指出，为了利于修缮过程及患者的康复，护士应为患者创造良好的环境和条件，包括病房空气、建筑设施、阳光、饮食营养、安静的环境、病情观察等。在这些护理过程中，南丁格尔强调要尊重患者，时刻关注患者的感受，从细微之处关心患者，减轻患者的痛苦，避免给患者带来不适或伤害，保障患者的生命，促进其康复。同时南丁格尔提出，护士要对工作对患者高度负责，要做一名值得患者信赖的护士。这些正是南丁格尔护理理论中人文关怀的体现。这些观点和做法非常质朴，非常独特，无论过去还是现在都非常实用。现摘取其中部分内容进行介绍。

（1）病室通风时要注意给患者保暖　南丁格尔非常重视保持病室空气清新，她强调通风的时候要避免患者受凉。天气寒冷时，在打开窗户之前，可以先给患者穿上睡衣，准备好热水袋，让患者处于温暖的状态。

（2）患者睡眠护理与舒适　南丁格尔非常关注患者的睡眠和舒适。她提出，患者入睡后，身上的疼痛就会减轻，疼痛减轻后就会带来一种舒适感觉。她强调，护士应注意，患者第一次睡着后，千万不要吵醒他，因为如果患者第一次睡着后被吵醒，那么他很难再睡着。

（3）饮食护理中的关怀　饮食对患者的健康和生命来说至关重要。护士对患者的饮食护理投入再多注意和精力也是应该的。南丁格尔说，饮食护理的细节极为重要，甚至决定了患者的生命，特别是对于衰弱的患者。

1）护士首先要花心思寻找适合患者的食物。

2）护士一定要安排好患者进食的时间，中间的间隔要适当。护士要去主动了解患者什么时候有食欲，想吃东西。

3）不要把食物放在病床边。南丁格尔说，有些护士把患者没有吃的食物放在病床边上，希望患者想吃的时候就吃，事实上这样做只会使患者失去胃口。护士应该按时把食物送到患者面前，无论他是否食用，一定要及时拿开。

4）除了患者盘子中的食物外，不要让他看见其他任何食物。南丁格尔指出，不要让患者看到别人的食物及自己吃剩的食物，或者闻到这些食物的气味。否则，可能会导致患者吃得过多或者不想吃东西。护士或其他工作人员更不能在病房吃东西。

（4）护士要对患者负责让患者放心　南丁格尔强调，护士离开患者时要提前给患者打招呼。“不管你是离开一天，一小时还是十分钟，都应该事先告诉你的患者什么时候你会走开，什么时候你会回来。否则的话，当你短暂离开的时候，想到你的离开会给患者带来痛苦和焦虑，你就会很难受。”

（5）护士与患者沟通时充分体谅患者　南丁格尔描述到，“护士与患者沟通时，要坐在患者可以看得见护士的地方，这样他和你说话时才能看见你，而不用费力转头找你；如果你一直站着，患者就必须常常抬头看你；当你和他谈话的时候，不要来回走动，也不要打手势，不要站在患者的背后和他说话，也不要在门口对他说话，还有说话的时候和他的距离不要太远，也不要在患者做事的时候和他说活”。

（6）做受患者信赖的护士和负责任的护士　南丁格尔说，每一个护士都应成为值得患者信赖并可以托付的人。要成为这样的人，护士应做到以下几点：

1）护士要热爱自己的职业，敬爱生命，因为她们是上帝选择的天使，掌握着患者的生命。

2）护士要全心全意积极投入到自己的工作中。

3）护士应对患者的信息保密，不随意谈论，不得向无关人员解答任何关于患者疾病的问题。

4）护士遇事要镇静，诚实地面对一切。

5）护士必须是虔诚的，乐于奉献。

6）护士必须善于观察，能敏锐发现细微之处。最后，护士还要有高尚的情操，细腻的情感。南丁格尔提出，护士应该是负责任的。负责任体现在不仅仅是把自己需要做的事完成，还要监督其他人的做法，保证每一个人都要完成任务。

在医学科学上，人类已取得了极大的进步，护理技术亦日趋先进。同时，患者对护理人文关怀的需求也日趋增强。护理人员要挖掘、传承和发扬南丁格尔理论中人文关怀的思想和做法，将其融入临床护理工作中，以体现真正意义的人文关怀。

（二）简·华生博士人文关怀理论简介

1. 简述　简·华生（Jan Wotson）博士是当代极负盛名的护理理论家，是美国护理研究院院士，曾担任过美国护理联盟主席。1979年华生出版了第一本专著《护理照护的哲学和科学》；1985年出版了第二本专著《护理：人性的科学和人性的照护》。此后数十年来，该理论不断发展，受到全球护理届人士的推崇。华生博士却强调，人们可以对理论进行阅读、学习、教学和研究，但如果想得到真谛，必须亲自去体验。人文关怀理论可以被认为是护理专业的哲学和道德伦理的基础，也是护理学科的一个重要焦点。

2. 华生人文关怀理论主要内容

（1）主要概念　华生博士的理论对一些主要概念进行了阐述，如四大核心概念、关怀瞬间、关怀情形、超越个人的关怀属性关系等。四大核心概念：人、健康、环境、护理。（详见《护理学基础》）

关怀瞬间、关怀情形：当一名护士和其护理对象带着彼此独特的生活经历和人性相互作用的奇异感觉走到一起时，关怀便发生了。关怀时刻包含着护士和护理对象的选择及行动。由于护理是一门关怀性专业，其维持关系理念和实践能力将会影响人类文明的发展，并决定护理对社会的贡献。

超越个人关怀：超越个人的人际关系是华生理论的基础。它试图通过特定的时机或场地给予真诚的关怀，不仅关注护理对象传递的外在信息，还要把护理对象看作一个整体的人，给予心理、精神甚至灵魂的需求并加以照顾。行为、语言、动作、认知、肢体语言、感受、直觉，这些是有助于超越个人关怀的链接。护士在与另一个人进行超越个人的精神与精神层面的链接时，可通过移动、姿势、面部表情、程序、触摸、声音、语言、技术、美学等的人性沟通把护理人性艺术行为或有意地关怀传译到治愈模式中。例如，对一个因身体残疾而行为偏激和言语暴力的患者，应持之以恒地施予温和对待而不是与之发生冲突；陪伴和倾听充满失落感或愤怒的患者的心声等。所以，超越个人关怀需要个人的真诚以及向自我和他人展示真诚的能力。

（2）十大临床博爱程序　华生博士在其早期理论中提出的十大关怀要素，后期又演变为十大临床博爱程序，它指明了护理人员可以从这十大方面去关怀患者。十大临床博爱程序包括：

1）拥有利他义的价值观，对自我及他人表达、施以关怀。

2）处处尊重他人，交往中注入信心与希望。

3）通过悲悯情怀及行为的培育，对自己与他人的苦难敏感、敏锐。

4）与周围建构信任、关怀、帮助的人际关系。

5）真诚的倾听他人的故事，接纳并改善其感受，无论是正面的还是负面的。

6）以创造性和务实的姿态提出人文关怀的系统解决方案。

7）善于运用适宜的方法对护理对象进行健康教育。

8）创造人格被尊重、疾苦被关怀、伤病被救助的场所与氛围。

9）尽力协助满足每一位病痛中生命个体的躯体、心理、灵性需求。

10）以开放的心态面对生命的无常。

（三）内尔·诺丁斯的关怀教育理论

1. 概述　关怀教育理论是当代德育理论中的重要流派之一。这一理论最重要的代表人物当属美国当代著名的教育哲学家、德育学家内尔·诺丁斯（Nel Noddings），她是关怀理论最积极、最成功的倡导者。她从女性视角、哲学、伦理学、社会学等不同角度分析了关怀理论，撰写了多部专著，在美国和其他国家产生了重要影响。该理论对于我国护理人文关怀教育具有重要的启示作用。

2. 诺丁斯关怀教育理论的基本内容　关怀伦理是由美国教育学家、哲学家内尔·诺丁斯创建的。她认为每个人在人生的各个时期都需要得到人们的理解、接纳、尊重和认同，因此关怀他人和被他人关怀都是人的基本需要。但是特别重要的是，诺丁斯认为关怀不仅可以是一种"美德"，更是一种"关系"，而且没有关系就没有实质上的关怀。关怀的维持和巩固既需要关怀对方，又要对关怀对象的需要做出反应，还需要关怀对象认可和接受对方的关怀行为。这样关怀双方在关怀关系中就是平等、互惠的。关怀最基本的表现形式是人与人之间的接触与沟通。

（1）关怀的内涵　关怀是人类生活中的一个基本要素，是诺丁斯关怀伦理学说中的核心概念，它包括体验、理解、感激和回报等多种情感。诺丁斯认为关怀是对人、对事的一种道德品质，包括两种含义：关怀与责任相近，如果一个人关注到某事并为之操心，他就是在关怀这件事；如果一个人意识到某人并对其关注与寄予期望，他就是在关怀这个人。因此，关怀是生活中应有的待人待事的一种能力与态度，是一个人内在的责任、情感所驱动下外在的行为表现，意味着对某人的关心及某事的关注，期待并促进其向善的方向发展。

（2）关怀的性质　关怀，实质上是关怀者采取行动以尽可能满足被关怀者的需求并得到积极回应的行为。诺丁斯看来，关怀是个人对他人、自我对世界的道德态度，表现为个人对他人、对世界的“关系”。关怀的本质决定关怀是一种关系，而不仅仅是一种美德。而关怀是人类社会的基本关系，其建立是从“被关怀者”感受甚至是认可了“关怀者”的关怀开始。只有构建相互关怀、互惠的人际关系，才能实现人与人之间的更好地良性互动。在这种互动中，被关怀者获得帮助，而关怀者也得到了肯定与认可，关怀与被关怀双方在付出与收获中都体验到人与人之间的美好情感，进而建立、保持与促进这种关怀关系。因此，关怀关系是具有互惠互利关系的人际交往实践。

（3）关怀的形式　诺丁斯指出，关怀作为人类最基本的需要，由浅入深有两种基本形式。一种为自然关怀，另一种为伦理关怀。自然关怀是情感的本能，带有鲜明的“原始性”，表达的是具有情感特征的生物所应做出的基本选择。比如，母亲对孩子的关怀。而伦理关怀是基于人的道德感，建立在自然关怀基础上的关怀，它弥补了自然关怀无法触及的领域，使得所有人都能感受到来自他人的关怀，也使得所有人都能承担起关怀他人的责任。自然关怀虽然是人性本能，但它积累关怀与被关怀的记忆，最终强化人的伦理关怀。因此，自然关怀是伦理关怀的基础。但自然关怀范围比较局限，必须发展和强化伦理关怀，扩大人与人之间的关怀范围。

（4）关怀的途径　根据诺丁斯理论，要建立“关怀性”关系，首先要唤醒关怀或被关怀的体验，从而在认知方面理解他人的关怀，在情感上生成感恩之情，最终对关怀行为做出回应。被关怀者感知到关怀，在认知上进行理解，在情感与情绪上产生感激，这种情绪体验往往是被关怀者回应关怀者的情感动力。有关怀品质的人如果具有回报的能力，在适当的时候对关怀行为做出一定的反应。体验、理解、感激及回报四者之间前后承接，环环相扣。

3. 诺丁斯关怀伦理与护生关怀能力养成　诺丁斯所构建的关怀伦理思想，从目标到课程体系上都强调了学生关怀能力的培养。护生学会关怀，首先应体验关怀。护理教师应具有良好的关怀素养，树立平等的教学观，能与护生平等对话与交流，从护生的实际需求出发建构自己的关怀理念，进而实施对护生的关怀教育。今天护理专业的学生，明天就可能是临床或学校的教师。护理专业课教学要在渗透人文关怀、强化教师关怀的榜样作用等方面培养护生的人文关怀意识和能力。

■ **实践活动**　头脑风暴

如何创建关怀型的班集体

活动组织：8～10名学生为一组，每组设组长1人，秘书1人，分别讨论如何成为关怀型班级。讨论时间10分钟。组长引导和鼓励每位组员发表自己的观点，每位同学的观点都应得到尊重，没有对错之分。组员之间还可因受他人启发而出现新观点。讨论后每组派代表发言。班长组织汇集、整理所有人的观点，吸纳合理、可行和有价值的观点，制定关怀型班级倡议，发至每位同学并实施。

教师：在小组之间巡回，鼓励学生发言；可参与到小组讨论中，分享自己的观点。

第三节　人文关怀能力的培养与评价

一、人文关怀能力概述

（一）人文关怀能力

心理学理论认为，能力是成功完成某项目标或任务所必备的素质。人文关怀能力是指尊重人的主体地位和个性差异，关心人丰富多样的个体需求，激发人的主动性、创造性、积极性，促进人的全面发展的能力。它是一种由多因素组成的人的内在素质，可以通过后天的学习和培养来提高。

（二）护士人文关怀能力

护士人文关怀是临床护理人员以人道主义精神为出发点，为患者提供必需的诊疗服务以外的精神、文化、情感等身心健康需求的关怀照护行为。护士人文关怀能力是护士要完成关怀照顾患者活动所必备的个性心理特征及应用能力，是护理人员自觉服务于患者的人文素养体现。护士人文关怀能力不仅是一种心理能力、一种社会能力和一种持续生存与发展的综合能力，而且还是护士关怀情感和护理价值观的体现，更是护士人文素养的重要组成部分，是综合护理能力的核心。

（三）护士人文关怀能力的构成要素

护士人文关怀能力是由多种能力要素构成的一种综合能力，目前被普遍接受的有以下7种能力要素。

1. 价值判断能力　价值判断能力泛指对事物价值属性的领悟、分析和判断能力。它包括道德价值与伦理学价值，而判断又分为事实判断与价值判断。价值判断能力的高低取决于价值思维水平。护士应拥有判断是非曲直的能力，这既体现了护士的基本素养，也决定着护士的人文关怀水平。在对患者实施关怀照顾的过程中，护士形成了人道、利他价值观，就能尊重患者的价值观和个体独立性，为患者的利益和状况考虑，并由此获得满足感的思想境界。

■ **案例导思**　为什么不能伤害狗熊

2002年，清华大学有一个即将被保研的本科生刘海洋，到动物园里用硫酸去泼狗熊，据他说是要做一个科学研究，以了解狗熊能否辨别强酸。他要证实一个说法：狗熊是一种非常聪明的动物，是一种能够吸取经验和教训的动物。事情发生以后，网络上出现了铺天盖地的讨论，网民们认为这个学生这么做是缺少人文素养，还有人说狗熊是不能被泼的，因为狗熊是国家财产，这显然是一种价值判断。

请思考：假如不是国家财产就可以泼吗？更高的价值判断应该是什么？

提示：动物（狗熊）也是生命。

2. 情感交流能力　情感交流能力指个体在情感方面采用有效且适当的方法与对方进行沟通交流的能力。护士的情感交流能力是护士必备的基本能力，它包括爱心及施爱能力、对患者的尊重与理解、情感调控能力、情感了解能力、情感语言与表达技巧等。护士运用沟通技巧，接受和表达积极情感，与患者沟通思想、交换意见、分享经验，正确引导患者，共建和谐的护患关系。

3. 身心调适能力　身心调适能力是指运用心理学的一般理论和方法来调适心理、缓解各种压力、排除心理障碍以达到适应环境、身心健康等目标的能力。护士的身心调适能力一方面能保证自己的健康工作心境，另一方面可以指导患者正确应对疾病带来的心理和社会压力。

4. 精神支持能力　精神支持能力即鼓励和支持他人树立信心，对各种应激和变化充满美好设想和希望的能力。护士应帮助并接受患者寻求精神寄托、精神支持和信仰的行为，运用心理护理使患者进行积极的自我暗示，并给予正能量，以帮助他们树立恢复健康、保持健康的信念。

5. 健康帮助能力　作为健康帮助专业的护理人员，应掌握扎实的理论知识，并能熟练地运用专业知识和专业技能，及时、准确地评估并确认患者与其健康相关的各方面需要，以便加以满足。

6. 解决问题能力　解决问题能力是指运用科学理论分析和解决实际问题的能力。在护理患者的过程中，随时都可遇到各种各样的护理问题，如焦虑、恐惧、语言障碍、营养失调、自理能力缺陷、气体交换功能受损等。要解决来自患者躯体、生活、心理及家庭等各方面的问题，护士必须有过硬的基本功。既具有高度的责任心和使命感，又具有精湛的业务知识、丰富的临床经验和熟练的操作技术，同时还必须具有高尚的思想境界和医德修养。责任护士只有以负责、仁德之心，以渊博的知识和过硬的技能才能妥善处理好这些问题，并充分发挥整体护理的基本功能。因此，作为一名护士，必须具备妥善解决处理各种繁简、大小护理问题的能力，能敏锐及时地发现患者或护理工作中的问题，就需要观察力和预见力；能科学地分析判断问题，就需要专业力和思维力；能制定解决问题的计划措施，就需要沟通力和决策力；能切实解决问题，就需要协调力和执行力。护士要将科学地解决问题的原则和方法运用于工作中，统筹安排工作内容，做出最佳决策，帮助患者解决健康问题，使人文关怀落到实处。

7. 共情同理能力　共情同理能力又叫作换位思考、神入、投情、移情、同理心等，是指站在对方立场设身处地地思考的一种方式，也就是在人际交往过程中，能够体会他人的情绪和想法，理解他人的立场和感受，并站在他人的角度思考和处理问题。具备共情能力，有助于护士学会理解、关注、宽容、尊重他人。从实际运用角度看，护士的共情可以分解为：

（1）倾听观察。通过观察、沟通和主动倾听，了解患者的感受和意图。

（2）换位思考。设身处地地感受和理解患者的情绪情感。

（3）共情表达。以恰当的方式表达自己对对方的理解与尊重，在必要时用合适的方式向患者提供针对性的支持与帮助。共情是人文关怀的基础，具备共情能力的护士才能切身感受到患者的需要与苦恼，并能以一种合适且有益于患者的方式迅速做出反应，主动提供帮助。

二、护士人文关怀能力的培养

护士人文关怀能力的培养是以人文关怀为价值取向，以关怀理论为指导，以关怀情感为基础，以关怀能力为要务，通过多种教学策略，培训护理人员关怀患者的意识、态度、知识、技巧及能力的过程。

（一）设置护理人文关怀的课程

关怀是护理的核心，加强护理人文关怀教育是推动护理学科发展的重要环节，开设关怀课程和进行关怀实践有助于培养护理人员的关怀能力。国外独立开设的护理人文关怀课程逐步成熟，然而我国护理人文关怀教育还缺乏较为系统、深入的理论和实践研究，大多课程设置尚处于探索阶段。

1. 护理人文关怀课程的概念　护理人文关怀是指融合情感、认知和行为的一种帮助过程。护理人文关怀课程是理论和实践连接的手段和工具，是护理教师和护生之间基于关怀互动经历和关怀分享的渐进式人际过程。Tomura等指出，护理人文关怀课程应包含人性、科学、艺术和关系。Smith在护理人文关怀课程指南中进一步提出，护理人文关怀课程是关怀文化的产物，是有意识的连续地进行关怀实践的方式。关怀课程的设立是为了建立一种真正的、平等的、人与人之间的关系。

2. 护理人文关怀课程的内容与目标　护理人文关怀课程结合临床实践，传授人文关怀理论及方法、护理伦理学、人际沟通学等理论知识，通过人文关怀理论知识的传授和实践技能的培养使护生能掌握人文关怀知识，获得人文关怀感知，具备人文关怀能力，养成人文关怀品质，表现人文关怀行为。

（二）营造护理人文关怀的环境氛围

营造充满人文关怀的氛围，利用环境育人，是人文关怀能力培训的有效途径。要加强环境建设，增加校园和医院的人文景观。优美的环境，加上随处可见的名人名言、大家画像、中外名画等，既给人以视觉上的美感，也给人精神上的享受，从而达到“陶冶人、激励人”的目的。有研究表明，环境中关怀氛围越强，护生和护士关怀能力分值就越高。

（三）运用多种人文关怀培训模式

1. 小组教学模式　组建关怀小组，通过角色扮演、案例分析、分享经验、小组讨论等启发护士临床中的关怀意识，用人文的、整体的方法来进行临床护理活动，逐渐将人文知识内化为护士的品质性格和工作态度，形成护理的人文核心，使护士重视疾病，更重视人，重治疗的同时也注重对患者的关怀。

2. 网络教学模式　由于护理工作需要倒班，护士集中时间较少等原因，网络教学的优点越来越凸显。将关怀教育模式与网络媒体相结合，如微课和教学APP，将护理关怀语言注入在线模块中，完成一定课程并通过考核获取相应学分，利用网络教学的多样性拓展人文关怀教育的空间。

3. 其他教学模式　应用分层教学法，即在学生知识基础、智力因素和非智力因素存在明显差异的情况下，教师有针对性地实施分层教学，从而达到不同层次教学目标的一种教学方法。如翻转课堂，即重新调整课堂内外的时间，将学习的决定权从教师转移给学生。

（四）护士共情能力的培养与测评

1. 护士共情能力的培养　共情能力是护理人文关怀的基础，它既是一种理念，也是一种能力与技巧，同时也是一种有效的工作方式，是护士必备的人格修养。

（1）培训摆脱“自我中心感”　人在儿童时期总是以自我为中心的，孩子会以为全家都是以他为中心而存在的。由于自小受到的照顾和呵护太多，再加上重成绩、轻人格的培养，导致成人后仍以自我为中心，只关注自己的需要和愿望。如今电子科技的迅速发展使人与人的交往越来越虚拟，真实感的消失也使人们的共情能力下降。所以，要想具备共情能力，首先要做的是：学习摆脱“自我中心感”，多关注周围的人。培训方法：鼓励有意识地多参加集体活动或以他人为主角的活动（如他人的生日宴会）；引导节假日或一些特殊日子给他人祝福等。

（2）培训对他人需要的敏感与自觉　在公共汽车上没有让座的青年人不一定都是道德问题，有的人是因为缺乏对他人需要的敏感。一位母亲说，她怀孕时很少有人给她让座，但后来抱着儿子上街时，经常有人主动给她让路、让座。这说明有些人并不缺少“共情的心”，而是缺少“共情的眼睛”。同理，有的护理人员在患者需要帮助时没有及时“出手”，不一定是缺乏道德和善良，而是缺乏对他人需要的敏感觉察。其实，患者的一声叹息、一个苦笑、一个欲言又止的表情、一次稍纵即逝的皱眉等，都可能反映出患者的感受或需要，所以护士要学会“于细微之处见真态”。

（3）培训主动倾听和观察能力　通过主动倾听和观察非言语信息，增加对他人的了解和理解。倾听时不仅要用耳，还要用眼观察，用脑思考，用心感受（详见本书第六章）。可采用如下方法进行训练：

1）认真倾听。与其他人（如朋友、同学、同事）一起练习对对方谈话内容的反应，试着把对方所讲的意思讲明白，让对方检查是否理解了其中含义。

2）形象思维。当对方讲述各种事情时，试着把他们的述说用图像在自己的脑海中显示出来；如果不能运用视觉思维，就找合适的词汇来描述。

（4）培训换位思考和善解人意　通过主动倾听、仔细观察和认真询问，明确患者最关心的问题并与之讨论他们最关心的事情。尽可能地对他人的行为做出善意的解释，努力尝试替他人的行为寻找理由。如思考“患者A总是一副咄咄逼人的样子，是什么使他这样？”这就需要放下自己的参照标准，设身处地站在患者的角度来理解其内心的感受和行为。

（5）培训良好的共情表达能力　运用语言技巧，把自己对患者的理解传达给对方。为此，需努力使自己的词汇更丰富，以便能相对准确地表达。护士不仅要准确地理解患者的问题，而且还要表示出愿意站在患者的角度去感受，继而引导患者对自己的问题作进一步思考，从而促进其内在心理机制的恢复。特别要强调的是，护士的共情表达不仅用语言，还要为患者提供最需要的专业帮助，为患者解决实际问题。

■ **实践演练** 情景模拟

共情能力训练

活动组织：教师创设下列情境，学生2～4人一组进入不同情境进行演练，以培养换位思考、共情表达的能力。

（1）你不太喜欢同宿舍的小丽，她晚上总是很晚睡觉（或其他行为）影响到大家，请设身处地为她的行为找出3～5个理由。

（2）某人的观点你不认同（试任意举一观点），请用两三句完整的话，以尊重的态度表达出自己的不同见解。

（3）一患者（在校大学生）因病需住院一段时间，他对你说："我从未住过院，又要耽误很多功课，真不想住院！"你作为护士如何回应？

（4）张师傅是位"空巢老人"，住院后基本不与别人交往，护士主动与他沟通，他也爱理不理的，请分析造成这种状况可能的原因有哪些？你如何与他交谈？

教师启发引导：主要从"共情"的角度进行演练。

2. 共情能力的测评　我国目前共情能力测评常用的是杰弗逊共情量表和自制共情量表。量表主要包括护士认知的共情、情感的共情、意志的共情和行为的共情4个维度，杰弗逊共情量表为4个维度、20个条目，国内自制共情量表为4个维度、28个条目。

■ **案例导思**

内科急诊夜班时，一名60岁左右的老年女性因急性短暂胸痛来诊，患者既往有高血压、冠心病史，急诊医生为其做了检查并请心内科医生会诊，排除了心肌梗死，给予相应处理后建议：留院观察，白天上班后转入心内科病房继续完善诊治。

患者由儿子伴诊。次日上午刚一上班，患者的儿子就来问急诊医生A什么时候能够转走？医生第一次回应是心内科还没上班。第二次回应是要等上级大夫早查房看完患者并在病历上签字，患者的儿子开始不满。第三次时正在查房，医生回应"我们正在查房，查完你母亲那张床，就给你们办出院"。患者的儿子突然暴怒，抓着医生的白大褂，把医生拉到患者床旁，呵斥道"你现在就给我妈查房，查完立刻给我办出院"。

教师引导：如果你是这位急诊医生A，你有什么感受？

提示：医生感觉气愤、沮丧、羞辱，也为当时同事没有帮自己拦住家属而觉得难过。

案例背景：患者为退休干部，之前都住特需病房，在急诊室时一般情况尚可，意识良好，但是话不多。医生主要是和患者的儿子交流诊治情况。患者儿子三十多岁，很强壮，看起来衣着得体，最初与医生接触时还很客气，在心内科医生说转内科病房后，就嘟囔对急诊住院情况不满，抽烟多。患者儿子夜间除了抽烟就是陪在患者床旁。患者情况稳定，一直有心电监护，护士和其他医生去看过患者，这位急诊医生A没有再去看过患者。

教师引导："我们能不能设想一下患者对陪伴在旁的儿子的感受""儿子不停抽烟可能代表什么"，"患者儿子一早来让医生办出院时可能就已经很着急了，医生一再拒绝时，儿子就会越来越生气，你不办也给个理由啊，就这么拖着算什么，觉得在母亲那里没个交代"……请同学们想想还有什么其他不同见解？

（五）叙事医学、叙事护理与关怀能力培养

1. 相关概念

（1）叙事　叙事是指对系列事件的描述，也指将各种经验组织成前后连贯的具有现实意义事件的基本方式，这种方式为我们提供了了解世界及向别人讲述我们对世界的了解的途径。简单地说，叙事就是讲故事，从自己的主观视角，带着自己的看法和理解、情绪和情感讲述故事。

（2）叙事医学和叙事护理　2000年，哥伦比亚大学医生丽塔·卡蓉（Rita Charon）首先提出了"叙事医学"这个概念。所谓叙事医学，是指具备叙事能力医生开展的、能提供人道和有效诊疗活动的医疗模式。简言之，它训练医生如何见证患者的苦难，能将疾病的全貌娓娓道来，从而使医生切实了解疾苦，以此提高医生的怜悯之心和诊疗效果。在叙事医学模式中，具备叙事能力的医务工作者通过"吸收、解释、回应患者的故事和困境"获得治疗信息，为患者提供更人性化、更能满足其需求的医疗照护。叙事医学是文学与医学联系的着力点。叙事护理一般是指护理人员通过对患者故事倾听、吸收，帮助患者实现生活、疾病等故事意义的重构，并发现护理要点，进而对患者实施护理干预的护理实践。目前来讲，叙事医学、叙事护理既包括患者叙事，也包括医生护士叙事。医生护士的叙事方法包括出版故事集、书写反思日记、平行病历（笔记）和小组讨论等。

（3）反思　反思是指思考过去的事情，从中总结经验教训。反思是一种间接认识，是叙事的核心之一。要使叙事医学、叙事护理达到应有的效果，仅靠叙事是不够的，还需要对叙的"事"及其过程进行反思。叙事医学、叙事护理反思的方法主要包括质疑反思、归纳反思、换位反思等。通过各种形式的反思，可以对护理方法进行改进，改进和完善自己的思维和行为，学会从他人角度出发思考问题，这有利于和谐护患关系的构建和维护。

2. 叙事医学与叙事护理的意义

（1）对患者的意义　叙事医学、叙事护理对患者有两重意义：

1）身体疾病的治疗和护理。患者在诉说疾病经过时，会选择符合治疗主题的信息，但难免有遗漏，具备叙事能力的医护人员会帮助患者找出遗漏的片段，引导他们说出自己不曾察觉的部分，启发患者对自身故事的多角度思考，发现自身潜在力量，从而有利于疾病的治疗和护理，有利于疾病预后。

2）精神的抚慰。精神的抚慰比身体疾病治疗的意义更大。现代医学并不能解决所有问题，医护人员更多的是去安慰。只有真正进入患者的世界，才能产生信任和爱，

建立起医患之间的情感共同体。否则，医护人员做得再多，患者也是不会领情的。叙事让医护人员走近患者，在心灵情感上给予他们支撑，引导他们乐观地看待疾病，树立正确的疾病观、生死观。

（2）对医护人员的意义　叙事医学、叙事护理强调医护人员的叙事能力，要求医护人员加强与患者的交流，站在患者的立场上看待生老病死，这有助于提升医护人员的沟通能力和关怀能力。另外，叙事医学合并读写的叙事方法还能使医护人员进行自我心理疏导和职业压力释放，从而降低职业倦怠感。

（3）对医护患关系的意义　医学叙事和护理叙事的过程是医护患沟通的过程。在这个过程中，医护人员能从患者那里得到对诊断治疗和护理有益的线索，并考虑每位患者的独特性，促进患者对生命的掌控能力。患者可以理解疾病及治疗的意义，有利于医护患关系的改善。最终有利于提高临床治疗的效率和护理质量。

3. 叙事护理与关怀能力培养

（1）院校叙事护理教学中人文关怀能力的培养　叙事教育是一种具有护理专业特色的教学方法，能深入挖掘和传授护理人文内涵。

1）教师在理论和实践教学中讲授人文关怀的故事，帮助理解人文关怀的重要性和方法，增加对职业的热爱，形成仁爱的道德品质，强化关怀的意识。

2）教师组织护生参加相关叙事活动，例如让护生阅读文学作品、观看人文电影、组织学生之间进行关怀故事分享等，使其心灵得到熏陶，感受人文关怀的美好和力量，增强人文关怀的能力。护生也可发挥自己的主观能动性，积极参加体验各种叙事教学活动，不断提升自己的关怀能力。

（2）实习教学中叙事护理人文关怀能力的培养　实习教学中可采取叙事护理有关的多种方法来促进护生关怀能力的提升。具体方法包括：

1）护生书写实习反思日记。对实习中经历的重要事件进行记录和反思。教师对日记的书写进行批注，给予积极的反馈和鼓励。反思日记是促进个体探究和反思的过程记录，可从而产生新的体验，使护生从特殊系列的护理故事中，提升自己的沟通能力，领悟如何更好地关怀患者。

2）组织实习护生开展人文关怀故事分享。组织一定范围内的实习学生，讲述实习中发生的、观察到的人文关怀故事，让护生体会到护理职业的神圣和伟大，感受到关怀的力量，学习借鉴他人的关怀方法。

（3）医院叙事护理培训与人文关怀能力的培养　医院可采用多种叙事护理教学形式进行人文关怀能力的培养。

1）开展护患沟通、倾听患者故事活动。

2）以科室为单位定期或不定期开展护理人文关怀故事分享。

3）组织人文关怀演讲比赛。

4）编撰、出版人文关怀故事集。这些活动能触动人的心灵，产生正能量，激发护理人员关怀的意愿，从而不断提升自己的关怀能力。

三、护士人文关怀能力的评价

护理人文关怀具有多重本质，可以被视为一种态度、能力、属性和特征，或是一系列相互关联的复杂行为。如何准确地测评护理人员人文关怀的品质是护理界关注的一个问题。护理人文关怀具有一定的内隐性和不稳定性，关怀测评的过程实际就是将主观、复杂、内在的关怀现象简化到客观、可观察的层面。

（一）国外人文关怀能力测评研究

1. 测评工具的测评内容　当代护理人文关怀研究认为，人文关怀的构成维度包括关怀知识、行为、能力和感知等方面。

（1）测评关怀知识　测评的重点是护士对人文关怀知识的掌握程度，旨在发现对关怀知识内容掌握的缺失，以便有针对性地进行相关学习、培训。

（2）测评关怀行为　测评的重点是护理人文关怀的行为活动，包括判别护士哪些行力属于关怀行为、护士是否实施关怀性行为等，通过这些方法来挖掘护理人文关怀的本质内涵。

（3）测评关怀能力　测评的重点是人文关怀的能力。在评述关怀行为的基础上进行深入挖掘，根据护士对于一些事物的看法与做法做出判断，以较间接的方式反映出护士是否具有相应的关怀能力。

（4）测评关怀感知　主要测评对关怀行为或氛围的感知，如患者对关怀行为的反应、护生对所处集体及学校关怀氛围的评价等。

2. 国外护理人文关怀能力测评工具

目前应用最广泛的3种工具分别是CAI、CAT、CES，见表2-1。

表2-1　国外护理人文关怀测评工具

工具名称	概念、内涵	测评人群	测评内容	测评方式
关怀能力量表（CAI）	过程	护生/护士	关怀能力	自评
关怀评价表（CAT）	行为	护生/护士	关怀能力	自评/他评
关怀效能量表（CES）	行为	护生/护士	关怀能力	自评

（二）国内护理人文关怀能力测评研究

目前国内使用较多的是国内学者根据较成熟的国外量表翻译并经改良的关怀能力量表和自制关怀能力量表。有学者对国外相关量表进行汉化，如关怀能力量表（CAI）的译制和使用，用于测评护理本科生关怀能力的影响因素和临床护理人员的关怀能力。我国学者自行研制的量表有：

1. 关怀行为量表，通过患者的感知，评价护生人文关怀行为，由“真诚、同情”及“尊重和专业护理行为”两个维度构成。

2. 护生人文关怀能力量表，包括科学解决健康问题、协助满足基本需求、灌输信念和希望、健康教育、人道利他价值观、提供良好环境、促进情感交流、帮助解决困难等8个维度45个条目。

目前，护理人文关怀测评工具仍存在很大的研发空间。首先要提高测评工具的评价质量；其次要创新测评工具使用方法。此外，要拓展测评工具的理论基础。通过探究不同人群之间对护理人文关怀的体验和理解，研制出有效的护理人文关怀测评工具。

第四节 护理人文关怀的践行

一、医院文化与人文关怀

（一）对医院人文关怀本质的认识

医院从其有史以来，其宗旨和核心就是对有疾患的人提供热情接待、照护和关怀。

（二）医院人文关怀文化建设

医院通过文化建设，培养员工文化修养和人文关怀意识，形成医院内部的精神体系和优质服务理念体系。

1. 构建人文关怀的精神文化　人文关怀的精神文化是指建立人文关怀的价值观和信念，包括医院的办院宗旨、人文服务理念和医院精神。其中绝大部分医院的精神文化都充分体现了人文关怀这一核心要素。如北京协和医院“待患者如亲人，提高患者满意度；待同事如家人，提高员工幸福感”；武汉协和医院“仁爱济世，协诚人和”；南华大学附属南华医院“厚德、博爱、精业、创新”。这些理念和宗旨不仅只挂在墙上，更重要的是融入医院每位员工的精神和日常工作之中。

2. 构建人文关怀的制度文化　为了顺应新时代新要求，医院必须制定和完善相关制度，把医院对患者的“仁爱”体现在诊疗过程中的各种人性化设计和人文关怀之中，让医院的发展惠及患者，为优秀的医院文化和医院人文精神的发展提供良好的环境和土壤。

3. 构建人文关怀的行为文化　医院的行为文化是医院的形象。人文关怀的行为文化促使员工为医院的发展贡献自己的工作经验。用人文思想创造性地开展人文护理活动，包括关怀流程、关怀行为、关怀语言、关怀礼仪等多方面。

4. 构建人文关怀的物质文化　医院以文化人，它的医护工作服、建筑风格、为患者提供的便利爱心车、轮椅、防滑防跌设施、爱心针线包及个性化的营养餐等物质，构成了医院人文关怀的物质文化，为患者就医提供了舒适、放心和安全的环境。

二、护理人文关怀模式

护理人文关怀的实践不能仅依靠护理人员自发的意识和行为，不能想到哪里就做到哪，它需要护理管理者采取一定的策略和手段，构建基于各医疗机构特点的护理人文关怀模式，并在全院范围内实施。

（一）护理人文关怀模式的内涵

护理人文关怀模式是以满足患者对护理人文关怀的需求为导向，将“以人为本，以爱为先”的人文关怀理念贯穿于患者从入院到出院的全过程，使患者感受到方便、舒适，感受到被关怀和尊重，最终达到患者生理、心理和社会等方面均健康而满足的状态。同时，对护士实施人文护理管理，充分调动护士的主观能动性，把人文关怀渗透到临床护理的每一个环节中，以构建高品质的护理服务品牌，从而为医院创造良好的社会效益。

（二）护理人文关怀模式的分类

1. 护理人文关怀服务模式　护理人文关怀服务模式重在培养护士人文关怀理念，要求将护理人文关怀知识、关怀技能落实到护理工作的每个细节中，真正提供全人、全程的整体护理，如美国Wonter Haven医院的人文关怀护理模式。

2. 护理人文关怀疗愈模式　该模式结合华生理论的十大关怀要素，主要应用于特殊患者或群体，如独居、空巢老人群体等。通过关怀性访谈、关怀性感知、关怀性触摸来评价人文需求，来提高患者自我疗愈的能力，以达到身体、心理和心灵和谐的最高境界。此关怀模式需要较高的护理人文关怀知识和技能。

■知识链接　特殊老年人护理人文关怀疗愈模式应用

此模式是一种新型而双赢的养老服务模式，新型是针对居家养老、机构养老等模式而言的，是“政产学研”相结合的学校服务地方的养老服务模式，为国家长期照护服务事业培养专业人才，增添人力资源。双赢是针对产出而言，针对特殊的老年群体，这种模式满足了他们最渴望的爱与归属的需要，缓解了他们无聊、孤单、抑郁等精神心理症状；而对于护理专业学生而言，这种模式培养了职业最应具备的人文关怀品质，同时使学生掌握了关怀疗愈方法，提高了科研能力。

（1）对象　选取护理专业学生若干名，志愿参加关怀性访谈和关怀性触摸两个项目，人数与社区卫生服务中心、养老机构的空巢独居老人及失能伴抑郁老年人人数相等，以保证能一一对应。

（2）方法　每周双休日干预1次，1～2h/次，干预全过程录音，对录音资料进行转录整理与分析。

（3）步骤　先关怀性交流，再提出访谈问题或进行触摸。①关怀性交流。由社区、机构工作人员引荐，先介绍自己与来意并肯定老人的价值，然后从嘘寒问暖开始，边问边观察，倾听感受，体悟和分析老人语言的内涵，发现同理处加以表达，如我的奶奶也经常头痛；发现优点或特长加以肯定分享，如可让老年人叙述以往的光荣事迹。②提出访谈问题或进行触摸。主要是围绕老人对关怀、触摸的理解和喜好而谈，每次一个主题，也可以围绕与老年人疾病相关的“健康卫生知识”“医保政策”和“治病治疗经过、方法”等主题进行访谈。③边触摸边关怀。如选择适合失能老人个体健康状况需要的科学的穴位进行触摸按压，如有的老人一侧肢体不能活动，就要经常询问力度如何、是否舒适或有无酸麻胀痛的感觉，要量力而行，并教会老年人自我按压方法，并在下一次干预时询问实施情况。

（4）注意事项 ①访谈时注意选择适合老人文化需要的语言表达方式和相应内容进行交流。重点牢记访谈，触摸干预的目的是让老人感受到家人般的爱，获得人文关怀感知，同时在爱的氛围中使抑郁、疼痛等心身症状减轻。②在给予老年人关怀的过程中，勿忘让老年人也学会独立、简单的操作，以促进其获得自我疗愈能力，如每次关怀触摸时，教会老人牢记一个穴位，并每天按压练习3min，下一次交流时给予鼓励。

（5）效果 空巢、独居老人获得的人文关怀感知。①安全信赖感："你们那么善良，那么亲切"；"觉得你们挺好的"。②认同希望感：老奶奶说："如果以后的护士都像你这么关心老人就好了！"护生说："嗯，好的，我一定会努力当一个关心老人的好护士！"老奶奶握住了学生的手。③温暖和谐感："跟你们说说心里话，蛮高兴的"；"你们来陪我聊聊天，我真的很开心"；"如果护士能下乡来走走，我们老人看着也会开心的，因为看到年轻的护士，就会想到自己的孙女外孙"。

护理学生获得的人文关怀感知。①职业成就感：通过与他们交流，可以缓解他们的孤独和害怕，使他们得到精神上的安慰。"经过访谈，让我感受颇多，患者的心态一半是靠自己，更多的一半或许是靠护士吧，护士接触患者的时间比医生多。人在生病的时候会变得非常脆弱，这时候护士的关怀是必要的，护士或许可以成为患者的精神支柱"。②道德愉悦感：因帮助到老年人而感到快乐："在老人生病时，虽然在很多地方还是帮不了忙，但能做一点便是一点，当看到老人们真心的笑容时，自己的内心也会得到满足"。③向善使命感：因感知到老年人的需要而愿意付出："这一次的访谈给我的感觉就是老人太孤单，回家看到自己的奶奶坐在门口，我立马过去，即使没有话讲，也会陪她一起坐坐，或者扶着她散散步。"

人文关怀疗愈模式能使失能老人的抑郁症状减轻，使学生人文关怀品质得到提高。

3. 护理人文关怀模式的意义 护理人文关怀模式的构建与实施可使全体护理人员在理念上得到统一，达成共识，从而对人文关怀的实施起统领作用。护理人文关怀模式是医院护理人文关怀实施的框架和指南，能使人文关怀的实施目标更明确、更系统全面、更规范，因而能达到更理想的效果，取得良好的效益，同时还对护理学科的发展有着积极的现实意义和深远的历史意义。模式的制定与实施也是医院护理核心文化的体现，对树立医院护理品牌能起到积极的作用。

三、护理人文关怀的组织实施

（一）医院护理人文关怀的组织管理

同医院其他各项工作一样，护理人文关怀的推进需要有效的组织和管理。护理人文关怀的组织管理是医院护理管理者在人文精神指导下的一种管理，其鲜明的特征就是以人为本，以文化育人。人文关怀的组织管理通过构建和谐优美的人文环境，营造温暖融洽的人际关系，不仅以"润物细无声"的方式给广大护理人员以潜移默化的影响和引导，还通过制度的制定和实施推进护理人文关怀的开展，提升护理人员的职业化素质，激发护理人员的积极性和创造性，从而实现优质护理服务的目标。医院护理人文关怀的组织管理包括以下几个方面的工作。

1. 建立护理人文关怀组织　医院成立护理人文关怀委员会，形成分管院领导—护理部主任、副主任—科护士长、护士长—护士的自上而下的关怀护理管理组织；制定各级各类护理人员相关职责并要求相关人员切实履行职责。

2. 制定相关制度、流程和标准　通过制定护理人文关怀制度、常规、标准和规范工作流程，来实施培训并组织落实。

3. 营造人文关怀氛围和环境　营造良好的人文关怀氛围，如在合适的地方悬挂或张贴体现人文关怀的医院理念、院训等；创造优美的就诊环境，种植绿树和花草；标识明确，有检查平面图和指示牌，地面贴“注意楼梯”等安全知识条；提供免费轮椅给老弱病残患者；为残疾人员准备专用卫生间；免费提供一次性水杯及热水等。

4. 优化就诊流程，改善患者就医体验　为服务对象提供多种形式的挂号渠道；如设立自动挂号、缴费、打印检查结果等自助设备等，加强信息化建设，便于服务对象网上查阅或发送检查结果到患者绑定的手机上；整合、精简就诊环节，节省患者排队等候时间。

5. 畅通沟通渠道　采取设立管理者接待日、建立意见箱和沟通本等措施，便于服务对象或工作人员及时反映心声和问题，及时解决相关问题，化解矛盾。

6. 建立和完善人文关怀培训考核制度　制定护理人文培训计划，设定培训目标、内容和方式；采取多种适宜的方式方法实施培训，并对人文关怀培训效果进行考核。

7. 建立人文关怀评价及改进机制　构建管理者评价、服务对象评价、护士自评和同行互评的评价机制，设置评价标准和条目。评价内容包括护士人文关怀知识评价、护士人文关怀能力评价、患者对关怀满意度评价、护士工作满意度评价等。评价可综合运用自我评价、同行评价或第三方满意度测评等方式。条件成熟的医院，可将人文关怀评价纳入常规质量考评中。同时还要注重合理利用评价结果，对表现出色的科室、个人及其行为进行表扬或奖励，如评选人文关怀示范单位和先进个人等。对发现的问题要进行原因分析并提出针对性改进措施，以促进人文关怀质量的持续提高。

8. 对护士实施人文关怀　医院应实施柔性管理，制定护理人员人文关怀政策，保障护理人员福利和待遇，开展巴林特小组等形式的活动，为护理人员减轻工作压力，使其心情舒畅，从而提升工作满意度。

（二）护理人文关怀工作职责

护理人文关怀工作职责是从制度规范层面要求各层次护理人员在工作中运用人文关怀知识和技能为患者实施照顾护理，并不断学习以提升自身人文关怀能力，同时进行护理人文关怀教学与研究，促进护理人文关怀的进步发展。

1. 护理部人文关怀职责

（1）健全管理制度　护理管理者组织制定护理人文关怀的制度、流程、规范、评价标准等，并组织培训和实施，同时制定医院人文关怀护理工作年度计划。

（2）加强自身培训　护理管理者要加强自身人文关怀素质修养，通过各种形式的学习和系统化的人文关怀培训，强化人文关怀意识，提升人文关怀能力。

（3）开展科学研究　组织护理人文关怀课题的申报立项、科研的实施、论文的撰写和发表；应用循证方法，促进人文关怀研究的改进和发展。

（4）营造关怀氛围　护理管理者要积极营造人文关怀氛围，采取切实可行的措施，对护士实施人文关怀，让护士感受关怀。建立人文关怀链，护理部主任关怀总护士长和护士长，护士长关怀护士，护士更好关怀患者。

（5）督察关怀效果　运用PDCA等质量管理工具，持续改进护理人文关怀质量，如开展人文关怀护理查房和满意度调查等，促使护士为患者提供有效的人文关怀，提高患者对护理服务的满意度。

（6）拓展关怀活动　护理管理者组织护士成立医院爱心志愿小组或爱心小分队等，多渠道、多形式开展各种爱心活动，扩大人文关怀护理的社会影响力。

2. 护士长人文关怀工作职责

（1）制订人文关怀工作计划　护士长根据护理部相关制度和年度计划制订本科室具体工作计划，合理安排工作进度，建立护理工作督查表，及时点评总结，确保计划实施。

（2）提升护士人文关怀能力　护士长在提升自身人文关怀素养的同时，还应运用理论与实践相结合的方法加强对护士人文关怀培训，定期举办音乐会、读书会、人文关怀故事分享会等，提升护士人文关怀能力。

（3）开展人文关怀护理科研　根据科室专科特点，定期开展人文关怀护理经验交流会，组织护士积极申报课题，撰写与发表论文，以提升护士人文关怀科研能力。

（4）营造科室人文关怀氛围　征求护士排班意见，满足个人合理需求；采取多项措施关心护士，如设立护士睡眠日、护士人文关怀爱心小厨，开展释放护士压力的巴林特小组活动等，使护士每天在愉快的氛围和心情下工作。

（5）落实个性化人文关怀　在临床工作中每日例行查房，向患者介绍自己，与患者建立关怀关系；了解患者情况，对特殊患者实行个性化人文关怀。

（6）检查人文关怀实施效果　检查科室人文关怀护理的实施情况，开展人文关怀护理查房，促使护士为患者提供安全、有效的人文关怀护理服务，提高患者满意度。

（7）拓展人文关怀爱心活动　参加医院爱心志愿小组，成立科室爱心小分队，组织开展各种爱心活动，如定期到养老院、孤儿院等单位为老年和儿童提供心理辅导、专科护理、生活关怀等，将人文关怀延伸到社区和家庭。

3. 护士人文关怀工作职责

（1）强化关怀责任意识，树立关怀理念。树立利他主义价值观和人文关怀理念，培养自己为患者提供人文关怀的意识和价值观，特别是要充分意识到关怀患者是自身基本而重要的本职工作。

（2）加强学习，提升人文关怀能力。积极参加医院、科室的人文关怀培训，并加强自学，努力提高人文关怀能力，掌握人文关怀实施的方法。

（3）落实对患者的人文关怀。在护理的全过程中实施对患者的关怀，包括对患者的礼貌称呼、主动与患者沟通、与患者建立关怀关系、评估患者关怀需求、及时提供患者所需要的服务等，让患者满意。

（4）开展或参与主题活动。积极开展或参与各种人文活动，通过各种形式实施人文关怀，如志愿者探访活动、患者手工作品赛等。

（5）记录人文关怀的故事，书写反思日记，与同事分享护理人文关怀故事。

（6）做好与同事之间的相互关怀，形成良好健康的生活方式，对自我进行关怀。

（7）进行护理人文关怀研究。

（三）护理人文关怀流程

要改进护理服务，落实优质护理服务要求，就必须建立护理人文关怀流程，对患者实施四位一体的整体、全人、全程护理。

1. 评估　入院评估时注重评估患者人文关怀需求。一般采用心理痛苦评分筛查表、灵性需求评估表等获取患者诸如文化背景、宗教信仰、生命价值等心理心灵深处的人文需求，为护理计划和实施提供依据。设计开放式问题，询问患者有何需求，有何需要帮助之处。

2. 计划　以华生的人文关怀十大要素为依据，根据患者人文关怀需求的具体内容和迫切程度，制订切实可行的长期计划，如心理问题解决方案；同时制订短期计划，如辅助设施的提供、健康宣教等计划。

3. 实施　护理工作的环节包括入院，检查、治疗、健康教育、出院、出院延伸服务等，在其中的各个环节都应运用人文关怀护理技巧来满足患者的人文需求，及时观察患者人文关怀需求的动态变化并调整护理人文关怀服务。

4. 评价　护理管理者通过走动式督查、应用患者满意度调查、第三方满意度测评等评价方式来评价护士人文关怀的落实情况，进入PDCA循环，发现短板，完善护理管理制度，改善人文关怀护理流程。

■ **案例导思**　临床护理人文关怀

（1）护士A：您的指甲留那么长，明天要手术了，快剪掉。（命令）

患者：留指甲是我的工作的需要，而且我留了那么多时间才长这么长的。（不愉快、不合作）

护士B：您的长指甲挺漂亮的！　（片刻欣赏）只是您明天要手术，长指甲内有病菌寄居，又容易抓破您自己的皮肤，您看怎么办才好呢？　（恰如其分地商量）

患者：是的，我很爱我的长指甲，我留了很长时间。虽然舍不得剪掉，但是听您的。（信任、合作）

（2）夜班护士在发早餐前的口服药，5床患者以为是在发饭后服用的药，冲着护士大喊，“我怎么没有药啊！你是不是发错了？！”

A护士情绪激动地冲患者嚷：“在发餐前药呢，你少添乱！”

B护士在复核了服药本之后对患者说：“噢，你记得很清楚啊，你的药是治疗高血压的，饭后半小时服用，到时间我会送过来的，你先休息一会儿。”

启示：护患之间存在着信息不对称，要学会站在患者的角度考虑问题。

（3）病房晚上9点熄灯，可是2床的家属还是不愿意走，说是患者情况不太好，想要陪着。

A护士对家属说：我们医院规定晚上9点熄灯的，你们还不离开，别人怎么休息？

B护士在了解了家属不愿意离开的原因后对家属说：“我理解你的想法，但是现在是熄灯时间，病房里还有其他患者需要休息，你们可以留一个家属陪在这里，然后把日光灯换成墙灯，你看这样行吗？”

四、护理人文关怀的临床实践

护理人文关怀不仅体现在具备“以人为本”的理念上，更重要的是体现在护理过程中对患者的关怀护理，这是一种专业性关怀。

（一）以人为本，尊重患者的生命尊严

护理人员的人文关怀首先要做到尊重患者的生命价值、尊严及权利。主要包括：

1. 尊重患者的生命　生命对任何人来说都只有一次，每个人的生命都是不可替代且弥足珍贵的。护理人文关怀首先要尊重患者的生命价值。医护人员应尽最大努力去救死扶伤，维护患者的生命。当生命无法挽回时，护理人员应让患者享受到生命的尊严。

2. 尊重患者的人格　人格是患者在与社会环境相互作用中表现出来的一种独特的行为模式、思维模式和情绪反应，包括性格和气质两个方面。护理人员在工作中要接受患者特征性的思想和行为，不能因患者的独特性而心存偏见。

3. 尊重患者的隐私　患者的隐私是与公众利益、群体利益无关的，是不愿被他人知道或他人不便知道的个人信息。在临床工作中患者的隐私具体包括患者身体、疾病信息、个人信息等，在查看患者身体时，应征得患者同意，采取必要手段为患者创造密闭环境，避免患者暴露；还应保护患者疾病信息，包括患者病情、治疗方案、措施等。护理工作人员要做到不在公共场合讨论患者病情，不随意向患者朋友或他人交代疾病信息等。

4. 尊重患者的选择　患者的选择一般是综合考虑了自身的情况，包括家庭背景、文化程度、疾病情况、经济条件等因素才做出的最有利于自身的决定。在工作中应站在患者角度，采用同理心和移情技巧，帮助患者认清面临的各种选项，帮助其做出最合适的选择。当患者的选择确定后，护理人员不能干涉，更不能强势要求患者修改决定。

5. 尊重患者的习俗　习俗是患者的习惯风俗，是患者经常做、习惯做并无意识不自觉地实行的意识和行为。护理工作人员在工作中应了解患者的宗教信仰，熟悉患者的生活习惯，并最大限度给予满足其习俗，这有利于减少患者对医院环境的陌生感和排斥感，促进患者康复。

■ 知识导读　医务人员要尊重患者的宗教信仰

中国是一个有着多种宗教的国家，主要有佛教、道教、伊斯兰教和基督教等。我

国宪法规定："中华人民共和国公民有宗教信仰自由"。患者来医院就诊时，医务人员应尊重他们的宗教信仰。

（1）佛教 在饮食方面，佛教禁吃"荤"和"腥"，包括气味重和异味的蔬菜，如大蒜、大葱、韭菜等。佛教还要求僧人不饮酒、不吸烟。在个人生活方面，不结婚，不蓄私财、不自歌舞，不观看或听歌舞，不接受金银财宝，不做买卖，不看相算命等。

（2）道教 对道教中人，一般男女道称为"道士"、师傅或道长，可以呼女道长为"道姑"，道教忌讳问道士的年龄，道家历代至今就有"道不言寿"的说法；道教生活饮食"四不吃"，即不吃牛肉、乌鱼、大雁、狗肉这四种食物；忌问道士为何不改姓和能否结婚；道教见面礼节以抱拳稽首为主。

（3）伊斯兰教 伊斯兰教不准向任何画像、雕像、塑像行礼；哺乳动物除牛、羊、鹿、骆驼外，其余都不准吃；不准吃猛禽和没有鳞、鳍的鱼；不准喝酒精饮料；每日应淋浴，但不准泡澡。

（4）基督教 基督教徒禁忌崇拜其他的神和偶像，他们唯一崇拜的就是上帝。在饮食方面，规定教徒每周五及圣诞节（12月24日）前夕，只吃一些素菜或者鱼类，不吃其他肉类。另外，他们忌讳数字"13"和"星期五"，要是13日和星期五恰巧是同一天，他们常常会闭门不出，在这些时间，不要去打扰他们。

（二）多元互动，理解患者的文化背景

文化背景是患者经过长期的文化沉淀所形成的价值取向、思维模式、心理结构的总和。不同文化背景的人有着不同的关怀需求和体验，例如对一般高热患者，护士可用触摸其额头的方式来表达关注和关心，但对某些少数民族患者，则绝对不可以碰其头部。可见，护士实施的关怀照护措施，必须考虑到患者的文化背景，建立适合文化现象的护患关系，满足患者的多元需求。对患者文化背景的理解，是护士提供人文关怀的基础。在临床护理过程中，护士应了解每位患者的文化程度，提供其理解能力范围内的健康宣教手段和内容；了解患者的职业，选择患者乐于接受的称呼，使患者轻松度过患者角色的转变过程；了解患者的民族文化，如穆斯林们不吃猪肉等，避免产生误会与纠纷；了解患者的习惯，如有的老年人出门要看皇历等，给患者提供适度的服务。

（三）整体护理，尊重患者的整体存在

人是一个整体的概念，是由生理、心理、社会和精神组成的一个统一整体。某个器官或部位的疾病会引起整体的疾病反应，同时导致患者的心理压力加大、生理功能不足，缺乏履行社会角色的功能等。护士在临床护理过程中要尊重患者的整体性，关注他们的身心健康，提供完整的人文关怀服务。就患者个体而言，尊重患者的整体存在表现在为患者进行治疗护理的过程中，既能看到病更能看到人，了解患者的整体舒适感，从饮食是否合理、运动是否适量、心理是否健康、身体是否舒适等方面全面评估其身体功能。就护理服务的地点而言，表现在把对患者的护理及健康教育应从医院延伸到社会、社区、家庭中。就护理过程而言，表现在对服务对象的院前、院中和院后的服务：入院前在社区等开展义诊或疾病筛查、健康教育服务；住院中为患者提供优质的护理服务；出院后为患者提供健康随访和护理健康教育服务。

■ **知识导读** 抗癌治疗也需人文关怀

20世纪50年代初，面对科学技术的突飞猛进，爱因斯坦曾指出：这是一个“手段日臻完善，但目标日趋紊乱的时代”。这句话再贴切不过地描述了当前肿瘤治疗的窘境。在视病为魔、凡癌必抗的时代，我们搭建了庞大的技术医疗架构，以至于世界卫生组织的一个调查小组指出，“我们正在建立的是一个人类无法承受的医疗体系”。人类终将攻克癌症的难关，但在当前条件下，技术进步和机制改革尚不能带领我们彻底的走出窘境，解决之道是人文价值的回归和重塑。

在天人和谐的价值观下，我们应该思考医疗行为的边界，树立“知止”的观念，懂得适可而止。在推行适度医疗的同时，关注癌症预防和晚期照护，通过治理环境污染、倡导健康生活方式等举措预防疾病，通过发展姑息治疗、整体医疗让患者在尊严与爱的包围中与病魔抗争乃至“共处”。这才是符合人性的医学模式。

肿瘤医生应该认识到两件事，一个是医疗行业的神圣性。还需要认识到，医生的良知和职业素养应当表现在不只是简单地让患者生存，更要追问这是何种生存；不只是要帮助患者追求生命的长度，还有生命的质量……在生命的长度和质量二者不可兼得的时候，我们没有权力剥夺患者的选择权，应该让患者更好地规划自己最后的时光。

如果一个行将辞世的肿瘤患者，能不留遗憾地对这个世界和他们的亲人说一声：“我对自己的一生满意，也对自己的医生满意”，这应该是对医生最大的褒奖。在人类尚未攻克癌症的今天，“帮助患者幸福地活着”应当成为我们在不断地探索和实践中始终如一的不懈追求。

（四）提供帮助，满足患者的健康需求

健康是一个动态的过程，健康需求即患者为了保持健康所需的健康服务，主要包括：希望得到生理、心理健康服务，院内、社会、社区和家庭的健康服务，高超的医疗技术，内容广泛、形式多样的医疗、保健健康知识等。护士在临床工作中要做到：

1. 主动提供帮助　护理乃健康帮助专业，护士主动为患者提供帮助，可树立良好的职业形象，迅速缩短护患间的心理距离。例如，看到患者在走廊上东张西望，护士应主动上前询问患者是否需要帮助。

2. 提供适需帮助　用换位思考、移情和共情能力，评估患者的健康需求，并针对性地为患者提供其真正需要的健康知识和护理服务。护士应明确，需要的服务才是最好的服务，而所谓“高档”“周到”的服务未必是患者最需要的。例如，对一个上肢功能障碍恢复期的患者，护士最需要提供的帮助是指导其如何尽快恢复功能，实现生活自理，早日回归社会，而不是“周到”地为他端水喂饭、清洁洗漱。

3. 提供专业帮助　护理学的飞速发展诞生了专科护士和护士的专业化服务，即护士利用高水平的护理知识和操作技能，为患者提供解决健康问题的深层次专业服务，例如，老年患者大小便失禁的情形多而复杂，普通的医护人员对此常束手无策，“理遗”专科护士能指导患者学会自我膀胱管理、自我康复护理，指导患者家属掌握专业的护理方法，提高老年患者的生活质量。可见专业帮助具有很强的专业主动性、不可替代性和治疗性服务等特点。护士在临床护理工作中要不断地学习发展自己的专业知识，为患者提供专业化的护理服务，并把护理服务延伸到社区、家庭当中，真正实现护理人文关怀服务的延伸。

（五）做好评估，提供个性化护理服务

每个患者都是一个独立的个体，在疾病状态下，对人文关怀的需求会因不同的情境而有所差异。如同样是分娩过程中婴儿死亡，有的产妇希望看看孩子，留下孩子的足印以作留念，有的不忍见到；有的产妇愿意亲友陪伴，多与她交谈分担悲痛，有的则希望个人独处，默默地消化伤痛。因此，护士在实施关怀行动前，首先应对患者的需要做出准确评估，重视患者的个体差异，在共性的基础上制订个性化的护理计划，围绕患者的个体特征提供个性化护理服务。给予针对性的帮助，让每个服务对象在需要某种帮助的时候，恰到好处地得到应有的支持、鼓励与肯定。

（六）加强沟通，协调护理人际关系

当护理人文关怀发生在特定的时空与情景中时，良好的护患关系既是关怀的手段，也是实现进一步关怀的基础。护士与患者之间建立一种相互信赖的关系，能促进患者正性情绪的表达，为患者营造一个维护、改善与支持其健康的环境。例如，护士在接待新入院患者时帮助其尽快熟悉环境，查房时与患者“拉拉家常”，注意患者的感受和信息反馈，同时帮助患者之间建立友好互助关系等，都能令患者感到亲切和踏实，易于主动参与和配合治疗护理活动。

护士整洁的服装、温和的语气、关心的话语、适度的微笑和大方的行为等，均能使患者减轻对医院陌生环境的恐惧感，产生恢复健康的信心。护士在临床工作中要注意倾听患者主诉，让患者发泄情绪或适时反馈护士的关心；护士恰当的触摸和陪伴可表达护士的关爱与理解。护士耐心为服务对象提供有关疾病的专业知识服务，可使患者得到正确的健康知识；护士还可帮助患者端正态度，正确认识疾病，同时提高自身相关的应对技能。有研究表明，健康教育被认为具有较强的关爱性，是护理人文关怀实践的具体体现。

（朱晓琴）

自测题

一、单选题

1. 关怀不包含以下哪层意思（　　）

A. 关心　　B. 帮助　　C. 爱护

D. 照顾　　E. 替代

2. 护理专业的本质和核心是（　　）

A. 人文关怀　　B. 恢复健康　　C. 促进健康

D. 照顾患者　　　　E. 预防疾病

3. 西方的人文关怀精神起源于（　）

A. 十八世纪　　　　B. 古罗马文明　　　　C. 古埃及文化

D. 十九世纪　　　　E. 古希腊爱琴文明

4. 1998年，美国高等护理教育学会首次明确将（　　）列为护理专业人才培养的核心概念和价值观。

A. 救死扶伤　　　　B. 人道主义　　　　C. 人文关怀

D. 服务意识　　　　E. 学习能力

5. 1988年12月，中华人民共和国卫生部颁布的（　　）首次以部门规范的形式规定了医护人员对患者实施人文关怀的职责和义务。

A.《护士条例》　　　　B.《护士管理办法》

C.《医务人员医德规范及实施办法》　　D.《中华人民共和国传染病防治法》

E.《医疗机构管理条例》

6. 中国护理人文关怀的理论基础不包括（　　）

A. 儒家文化　　　　B. 法家文化　　　　C. 道家文化

D. 墨家文化　　　　E. 佛家文化

7. 简·华生博士出版的第一本专著是（　　）

A.《护理：人性的科学和人性的照护》　　B.《医院札记》

C.《护理札记》　　D.《护理照护的哲学和科学》

E.《学会关心》

8. 华生理论的基础是（　　）

A. 超越个人的人际关系　B. 关怀瞬间　　　　C. 关怀情形

D. 人的概念　　　　E. 健康的概念

9.（　）需要个人的真诚以及向自我和他人展示真诚的能力。

A. 关怀瞬间　　　　B. 关怀情形　　　　C. 十大关怀要素

D. 超越个人关怀　　　　E. 关怀教育理论

10. 关怀伦理由（　　）创立

A. 简·华生　　　　B. 南丁格尔　　　　C. 马斯诺

D. 乔安妮·达菲　　　　E. 内尔·诺丁斯

11. 诺丁斯认为关怀不仅可以是一种“美德”，更是一种（　　），而且没有（　　）就没有实质上的关怀。

A. 信任　　　　B. 关系　　　　C. 同情

D. 默契　　　　E. 同步

12. 关于关怀的形式描述不正确的是（　　）

A. 具有自然关怀及伦理关怀两种形式

B. 自然关怀是情感的本能，表达的是具有情感特征的生物所应做出的基本选择

C. 伦理关怀是基于人的道德感，它弥补了自然关怀无法触及的领域，使得所

有人都能感受到来自他人的关怀，也使得所有人都能够承担起关怀他人的责任

D. 伦理关怀是自然关怀的基础

E. 自然关怀范围比较局限，必须发展强化伦理关怀，扩大人与人之间的关怀范围

13. 关怀的途径不包括（　　）

A. 同情　　B. 体验　　C. 理解

D. 感激　　E. 回报

14. 护士人文关怀能力构成要素不包括（　　）

A. 价值判断能力及情感交流能力　　B. 身心调适能力及精神支持能力

C. 病情观察能力及终身学习能力　　D. 健康帮助能力及解决问题能力

E. 共情同理能力

15. 医院人文关怀文化建设不包括（　　）

A. 构建人文关怀的精神文化　　B. 构建人文关怀的学习文化

C. 构建人文关怀的制度文化　　D. 构建人文关怀的行为文化

E. 构建人文关怀的物质文化

16. 护士人文关怀的临床实践不包括（　　）

A. 尊重患者的生命尊严及整体存在

B. 加强沟通，协调护理人际关系

C. 无视患者的个性特点

D. 满足患者的健康需求，提供个性化护理服务

E. 理解患者的文化背景

17. 护理人文关怀流程不包括（　　）

A. 评估　　B. 诊断　　C. 计划

D. 实施　　E. 评价

二、多选题

1. 护理人文关怀的动因包括（　　）

A. 是护理学的核心　　B. 是护理人员的法定职责

C. 是护理道德伦理要求　　D. 是患者的需求及权利

E. 能促进护患关系和谐，提升护士职业满意度

2. 护士人文关怀能力的培养包括（　　）

A. 设置护理人文关怀的课程　　B. 营造护理人文关怀的环境氛围

C. 运用多种人文关怀培训模式　　D. 共情能力的培养

E. 叙事护理及关怀能力培养

3. 护理人员的人文关怀首先要做到尊重患者，主要包括以下哪几个方面（　　）

A. 尊重患者的生命　　B. 尊重患者的人格　　C. 尊重患者的隐私

D. 尊重患者的选择　　E. 尊重患者的习俗

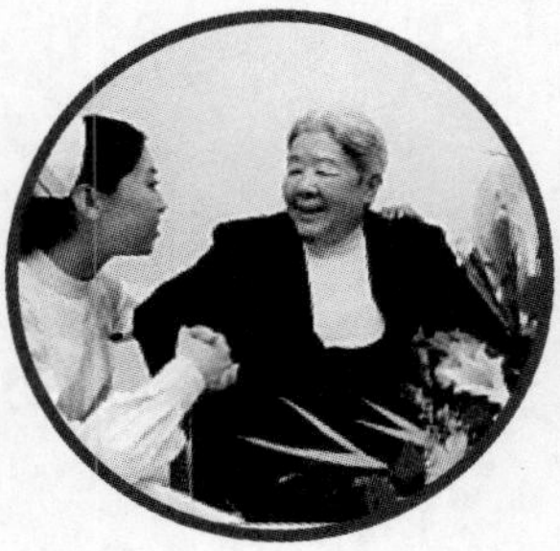

南丁格尔奖章获得者王桂英

王桂英，女，1920年出生于山东德州，1938年毕业于山西汾阳高级护士学校，天津市护理学会原会长，1999年获得第37届南丁格尔奖章。

1951年，王桂英创造了“布条紧急辨认法”。她请接伤员的医生在列车上根据病情用她制作的布条别在伤员胸前做出“记号”。红色布条表示危重，黄色、白色布条表示不同病情。伤员到达后，王桂英将别着不同颜色布条的伤员分别送到手术室和各科病房立即救治，使200多名伤员无一延误治疗。

王桂英热爱护理工作，几十年如一日，用实际行动履行着无私奉献的南丁格尔精神。她在护理岗位上坚守了60余年，把护理实践经验撰写成《实用护理学》《护理美学》等十余册护理学专著。她技术娴熟，态度和蔼，善于进行有效沟通。作为一名护士，她每天都以最美丽的微笑、最亲切的语言、最饱满的热情、最体贴的护理来面对每一位患者。她以实际行动弘扬了南丁格尔精神，用她自己的话说，就是“永远高举南丁格尔的灯，只要生命不息，就要奋斗不止。”

第43届南丁格尔奖获得者、天津市护理疾控中心主任陈荣秀说：“正是由于王桂英先生的不懈努力才开创了新中国的护理高等教育事业，才有了护理队伍的职称评定，才有了今天的护理硕士和博士研究生。她为中国护理事业的发展奠定了坚实的基础，还将天津护理事业推到了国内新的高度，创建了天津市最早的鹤童养老院，为千万名先生的晚年提供了专业的生活照护。在她生命的后期，虽然饱受疾病折磨，但她依然不忘延续自己对社会的奉献精神，自愿将遗体捐献给天津中医药大学，为提高疾病防治水平、发展祖国医学教育贡献了自己最后的力量。”

第三章　护士伦理道德修养概述

【学习要点】

【知识目标】

1. 掌握　护理伦理基本原则、护士和患者各自的权利和义务。

2. 理解　护理伦理规范、护理伦理范畴及临床科室的护理伦理道德要求。

3. 了解　道德与职业道德的概念，伦理学与护理伦理学的概念、研究对象和研究内容；突发公共卫生事件护理伦理及生命伦理的要求。

【技能、职业能力培养目标】

1. 学会用护理伦理学的知识处理医务人员之间及医务人员与患者或家属之间的关系。

2. 学会用护理伦理学的基本理论分析解决护理工作中的实际问题。

【情感、态度等素质培养目标】

1. 通过学习，树立一切为了患者、全心全意为人民健康服务的理念。

2. 能用医务人员基本伦理和职业道德来要求自己。

3. 在工作中做到审慎和保密。

很多人说，只有在灾难时刻，才是全社会最理解医务人员的时刻。“非典”后，中国文联组织创作了一组《以南丁格尔的名义》的诗歌，其中写到一位在非典中殉职的护士：“亲爱的战友啊，我就要走了，我还要选择这份救死扶伤的职业，如果让我再一次来到这个美好的世界上，我会变成一只快乐的小鸟，在窗外为所有的病友温柔地歌唱……”历史和现实告诉我们，医学绝不仅仅是单纯地技术，而是对人身心地全面关怀。医疗服务绝不是单纯的商品，而是关心人的权力和尊严。如果把医疗变成纯粹的商品和交易，那么医务人员的行为就会扭曲，就不会再有尊严和尊重，不会再有诗和远方。

护理伦理学是关于护理职业道德的科学，是运用一般伦理学原理研究护理科学发展中特别是护理实践中护理人员与患者、与其他医务人员、与社会之间的相互关系的道德意识、道德规范和行为准则的科学，是护理学与伦理学相交叉的边缘学科，是伦理学的一个分支。学习和研究护理伦理学，培养高尚的伦理道德修养，不仅是护理人员履行为人类健康服务职责的需要，也是促进社会主义精神文明建设的需要。护理伦理学对护理实践起着重要的指导作用，有利于提高护士的道德水平并使之成为德才兼备的护理人才，有利于护理技术与伦理的统一，有利于护士解决护理道德难题，促进护理科学的发展。

第一节 伦理道德概述

随着科学技术的不断进步和“以人为本”理念的逐步发展，护理职业道德在医疗护理工作中日益突出。要具备护士伦理道德修养，首先应该知道一些相关的概念和基本知识。

一、道德与职业道德

（一）道德

道德，简单说来就是做人的规矩。其完整含义是指由一定的社会经济基础决定，以善恶作为评价标准，依靠社会舆论、传统习俗和人们的内心信念加以维护，调整人与人、人与社会、人与自然之间关系的心理意识、原则规范和行为活动的总和。构成道德的三个要素是道德意识、道德关系和道德活动，三者是相互联系、相互制约的。道德意识是道德关系形成的思想前提，又是道德活动的支配力量；道德关系是道德意识的现实表现，又以道德活动为载体，并规定着人们的道德活动；道德活动是道德意识形成的现实基础，又是道德关系得以表现、保持、变化和更新的重要条件。

■ 知识窗

“道德”一词，中国历史上最早是分开使用的。“道”表示街道和道路，引申为事物变化发展规律之意。“德”从“得”而来，指依据一定原则去行动而有所得，有德行品质的意思。道德二字连用并成为一个概念，始于春秋战国时期《荀子》等书，其中《荀子·劝学》中就曾记载：“礼者，法之大分，类之纲纪也，故学而至乎礼而止矣，夫是之谓道德之极。”

（二）职业道德

1. 职业道德的概念　职业道德是指从事一定职业的人们，在特定的职业活动中所应遵循的具有职业特征的道德要求和行为准则。职业道德是道德的重要组成部分，可以调节从业人员内部的关系、从业人员和服务对象之间的关系，规范从业人员的职业行为。职业道德由职业理想、职业态度、职业责任、职业技能、职业良心、职业纪律、职业荣誉、职业作风等要素构成。

■ 名言

如果你是一滴水，你是否滋润了一寸土地；如果你是一缕阳光，你是否照亮了一份黑暗；如果你是一颗螺丝钉，你是否坚守你的岗位。——雷锋

2. 职业道德的特点　职业道德是道德的重要组成部分，具有行业性、广泛性、时代性等特点。

（1）职业道德是道德的重要组成部分　职业道德没有确定形式，通常体现为观念、习惯、信念等，是对员工义务的要求，依靠文化、内心信念和习惯，通过员工的

自律实现。

（2）职业道德具有行业性　由于不同行业在工作性质、社会责任、服务对象、服务内容及服务方式等方面存在诸多差异，因而每个行业都有自己特殊的职业道德要求。职业道德标准多元化，代表了不同行业可能具有不同的价值观。

（3）职业道德具有广泛性　职业道德是一种职业规范，受社会普遍的认可，承载着单位文化和凝聚力，影响深远。

（4）职业道德具有时代性　职业道德是长期以来自然形成的，也会随着时代的发展而发展。

3. 社会主义社会各行业共同的职业道德规范　社会主义社会的职业道德是适应社会主义物质文明和精神文明建设的需要，在共产主义道德原则的指导下，批判地继承了历史上优秀职业道德传统的基础上发展起来的。由于社会主义的各行各业没有高低贵贱之分，职业从业人员之间、不同职业之间及职业集团与社会之间没有根本的利害冲突，因此不同职业的人们可以形成共同的要求和道德理想，树立热爱本职工作的责任感和荣誉感。中国各行各业制定的职业公约，如商业和其他服务行业的“服务公约”、人民解放军的“军人誓词”、医生的“医生誓词”、科技工作者的“科学道德规范”以及工厂企业的“职工条例”中的一些规定，都属于社会主义职业道德的内容，它们在职业生活中已经发挥了巨大的作用。社会主义社会每个行业都应遵循的共同的职业道德规范有：爱岗敬业、诚实守信、办事公道、服务群众、奉献社会。

4. 护理道德　护理道德是护士的职业道德，也是社会一般道德在护理实践活动中的特殊体现，是在护理实践中形成的，以善恶作为评价标准，用来约束和规范护士行为、调整护士与服务对象、其他医务人员及社会之间道德关系，引导护理人格完善的行为准则和行为规范的总和。护理道德是一种特殊的职业道德，是护理领域中各种道德关系的反映，受一定社会经济关系、社会道德及护理学科发展的影响和制约，通过调节、认识和教育等职能，指导护理专业行为，有助于护士更好地为人类健康服务。

（三）伦理与道德的关系

1. 伦理　“伦”是人与人之间的关系；“理”是条理和规则。伦理是指处理人与人之间关系的道理和原则。伦理是种观念，是从概念角度对道德现象进行的哲学思考，其作用是指导人们的思想和行为。弗朗西斯培根说：“伦理使人庄重”，人们遵从伦理规范行事，就能提升人格境界，净化心灵世界，脱离低级趣味。

2. 伦理和道德既有联系又有区别　两者的联系在于：道德和伦理两个概念在现代汉语中词义基本相同，都是指通过一定的原则和规范的治理、协调，使社会生活和人际关系符合一定的准则和秩序；伦理是形式化、系统化的道德规范和道德准则，道德是伦理的根基和内化。

两者的区别在于：道德是指道德现象，强调每个人的修养及行为，具有主观性，伦理是道德现象的理论概括，具有客观性；伦理是伦理学中的一级概念，道德则是伦理学中的二级概念，是伦理学研究的对象。

二、伦理学与护理伦理学

（一）伦理学的相关概念

伦理学即道德学，是一门研究道德的起源、本质、作用及其发展规律的科学。古希腊著名哲学家亚里士多德是世界上最早使用“伦理学”一词的人，故被人们称为“伦理学之父”。实际上，我国古代很早就已经出现了具有丰富伦理学思想的著作，如《论语》《墨子》《孟子》《荀子》等，其中《论语》被认为是世界上最早的伦理学著作。

（二） 护理伦理学的概念和研究对象

1. 护理伦理学的概念　护理伦理学是伦理学和护理学相交融的一门边缘学科，是运用伦理学原理和道德原则来指导解决护理实践和护理学发展过程中的护理道德问题和护理道德现象，调整护理实践中人与人之间相互关系的一门科学。简单地说，护理伦理学是以伦理学的基本原理为指导，研究护理道德的科学。

2. 护理伦理学的研究对象　任何一门独立的科学，都有其自身特定的研究对象和研究领域，否则就不能称其为独立的科学。护理伦理学的研究对象主要是护理领域中的道德现象，它是由护理实践中的特殊人际关系所决定的，这种特殊的人际关系包括以下几个方面。

（1）护士与服务对象即患者的关系　护士与患者的关系在护理伦理学研究对象中是最基本的、首要的。护患关系是服务者与被服务者的关系。这种关系是否密切、和谐，直接关系到患者的安危和医护质量的高低，影响医院的护理秩序和医院的精神文明建设。因此，护士与患者的关系是护理伦理学的主要研究对象和核心问题。

（2）护士与其他医务人员的关系　护士与其他医务人员的关系，包括护士与护士、护士与医生，护士与医技人员、护士与医院行政管理和后勤人员之间的多维关系。在护理活动中，护士与其他医务人员彼此是否相互尊重、信任、支持和密切协作，也将直接影响护理工作的开展，直接关系到集体力量的发挥及医护质量的提高，从而影响到良好医、护、患关系的建立。因此，护士与其他医务人员的关系是护理伦理学的重要研究对象。

（3）护士与社会的关系　护士与社会联系紧密，护士也是社会的一员，一切医疗活动都是在一定的社会关系中进行的。因此，在护理实践中，护士不仅要顾及某个患者局部的利益，而且要顾及整个社会的公共利益。决不能因为个人的利益而损害社会公共利益。要把国家和社会的公共利益放在首位。如果不从国家和社会的公共利益着想，就很难确定护士的行为是否道德。随着护理学的发展，护理工作范围已经走出医院，走向社会、走入社区，护士所要履行的社会义务将会越来越多。因此，护士与社会之间的关系也就成为护理伦理学的研究对象。

（4）护士与护理科学及医学科学的关系　医学科学的迅猛发展及医学科学技术在临床的应用，给医护领域提出了许多新的道德问题，如基因诊断和治疗、辅助生殖技术、生与死的控制、人类行为与生态平衡等，都涉及护理行为与道德问题。因此，护士与护理科学及医学科学的关系也是护理伦理学研究的重要内容。

（三）护理伦理学的研究内容

护理伦理学的研究内容十分广泛。主要包括以下几个方面：护理伦理学的基本理论；护理伦理的规范体系；护理伦理的基本实践；护理伦理难题。

■ 工作情景与任务

产妇小秦剖宫产后第6天，医生看没有什么问题，说周三可以出院。周二，其婆婆和丈夫与小秦商量后想当天出院回家，医生不在，其丈夫和护士小孙商量能否先回家，等周三再回来办出院手续。小孙说不可以，得把钱结清。小秦丈夫说已交足押金，不会欠医院的钱，且经查账证实。小孙仍不同意让产妇走，便把孩子抱到另一个房间。产妇小秦想抱回孩子，小孙不给，双方争吵起来。

工作任务：

1. 请分析案例中产生的伦理问题。
2. 请根据护士执业中的具体伦理原则和护患关系的护理伦理规范分析护士小孙的行为，并指导其做出正确的处理。

第二节　护理伦理的基本原则、规范和范畴

护理伦理的基本原则、规范和范畴是护理伦理学的核心内容。护理伦理原则贯穿于护理道德发展的始终，是护理伦理规范和范畴的总纲和精髓，是衡量护士道德行为的最高标准。护理伦理规范是护理伦理原则的进一步展开，护理伦理范畴是原则和规范的必要补充。护理伦理的原则、规范和范畴是护理职业道德的精华，对护士的实践行为起到重要的指导作用。

一、护理伦理的基本原则

（一）护理伦理基本原则的概念

原则是观察处理问题的准则。护理伦理基本原则是在护理活动中调整护理人员与患者、护理人员与其他医务人员、护理人员与社会相互关系的最基本的出发点和行为准则。护理伦理基本原则是社会主义道德原则在护理领域里的具体运用和体现，是护理伦理具体原则、规范、范畴的总纲和精髓，在护理伦理体系中处于首要的地位，起着主导作用。它是护理人员树立正确的道德观念，选择良好的护理道德行为，进行护理伦理评价和教育应遵循的原则，也是衡量护理人员道德水平的最高标准。

（二）护理伦理基本原则遵从医学伦理基本原则

1981年，在上海举行的全国第一届医学伦理学学术会议上，明确提出了社会主义医学伦理的基本原则是“救死扶伤，防病治病，实行社会主义的人道主义，全心全意为人民的身心健康服务。”

护理伦理是医学伦理的重要组成部分，因此护理伦理的基本原则遵从上述医学伦理的基本原则。

1. 救死扶伤，防病治病　救死扶伤，防病治病是医疗卫生工作的根本任务，也是护士的重要职责。它对护士提出了下列要求：

（1）正确认识并履行护士的基本职责　护士的基本职责是促进健康、预防疾病、恢复健康、减轻痛苦，这充分体现了新时期护理实践的特点和要求。护士要正确认识护理职责，树立正确的护理伦理价值观，做到把临床护理和预防保健护理相结合，躯体护理和精神护理相结合，履行救死扶伤、防病治病、为人民身心健康服务的义务。

（2）刻苦钻研，积极实践，在技术上精益求精　护士要切实履行护理职责，完成救死扶伤、防病治病的任务，就必须掌握扎实的现代护理知识，拥有熟练的护理操作技能。因此，要求护士努力学习，积极实践，不断提高业务素质，在技术上精益求精。

2. 实行社会主义的人道主义　医学人道主义是贯穿医护伦理学发展始终的一条红线和理论基石，也是古今中外医德的精华，在新的历史时期得到了丰富的发展，并注入了新的内涵。它体现了在社会主义制度下，对人的生命价值的尊重及对提高生命质量的重视。“实行社会主义的人道主义”对护士提出了以下要求：

（1）尊重人的生命价值　生命只有一次，生命的这种不可逆性赋予了人的生命至高无上的价值。作为以保护生命为天职的护士，只有尊重人的生命价值，才能真正做到珍惜生命、尊重生命。

（2）树立科学发展观　20世纪50年代以来，生物医学模式开始向生物—心理—社会医学模式转变。新的医学模式把人看作是既具有生物属性又具有社会属性的人，强调人的人格、尊严和权利。护士只有在护理实践中树立科学的理念才能真正地做到以“人”为本，尊重和维护患者的人格、尊严和权利，对患者一视同仁、平等对待。

3. 全心全意为人民的身心健康服务　全心全意为人民的身心健康服务是护士“为人民服务”在职业生涯中的具体化，也是护士执业的根本宗旨，是护理工作的出发点和归宿。“全心全意为人民的身心健康服务”包含着深刻的含义。首先，服务对象是广大人民群众；其次，服务目标，既要为人民群众的身体健康服务，也要为人民群众的心理健康服务，满足人民群众不断增长的整体健康需求；再次，服务的态度要“全心全意”，不能有私心杂念，对工作要高度负责，一丝不苟，随时随地关心人民的健康和痛苦，一切从人民群众的利益出发。它要求护士认真做到以下方面：

（1）正确处理好个人与患者、集体、社会之间的关系　在护理实践中护士应该把患者、集体和社会利益放在首位，竭尽全力做好本职工作。当个人利益与患者、集体、社会利益发生冲突时护士应顾全大局，以患者、集体、社会利益为重，勇于牺牲个人利益。

（2）树立以人为本的理念和群众观点　要实现全心全意为人民身心健康服务的理念，护士必须树立以人为本、患者至上的意识。想患者之所想，急患者之所急，痛患者之所痛，自觉地把为人民群众解除疾苦作为自己的天职。具有为全人类的健康事业英勇献身的宽广胸怀和高尚情操，真正做到“全心全意”。

（三）护理伦理基本原则的内容

护理伦理基本原则包括自主原则、不伤害原则、公正原则、行善原则等。

1. 自主原则　自主原则也称尊重原则，即护士要尊重患者的自主权。

■ **案例分析**　是否同意患者回家？

患者，女性，52岁。因心前区剧烈疼痛入院，入院后心电图检查提示心肌梗死。经过近一小时治疗后患者感觉疼病缓解但拒绝住院继续接受治疗，坚持回家。

请问：此时医护人员应该怎样处理？

（1）自主原则的含义　自主原则源于患者享有人格权和护理的自主权。其实现的前提是：第一，护士对该权利的合理认同；第二，护患双方认可彼此关系的平等性，并能够建立平等的护患关系。

自主权利是自我选择、自主行动或依照个人的意识作自我管理和决策的权利。自主可分为思想自主、意识自主和行为自主三种类型，这三种自主均应以理性为基础。尊重原则是指尊重有自主能力的患者的自我选择，自主行动或依照个人的意识作自我管理和决策的行为和权力，是尊重患者自己做决定的原则，医护人员在为患者提供医疗护理之前，事先向患者说明医疗活动的目的、益处和可能的结果，然后征求患者的意见，由患者自己决定。自主原则并不适用于所有患者，只适用于能做出理性决定的人。对自主能力减弱或者没有自主能力的患者（婴儿、昏迷患者、严重智障者等）并不适用。

患者自主权即患者自己做决定的权利。患者有权选择愿意接受或拒绝使用医护人员制定的医疗护理方案，这是患者自主权的体现。我国1994年2月26日颁布的《医疗机构管理条例》第33条规定："医疗机构实施手术、特殊检查或者特殊治疗时，必须征得患者同意。"有关同意的规定也是对患者自主权的认可和保护。

最能代表尊重患者自主的方式是患者"知情同意"。"知情同意"是指患者有权知道自己的病情并选择相应的治疗方案，它的前提是知情。在医疗护理活动中，为使患者能充分行使自主权，医护人员应使用患者或其法定代理人能理解的语言，详细地向患者介绍重要的而且必要的治疗或护理信息。

患者的自主权并不是绝对的，它的实现要具备以下条件：

1）患者要有自主能力。例如昏迷患者、婴幼儿、严重智障者和失去理性企图自杀者，他们的自主权应由法定监护人和代理人行使。

2）患者有根据自己的决定实施行动的权力。例如监狱里的犯人有自主能力，但他们没有权力去实施这些决定。

3）患者必须尊重他人的个人自主权。患者在履行自己的自主权时，不能侵犯他人的自主权。例如烈性传染病患者在发病期间，必须服从国家法律规定的强行隔离治疗以及医务人员的管理，不能把疾病传播给其他人。

（2）自主原则对护士的要求

1）尊重患者及家属的人格尊严与权利：主要表现为：患者在接受诊疗服务时享有

同健康人一样平等的人格尊严，不能因患病而受到任何歧视；患者的身体应该受到尊重，尤其生理缺陷不得受到嫌弃或嗤笑；患者的风俗与生活习惯应受到尊重；患者就医时不应受到怠慢。护士应树立平等对待患者的观念，尊重患者及家属的人格尊严，维护其各种人格权利，切不可有轻视或歧视的想法。

2）尊重患者的自主权利：自主权利是指患者自我选择，自由行动或依照个人意愿自我管理和自我决策的权利，患者的自主权是指具有行为能力并处于医疗关系中的患者，在与医护人员沟通后、经过慎重考虑，对自己疾病及健康相关问题的理性决定及采取负责人的行动。在临床实践中，患者的自主权主要表现为患者对自己所患疾病及拟采取护理措施相关问题的知情同意权。

3）护士必须正确行使护理自主权：自主原则承认护士在专业护理活动中有护理自主权。对于缺乏或丧失自主能力的患者，护士应尊重家属或监护人的选择权利。但是，如果这种选择违背了丧失自主能力患者的意愿或不利于患者的利益，护士不应听之任之，而应寻找患者所属单位或社会上的有关机构寻求帮助。如果患者处于生命的危急时刻，出于患者的利益和护士的责任，护士可以根据专业知识，行使护理自主权，选择恰当的护理措施。如果患者的选择对自身、他人的健康和生命构成威胁或对社会产生危害，例如传染患者拒绝隔离，护士有责任协助医生依法对患者的自主性进行限制。

2. 不伤害原则

（1）不伤害原则的概念　不伤害原则是指医护人员的医疗行为动机与效果都尽量不要给患者带来可避免的肉体和精神上的痛苦、损伤、疾病甚至死亡。不伤害原则是对医护行为最起码的要求，是医护工作的“底线”。

（2）不伤害原则的临床意义

1）不伤害原则不是绝对的“不伤害”：因为临床上有时会无法避免地给患者带来身体或精神上的伤害。例如肿瘤化疗，这一手段能抑制肿瘤，但同时又会对人的免疫和造血系统有不良影响；此外医疗上必需的侵入性检查所引起的身体疼痛不适等均会对患者造成某种程度的伤害。

2）不伤害原则是要“权衡利害”的：不伤害原则要求医护人员对诊疗照护措施进行危险与利益分析或伤害与利益分析，要选择利益大于危险或利益大于伤害的行为，也就是“两害相权取其轻”。例如一位眼部恶性肿瘤患者，在治疗上需进行眼球摘除术以保全患者的生命。虽然手术会导致患者身心的改变或损伤，但可预防死亡的危险，在这种情况下施行手术对患者而言所获得的利益明显多于伤害，所以在伦理道德上认为是正当的，也应算是在权衡利害关系或轻重之后所做的最佳选择。

（3）不伤害原则对护士的要求　在南丁格尔誓言中，强调护士应“勿为有损之事，勿取服或故用有害之药”。随着医学的进步与科技的快速发展，为了预防在护理活动中高科技的检查、治疗或护理手段运用不当对患者的伤害，或为使伤害降到最低限度，对护士提出以下要求：第一，培养为患者健康着想和维护患者利益的工作动机；第二，积极评估医疗护理措施可能给患者带的影响；第三，重视患者的愿望和利益；第四，提供应有的最佳照顾。

3. 公正原则

（1）公正原则的概念　医疗上的公正是指每一个社会成员都具有平等享受卫生资源合理或公平分配的权利，而且对卫生资源的使用和分配，具有参与决定的权利。

从现代医学伦理观分析，公正包括两方面的内容：一是平等对待患者；二是合理分配医疗卫生资源。平等对待患者强调护士应一视同仁，合理分配医疗资源，即以公平优先、兼顾效率为基本原则，优化配置和合理使用医疗资源。强调在宏观分配中国家在全部资金或资源中按比较合理的比例分配给医疗卫生保健事业部门，以及在医疗卫生保健部门内部合理地分配到各个地区和各个部门。预防医学与临床医学、基础医学与应用研究高新技术与普及性技术等各层次、各领域的分配都应合理分配，以满足广大人民群众人人享有卫生保健的基本需要，同时兼顾人们多层次多元化的医疗需求。医疗资源的微观分配是指医务人员、医院及其分支机构决定那些人可以获得以及获得多少卫生资源，尤其涉及稀有资源。医疗资源微观分配标准一般根据医学标准、平均余命标准、社会价值标准、家庭角色标准、研究价值标准等综合权衡。

（2）公正原则对护士的要求

1）一视同仁：在护理实践中，护士应该做到：对患者要处以公心，一视同仁；要本着对人的生命健康高度负责的精神，用最大的努力来满足患者的最大利益，最大限度地减少患者的痛苦；要尊重和维护患者的人格和平等的基本医疗照护权。

2）公正分配医疗资源：护士可以参与医疗资源分配的决策过程。在护理工作中，护士在进行有关医疗资源伦理决策时，应针对所有相关因素加以评估，确保医疗资源分配的公正合理。

4. 行善原则

（1）行善原则的概念　行善原则也称有利原则，即所作所为必须对患者有利，它是指医护人员对患者直接或间接履行仁慈、善良或有利的行为。行善原则即行善，主张为了患者的利益应施加好处，可分为积极和消极两个方面。正如护士鼻祖南丁格尔强调“护理患者时，应关心患者的幸福，一方面应为患者做善事，另一方面则应预防伤害患者”，行善原则的积极方面是促进患者的健康；消极方面是减少或预防对患者的伤害。

（2）行善原则对护士的要求

1）积极做对患者有益的事。包括积极采取措施，防止可能发生的伤害；积极探索，勇于创新，全方位采取措施，排除既存的损伤、伤害或丧失能力等情况。

2）权衡利害，减轻伤害。医护人员在进行诊疗前须仔细评估和权衡患者可能获得的利益以及可能因此而遭受的伤害，慎重地做出决策，避免因决策失误造成对患者的伤害以及对有限医疗资源的浪费。

二、护理伦理的规范

（一）护理伦理规范的概念

规范，就是规则或标准，是指依据一定的护理伦理理论和原则制定的、用以调整在临床护理实践中护士人际关系及护士与社会关系的行为准则，是一种特殊的职业道德规范，是社会对护士的基本要求。

（二）护理伦理规范的内容

1. 爱岗敬业、忠于职守　爱岗敬业、忠于职守是护士首要的伦理品质，也是社会主义职业道德对各行各业从业者的首要要求。作为一名护士，一定要做到热爱本职工作，充分认识护理工作的价值和重大意义，树立职业荣誉感、自豪感，真正尊重和爱护患者，把增进人类健康看作是自己最崇高的职责。忠于职守要求护士本着对患者身心健康高度负责的精神，时刻把患者的生命安危和痛苦放在首位，对处在痛苦危难中的患者，竭诚以待，尽力施救。

2. 刻苦钻研、精益求精　刻苦钻研、精益求精是护士在学风方面应遵守的伦理准则。社会的发展和人们生活水平的提高，推动着医学事业的不断发展，终身学习已经成为医护人员的基本要求。护士想要做好护理工作，必须刻苦钻研、奋发进取、与时俱进，不断学习护理专业的理论知识、专业技能以及相关的人文社会科学知识，完善自身知识结构，提高护理技术水平，做到精益求精，这样才能适应护理科学的快速发展与进步，才能为患者提供优质的服务。

3. 平等待人、尊重患者　平等待人、尊重患者是护士在处理护患关系时应遵循的准则之一，是协调护患关系的前提条件。尊重是人的一种基本精神需要，尊重患者就是要尊重患者的人格和尊严。其实质是指护士对待患者应不分种族、民族、性别、职业、信仰、党派、国籍等，做到一视同仁，尊重每位患者的人格、权利和生命价值。绝不可厚此薄彼，媚权重利。

4. 文明礼貌、举止端庄　文明礼貌、举止端庄是护士处理护患关系时所必须遵循的伦理准则，也是现代生物—心理—社会医学模式所要求的。护士的言谈举止会影响到患者对护士的信任和对治疗的信心。这一规范要求护士着装整洁、仪表端庄、自然大方；语言文明，态度和蔼；举止文雅、处事冷静；操作熟练，动作轻柔。对于患者来说，这些犹如一缕春风、一剂良药，会让其感受到尊重、安全和信任。

5. 团结互助、协同共进　团结互助、协同共进是正确处理护士人际关系的基本准则，是护士团队精神的体现。随着医学科学的发展，护理工作的分工越来越细，护理工作只凭一己之力是难以全面、准确、合理、有效地进行的，需要护士与医院各类人员、各个部门共同努力和密切协作去完成。因此，护士与各级人员之间应当互相尊重、互相信任、互相帮助。在此基础上，密切配合，协调一致，共同提高。

6. 遵纪守法、廉洁自律　遵纪守法、廉洁自律是护士在处理患者和社会关系时应遵循的准则，是医护人员自律的基本道德要求。这一规范要求护士应正直廉洁、奉公守法、不徇私情、不以医疗手段谋取私利，不接受患者或家属的钱物，更不能向患者索要钱物，否则会影响护士的社会信誉和形象，影响自己的职业生涯，严重的甚至走上违法犯罪的道路。

（三）护理伦理规范在护士职业关系中的具体要求

护理职业关系的伦理规范是护理伦理基本原则在护理活动中的实践表现，是护理伦理学的核心内容。学习并掌握它，对于提高护理质量、改善医德医风、加强医院精神文明建设、构建社会主义和谐社会极为重要。护理实践中的人际关系主要是指在医疗护理实践中，同护理有直接联系的人与人之间的交往关系。它包括三个方面，即护士与患者的关系、护士与同行的关系、和护士与社会的关系。处理好这三个方面关系应遵循的行为准则和规范即为护理关系伦理，其本质是协调好护理实践中的人际关系，更好地为患者和人民的身心健康服务。

■ **案例分析**　患者输液过敏，护士被打索赔

刘先生在某市第一人民医院输液后，因药物过敏，全身出现红色疱疹。随即，刘先生赶到医院，找到护士小周，要求查看自己的处方单，遭到拒绝，双方因此发生争执，之后刘先生动手打了护士小周致轻微伤。最后警方给予刘先生拘留10天罚款200元的处罚。

请问：导致护患关系恶化的原因是什么？护患关系应遵循的伦理规范是什么？

1. 护士与患者关系的伦理规范　在护士与患者关系中，双方都应按照一定的伦理原则和规范对自身的行为进行约束和调节。对此，提出护患关系的伦理规范，以发挥其主导作用。

（1）热爱护理工作，精益求精　热爱护理工作，精益求精这是搞好护患关系的基础。因此，护士首先必须提高对护理工作意义的认识，要把护理看作是一种为了千百万人幸福所需要的光荣工作和崇高事业，只有这样才能坚定献身护理事业的信心，用自己的行为去赢得社会的理解、信任和尊重。同时，随着医学模式的转变和护理科学的发展，人们对护理工作的要求越来越高，已从单纯的疾病护理转向对患者身心的优质护理，从对患者的护理转向对社会人群的预防保健护理扩大等。这就要求护士不仅要有扎实的护理基本知识理论和技能，而且还要有相关学科的知识和技能，不断更新知识，使护理技术精益求精。

（2）举止文雅端庄，态度热情　护士的举止态度都会影响与患者的接触和交流、从而影响护患关系。护士的举止端庄，例如着装整洁、仪表端庄、自然大方、举止文雅、处事冷静、操作熟练、动作轻柔等，可以获得患者的信任与尊重，有利于建立良好的护患关系。护士的态度热情表现为同情、关心和体贴患者，诚恳、和蔼地对待患者，热心为患者服务等，这样可以使患者产生亲切感和温暖感，也有利于建立良好的护患关系。

（3）尊重患者权利，一视同仁　尊重患者权利表现为护士要尊重患者的生命价值、人格和尊严。充分尊重患者享受健康权益的平等性，不论患者的性别、民族、职业、信仰、党派、国籍等，都要以诚相待，一视同仁。

（4）认真担负责任，任劳任怨　护理工作关系到患者的安危和千家万户的悲欢离合，每个护士都必须对患者的健康安全和生命高度负责，自觉意识到自己对患者、对社会所负的道德责任。同时要不计较个人得失，不辞辛苦、不厌其烦、不怕脏累，发扬乐于奉献、任劳任怨的精神。这就要求护士必须以严肃的态度、严格的要求和严谨

的作风，遵守各项规章制度，执行各项操作规程，使各项护理措施及时、准确、安全和有效。要避免因护理工作平淡疲倦而产生厌烦、松解情绪；避免因护理工作紧张、繁忙而产生慌张、马虎作风；避免因护理工作不顺利，心情不舒畅而产生急躁、不耐烦的态度；避免因夜班无人监督而产生省事念头和侥幸心理等。

（5）语言规范贴切，保守秘密　语言是护患之间交流的工具。语言规范贴切是指护士与患者交流中使用的语言规范、文明、贴切等。因为语言具有治病或致病作用，因此护士要讲究语言修养。护士要使用通俗性语言、礼貌性语言、安慰性语言、解释性语言、鼓励性语言等，同时要注意体态语言的作用。出于人道主义精神，护士对患者的生理缺陷、隐私，以及疾病的不良预后等，要用保护性语言。特别是对一些危及生命的疾病，不能随意告诉患者，以便患者愉快地度过自己生命的有限时光。

（6）清正廉洁奉公，遵纪守法　清正廉洁奉公，要求护士为维护和增进人民的健康服务，清廉洁身，不贪私利。每个护士都应严于律己，自觉抵制行业不正之风，绝不利用职务之便向患者索取贿赂或接受患者的礼物，保持护理职业的尊严和荣誉。遵纪守法，是指护士要遵守国家法令、法律和卫生法规。要遵守医院的规章制度和职业纪律。为此，每个护士都要维护法纪的权威性，要学法、懂法、用法。既要维护患者及他人的正当权益，也要保护自身的权益不受侵犯。

（7）理解关爱家属，耐心解疑　护理工作离不开患者家属的配合。护士与患者家属关系的好坏，对疾病的治疗、护理起着相当关键的作用。所以护士应理解家属并做好其思想工作，以尊重和同情的态度对待他们；对于家属提出的要求，凡是合理的能够做到的，应虚心接受并予以满足；要求合理但由于条件限制难以做到的，应向家属做好解释工作，以求得到对方的谅解；对家属提出的不合理的要求也要耐心讲解，不可急躁，也不能置之不理，应以平等的态度与其交换意见。

2. 护士与同行关系的伦理规范

（1）护士与护士之间关系的伦理规范　护士与护士间的关系称为护际关系，护士要以全心全意为患者的健康服务为指导思想，加强护士之间的精诚协作、互帮互学、互敬互爱，与同行同心同德，在此基础上建立起密切的工作关系，这对于提高护理队伍的整体素质，对于提高护理质量，对于提供优质服务及加强医院的精神文明建设都具有重要的意义。①互尊互爱，互相学习　护士之间是同事、同志和兄弟姐妹关系，相互之间应当互相尊重、互相爱护，相互尊重人格，维护同行的威信。尤其是当上下级护士之间是领导与被领导的关系时，领导应该严于律己、以身作则、关心下级；下级应该尊重上级、服从领导。在职称关系上，高级职称的护士对中、初级职称的护士有指导和教育的责任，要主动关心和帮助青年护士提高业务水平和能力；中、初级职称的护士应尊重高级职称的护士，虚心向他们学习护理理论、护理技能和工作作风。在护士与护生之间的关系中，提倡尊师爱生、教学相长、共同提高。总之，要十分强调下级护士尊重上级护士，虚心求教、勤奋学习；上级护士在传、帮、带中要鼓励和学习青年护士善于更新知识和积极进取的精神。这样，才能相互促进、取长补短，提高护理质量，促进护理事业的发展。②协调一致，相互关心　在正常情况下，不同岗位上的护士都应各尽其责，协调一致，形成彼此间的最佳配合，完成各项任务。当遇到突发事件，例如抢救危重患者时，要求护士不计较个人得失、本着患者第一的原则，主动团结协作，密切配合，奋力完成抢救任务。同时还要相互关心彼此的困难和疾苦，主动帮助、协助他人的工作，使整个护理工作处于和谐有序的状态，从而更好地为患者服务。

（2）护士与医生之间关系的伦理规范　治疗和护理是医疗工作的两个重要的组成部分，两者无主次、从属之分，并列平等，缺一不可，互为补充，关系十分密切。医护之间应互相交流、互相协作。

1）尊重彼此，相互信任。医护之间要尊重、信任，双方要充分认识到对方的职责和作用，承认对方工作的独立性和专业性，支持对方的工作。在医疗过程中，护士接触患者的机会多，观察患者病情比较全面细致，医生要重视护士提供的病情信息，信任并支持护士的工作。同时，护士要尊重和信任医生，主动协助医生工作，维护医生的威信。只有医生和护士尊重彼此、相互信任，才能共同为患者提供优质的服务。

2）配合互补，团结协作。医护之间的关系是"并列—互补"的平等关系。医生和护士的工作从本质上是平等的，只是侧重面有所不同，要共同对患者负责。医护之间在完成医疗任务过程中，除各自职责外，应当相互交流协作，密切配合互补，互相帮助。

3）彼此监督，互相制约。医护双方为了共同维护患者的利益，防止医护差错事故的发生，必须彼此监督、相互制约。在护理实践过程中护士应当能动地执行医嘱，一旦发现问题，本着对患者负责的态度，及时善意地给医生指出。同样，医生对护士服务质量与服务态度存在的问题，也应给予善意的批评帮助。如果医护双方对医护差错事故、对违反规章制度和搞不正之风的人和事等采取得过且过、不负责任的态度，都是错误的，也是不道德的。

（3）护士与医技科室人员之间关系的伦理规范　护士与医技科室人员虽不是从属关系，但接触频繁，关系密切，只是分工不同。双方应团结一致，共同为临床一线做好服务，这对提高医护质量具有十分重要的意义。

1）团结互助，合作共事。为了保证患者得到正确的诊断和及时的治疗，医技科室人员必须为诊疗、护理提供及时准确的依据；作为护士必须了解各医技科室的工作特点和规律，本着团结互助、合作共事的精神，为医技人员提供方便和支持。总之，双方都要为不失时机地救治患者尽心尽力，共同为患者的健康服务。

2）相互体谅，以诚相待。护技之间应相互尊重、相互体谅、通力合作。在工作中两者如果存在不同意见和矛盾时，不能相互埋怨、相互指责，而是从自己工作中找漏洞，以实事求是的态度，以诚相待，协商解决问题。

（4）护士与行政后勤人员之间关系的伦理规范　随着医院管理由经验管理向科学管理转化，要求护士与行政管理人员和后勤人员密切联系共同促进患者的康复。因此，护士处理好与行政、后勤人员的关系具有重要的现实意义。

1）护士要尊重行政管理人员，服从组织领导。无论医院领导还是职能部门的工作人员都要树立为临床医疗工作服务的思想，在人员配备、专业培训、设备更新等方面要为临床一线着想；护士也要尊重行政管理人员，并向其反映正当的需求，即便是一时解决不了的，也要树立全局观念，理解并支持行政管理人员的工作，服从组织领导。

2）护士要尊重后勤工作人员，珍惜并爱护其劳动成果。后勤工作是医院的重要组成部分。他们负责物资、仪器设备、生活设施等的提供和维修，是护理工作正常进行和提高护理质量的保障，也是医院正常运转不可缺少的环节。后勤人员要树立为临床一线服务的思想。同时，护士也应尊重后勤人员的人格，珍惜并爱护他们的劳动成果，共同为患者服务。

3. 护士与社会公共关系的伦理规范　随着医学模式的转变和护理学科学的发展，护理工作已经走出医院，走入社区，全面面向社会，护理工作与社会公共利益的关系越来越密切。护士应遵循其社会公共关系的伦理规范。

（1）既要坚持原则又要热情服务　护士和其他医务人员一道，面向社会积极开展预防疾病、卫生科普的宣传教育和疾病的社会调查，满腔热忱地为增进社会群体健康水平而贡献自己的力量。在履行自己的社会责任时，如果遇到患者个体利益与社会群体利益发生矛盾，要坚持原则，首先要维护社会整体利益，不能为少数患者利益而损害社会利益。

（2）既要主动参与又要全力以赴　护士对其所担负的预防保健、灾情疫情料理、爱国卫生运动等社会责任，要主动参与，周到服务，并积极提供技术指导，加强信息交流，认真完成上述各项任务；对于重大灾害救护的紧急任务，护士要恪守职责，发扬救死扶伤的人道主义精神，听从召唤，不畏艰险，全力以赴、积极参与，敢于负责任、敢于担风险，富有自我牺牲的献身精神。这都是护士对社会应尽的义务和责任。

三、护理伦理范畴

护理伦理范畴是道德规范在护理活动中的具体运用，是道德现象的总结和概括，反映了护患之间、护士与同行之间以及护士与社会之间的最本质、最重要、最普遍的道德关系。护理伦理范畴主要包括：权利与义务、情感与良心、审慎与保密、荣誉与幸福。

（一）权利与义务

权利和义务是护理伦理范畴中最基本的一对范畴。护士与患者作为社会角色，都是权利与义务的统一体，他们既具有一定的权利，又承担一定的社会责任和义务。（详见第三节）

（二）情感与良心

1. 情感

（1）护理伦理情感的概念　情感是人们内心体验的自然流露，是人们对客观事物和周围环境的一种感受反应和态度。护理伦理情感是指护士对患者、对他人、对集体、社会和国家所持态度的内心体验。护士的伦理情感是建立在对人的生命价值、人格和权利尊重的基础上，表现出对生命、对患者、对护理事业的真挚热爱，是一种高尚的职业伦理情感。这种情感具有职业特殊性、纯洁性和理智性的特点。

（2）护理伦理情感的内容

1）同情心：同情心是每一个护士应具有的最基本的情感。南丁格尔说过："护士必须要有一颗同情的心和一双勤劳的手"。护士同情感主要表现在对患者的遭遇、痛苦和不幸在自己的情感上产生共鸣，设身处地为患者着想，急患者之所急，痛患者之所痛，尽全力解除患者的痛苦，帮助患者恢复健康。

2）责任心：责任心是同情心进一步的升华，在伦理情感中起主导作用。主要表现为热爱患者、热爱自己的专业，把促进患者的康复视为自己崇高而神圣的职责，对护理工作尽心尽责、不辞辛劳、一丝不苟、严谨细致、慎独自律。

3）事业心：事业心是责任心的上升，是高层次的伦理情感，即把本职工作与护理事业的发展、与人类健康事业的发展紧密联系起来，把人类健康与护理事业看得高于一切，成为自己为之奋斗的目标。因而，他们有着强烈的事业自豪感和荣誉感。为了护理事业的发展，勇于探索，不断进取。我国护理界辛勤耕耘的护理老前辈们及所有献身于护理事业的杰出代表们，正是有了这种可贵的情感。把自己的一生献给了患者和护理事业，表现出了高度的事业心。

（3）护理伦理情感的作用

1）有利于实现护理目标。高尚的护理伦理情感可以使患者减少顾虑，增强战胜疾病的信心。同时高尚的护理伦理情感有助于建立良好的护患关系，实现护患间的良好配合，有利于患者的康复，实现护理目标。

2）有利于提高护士的整体素质。高尚的护理伦理情感是促进和推动护士伦理行为、提高护理技术水平、增强护士整体素质的重大内在力量。

2. 良心

（1）护理伦理良心的概念　良心是对所负伦理责任的内心感知和行为的自我评价及自我意识，是人的仁慈善良的心理状态，对人的行为具有重要的自我调节作用。良心是伦理情感的深化，是人们伦理认识、情感与意志的总和在意识中的统一，具有稳定性和深刻性。同时，良心还具有历史性和阶段性。护理伦理良心是指护士在履行对患者、对集体和对社会义务的过程中，对自己行为应负伦理责任的自觉认识和自我评价能力。

（2）护理伦理良心的内容

1）忠于社会。护士既要对患者负责，又要对社会负责。护士应依靠自己的职业良心唤醒自己的职业伦理，自觉抵制不正之风，自觉维护白衣天使的纯洁美好形象。正确处理患者利益和社会利益的关系。

2）忠于护理事业，具有为事业献身的精神。护理事业是一项发展中的事业，又是一种以救死扶伤为特殊使命的崇高事业。这就要求护士不仅要对患者负责，为患者的利益着想，还必须使自己的行为有利于护理业的发展，必须有为护理事业奉献的精神。

3）在任何情况下，都忠于患者。忠于患者要求护士充分尊重患者的人格、价值和利益，不论有无监督，都要把患者利益放在首位，不做任何伤害患者的事情。这是护士必备的高尚的伦理良心。

（3）护理伦理良心的作用

1）行动之前的选择作用。在护理活动某种行动之前，良心会根据护理伦理义务的要求，对行为动机进行自我检查，对符合伦理要求的动机给予肯定，对不符合伦理要求的动机加以否定，从而做出正确的抉择。

2）行动之中的监督作用。在护理活动过程中，良心对符合护理伦理要求的情感信念和行动给予支持、肯定；相反，给予制止或否定，并及时调整行动方向，避免产生不良行为和影响。这就是良心的监督作用。

3）行动之后的评价作用。当护士的行为后果合乎伦理要求时，就会感到良心上的满足，精神上的欣慰和安宁；相反，当感到自己的行为不合乎伦理要求时，就会受到良心的谴责，从而感到惭愧、内疚和悔恨。护士正是在良心的不断自我评价中反省自我，不断提高自身的伦理修养的。

（三）审慎与保密

1. 审慎

（1）护理伦理审慎的概念　审慎即周密细致。护理伦理审慎是指护理行为之前的周密思考与行为过程中的谨慎认真。它是护士内心信念和良心的外在表现，也是护士对患者和社会履行义务的高度责任心和事业心的具体体现，是每个护士不可缺少的伦理修养。

（2）护理伦理审慎的内容

1）语言审慎。即三思而后言。语言既能治病也能致病，此护理伦理对护士提出语言审慎的要求。护士语言审慎主要要求重视心理学知识和对保护性医疗及护理的理解，必须注意语言的表达技巧。

2）行为审慎。即三思而后行。护士在护理活动的各个环节，不仅要自觉做到认真负责、行为谨慎和一丝不苟，遇到复杂病情和急危重患者，能果断准确处理，周密地防止各种意外情况的发生。同时，还要严格遵守各项规章制度和操作规程。

（3）护理伦理审慎的作用

1）能促使护士加强责任心。护士对治疗护理工作审慎认真，养成良好的护理作风，全面加强责任心，避免因疏忽大意酿成护理差错或事故，最大限度地保证患者的身心健康和生命安全。

2）能促使护士自觉地提高伦理道德修养。能促使护士做到任何情况下，即使是无人监督的时候，都能坚持护理伦理要求，尽职尽责地为患者服务，从而逐步达到“慎独”境界。

3）能促使护士钻研业务知识和护理技术。如果业务知识贫乏、技术水平低下，就很难做到谨慎、周密地处理问题、及时发现和处理患者的病情变化等。因此，护士实践审慎的伦理要求，必须认真钻研业务知识，不断提高技术水平。

2. 保密

（1）护理伦理保密的概念　保密即保守机密，不对外泄露。护理伦理保密是指护士在护理活动中应当具有对医疗和护理保守秘密的护理伦理品质。

（2）护理伦理保密的内容

1）保守患者秘密。包括患者的疾病史、各种特殊检查和化验报告、疾病的诊断名称、治疗方法等以及患者不愿向外泄露的其他问题，护士都有保守秘密的义务，不应随意泄露，更不应该当作谈话的资料而任意宣扬。否则，护士对造成的严重后果要负伦理甚至法律责任。

2）对患者保守秘密。在特殊情况下，因治疗或护理的需要，患者的病情有可能出现某些不良的后果，为了避免给患者带来恶性刺激或打击患者治疗的信心，护士应该对患者保密。

3）对重要领导人物的病情保密。在特殊环境中，对党和国家、军队的重要领导人的病情应予以必要的保密，以便稳定各方面有关人员的思想情绪，防止对生产、工作和军事活动产生不良的影响。

（3）护理伦理保密的作用

1）保守患者秘密，有利于维护家庭、社会的稳定，增进家庭的和睦和社会的团结。

2）保守医疗秘密，可以避免患者受到恶性刺激，以维护患者自尊心、自信心，提高患者自身的抗病能力和战胜疾病的勇气，促进患者尽快康复。

3）有利于建立良好的护患关系，从而促进护理工作的开展及护理质量的提高。

（四）荣誉与幸福

1. 荣誉

（1）护理伦理荣誉的概念　荣誉是指人们履行了社会义务之后，得到社会的赞许、表扬或奖励。护理伦理荣誉是指护士履行了自己的职责义务后获得他人、集体或社会的赞许、表扬或奖励。它不仅是人们或社会对护士伦理行为社会价值的客观评价，而且也包含了护士伦理情感上的欣慰与满足。因此，它也是护士个人良心的自尊心、自爱心和知耻心的表现。

（2）护理伦理荣誉的内容

1）护士的伦理荣誉观是建立在全心全意为人民身心健康服务的基础之上的，是护士义务和职责、事业和荣誉的统一。护士只要热爱自己的事业，努力履行护理伦理义务，为人民身心健康做出贡献，就有可能得到人们和社会的赞扬与尊敬。

2）护士伦理荣誉是个人荣誉与集体荣誉的统一。个人存在于集体之中，集体是由个人组成的。任何个人荣誉中包含着集体智慧和力量，是群众和集体才能的结晶；任何集体荣誉都离不开每个护士的辛苦工作所做出的贡献，离开个人奋斗，集体荣誉也就化为乌有。因此，集体荣誉是个人荣誉的基础和归宿，个人荣誉是集体荣誉的体现和组成部分，两者是辩证统一、有机结合的。

3）护理伦理荣誉观与个人主义虚荣心有本质区别。虚荣心是个人主义的思想表现，它把荣誉当成资本，把追求荣誉当作护理工作的奋斗目标；不能正确地估价个人和他人的成绩，为了点滴荣誉，可以不择手段地诋毁他人、抬高自己，搞虚假浮夸；获得荣誉后，把一切功劳归功于自己、盛气凌人、忘乎所以等，这不是正确的伦理荣誉观。社会主义护士的伦理荣誉观，只是把荣誉看作是社会和他人对自己过去护理工作价值的肯定，是对自己的鼓励和鞭策。因此她们在荣誉面前，谦虚谨慎、戒骄戒躁、继续前进，即使自己做出了成绩而未能得到应有的荣誉甚至误解时，也会不改初衷，不懈努力，甘当无名英雄。

（3）护理伦理荣誉的作用

1）评价作用。护理伦理荣誉通过社会舆论的力量，表达了集体和社会支持什么，反对什么，从而促使护士对自己行为的后果与影响加以关注，进而获得一种做好治疗护理工作争取荣誉的精神力量。

2）激励作用。护士树立了正确的荣誉观，就会把履行护理伦理原则、规范变成内心的信念和要求，同时也会将这种信念和要求通过相应的护理伦理道德行为表现出来，从而形成一种内在的精神力量。此外，得到肯定是人的一种心理需要，社会舆论对护士的评价是一种无形的精神力量，护士从荣誉这种评价中得到肯定和激励，从而获得一种继续做好护理工作、不断争取荣誉的精神力量。

2.幸福

（1）护理伦理幸福的概念　幸福是指人们在物质生活与精神生活中，由于感受和理解到目标、理想的实现而得到的精神上的满足。它是一种同人生目的、意义及实现生活和理想联系最密切的伦理现象，是较高层次的伦理范畴。护理伦理幸福是指在为患者健康服务的过程中以自己辛勤的劳动，实现从事护理事业的人生价值而感受到的精神上的满足。

（2）护理伦理幸福的内容

1）物质满足和精神满足的统一。它既包含物质生活的改善、提高，又包含精神生活的充实，而且精神生活的满足高于物质生活的满足。只有用健康、高尚的精神生活指导和支配物质生活，才能真正感受到生活的意义。护士在职业服务中获得物质报酬，从患者的康复中获得精神上的满足，从而感到幸福和快乐。因此，护士的幸福观是物质满足和精神满足的统一。

2）个人幸福和集体幸福的统一。国家富强和集体幸福是个人幸福的基础，个人幸福是集体幸福的体现。离开集体幸福，护士的幸福是无法实现的。在强调集体幸福高于个人幸福的前提下，积极关怀和维护护理职业的幸福是必要的。因此护士的幸福观必是个人幸福与集体幸福的统一。

3）创造幸福与享受幸福的统一。劳动和创造是幸福的源泉。护士只有在为患者的服务中，通过辛勤劳动、精心护理，使患者早日康复，得到社会肯定，才能获得物质与精神上的利益和享受，而且贡献越大获得的幸福才越多。因此，幸福寓于享受所创造的成果之后，也寓于劳动和创造之中，是创造与享受的统一。

（3）护理幸福观的作用

1）促使护士自觉履行护理道德责任。护士树立了正确的幸福观，就能将个人的幸福建立在理想的追求、人生价值的实现上，把个人幸福融入救死扶伤、防病治病的平凡而伟大的护理工作中，就会摆正个人幸福与集体幸福的位置，从而自觉地履行护理道德义务，尽职尽责地为患者服务。

2）促使护士树立正确的苦乐观。就一定意义而言，幸福是苦与乐的统一，没有苦就没有乐，没有辛勤的耕耘就难以体会收获的欢乐与欣慰。护士只有树立正确的职业伦理幸福观，才能正确地理解和认识这种苦和乐的辩证关系，从而树立正确的苦乐观，勇于吃苦，乐于吃苦，不畏挫折和挑战。

第三节　护士与患者的权利和义务

在我国每个公民都有自己的权利，在变换不同身份的时候也有不同的权利。医生有医生的权利、律师有律师的权利，患者在我国同样是享有权利的。在护患关系中双方应按照一定的道德原则和规范来约束、调整自身的行为，尊重彼此的权利和义务。护士尊重患者的权利并督促患者履行相应的义务，是提供高品质护理服务的重要方面。

近年来，医患纠纷呈上升趋势，究其原因，有相当一部分是由于患者和家属对医疗工作的特殊性、风险性和相关政策不了解，对诊疗过程不知情造成的。医院能否做好医患之间的沟通与医院医疗纠纷是否发生有密切的关系。护患之间沟通的实质其实就是护士是否完整地履行告知义务，患者是否确实享受到了知情同意权。落实告知义务无疑可以避免或减少医疗纠纷。

■ 案例分析

患者，女性，70岁，是一位糖尿病、肺癌晚期患者。营养师为其制订了糖尿病饮食标准，并向患者详细讲解了遵守饮食标准对控制血糖稳定的重要性，希望她能遵守。患者能理解被告知的信息，并能理性地认识到不遵守糖尿病饮食原则的不利后果，但患者还是决定不遵守营养师制订的饮食标准，选择在其余生随意进食自己喜欢的食物，这样她觉得更快乐，但这会使患者因为没有控制饮食而导致血糖不稳定。

请问：案例中该患者享有哪些权利？护士该怎样做？

一、护士的权利

法律具有规范性，它通过对权利与义务规范调整，达到对一切同类主体行为起作用的目的。

人身权利和依法执业是护士最基本的权利。人身权包括生命健康权、身体权、姓名权、自由权、名誉权、隐私权等。对人身权的保护，我国的刑法、民法、行政法三大实体法和诉讼法对人身权的权力内容和救济方式显得极为突出，其他部门法中也有大量的保护人身权的条款，这些有关人身权的保护规范，尽管各自所处的法律部门不同，采取的制裁方式不同，但它们所保护的对象同样都是人身权。由于护理职业的特殊性，非常有必要向社会强调和宣传护士人身权利的保护。我们知道，随着经济的发展和社会文明的进步，人们越来越珍视健康和生命，医护人员所从事的职业是一项高风险性工作，它受到患者机体状况和医疗水平限制等多方制约。

在医疗过程中，稍有不慎或变故，医护人员往往直接面对的是充满无比悲哀，甚至失去理智的患者家属，因此，他们的人身权往往更容易在特定的环境下受到侵害，这也就决定了强调护士人身权利不受侵犯的法律意义。依法执业是指依照《中华人民共和国护士管理办法》，护士在取得护士资格并注册后依法从事的护理活动。根据2008年国务院公布的《护士条例》的规定，护士在医疗实践过程中依法应当享有以下权利：

（一）获得物质报酬的权利

获得物质报酬权，是指公民付出一定劳动后应该获得的物质补偿。广义的劳动报酬包括工资、奖金和津贴三种收入形式。报酬权包括报酬协商权、报酬请求权和报酬支配权。报酬协商权是劳动者与用人单位通过劳动契约协商确定劳动报酬的形式和水平的权利。护士执业，有按照国家有关规定获取工资报酬、享受福利待遇、参加社会保险的权利。任何单位或者个人不得克扣护士工资、降低或者取消护士福利等待遇。

（二）安全执业的权利

护士执业，有获得与其所从事的护理工作相适应的卫生防护、医疗保健服务的权利。从事直接接触有毒有害物质、有感染传染病危险工作的护士，有依照有关法律行政法规的规定接受职业健康监护的权利；患职业病，有依照有关法律、行政法规的规定获得赔偿的权利。

（三）学习、培训的权利

护士有按照国家有关规定获得与本人业务能力和学术水平相应的专业技术职务、职称的权利；有参加专业培训、从事学术研究和交流、参加行业协会和专业学术团体的权利。

（四）获得履行职责相关的权利

护士有获得疾病诊疗、护理相关信息的权利和其他与履行护理职责相关的权利，可以对医疗卫生机构和卫生主管部门的工作提出意见和建议。

（五）获得表彰、奖励的权利

国务院有关部门对在护理工作中做出杰出贡献的护士，应当授予全国卫生系统先进工作者荣誉称号或者颁发白求恩奖章，受到表彰、奖励的护士享受省部级劳动模范、先进工作者待遇；对长期从事护理工作的护士应当颁发荣誉证书。具体办法由国务院有关部门制定。

（六）人格尊严和人身安全不受侵犯的权利

扰乱医疗秩序，阻碍护士依法开展执业活动，侮辱、威胁殴打护士，或有其他侵犯护士合法权益行为的，由公安机关依照治安管理处罚法的规定给予处罚；构成犯罪的，依法追究刑事责任。

二、护士的义务

为规范护士执业行为、提高护理质量、保障医疗安全、防范医疗事故、改善护患关系，《护士条例》明确规定护士应承担以下义务。

（一）依法执业的义务

《护士条例》第16条明确规定：护士执业，应当遵守法律、法规、规章和诊疗技术规范的规定。

这项规定包含至少两层含义和要求：

1. 护士必须具有独立的护士执业资格《中华人民共和国护士管理办法》第十九条规定：未经护士执业注册者不得从事护士工作。护理专业在校生或毕业生进行专业实习，以及按本办法第十八条规定进行临床实践的，必须按照卫生部的有关规定在护士的指导下进行。第二十条规定：护理员只能在护士的指导下从事临床生活护理工作。

2. 护士的操作必须符合技术规范　应当遵守法律、法规、规章和诊疗技术规范的规定。

（二）紧急救治患者的义务

护士在执业活动中，发现患者病情危急，应当立即通知医师；在紧急情况下为抢救垂危患者生命，应当先行实施必要的紧急救护。发现患者病情危急而未立即通知医生的，将承担相关的法律责任。

（三）正确查对，执行医嘱，履行问题医嘱报告义务

《护士条例》第17条第2款规定：护士发现医嘱违反法律、法规、规章或者诊疗技术规范规定的、应当及时向开具医嘱的医师提出；必要时，应当向该医师所在科室负责人或者医疗卫生机构负责医疗服务管理的人员报告。

发现医嘱违反法律、法规、规章或者诊疗技术规范的规定，未依照规定提出或者报告的，将承担相应的法律责任。

情景模拟研究认为：养成复述的习惯有助于正确查对。例如在抢救患者时，医生可能会有口头医嘱，而这时个别医生口里说的与心里面想的可能会不一致，他自己也不知道自己说错了，如果护士能够在记录时，一边记录一边复述，那么医生听到说错的内容时，就能立即纠正。

（四）尊重、关爱患者，保护患者隐私的义务

《护士条例》第18条规定：护士应当尊重、关心、爱护患者，保护患者的隐私。2014年，中华医学会全国护理伦理学专业委员会和中国生命关怀协会发布了我国《护士伦理准则》，作为护士临床实践、护理行为和伦理决策的行动指南。《护士伦理准则》第二章护士与护理对象中，第四条明确指出“关爱生命，无论何时，救护生命安全第一。尊重人格尊严、知情同意权、自主权、个人隐私权和文化背景”。为患者保守秘密和尊重患者的隐私是临床护理工作中的一个重要的伦理学原则，保密意味着限制他人得到患者的私人信息。

1. 隐私和隐私权

（1）隐私，顾名思义，隐蔽、不公开的私事。在汉语中，“隐”字的主要含义是隐避、隐藏，《荀子·王制》：“故近者不隐其能，远者不疾其劳。”引申为不公开之意。“私”字的主要含义是个人的、自己的，秘密、不公开，《诗·小雅·大田》：“雨我公田，遂及我私。”可见，隐私即指个人的不愿公开的私事或秘密。

（2）隐私权是指自然人享有的私人生活安宁与私人信息秘密依法受到保护，不被他人非法侵扰、知悉、收集、利用和公开的一种人格权，而且权利主体对他人在何种程度上可以介入自己的私生活，对自己的隐私是否向他人公开以及公开的人群范围和程度等具有决定权。隐私权是一种基本人格权利。

2. 加强患者隐私保护的重要意义　隐私保护涉及患者对医护人员的信任，涉及患者对诊断治疗的配合程度，涉及患者家庭的稳定等诸多问题，因此保护患者隐私问题应当引起高度重视，医护人员有保护患者隐私的义务。在医疗活动中，患者的隐私权是指患者拥有的保护自身包括身体的隐私部位、病史、生理缺陷、特殊经历、遭遇等隐私，不受任何形式的外来侵犯的权利。医护人员在特殊的职业活动中，因为工作和对患者及疾病诊疗的需要，需了解患者的隐私。这些隐私是患者不愿意被他人所知晓的，甚至包括其配偶、家人、亲属在内。患者告知医务人员有关的隐私的目的是为了配合医护人员诊断治疗的需要，是基于对医护人员的信任。医护人员负有为其保守秘密的义务和责任。护士在执业活动中，比医生接触患者的机会更多，更容易获得患者信任，了解患者隐私的机会、获取患者隐私的机会也多，稍有不慎可能导致患者隐私的泄露。因此，重视患者的隐私保护，提高保护患者隐私意识，采取有效措施，切实保护患者隐私问题显得尤为重要。

3. 保护患者隐私包括以下方面

（1）患者身体的隐私部位　不得未经患者同意而将患者身体暴露给予诊疗活动无关的人，如未经产妇同意让实习生参观产妇顺产的全过程。

（2）患者的病情　不能与其他不相关人员讨论患者的病情和治疗，如向同事泄露某床患有艾滋病。

（3）患者的个人信息　不能随意泄露患者的家庭住址、联系电话等，如告知奶粉厂家某产妇的电话号码或孩子的出生日期等。

（4）患者的病历资料　包含患者隐私的内容，不得为了宣传治疗效果，未经患者同意公开病历资料，让社会各界知悉患者的姓名、身体状况、既往病史等个人信息。泄露患者隐私的，将承担相应的法律责任。

■ 临床案例

护士彭某，刚满25岁，大学毕业后到青岛一家大医院工作还不到2年；另一位女孩儿也是一名年轻的产科护士。两人利用登记产妇信息之便在一年多的时间里向被告刘奇提供了12000多条产妇个人信息，刘奇非法获取产妇及其家庭联系电话及信息，并通过售卖信息非法牟利，彭某和那位年轻护士也从中获利。最终被公安机关查获并提交检察机关公诉。被告人刘奇、彭某等六人犯侵犯公民个人信息罪，分别判处拘役六个月，缓刑六个月，并处罚金人民币二万元至有期徒刑三年二个月，并处罚金人民币九万元不等。

不过病患隐私权并非无限上纲，基于公共卫生及大众利益考虑，病患隐私必须有一定的规范。如何平衡各国政府的公共卫生利益、第三人利益及个人隐私利益的冲突问题，便是维护患者隐私的最大挑战。原则上视其利益何者较为重大而定，必须个别认定。例如中华人民共和国的传染病防治法第三十七条第一项及第二项规定，医师诊治患者或医师、法医师检验尸体，发现传染病或疑似传染病时，应视实际情况立即采取必要之感染控制措施，并报告该主管机关。患者情况有异动时，亦同。第三类传染病应于1周内完成，必要时中央主管机关得调整。另外“中华民国”的传染病防治法第三十八条也规定，医师以外医疗人员执行业务，发现传染病患者、疑似传染病患者，或因而致死之尸体时，应立即报告医师或依规定报告。医疗（事）机构应指定专责人员负责督促所属医疗人员依规定办理。这些规定都是对病患隐私的限制的例子，西方国家也有类似的规定。

（五）积极参加公共卫生应急事件救护的义务

《护士条例》第19条规定：护士有义务参与公共卫生和疾病预防控制工作。发生自然灾害、公共卫生事件等严重威胁公众生命健康的突发事件，护士应当服从县级以上人民政府卫生主管部门或者所在医疗卫生机构的安排，参加医疗救护。

这里特别强调“服从”，发生自然灾害、公共卫生事件等严重威胁公众生命健康的突发事件，不服从安排参加医疗救护的，将承担相应的法律责任。

《护士条例》规定，护士在执业活动中出现违反法定义务的情形，由县级以上地方人民政府卫生主管部门依据职责分工责令改正，给予警告；情节严重的，暂停其6个月以上1年以下执业活动，直至由原发证部门吊销其护士执业证书。由此可见，承担法律责任有三种形式：警告、暂停执业活动和吊销其护士执业证书，并且一旦被吊销执业证书，自执业证书被吊销之日起2年内不得申请执业注册，同时所受到的行政处罚、处分情况将被记入护士执业不良记录。此外，《护士条例》规定，护士执业不良记录包括护士因违反护士条例及其他卫生管理法律、法规、规章或者诊疗技术规范的规定受到行政处罚、处分的情况等内容。

三、患者的权利

患者的权利是指患者患病后应享有的合法、合理的权利与利益。因此，患者的权利既适合法律所赋予的内容，也包含作为患者角色后医护道德或伦理所赋予的内容。根据我国宪法、民法通则、消费者权益保护法及医疗事故处理条例及卫生部的一些部门规章、医疗操作规范等有关规定，患者的权利非常广泛，主要包括生命健康权；隐私权、姓名权、肖像权、名誉权；财产权；公平医疗权；自主就医权（包括选择医疗机构和医护人员）；知情与同意权。具体来说，患者在就医时的权利主要有：

（一）有个人隐私和个人尊严被保护的权利

患者有权要求有关其病情资料、治疗内容和记录应如同个人隐私，须保守秘密。患者有权要求对其医疗计划，包括病例讨论、会诊检查和治疗都应审慎处理，不允许未经同意而泄露，不允许任意将患者姓名、身体状况、私人事务公开，更不能与其他不相关人员讨论患者的病情和治疗，否则就是侵害公民名誉权，应受到法律的制裁。

（二）有知情和同意的权利

患者对疾病的病情、治疗措施、医护人员的情况等享有知情权，而医院采取的治疗行为应事先征得患者或其家属的同意之后方可进行。具体阐述如下：

1. 有知情权　患者有权利了解有关自己疾病的所有信息，包括疾病的性质、严重程度、治疗和护理措施、预后等。有权获知有关自己的诊断、治疗和预后的最新信息。在医疗活动中，医疗机构及其医务人员应当将患者的病情、医疗措施、医疗风险等如实告知患者，及时解答其咨询，但是，应当避免对患者产生不利后果。患者的知情权主要包括以下方面：

（1）患者对自己的病况有知情权，有权利从医护人员处获知有关自己的病情、医疗诊断、病情的发展、医护人员为患者制订的治疗护理计划及预后情形，包括治疗中的常见问题及其他可行的治疗方法等。

（2）患者有权知道处方药物的名称，以及该药物在通常情况下的治疗作用极有可能产生的副作用和正确的用法、用量。

（3）患者有权获知有关自己病情及治疗方面的病历资料。

（4）患者有权知道规定的医疗护理服务项目、药品的收费标准

（5）患者有权利知道医院制定的与患者有关的各项规定，以及自身权益保护方面的知识。医院应向患者提供此方面的书面介绍，以便患者遵守院方的有关规定和依法保护自身权益。

（6）患者有权利核对其医疗费用发票，也有权利要求医院对发票予以适当的说明。

2. 有参与决定有关个人健康的同意权　患者有在接受治疗前得到正确信息的权利。如手术、重大的医疗处置等，只有当患者完全了解可选择的治疗方法并同意后治疗计划才能执行，患者有权在法律允许的范围内拒绝治疗。医务人员要向患者说明拒绝治疗对生命健康可能产生的危害。如果医院计划实施治疗与患者相关的研究时，患者有权被告知详情并有权拒绝参加研究计划。如对一些实验性治疗，患者有权知道其作用及可能产生的结果，并有权决定接受或拒绝。患者的同意权主要包括以下方面：

（1）患者有权自主选择到任何一家合法医疗机构接受医疗服务。

（2）患者在任何医疗处置或治疗前，医护人员应告知其有关的详情：包括目的、危险性、其他可选择的方法等，以帮助患者做出决定。

（3）患者在接受治疗时，如果觉得需要征求其他医生的意见，患者有权向医生提出会诊的要求，或自己向其他医生或医疗机构咨询。

（4）患者对于手术中切除的器官、组织、遗体的使用有决定权。

（5）患者有权选择是否参加医学研究计划。医院方面必须事先取得患者的书面同

意，才会请患者参加医院所进行的医学研究计划。院方也必须事先向患者解释清楚研究计划各方面的详情。

（三）有享受平等医疗待遇的权利

公民在患有疾病时，有从国家和社会获得物质帮助的权利，国家发展为公民享受这些权利所需要的医疗卫生事业。这是我国现行宪法第45条第一款所规定的公民权利，也即患者医疗权的法律基础。

任何人患病后，不论其社会地位、教育程度、经济状况等有多大的差异，他们所享受的医疗、护理、保健和康复的权利应该是平等的，医护人员应为患者提供平等的医疗和护理服务。如当人们的生命受到疾病的折磨时，他们就有解除痛苦，得到医疗照顾的权利，有继续生存的权利。任何医护人员和医疗机构都不得拒绝患者的求医要求。

人们的生存权利是平等的，享受的医疗权利也是平等的，医护人员应平等地对待每一个患者，自觉维护一切患者的权利。

（四）有获得住院时及出院后完整医疗的权利

医院对患者的合理服务需求要有回应，医院应依病情的紧急程度，对患者提供评价、医疗服务及转院。只要医疗上允许，对患者在被转到另一家医疗机构前，必须先交代有关转送的原因及可能的其他选择的完整资料与说明。患者将转去的医疗机构必须先同意接受此位患者的转院。

（五）有服务的选择权、监督权

患者有权根据医疗条件或自己的经济条件，选择医疗机构、检查项目、治疗方案的权利。医务人员应力求较为全面、细致地介绍治疗方案，帮助患者了解和做出正确的判断和选择。患者同时还有权利对医疗机构的医疗、护理、管理、后勤、管理医德医风等方面进行监督。

（六）因病免除一定社会责任与义务的权利

患者在患病后可以根据疾病的性质、病情发展的进程等，要求免除或部分免除其在患病前的社会角色所承担的社会责任。有免除一定社会责任和义务的权利。

如按照患者的病情可以暂时或长期免除服兵役、献血等社会责任和义务。这也符合社会公平原则和人道主义原则。

（七）有获得赔偿的权利

由于医疗机构及其医务人员的行为不当，造成患者人身损害的，患者有通过正当程序获得赔偿的权利。

（八）有请求回避的权利

已确定为医疗事故的，在进行鉴定前，争议双方可以在各级医学会主持下，按照对等原则，从医疗事故鉴定委员会的专家库中，随机抽取相关专业的鉴定委员实施鉴定。当事人对可能影响公正、公平医疗事故鉴定的委员或者当事人不信任的鉴定委员，有权以口头或者书面形式申请其回避。这也体现了医患双方的平等性。

四、患者的义务

患者的义务是指患者应尽的责任。义务与权利是相对应的。患者在享有正当权利的同时，也应履行相应的义务，以便对自身健康及家庭和社会负责。患者在接受医疗服务过程中，应当遵守和履行如下义务：一是积极配合医疗护理，严格遵照医嘱进行治疗；二是自觉遵守医院规章制度、维护医院秩序，接受医院的相应管理；三是尊重医务人员的人格及工作；四是患有传染病时，有接受强制治疗的义务；五是支持医学科学发展的义务。

（一）积极配合医疗护理，严格遵照医嘱进行治疗

医务人员有责任帮助患者恢复健康和保持健康，患者的健康恢复和保持需要患者自身的积极参与。患者患病后，有责任和义务接受医疗护理，在治疗过程中，和医务人员合作，治疗疾病，恢复健康。患者在同意某种治疗方案后，要遵循医嘱，有责任改变自己不良的生活习惯，养成良好的生活习惯，发挥自身在预防疾病和增进健康中的能动作用，掌握自身健康的主动权，对自己的健康负责。如糖尿病患者应根据病情控制饮食等。病情好转出院后，也应按要求定时复诊，尽早恢复健康，减少疾病复发。如果患者在治疗过程中，未经医务人员允许，擅自中止治疗，不按医嘱规定服药或随便浪费药品，这是对自己、对社会不负责任的不道德之举。

（二）自觉遵守医院规章制度、维护医院秩序，接受医院的相应管理

医院是救死扶伤、实行人道主义的公共场所，需要保持一定的秩序。患者应自觉维护医院秩序，保持医院的安静、清洁，不干扰医院正常的医疗活动及不损坏医院财产。

为了保障医院正常的诊疗秩序，医院对患者和家属势必提出要求，例如就诊须知、入院须知、探视制度、陪床制度、及时缴纳医疗费用等，这是为了维护广大患者的利益，也是保证良好诊疗环境所必需的，患者应自觉遵守。

（三）尊重医务人员的人格及工作

医务人员担负着救死扶伤的重任，为患者的治疗和康复付出了辛勤的劳动，理应受到患者和社会的尊重。对医务人员人格和劳动的尊重是患者的义务。然而，在临床医疗活动中，有的患者为谋求某种私利或利益，提出不合理的要求，当遭到医务人员拒绝时，就对医务人员提出种种非难，甚至谩骂、诽谤、殴打，这是违反道德和法律的，需承担相应的责任或受到相应的制裁。

（四）患有传染病时，有接受强制治疗的义务

患者患有传染性疾病时，应按照法律法规的要求，主动接受强制性治疗。一个人患病不单纯是个人的事，它往往与社会其他成员的健康有着密切的关联。如通过水平传播的传染病和通过垂直传播的遗传病等。对此，患者应认识到，主动接受治疗，防止疾病的传播和蔓延，是自己应尽的义务。对隔离治疗措施要能理解，并积极配合进行。

（五）支持医学科学发展的义务

医务人员对疾病的预防、治疗疾病的发生、发展进行科学研究，需要患者的密切配合，如新医药技术、设备的临床人体试验，需要患者作受试对象；对未能明确诊断而死亡的患者进行病理解剖，需要亲属的支持；医学教育中医学生的教学见习和临床实习，需要患者的信任、理解和支持。这些工作都是发展医学科学的需要，是造福人类的事业，患者有义务支持配合。

第四节　临床科室护理伦理道德要求

一、优质护理的概念与伦理道德要求

2010年1月，我国卫生部办公厅印发《2010年“优质护理服务示范工程”活动方案》的通知，提出优质护理这一概念，同年3月，全国共72所医院被选为“创建优质护理服务示范医院”，卫生部医政司护理处处长郭艳红在回答优质服务效果这个问题时提出“三满意”，即患者满意、社会满意、政府满意。优质护理服务是指以患者为中心，强化基础护理，全面落实护理责任制，深化护理专业内涵，整体提升护理服务水平。“以患者为中心”是指在思想观念和医疗行为上处处为患者着想，一切活动都要把患者放在首位，紧紧围绕患者的需求，提高服务质量，控制服务成本，制定方便措施，简化工作流程，为患者提供“优质、高效、低耗、满意、放心”的医疗服务。优质护理是以患者为中心，以现代护理观为指导，以护理程序为核心，将护理临床业务和护理管理的各个环节护理工作模式系统化。优质护理强调人的整体健康，即生理、心理和社会适应的良好状态，强调人与环境的相互影响，要求护士为服务对象提供全方位的专业性服务。

（一）尊重患者，主动服务

优质护理强调以服务对象为中心，要求护士要始终将患者的需要和利益放在第一位。尊重患者首先是尊重患者的生命，其次是尊重患者的个性。在开展优质护理时，应考虑到每个人都是独特的，要从人的生理、心理和社会文化需要出发，尊重个体的需求和宗教文化背景。在制定护理计划时要充分尊重患者及其家属的意见，与他们共同制定护理计划，调动患者的积极性，增强患者对恢复健康生活的责任感。护士为患者实施优质护理时，应认真评估患者现存的或潜在的护理问题，依据护理专业理论知识，科学制定目标及措施，并进行全方位评价，不断修改护理方案，促进患者达到最佳的健康状况。主动服务、自觉服务是提高优质护理质量的关键因素所在。

（二）努力钻研，科学护理

优质护理对护士本身的专业素质要求较高。首先，优质护理强调个性化护理因人施护，护士要具有较强的沟通、教育及管理能力，能熟练运用社会学、心理学、教育学、护理管理学等学科人文知识和技能，高效完成护理工作。护士要独立对患者评估、实施及评价，要求具备较强的临床实践能力，思维缜密，决策科学，按护理问题的轻重缓急逐一解决。要达到以上要求，护士必须终生学习，努力钻研，根据患者的实际情况提供个性化、科学化的护理服务。同时还要积极开展科研，促进护理学科的发展。

（三）独立思考，勇于担责

以前，在功能制护理中，护士是协助医生做好诊疗工作。而现在，在优质护理中，医生和护士从两个不同侧面直接对患者负责，医生从疾病的发生、发展、诊断、治疗的角度对患者负责；护士从患者护理的角度做出独立的诊断，制定实施计划，采取护理措施，积极进行评价，要独立地承担责任。因此，护士必须有承担责任的自觉性，并且医护相互密切配合，才能实现优质护理赋予护士的权利和责任。

二、特殊患者护理的伦理道德要求

（一）儿科患者护理的伦理道德要求

我国儿科的服务对象是从新生儿到14周岁的患儿，他们正处于生长发育过程中，各个器官系统及心理均发育不成熟，与成人完全不同。首先，患儿心理承受能力差，当其患病来到医院这一陌生环境，加上疾病、打针引起的痛苦，常常产生紧张、恐惧心理，与护理人员很难配合。其次，我国现代很多家庭，孩子养成任性、唯我独尊的不良性格，在治疗和护理中往往不予配合，甚至大哭大闹，给护理工作带来很大困难。再次，由于婴幼儿的语言表达能力和理解能力差，只能以哭闹的方式表达病情的不适，年长儿虽能自诉，但限于理解力和表达力差，还不能完整、准确地诉说，这也给护理人员了解病情带来很大的困难。患儿稚嫩、幼小，接受医护操作耐受力弱，配合度差，手脚乱动，儿科护理操作（如打针、抽血等）与成人护理相比，难度大得多。因此，护士应结合儿科患儿的特点，恪守职业道德。

1. 体贴关爱，治病育人　儿童在成长阶段尤其需要得到关爱和照顾。患儿对爱的需求更为强烈，他们一边遭受着疾病带来的痛苦，一边面临着分离性焦虑，对于年长儿还承受着对病情的担忧等。这些痛苦可能对患儿身心正常发展构成很大的威胁。护士应有一颗慈母般的心，发自内心地关爱孩子，做到语言温暖亲切、态度和蔼、多陪伴患儿。一名儿童患病牵动全家人的心，家长们更容易表现出紧张焦虑的情绪，对孩子过分照顾，不经意夸大病情的严重程度以便引起医护人员的重视。护士应理解孩子家属的心情，积极与家属沟通，保持良好的态度，不要争吵或埋怨，一定要做好健康教育，指导家属了解疾病的预防做好保健措施，共同促进患儿的完全康复。儿童的心理处在发育阶段，尚未建立稳定的价值观和道德观，模仿性及可塑性强。作为儿科护士要时刻想到自身言行对患儿的影响，要随时运用儿童心理学、儿童教育学的科学知识教育照护患儿。

2. 密切观察，审慎护理　儿童的免疫系统及各器官功能尚在发育过程中，机体抵抗力较差，容易发生感染。患儿无法及时准确的叙述自己的病情变化，并且起病急、变化快。因此，护士应严密观察病情变化，及时发现哭吵、发热、精神萎靡不振等细微的病情变化，应准确判断，及时汇报，积极配合医生救治。患儿的安全意识差，自我保护能力差，容易造成意外伤害的发生。护士应加强巡视，特别是夜间值班人员不能麻痹大意，随时发现可能存在的安全隐患，创造安全、舒适的病房环境，促进患儿的康复。

3. 精益求精，恪守慎独　患儿起病急、病情变化快，而且儿童在治疗过程中配合程度差、易哭闹乱动，加上家属对护士操作技术要求高，导致儿科护理操作专科性强、难度大。因此，要求护士在临床实践中勤学苦练，具备扎实的理论知识和专科护理技能，在护理技术上精益求精。新生儿病房和儿科重症监护室因治疗环境特殊，不允许家属陪伴，治疗护理要求高，护士更应严格遵守操作规程，尽职尽责，慎独自律。

（二）老年患者护理的伦理道德要求

人口老龄化已经成为21世纪一个非常重要的社会问题。我国是一个人口大国，也是一个老龄人口大国。老年期是人生中的一个特殊时期，老年人由于机体抵抗能力差，导致发病率增加，其慢性病患病率及住院率均远高于其他年龄的人群。其次，老年人普遍听力下降，记忆力减退，患病后常常主诉不准确，回答病史含糊其辞。老年人体温调节中枢功能不敏感、疼痛阈增强，患病后往往体温升高不明显、疼痛反应不敏感，从而造成症状和体征均不典型。老年人免疫功能下降，患病后住院容易发生院内交叉感染。老年人的肾功能下降，患病后容易发生药物的蓄积中毒。老年人消化功能减弱，患病后住院对饮食营养要求比较高。老年人的骨质疏松、行动迟缓，患病后更需要他人照护。老年人机体储备力降低，患病后住院对病房的温度及湿度适中要求高。同时，老年人患病后恢复缓慢，易留下各种后遗症，因此，老年患者的护理难度大、任务重，对医务人员在技术和业务上要求更高，在护理道德上要求自然也高。因此，老年护理工作的任务更艰巨、更重要，对维护和促进老年人身心健康的护士也有着更高的道德要求。

1. 尊重老人，理解关怀　老年患者阅历深、资格老、知识和生活经验丰富，过去对社会和家庭都做出了很多贡献，应该受到社会和后辈的尊重。在医疗护理工作中，尊重老年人首先体现在人格尊严上的尊重，做到称呼要得体、言行要礼貌、举止要文雅、心境需大度；其次表现在自主性的尊重，在保证老年患者安全的前提下，鼓励他们自我护理，尽量维护其尊严。此外，尊重老年人的价值观也非常重要，护士对老年患者一些不良的生活习惯，如好发牢骚、猜忌心重、性情顽固等，应充分借助心理学和健康教育的理论和方法科学地进行引导，晓之以理动之以情，说服老年患者，切忌当众批评。

2. 关心帮助，有效沟通　护士要关心、主动帮助老年患者。在日常护理过程中，护士应仔细观察老年患者的情绪和行为改变，耐心倾听其诉求，发现发生心理问题后，应积极寻找对策，及时给予支持和疏导。对老年患者提出的有关疾病和治疗护理的疑问应态度和蔼，耐心答疑，充分解释。鼓励家属及其他社会关系参与到护理工作中来，使老年患者感受到来自家庭、社会的支持与温暖。护士应充分熟悉了解老年人的生理和心理上的特点。在沟通过程中耐心、细致，语音清晰，语速适当放慢，合理运用非语言沟通技巧，如倾听、微笑等，以保证沟通的效果。对于存在认知功能减退的老年患者，护士要不厌其烦地多交代、多提醒，及时的检查沟通效果。

3. 细致观察，耐心护理　护士要以高度的责任感，细致入微的观察病情，不能放过任何疑点和微小变化。耐心护理老年患者，切忌急躁、流露出不耐烦或厌恶的情绪。

（三）妇产科患者护理的伦理道德要求

妇产科护理不仅局限于保障妇女健康，还关系到母子两代人的健康平安，同时还涉及优生优育、提高人口素质等重要职责。由于妇女疾病常常涉及生殖系统，患病后常产生复杂的心理特征：如害羞心理，导致患者有时拒绝妇科检查或不愿向医务人员坦言真情；压抑心理，导致妇产科患者大多数不愿当众向医生陈述病情，尤其是未婚怀孕和诱奸受害的患者，因怕影响个人名誉，害怕别人评论讥笑，经常隐瞒一些情况，连自己的亲人也不愿意告诉；恐惧心理，妇产科患者担心疾病对健康、家庭和社会带来的不良影响，担心怀孕后胎位异常、胎儿畸形、早产、难产、分娩时疼痛难以忍受，担心因生孩子的性别问题遭爱人和公婆的冷遇，甚至害怕经阴道分娩失败后改做剖宫产，及分娩时导致产道裂伤或生产过程中造成胎儿损伤等。这些心理特征常常给诊疗和护理工作带来极大的困难。因此，护士应结合妇产科患者的特点，恪守相应的职业道德。

1. 要有不怕苦、脏、累的职业献身精神　护理人员接触的产妇分娩时的羊水、出血、大便及产后恶露等，产科病床周转快、夜班多，昼夜之间分娩也很不平衡，护理人员经常就餐不规律，休息不规律。

2. 要有耐心观察、冷静、果断、敏捷的工作作风　妇女在妊娠或分娩时，任何器官的功能不全或慢性疾病，随时都可以发生意外，如羊水栓塞、前置胎盘大出血、子宫破裂等，不仅要对孕妇做好产前保健，而且要对发生的紧急情况或意外冷静、准确的做出判断，并配合医生果断地进行处理和抢救。

3. 要举止端庄、严肃、不存邪念、关心体贴患者的精神　男医生检查患者时必须有女医生在场，了解患者的心理状态，有针对性的耐心解释、消除顾虑，同时做好家属的工作；要有维护妇女、家庭、后代身心健康的责任感。在妇产科护理中必须十分谨慎，任何疏忽、拖延和处理不当，都会给母婴、家庭及社会带来不良影响。

4. 关爱患者，心系社会　妇产科患者由于内分泌的变化及疾病或妊娠，往往会出现一些特殊的心理变化，如怀孕初期的兴奋、快临产前的焦虑等。这就需要护理人员要针对患者的不同心理进行耐心解释，并给予高度的同情和关心，以增强其信心，消除其顾虑，减轻其身心痛苦，使其尽快康复。此外，在产妇分娩期间，在产房或手术室外等候的家属，由于非常担忧，会忽略自身休息而造成身心过度疲惫，也容易出现健康问题。因此，护士也应关注产妇家属，尽可能为他们提供便利条件和服务。妇产科护士还应协调好患者利益与社会利益之间的关系，如有人希望进行非医学目的的性别选择，这种想法或做法都是不能支持的。

（四）传染病患者护理的伦理道德要求

传染病是指各种传染性致病性病原体通过各种途径侵入人体而引起的传染性疾病。传染病具有传染性、阶段性、流行性和季节性等特点，这就决定了传染科护理工作的特殊性。

1. 热爱本职工作，具有献身精神　在传染病的护理过程中，护士和传染病患者朝夕相处，除要做常规护理、观察病情外，在抢救危重患者特别是接触和清除具有传染性的分泌物、呕吐物和排泄物等时，尽管有防护措施，受感染的机会仍然要比其他科室医务人员多。

2. 注重心理护理　传染科患者的心理压力较大，理解他们的苦衷，尊重他们的人格和权利。对有孤独感的患者，护士应该多陪伴他们，应向他们讲清楚传染病的传播方式及预防措施，以科学的态度对待传染病；对自卑患者，护士应主动亲近他们，温和而热情地开导、帮助他们解决生活中的困难，让他们在心理上得到宽慰。总之，使患者处于良好的心境下，接受治疗和护理，以达到尽快康复的目的。

3. 预防为主，严格执行消毒隔离制度，防止交叉感染，对全社会负责　在传染病的防治工作中，医护人员既有治疗、护理患者的义务，又有控制传染源、切断传染途径和保护易感人群的责任。为此，首先护士要积极主动参与预防接种，做好儿童的计划免疫工作，向人民群众普及传染病预防知识，使人们了解到不文明、不健康行为会导致传染病。其次，护士应加强对传染病患者的严格管理和对可疑患者的隔离观察，严格执行各项规章制度，要按照卫生标准做好灭菌消毒工作，防止院内交叉感染。再次，护士应指导卫生员、后勤人员对病房内的污水、污物进行妥善处理：污水必须消毒、净化后再排放；对污物，如患者用过的一次性注射器、针头要集中销毁，传染病患者出院死亡后剩下的物品要做消毒灭菌处理等。不能将未经过处理的污水、污物随便排放到社会，要对人群、全社会负责。

4. 履行职责，依法上报　卫生和计划生育委员会颁布的《中华人民共和国传染病防治法》等一系列法规，使传染病的防治工作有章可循、有法可依，各级人员应该认真贯彻执行。一旦发现传染病患者、疑似患者或者病原体携带者，立即根据患者的具体情况采取防治和护理措施，并且迅速、准确地填写传染病报告卡，及时向医疗保健和防疫机构进行疫情报告。防止迟报、漏报、错报，绝不允许隐瞒和谎报疫情，否则将负法律责任。

第五节　突发公共卫生事件应急护理伦理

多年来，公共卫生突发事件时有发生，严重危害着人们的身体健康，影响社会安定。2003年 5 月12日，国务院颁布了《突发公共卫生事件应急条例》，标志着我国突发公共卫生事件应急处理已全面纳入法制化轨道。突发公共卫生事件环境严峻，护理工作艰苦复杂而又繁重，这就对护理人员在道德上提出了更高的要求。

一、突发公共卫生事件的含义

突发公共卫生事件是指突然发生的、不可预测的、有公共卫生属性的、危害性和影响达到一定程度的、造成或者可能造成社会公众健康严重损害的重大传染病疫情、群体性不明原因的疾病、重大食物和职业中毒以及其他严重影响公众健康的事件。突发公共卫生事件中护理人员应做到尽职尽责。

（一）伦理责任

在突发公共卫生事件中，公共卫生组织包括卫生行政管理机构和医疗卫生机构及医务人员，都应相应地承担起保护公众身体健康和治病救人的职业责任，这是职业伦理的道德底线。

1. 统一指挥与协调　医疗卫生机构必须服从突发事件应急处理指挥部的统一指挥调度，互相配合、积极协作，集中所有力量开展相关的科学研究工作。

2. 现场救护与处置　医疗卫生机构应立即为突发事件致病的患者提供医疗救护和现场救援。对前来就诊的患者必须积极接诊治疗并认真书写详细、完整的病历记录；对需要转送的患者，应按规定将患者及其病历记录的复印件转送至接诊的或应急处理指挥部指定的医疗机构。

3.控制疫情与事态　医疗卫生机构内应采取必要的卫生防护措施，防止交叉感染和污染。医疗卫生机构应对传染病患者密切接触者采取医学观察措施，传染病患者密切接触者应积极予以配合。医疗机构收治传染病患者、疑似传染病患者后，应立即依法报告所在地的疾病预防控制机构。接到报告的疾病预防控制机构应立即对可能受到危害的人员进行调查，根据需要采取必要的控制措施。

4. 群策群力与宣教　传染病暴发、流行时，护理人员应尽快组织力量，团结协作，群防群治，协助做好疫情信息的收集和报告、人员的分散隔离、公共卫生措施的落实等工作，并向当地居民、村民宣传传染病防治的相关知识。

（二）法律责任

国务院制定的《突发公共卫生事件应急条例》第五十条规定：医疗卫生机构有下列行为之一的，由卫生行政主管部门责令其改正、通报批评、给予警告；情节严重的，吊销《医疗机构执业许可证》，并对主要负责人、负有责任的主管人员和其他直接责任人员依法给予降级或撤职的纪律处分；造成传染病传播、流行或对社会公众健康造成其他严重危害后果，构成犯罪的，依法追究其刑事责任。

1. 未依照本条例的规定履行报告职责，隐瞒、缓报或谎报的。

2. 未依照本条例的规定及时采取控制措施的。

3. 未依照本条例的规定履行突发事件监测职责的。

4. 拒绝接诊患者的。

5. 拒不服从突发事件应急处理指挥部调度的。

二、突发公共卫生事件护理人员的伦理要求

■ **临床案例**

2003年全国“非典”正在蔓延，北京和几个重灾区已有很多医务人员被感染，有的甚至牺牲了生命，某家三甲医院的一名急诊科护士正在值夜班，突然接到电话，有一名疑似“非典”的患者从火车上排查出后正在送往该院途中，请做好接诊准备工作。

工作任务：如果你是那名护士，你应该做什么样的准备？

（一）奉献精神

突发公共卫生事件发生后，护理人员即使在自己生命安全受到威胁、身体遭受磨难的情况下，也必须肩负起救死扶伤的神圣使命，要把病员和人民群众的生命安危放在首位。如果伤情、疫情出现，护理人员就必须将生死置之度外，奋不顾身地紧急救护，在疫情暴发时，明知自己有感染的危险，也决不能有丝毫的退缩。无论在什么情况下，都要敢于担风险，敢于负责任，有自我牺牲的献身精神。在抗击“非典”的残酷斗争中，广大医护人员挺身而出，不怕牺牲，不辱使命，表现出崇高的道德情操和无私的奉献精神。

（二）科学精神

应对突发公共卫生事件时一定要充分发挥科学技术的作用，必须加强对检测手段、防治药物、防护设备及疫苗、病原体的研究；同时要坚持实事求是，以科学的态度对待疫情，尽快确定病源，要积极采取预防措施，各部门都应该制定各种突发公共卫生事件的应急预案，建立健全突发公共卫生事件的预警系统，积极加强疾病预防控制和卫生监督监测机构的建设，努力提高检测和科学预测能力，进一步强化公共卫生突发事件的预测预报能力。护理人员要在广大群众中积极开展防治疾病科学知识的宣传，使广大人民群众都能以科学的态度对待疾病，以科学的正确的方法提高自我保护的能力。

（三）协作精神

公共卫生突发事件的应对处理是一项非常复杂的社会工程，需要社会各部门的相互支持、协调和共同应对。应对策略的制定不单是疾控部门的工作，还要广大医务人员、各方面科研人员等一起共同参与和完成。各级护理人员都要有高度的责任心和科学的态度，整个诊治和护理过程的每一个环节，都不能有任何的松懈、怠慢和不负责的情况发生，做好自己的本职工作，履行自己应尽的职责，尽我们最大努力将患者可能发生的情况在最初阶段予以干预处理和科学预测，把伤害降到最低，坚决杜绝相互推诿、敷衍的不道德行为。

（四）民族精神

越是困难的时候，越是要大力弘扬中华民族精神，越是要大力加强民族的凝聚力。处理突发公共卫生事件要大力弘扬万众一心、众志成城、团结互助、不怕困难、

迎难而上、敢于胜利的民族精神。在抗击“非典”斗争中，广大医务人员都站在抗击“非典”的第一线，救死扶伤、无私奉献、舍小家为大家，社会各界都以各种方式全力支援抗击“非典”的斗争，全国各地人们相互支持，共渡难关，一方有难，八方支援。以上这些都是民族精神的充分体现。

（五）人文精神

突发卫生事件护理本身就是项崇高的人道主义事业和社会实践活动。护理人员必须将人道主义思想和要求作为自己从事本职工作的基本道德准则。公共卫生突发事件的应对处理强调救死扶伤，珍惜人的生命价值，丰富和发展了中华民族“民为本”，“为人民服务”的思想，抗击“非典”的斗争始终强调把人民群众的身体健康和生命安全放在第一位，不仅仅关注城市人口，更关注广大农民的身体健康和生命安全。在这件事情上“人民是主人”的观念得到真正的贯彻，人文精神得到进一步弘扬。

（六）敬业精神

在突发公共卫生事件的应对处理中，护理工作非常艰苦，而且常常要在残酷、危险的环境里进行的，处处充满危险。在抢救现场，每个护理人员都要勇于克服困难，充分发挥自己的护理专业技能和聪明才智，尽最大地努力挽救和护理患者。任何背离医护人员的崇高职责，贪生怕死，害怕自己被感染，遗弃伤病员或延误救治的行为都是不道德的。这种用鲜血和生命铸就的抗击“非典”精神，是新时期护理人员敬业精神的充分体现。

第六节　生命伦理

一、生命伦理学的基本问题

生命伦理学是研究、探讨生命科学技术和医疗卫生保健中的伦理问题的学科。护理的服务对象是所有需要关怀照护的人，而生、老、病、死则是人生命发展的客观规律。如何认识这些自然规律及处理生与死的矛盾均是护理人员必须思考与解决的问题。人类对生命的认识经过了漫长的过程，出现了生命神圣伦理，生命质量和价值伦理的问题。

（一）生命的存在和生命价值的问题

人是世界上最宝贵的，也是世界上唯一有理性、有感情、有社会关系能力和有信念的实体，人是时代进化的结果，保存生命，拥有高质量的生命一直是人类的理性和使命。但是现在提出的新观点认为人的生命应该是有价值地活着，如一个脑死亡的患者通过呼吸机及体外循环等仪器可以维持心跳呼吸，这样不仅对患者的康复没有任何帮助，还给他的家人带来经济上的困难，给社会带来医疗资源的浪费。因此出现了很多新的伦理问题。

（二）生命延续的方式问题

我们人类能生存下去就是因为有繁衍的结果。随着人类科技的进步，出现了很多人类生殖方面的新方法，但很多需要解决的伦理问题也随之而来。

（三）生命与生命医学科学发展之间的问题

由于先进技术的发展和应用，人类干预了人的生老病死的自然规律，甚至有可能用人工安排代替自然安排，这将产生积极和消极的双重后果。

二、生殖伦理

人口是构成人类社会生活的主体。人口的数量、结构及变动与经济和社会的发展密不可分，也与文化生活观念的影响有密切的关系。生育控制是指依据人口与社会经济发展的客观要求，在全社会范围内，实现人类自身生产的计划，使人口能适度增长。人口的过度增长不仅会引起全球性的资源短缺、生态失衡、环境污染，而且还会导致许多国家的自然系统在人口和消费压力下崩溃，以及饥荒、疾病地爆发等严重后果。所以适度控制人口增长，优生优育势在必行，优生优育的伦理道德：

（一）适度生育的必要性

适度生育是针对人口生育过多和过少两种情况而言的，无论是哪种情况都不利于社会经济的发展。我国现行的政策是一对夫妻可以生育两个孩子。

（二）性别选择的严重危害

人类在生育性别选择上，从无从选择到技术上自由选择，这是人类生育科技的重大进展。但是，如果对生育性别选择采取放任态度，那必然会给社会人口性别结构带来严重威胁，并产生严重的社会后果。

（三）无性生殖科学的发展

有性生育是生育人，无性生育是“制造”人或叫“克隆”人。“克隆”人实验违背了人道主义原则，会改变人类生育模式，造成人伦关系混乱和人口性别比例失调，破坏自然基因生态平衡等严重的后果，我国禁止人类生殖性克隆实验。

三、人类辅助生殖技术伦理

生殖技术是指用人工技术代替由性交而使男性精子在女性输卵管内受精形成受精卵的自然过程中的某一步骤或全步骤的技术手段。它分为人工体内授精和人工体外授精。人工体内授精是用人工的方法将丈夫或捐赠者的精子注入妻子宫腔内，或将丈夫的精子注入愿意代理妻子怀孕的第三者女性宫腔内，以使其达到受孕的目的。人工体外授精又称试管婴儿，它是用人工的方法将妻子或第三者的卵子与丈夫或第三者的精子在体外培养皿中受精，等受精卵发育至一定阶段后再植入妻子或第三者的子宫内。开展生殖技术的伦理原则有：

（一）夫妻双方自愿

对要求实施辅助生殖技术且符合适应证的夫妻，医务人员要让他们了解实施该技术的程序、手术的成功率和风险，无论是哪种方式，夫妻双方都要出于自愿，且必须双方向医院提交书面申请书。

（二）供精者夫妻双方同意

对捐献精子、卵子或胚胎者，医务人员要告知他们有关的权利和义务，包括途径要合法，捐赠的性质是无偿的，对捐赠者必须进行健康检查，不能追问受者与出生后代的任何信息，不能有强迫或欺骗等情况的发生。

（三）严格控制实施范围

医务人员不得对单身妇女实施辅助生殖技术，不得进行非医学需要的性别选择。一个供精者最多只能供给5位妇女受孕，适应者为不孕症的夫妻、不适宜自然生殖的夫妻、男性或女性绝育而子女夭折的夫妻等。

（四）互盲和保密

只要是利用捐赠的精子和卵子及胚胎进行辅助生殖，就要求供精者与受精者、参与操作的医务人员和后代互盲，受精者对后代保密，参与操作的医务人员为受精者保密、与后代互盲。

（五）保证质量

医务人员对要求实施辅助生殖技术的对象，要严格进行各项检查，尽量选择合格的供体，接受者必须要各项检查合格才能实施辅助生殖技术。医务人员要严格查对制度，各项操作严守规程，尽最大可能做到手术成功，减少后遗症。

（六）杜绝商品化

对要求实施辅助生殖技术的人员，医务人员要严格掌握其适应证，不能受任何利益驱使而放宽适应人群，供精、供卵和供胚胎者都应以助人为目的，以捐赠为动机，严禁买卖。

四、死亡伦理

众所周知，人类除了自然死亡与意外死亡外，大多数人是病理性死亡。传统医学着力于同疾病做斗争，但是人类个体的死亡，过去、现在和将来都是不可避免的。现代医学不仅要深入探索人体生命的奥秘，而且还要进一步揭开人的死亡之谜。医学工作者对人从生到死的整个生命过程肩负着神圣的职责，分析和评价死亡的伦理问题是当代护理伦理学的重要内容之一，护士对其中的伦理问题或道德要求要有一个清醒的认识，以指导自己在护理过程中的行为。

（一）传统的死亡定义及标准

死亡是一种生物学现象，是生命活动和新陈代谢的终止。医学上把死亡过程分为濒死期、临床死亡期和生物学死亡期三个时期。濒死期是死亡过程的开始，指临终患者即将死亡又尚未死亡，是人在临死前痛苦挣扎的阶段，又称濒死挣扎期。随着意识和反射的逐渐消失、呼吸和脉搏的渐次停止，死亡过渡到临床死亡期。临床死亡期是指在生物学死亡前的一个短暂阶段，此时患者心跳、呼吸停止，反射完全消失，但机体组织细胞尚进行微弱的代谢过程。生物学死亡期是指整个机体的生理功能已停止并处于无法恢复的状态。生物学死亡是细胞群体的死亡，外表征象是躯体逐渐变冷，发生尸冷、形成尸斑。从以上描述"心肺死亡"定义可以看出，传统的死亡判断标准就是把心、肺功能作为生命最本质的特征。心跳、呼吸停止就是死亡，这个标准沿袭了数千年之久。我国出版的《辞海》中，也是把心跳、呼吸停止作为死亡的重要标准。当代医学科学的发展对传统的死亡标准提出了挑战。在临床实践中，会出现有心跳呼吸停止数小时的患者经抢救而复苏的例子，也有一些已处于不可逆转深昏迷状态的患者，经过运用呼吸机、体外循环等医疗设备维持着心跳呼吸的救治，而被延续着毫无质量的"生命"。

（二）脑死亡的概念及标准

脑死亡是指某种病理原因引起的脑组织缺氧、缺血坏死，致使脑组织功能和呼吸中枢功能达到不可逆转的消失阶段，最终必然导致的病理死亡。1968年，美国哈佛大学医学院特设委员会提出了"脑死亡"的概念，并制定了4条相应的诊断标准：

1. 对外部刺激和身体的内部需求毫无知觉和完全没有反应；
2. 自主运动和自主呼吸消失；
3. 反射，主要是诱导反射消失；
4. 脑电波平直或等电位。同时规定，凡符合以上4条标准并在24小时内反复检查多次结果一致者，就可宣告死亡。但有两个例外：体温过低（$<32.2℃$）或刚服用过巴比妥类药物等中枢神经系统抑制剂。脑死亡标准的提出，反映了医学科学的发展和对生命本身认识的深入。它不仅意味人们对死亡的认识与把握更加科学，而且还突破了纯生物医学的界定，非常接近于对死亡的本质理解。脑死亡标准隐含着这样一个命题：人生命的本质是意识，意识是人脑对客观世界的反映，包含自觉区别自身与他人、自身与周围环境等功能，死亡就是人的生命本质特征的消失，也意味着他的意识也随之丧失，从而使作为自然人和社会人存在的个体生命得以完整统一。一个人如果脑功能已完全丧失，即使暂时还可能存在心跳和呼吸，或依靠医疗装备维持的状态。也只不过是无质量的"生命"。如果要勉强维持这样的"生命"，只会给家属带来沉重的经济与精神负担。

（三）脑死亡标准的伦理意义

1. 尊重生命，使死亡标准更科学化　从目前情况看来，确认以脑死亡标准为主，结合心肺死亡标准判断死亡是较为合适的，这也为一些特殊患者，如触电、溺水、服用中枢神经抑制剂的患者，提供了鉴别标准；也便于医护人员采取合适的方法，维护患者的生命。

2. 医疗资源的合理使用　可以说，全靠生命支持技术维持、不可逆转的脑死亡者的生命是无价值的，是一种人力、物力、财力上的浪费。这既影响了广大人民卫生保健水平的提高，也为家庭、社会带来了沉重的经济负担和巨大的精神压力。脑死亡标准一旦确定，无疑会改变人们对死亡标准的习惯认识，并以此为根据不去拖延脑死亡者的死亡过程，这有利于医疗资源的合理应用，无论从道德上还是科学上讲，都是合理的。

3. 有利于推进器官移植地开展　目前，我国器官移植在临床上已达到相当高的水平，脑死亡标准确定有利于器官移植。因为脑组织对缺血、缺氧比较敏感，当缺氧还没有引起其他组织、器官坏死时，脑组织便出现死亡，这时候进行移植可以提高器官移植的成功率。

五、器官移植伦理

器官移植是指摘取人体的某一器官并将其移入同一个体（自体移植）或另一个体（异体移植）的相同部位（常位）或不同部位（异位）的临床医学技术。在2500年前，皮肤移植就有成功的记载；20世纪以来，医学科学迅速发展，我国器官移植虽然起步较晚，但发展快，先后开展了包括角膜、肾、肝、肺、胰腺、心在内的多种异体器官移植手术，水平位居世界先进行列。随着器官移植的深入研究和临床应用，需要解决的伦理问题也越来越多。

（一）供体和受体选择的道德问题

1. 供体选择的道德问题　器官移植的来源有两类：活人身上的器官和尸体的活器官。无论哪种，都存在道德问题。从活人身上摘取器官必须要考虑到其基本的健康利益不受损害，但任何手术都有风险和并发症，一旦发生对供者会产生严重后果。从死人身上摘取器官一般要得到家属同意，如果医生在死者刚刚死亡、家属极度悲痛的时候提出摘取器官之事，这在道德上会太伤感情，而等家属情绪稳定后再商量，那么器官移植的成功率就会明显下降。

2. 受体选择的道德问题　现状是等待移植的患者很多，而供体供不应求，优先给谁移植？是排队，还是出钱多少或是病情的轻重来决定？这些都是有待解决的问题。

（二）器官移植的道德原则

在器官移植中，医务人员对供受体双方的健康都负有重要责任，必须做到以下几点：

1. 医生首先关心的必须是患者的健康　忠诚于患者是第一位的，包括器官移植的供者和受者。医务人员对器官移植的态度要端正，不能存私利，也不能心存个人动机，更不能为了医学科研以及满足器官移植的病例数，而致使患者生命遭受危险或承担高额费用。

2. 捐献者出于自愿，无任何压力，明确利弊，出于利他的动机。

3. 适时而又准确地确定供体患者的死亡　当移植与生命攸关的单一器官时，除了受者一方的医生外还须有另一个医生确定供者已经死亡。医生应采用当前公认的科学测试方法准确的确定供体患者的死亡。对活体捐赠者，应按医学标准证明其身体各器官是健康的，并准确地评估手术风险，判断器官是否可供移植。

4. 应对捐赠者亲属告知实情　应与供者和受者双方或其亲属或法定代理人充分讨论器官移植的程序，客观地说明已知的危险和可能发生的危害，坚持亲属的知情同意权原则。

5. 要告之受方风险　要告知接受器官移植者及其家属手术的风险，但为了保护受者利益，应尽最大努力争取手术成功。

6. 坚持保密原则　在器官移植手术中，必须保守受者与供者双方各人的秘密，对器官分配应坚持公平、公正原则，使捐赠的器官能得到最佳的利用。

7. 医务人员不得参与有商业行为的器官移植活动。

■ 临床案例

患者王先生，28岁，因车祸被诊断为重度颅脑损伤，住进ICU病房一月余，处于深昏迷状态，靠呼吸机维持。因肇事车辆逃逸，患者家境一般，高额医疗费让家人已承受不起，但家属悲痛万分，不愿放弃。

工作任务：

1. 试从伦理的角度分析患者目前的状况，我们护理人员能给患者怎样的帮助？

2. 护理人员应该怎样运用伦理的方法做好家属的心理护理？

（欧阳虹　杨　艳）

自测题

一、单选题

1. 下列不属于护理伦理学研究对象的是（　　）

A. 护士与患者的关系　　B. 护士与其他医务人员的关系

C. 护士与其家人的关系　　D. 护士与社会的关系

E. 护士与护理科学及医学科学的关系

2. 护理执业中的伦理原则包括（　　）

A. 尊重原则、平等原则、主动原则、公正原则

B. 自主原则、不伤害原则、行善原则、公正原则

C. 维护患者利益原则、公平原则、行善原则、自主原则

D. 自主原则、不伤害原则、尊重原则、公正原则

E. 尊重原则、自主原则、平等原则、行善原则

3. 下列最能体现尊重患者自主权的是（　　）

A. 向患者提供所有相关信息

B. 向患者提供关键适量的信息

C. 提供的信息夸大治疗护理措施的效果

D. 夸大拒绝治疗的危害，以强制患者接受治疗

E. 只提供有利信息

4. 下列不属于护理伦理规范内容的是（　）

A. 爱岗敬业，忠于职守　B. 救死扶伤，防病治病

C. 尊重患者，平等待人　D. 团结互助，协同共进

E. 廉洁自律，遵纪守法

5. 以下属于护士权利的是（　）

A. 遵守法律、法规、规章和诊疗技术规范的规定

B. 获得疾病诊疗、护理的相关信息

C. 保护患者隐私

D. 正确查对和执行医嘱

E. 紧急情况下为抢救垂危患者的生命，可先行实施必要的紧急救护

6. 以下属于护士义务的是（　）

A. 按照国家有关规定获取工资报酬，享受福利待遇，参加社会保险

B. 获得与本人业务能力和学术水平相应的专业技术职务、职称

C. 参与公共卫生和疾病预防控制

D. 对医疗卫生机构和卫生主管部门的工作提出意见和建议

E. 从事有感染传染病危险工作的护士，应当接受职业健康监护

7. 护士在紧急情况下为抢救患者生命实施必要的紧急救护，下列说法不正确的是（　）

A. 必须依照诊疗技术规范进行　B. 立即通知医师

C. 根据自身能力水平和患者的实际情况进行力所能及的救护

D. 避免对患者造成伤害　E. 必须有医师在场指导

8. 护士在执业活动中出现下述情形，不适合依照《护士条例》进行处罚的是（　）

A. 泄露患者隐私

B. 发生突发公共卫生事件时，不服从安排参加医疗救护

C. 因过失造成医疗事故

D. 发现患者病情危急未及时通知医师

E. 发现医嘱错误未提出疑义

9. 在护理实践中，护士有权拒绝执行医嘱的情形是（　）

A. 医嘱有错误　B. 医嘱中需要监测的生理指标太多

C. 医生的态度差　D. 护理程序太烦琐

E. 费用太昂贵

10. 关于患者权利的描述，正确的是（　）

A. 人人都享有稀有卫生资源分配的权利

B. 患者任何时候都可选择拒绝治疗

C. 知情同意是患者自主权的具体形式

D. 患者在任何时候都有权要求免除全部社会责任

E. 任何情况下患者都有权要求护士替其保密

11. 下列不属于患者义务的是（　　）

A. 如实提供病情和有关信息　　B. 避免将疾病传播他人

C. 尊重医护人员的劳动　　D. 不可拒绝医学科研实验

E. 自觉遵守医院的规章制度

12. 下列属于侵犯患者隐私权的是（　　）

A. 对疑难病例进行科室内讨论

B. 未经患者许可对其体检时让医学生观摩

C. 在征得患者同意的情况下将其资料用于科研

D. 在患者病历上标注其患有传染性疾病

E. 询问患者的家族史

13. 在医疗活动中，最基本、最重要的人际关系是（　　）

A. 护士与患者的关系　　B. 护士与家属的关系

C. 护士与护士之间的关系　　D. 护士与医生的关系

E. 护士与后勤人员之间的关系

14. 患者，女，49岁，48小时前急性心肌梗死发作入院。现病情稳定，家属强烈要求探视，但现在并非探视时间，此时护士首先应该（　　）

A. 向家属耐心解释以取得家属理解　　B. 请主管医生出面调解

C.请护士长出面调解　　D. 让家属悄悄进入病房

E. 不予理睬

15. 一位患者在输液时拒绝新护士小刘为其输液，提出让护士长来。此时，小刘应当首先（　　）

A. 找护士长来输液

B. 装作没听清患者的话，继续操作

C. 表示理解患者的担心，承诺患者自己会尽力

D. 让患者等着，先为其他患者输液

E. 让家属劝说患者同意为其输液

16. 周护士轮值夜班，凌晨3点时应为某患者翻身，周护士认为反正护士长不在，别人也看不到，少翻一次身不会这么巧就出现压疮的。这种做法违反了（　　）

A. 自强精神　　B. 奉献精神　　C. 慎独精神

D. 安全感　　E. 舒适感

17. 患者，男性，32岁，因车祸受重伤后被送往医院急救，因患者身上未带足现金，医生拒绝为其办理住院手续。当家属送来钱时，患者已错过了抢救的时机，最终死亡。上述医生的行为违背了患者的（　　）

A. 自主权　　B. 知情同意权　　C. 隐私保密权

D. 基本的医疗权　　E. 参与治疗权

18. 案例分析题：请根据以下案例，回答下面①~③题。

患者，女性，22岁，未婚，因子宫出血过多住院，主诉子宫出血与月经有关，

去年也发生过类似情况，医生按其主诉实施了相应的治疗。一位正在妇科实习的护生和患者年龄相仿，相处下来，成为无话不谈的好朋友。在一次闲聊时谈及病情，患者说这次子宫异常出血其实是因为服用了流产药物，但患者并没有告知医生，还要求这位护生替她保密。

①实习护生知道上述情况后，偷偷地告诉了自己的同学，她的这种行为侵犯了患者的（　　）

A. 平等医疗的权利　　B. 隐私保密的权利

C. 知情同意的权利　　D. 自由选择的权利

E. 医疗监督的权利

②根据情况，实习护生应（　　）

A. 替患者保密，不将患者真实情况告诉任何人包括医生

B. 替患者保密，因为上述信息不会对患者的生命造成威胁

C. 拒绝为患者保密，直接告诉医生

D. 说服患者将真实的情况告诉医生，但一定要替患者保密

E. 尊重患者的决定，因为了解病史是医生的事，与护士无关

③该患者的行为没有履行（　　）

A. 积极配合医疗护理的义务　　B. 自觉遵守医院规章制度的义务

C. 自觉维护医院秩序的义务　　D. 保持和恢复健康的义务

E. 公民的义务

19. 突发公共卫生事件是指突然发生的，造成或可能造成社会公众健康严重损害的重大传染病疫情、（　　）疾病、重大食物和职业中毒及其他严重影响公众健康地事件。

A. 个体性原因明确　　B. 群体性可以预测

C. 群体性不明原因　　D. 个体性不明原因

E. 个体性可以预测

20. 突发事件应急工作应当遵循什么方针？（　　）

A. 统一领导，分级负责　　B. 预防为主，常备不懈

C. 反应及时，措施果断　　D. 依靠科学，加强合作

E. 个人领导，专人负责

21. 突发公共卫生事件的信息由哪个部门发布？（　　）

A. 国务院　　B. 卫生行政部门　　C. 中央宣传部

D. 省政府　　E. 医院

22. 任何单位或个人对突发事件不得（　　）、缓报、谎报。

A. 迟报　　B. 漏报　　C. 不报

D. 隐瞒　　E. 慢报

23. 我国对生殖细胞商品化采取的态度是（　　）

A. 支持　　B. 赞同　　C. 不支持也不反对

D. 反对　　E. 基本支持

24. 患者的知情同意应体现在（ ）
A. 手术 B. 特殊检查 C. 特殊治疗
D. 就医的全过程 E. 输液
25. 知情同意书签署双方是医方和患方，这里的医方是指（ ）
A. 医生 B. 医院 C. 护士
D. 医务人员 E. 医疗科室
26. 以下不属于对患者告知内容的是（ ）
A. 护士家庭住址 B. 护理方案 C. 患者的病情
D. 疾病转归与预后 E. 患者的治疗注意事项
27. 下列不属于老年护理的特点的是（ ）
A. 护理任务大 B. 护理难度大 C. 心理要求高
D. 程序性和严格性 E. 护理难度高
28. 临终关怀的对象是（ ）
A. 患者 B. 家属 C. 患者和家属
D. 以上都不是 E. 患者的直系亲属
29. 下列不属于儿科护理特点的是（ ）
A. 操作难度大 B. 病史不可靠 C. 沟通性好
D. 病情变化快 E. 家属要求高
30. 器官移植的道德原则中错误的是（ ）
A. 医生首先关心的必须是患者的健康 B. 捐献者出于自愿无任何压力
C. 不能对患者家属交代移植后的风险 D. 坚持保密原则
E. 尽量争取手术成功
31. 现代医学人道主义的理论基础是（ ）
A. 因果报应论 B. 个体论 C. 生命神圣论
D. 生命神圣、质量、价值论 E. 唯物论
32. 尊重患者的自主权，就应该（ ）
A. 满足患者的一切需要 B. 允许患者拒绝任何治疗
C. 为患者提供选择医疗方案的必要信息 D. 让患者自主选择医疗方案
E. 满足家属的一切要求

二、多选题

1. 优质护理的伦理道德要求包括哪些项（ ）
A. 尊重患者，自觉服务 B. 刻苦钻研，科学护理
C. 独立思考，勇于担责 D. 热情周到，服务大众
2. 《突发公共卫生事件应急条例》规定，医疗卫生机构应当对因突发公共卫生事件致病的人员提供什么服务？（ ）
A. 医疗救护 B. 现场救援 C. 技术调查
D. 必要时将患者转送到指定的医疗机构

3. 脑死亡的标准是（　　）

A. 对外部刺激和身体的内部需求毫无知觉和完全没有反应

B. 自主运动和自主呼吸消失

C. 反射，主要是诱导反射消失

D. 脑电图有波形

4. 生殖技术开展的互盲和保密原则有（　）

A. 要求供精者与受精者、参与操作的医务人员、后代互盲

B. 受精者对后代保密

C. 参与操作的医务人员为受精者保密、与后代互盲

D. 受精者与后代互盲

5. 传染科护理的道德原则包括（　　）

A. 勇于奉献，注重防护　　B. 关注心理，尊重患者

C. 履行职责，依法上报　　D. 服务人们，服务大众

6. 下列护理伦理学的说法正确的有（　　）

A. 是伦理学和护理学相交融的一门边缘学科

B. 是运用伦理学原理和道德原则来指导解决护理实践和护理学发展过程中的护理道德问题和护理道德现象的科学

C. 是调整护理实践中人与人之间相互关系的一门科学

D. 护理伦理学是以伦理学的基本原理为指导，研究护理道德的科学

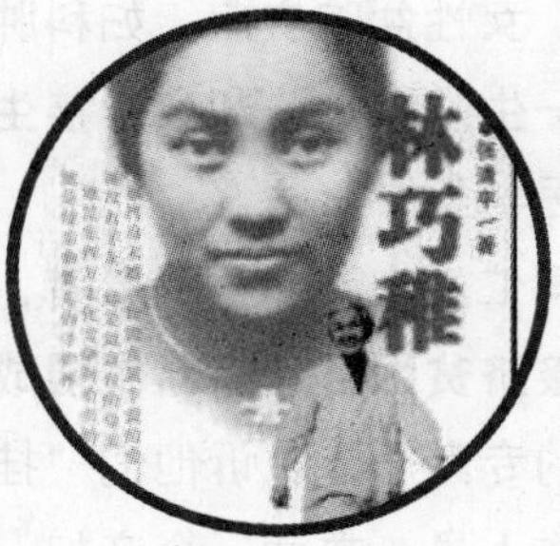

中国妇产科学的主要奠基人

——林巧稚

林巧稚（1901—1983），女，北京协和医院第一位中国籍妇产科主任及首届中国科学院唯一的女院士，中国妇产科学的主要开拓者、奠基人。

林巧稚于1901年12月23日（光绪二十七年）出生在福建省思明县鼓浪屿的一个教员家庭，1908年上女子小学，后就读于鼓浪屿怀仁学校（鼓浪屿女子高中），1913年升入鼓浪屿高等女子师范学校，1919年毕业于厦门女子师范学院并留校任教。1921年，北京协和医科大学（今协和医学院）落成，林巧稚考入该校。1929年，她从协和医科大学毕业并获医学博士学位，被聘为协和医院妇产科大夫，成为该院第一位毕业留院的中国女医生和首届“文海”奖学金唯一获得者。1940年，林巧稚被美国方面聘请为“自然科学荣誉委员会”委员，同年回国不久升任北京协和医院妇产科主任，成为该院第一位中国籍女主任。1956年6月，中国第一个妇产专科医院——北京妇产医院建成，林巧稚担任第一任院长。1959年，林巧稚当选首届中国科学院唯一的女学部委员（院士），并被任命为中国医学科学院副院长。

1921年7月下旬，林巧稚和女伴余琼英到上海参加北京协和医学院的考试。在考英语时，由于天气酷热难耐，余琼英中暑晕倒在考场，林巧稚立即中断考试，与另一女生将余琼英迅速抬到阴凉处，仅用十来分钟，便迅速敏捷地处理完这起突发事件。然而，回到考场时，考试时间已过。所幸，在考场外，考官发现了她难得的素质：第一，会一口流利的英语，这对在协和学习至关重要；第二，处理突发事件沉着果断有序，这是当医生不可缺少的素质；第三，她的各科总成绩并不低。主考官被她舍己为人的精神以及卷面的才华所打动，破格录取了她入学。

林巧稚任助理医师时，就是一位出色的医生。她曾独立完成了第一例大手术。一天深夜，协和医院遇到了一位子宫破裂流血不止的年轻妇女，当时林巧稚还是助理医师，无权处置这种患者。她向科主任报告了危急情况后，科主任让她自己做手术。她果敢地通知手术室，站上手术台，完成了她当医生以来的第一例大手术。手术的成功，引起了医院更多人的注目。她被提前三个月由助理医师晋升为住院医师，比同班同学提前两个月接到继续任用聘书。她在胎儿宫内呼吸窘迫、女性盆腔疾病、妇科肿瘤、新生儿溶血症等方面均有研究，并做出了贡献。她虽然一生没结婚，却亲自接生了5万多名婴儿，被尊称为“万婴之母”“生命天使”“中国医学圣母”。

林巧稚不但给有钱有势的妇女看病，对穷苦百姓也一视同仁。交不起钱的患者，她就免费治疗。她有一个出诊包，包里总放着钱，以便随时接济贫困百姓。新中国成立后，她在协和医院门诊坐诊，同样鼓励平民百姓不要挂她的专家号，告诉他们“挂我的普通号，同样是我给你看病”。她教育妇产科所有的工作人员，救活一个产妇、孕妇，就是救活了两个人。百姓为了感谢她的救命之恩，把她接生出来的孩子起名“念林”“爱林”“敬林”“仰林”等名字，以示对林巧稚的永久纪念。

林巧稚对待患者极为温柔耐心，因此很多妇女千里迢迢赶到协和找林大夫。原协和医院副院长黄人健回忆说，她曾看到林大夫掏出几十块钱给一个流产的贫穷妇女，让她买些营养品。“那时林大夫的工资是300块，像这样资助患者的情况太常见了。”

早在“文革”前的1965年，她还捐出过两笔存款。一笔是她在美国学习期间节省下来的生活费，折合人民币约9700元；另一笔是她任中科院学部委员后积存下来的车马费，共7000元，在当时，这笔钱可不是个小数目。她却把这笔钱捐给了医院，希望能用于改善医院幼儿园的条件。她还兼任了全国人民代表大会代表等十余个社会职务；1953年至1978年间，还多次参加国内外学术交流。

林巧稚不仅医术高明，她的医德、医风、奉献精神更是有口皆碑。她献身医学事业，有着丰富的临床经验和深刻敏锐的观察力，对妇产科疾病的诊断和处理有着高超的本领和独到的见解。她全面深入地研究了妇产科各种疑难病，确认了癌瘤是戕害妇女健康的主要疾病，坚持数十年如一日地跟踪追查，积累了丰厚的供后人借鉴的资料。

自她走上工作岗位到临终前夕，她心中装着的只有妇女、儿童的安危。在生活和事业两者不可兼得的情况下，她选择了事业并为之终身未婚。她逝世后追悼会遗像两旁垂下的4.5米高的幛联，上面写着：“创妇产事业，拓道、奠基、宏图、奋斗，奉献九窍丹心，春蚕丝吐尽，静悄悄长眠去；谋母儿健康，救死、扶伤、党业、民生，笑染千万白发，蜡炬泪成灰，光熠熠照人间”。60个字反映了她60余年的工作和业绩。

她是一团火焰、一块磁石，她的“为人民服务”的一生，是极其丰满充实地度过的。她从来不想到自己，而是把自己所有的技术和感情，都贡献倾注给了她周围的一切人。关于她的医术、医德、她的嘉言懿行，受过她的医治、她的爱护、她的培养的人都会写出一篇很全面很动人的文章。她那不平凡的形象永远在人们的心中闪光！

回顾林巧稚的一生，她曾为自己的医学理想而坚定求学，曾坚守妇产科岗位数十年如一日勤勉工作，曾用她的双手迎接过千千万万新生命的到来。“她终身未婚，却拥有最丰盛的爱；她没有子女，却是最富有的母亲；她是母亲和婴儿的守护神”。

第四章　护理心理学概述

【学习要点】

【知识目标】

1. 掌握　护理心理学的意义，心理健康的概念，心理健康的标准及影响因素；护士角色人格要素特质的概念及护士个体人格；心身疾病的概念、影响原因；掌握心理护理的概念、原则、目标、程序及方法；掌握医护人员应具备的心理素养及培养原则。

2. 理解　心理现象；护士角色人格与心理护理的关系；心理应激概念、应对方式和心理危机干预。

3. 了解　心理健康理论、心身疾病相关理论、心理护理理论。

【技能、职业能力培养目标】

1. 明确　心理评估、心理咨询和心理护理等基本技能的目的和意义。

2. 熟悉　运用临床心理咨询方法为患者解决实际问题。

3. 学会　运用心理护理程序开展心理护理，学会维护护士自身心理健康；学会护士自身维护与发展心理健康的策略。

【情感、态度等素质培养目标】

1. 通过学习护理心理学，学生能树立心身护理相关的观点，形成对人的整体认识，感知从生物心理社会医学模式的高度去认识和把握心理学发展对护理工作的要求，在此基础上形成适应现代优质护理模式需要的知识、能力和素质。

2. 树立患者身心健康整体观念，为患者解决心理问题，促进患者心理康复。

生命是一条漫长的旅途，走过就是风景，路过就是记忆，经过就是成长。回望来时的路，那些真爱过的情，拥抱过的人，迷恋过的歌，都只是幸福的一个站点。有喜有悲的才是人生，有苦有乐的才是生活，走过才知深浅，品过才知涩甜。原来我也只是沧海一粟，犹如一粒沙的平凡，然记忆的风帆一直向前，你终于学会放下痛苦，笑对未来。

——摘自《守一份安然，绘一段素年锦时》

第一节　护理心理学概述

一、护理心理学的概念

护理心理学，是指从护理情境与个体相互作用的观点出发，研究在护理情境这个特定的社会生活条件下个体心理活动发生、发展及其变化规律的学科。此定义中所指的“个体”，即护理心理学的研究对象，包括护士与患者两个方面，是将心理学的理论和技术应用于护理领域。护理心理学既要研究在护理情境下“患者”个体心理活动的规律，又要研究“护士”个体心理活动的规律。它侧重研究护理工作中的心理学问题，是将心理学的基本知识、理论和方法结合护理学科的特点，应用于护理实践中。

二、护理心理学发展趋势

（一）强调身心统一，心理学融入护理实践

20世纪70年代，医学思想发生了巨大变化。临床心理护理作为整体护理的核心内容，以个性化护理、程序化护理、文化护理等形式，在充分的护患沟通中得以体现。在临床护理实践中，以护理程序为核心，对患者生理、心理、社会等方面的状况进行全面评估，进而做出护理诊断，制定并实施将患者身心视为整体的护理计划和措施。自20世纪50、60年代美国学者提出护理程序的概念之后，护理学获得了革命性发展，整体观应运而生，护理心理学家主张：把疾病和患者视为一个整体，把“生物学的患者”与“社会心理学的患者”视为一个整体，把社会和患者及其生存的整个外环境视为一个整体，把患者从入院到出院视为一个连续的整体。

（二）促进护理人才培养，心理学融入护理教育

自护理专业教育的课程增加设置了心理学课程后，强调护患关系及治疗性沟通对患者身心康复的重要性及护理人员沟通技能训练的必要性。美国目前实行四年制护理本科教育，平均每年有近100学时的心理学课程；日本护理专业的学生要学习许多包括心理学在内的人文社会科学课程。20世纪80年代初期，责任制护理开始引入我国并逐步推广和实施，对我国的护理教育产生了深刻的影响。1981年刘素珍撰文提出“应当建立和研究护理心理学”。随着我国护理心理学的研究逐步深入，其科学性及在临床护理工作中的重要性引起了学术界及卫生管理部门的高度重视，人们开始广泛接受这一理念。

我国自80年代初恢复高等护理教育以来，各校的课程设置中，护理心理学课程的学时数为几十至上百学时不等，大多数中等护理教育机构，也都实施了护理心理学的普及教育。

（三）运用心理疗法手段，心理学融入护理临床

将心理疗法应用于临床心理护理实践，成为国内外护理心理学研究的一个重要特点。应用于临床心理护理的疗法有认知行为疗法、森田疗法、音乐疗法和放松训练等方法。在应用过程中，突出强调实用和效果，强调无损患者身心的原则，许多研究采用心理评定量表评估实际效果，医学心理学与护理学进行了有机融合。

我国自20世纪90年代开展整体护理以来，非常重视心理护理，将心理护理的疗法广泛应用于临床，并开展了大量的护理心理学研究。研究不仅是揭示护理人员、患者及家属的心理特点及其变化规律，了解心理干预策略和心理护理的效果，如对老年患者、慢性疾病患者等心理问题的研究，取得了显著效果，而且还能运用心理学研究方法，对护理人员自身心理体验进行研究，并取得了丰硕的成果。

三、学习护理心理学的意义

护理心理学是护理学理论体系中非常重要的一门应用性学科，它将护理学与心理学进行了有机融合，把心理学相关知识体系与护理实践紧密结合，应用到临床护理工作的各个环节。护理心理学的发展促进了护理学专业的快速发展，护理学学生掌握护理心理学的理论和技能，既能提升优质护理水平，又能正确揭示心理现象，提高生命质量，而且对护理实践更具重要的现实意义。

（一）护理心理学推动护理制度的改革

我国护理学发展的过程，经历了从功能制护理模式到责任制护理、再到整体护理和现今的优质护理模式的发展过程，是伴随着医学模式的转变而发展起来的，护理模式主要伴随人的整体观念、人的健康观念的发展而发展变化。

（二）护理心理学推动护理学科的发展

护理与医疗，犹如一辆车的两个轮子，相辅相成，推动着医学事业的发展。尽管在理论和实践上都有大量事例足以说明护理与医疗同等重要，但人们独尊医疗忽视护理的观念还是根深蒂固的。在日本，过去曾把护理人员称为“看护妇”，把护理工作作为医疗工作的附属部分，结果阻碍了医学事业的发展。我国的护理学之所以能尽快发展为一门独立的学科，得益于护理精英们不仅能善于综合运用基础医学、临床医学和预防医学的有关理论知识和技能，还大量吸收了社会医学和心理学的有关理论，形成了独立的护理理论体系。护理心理学的发展，必将促使生理护理和心理护理融为一体，使护理学成为一门崭新的不断发展的学科。

（三）护理心理学助推护理质量的提高

只有护理心理学发展起来了，医护人员才能懂得患者的心理活动规律，才能采取相应的技术进行心理护理；只有全面地认识疾病和患者，并以此为依据进行全面恰当的护理，才能使患者感到生理上舒适、心理上舒畅，精神上愉悦，从而大大提高护理质量。

（四）护理心理学促使医护人员的整体医学观念的转变

患者是躯体生理活动与心理活动的统一体，医疗与护理又密不可分地统一在病理变化的全过程中。医中有护，护中有医。医生、护士都应学习医、护心理学，它是提高医疗护理质量的重要元素。医生、护士服务的对象是人，主要是患者，而患者的心理活动更加复杂，把握患者的心理活动，并依据患者的心理活动规律采取恰当的医疗和护理措施，能使患者感到满意。患者的良好心理状态可以促进良好的生理状态，良好的生理状态又促进良好的心理状态，形成身心之间的良性循环，促进病程向健康方向发展，从而大大提高医疗和护理质量。

（五）护理心理学有助于护士自身心理品质和健全人格的优化

学习护理心理学能有效提高自身的心理素质，如有助于建立良好的人际关系和社会适应能力；养成敏锐的观察力、稳定的注意力、良好的记忆力和创造性的思维与丰富的想象力；养成自身积极稳定的情绪、坚强的意志品质、较强的抗挫折能力；还有助于提高专业水平，增进自我发展，适应现代护理模式的转变。

四、护理心理学的研究方法

1879年，德国著名心理学家冯特在德国莱比锡大学创建了第一个心理学实验室，开始对心理现象进行系统的实验室研究，这标志着心理学开始成为一门独立的现代科学。护理心理学作为心理学的一个分支学科，其基本研究方法主要借鉴心理学的研究方法。但它又是一门临床护理应用学科，其研究方法也有许多临床特点。根据研究所使用的手段，可分为观察法、调查法、测验法、实验法、个案法和相关方法。

知识链接 威廉·冯特

威廉·冯特（Wilhelm Wundt，1832—1920），德国生理学家、心理学家、哲学家。出生于德国巴登的一个牧师家庭。1856年毕业于海德堡大学医学系，获医学博士学位；1857—1864年在校任教，曾开设生理心理学课程，并出版《生理心理学原理》，1875年成为莱比锡大学哲学教授。他是公认的实验心理学之父，1879年在那里创建了世界上第一个心理实验室。他主张心理学研究直接经验，并用这种方法研究了感觉、知觉、注意、联想等过程，提出了统觉学说，还根据内省观察提出了情感三说。他还主张用民族心理学的方法研究高级心理现象，这对社会心理学的产生和发展有着重要影响。他一生著作很多，代表作有《生理心理学原理》《民族心理学》《心理学大纲》等。

（一）观察法

观察法是通过对研究对象的科学观察和分析，探讨其中心理行为规律的一种研究方法。机体的外显行为如身体的姿势和动作、面部表情和动作、言语活动等，内隐行为如思想活动、认识、情感、对人对事的态度、面临困难或患病时的应对方式等，都可以作为观察的内容。根据预先设置的情境状况，观察法可分为自然观察法和控制观察法两种。

1. 自然观察法　自然观察法是在自然情景中对人或动物的行为进行直接观察、记录和分析，从而解释某种行为变化规律的研究方法。如观察学生在课堂上的表现，可以了解学生注意的稳定性、情绪状态和人格的某些特征；护士通过生活护理、治疗、巡视病房等对患者心理活动和行为方式进行观察。

2. 控制观察法　控制观察法是在预先控制观察情境和条件的情况下，对表现心理现象的外部活动进行直接或间接的观察和分析，从中发现心理行为产生和发展的规律性的研究方法。

（二）调查法

调查法是通过访谈、访问、座谈或问卷等方式获得资料，并加以分析研究的一种研究方法。如为了研究手术效果与患者术前心理反应的关系，麻醉师或巡回护士可于术前会见患者，通过交谈了解患者的焦虑水平、应对方式和对手术的期待。调查法多采用口头或书面的问卷方式进行，因此不仅适用于个体，也适用于群体。

1. 抽样　护理心理学的调查研究对象经常针对某个群体，如某个大社区糖尿病患者心理健康状况调查。其调查研究的总体人数较多，而研究力量有限，只能对这一群体的部分实施调查。抽样调查就是要用部分来估计全部，用有代表性的样本来估计总体情况。随机抽样的方法有多种，如单纯随机抽样、系统抽样、分层抽样和整群抽样等。抽样调查时要注意样本量的大小，过大会造成人力、物力和时间的浪费，过小则会缺乏代表性。

2. 资料收集　调查研究的资料收集方法有三种类型。

（1）访谈法　访谈法是通过与被试交谈，了解其心理信息，同时观察其在交谈时的行为反应，补充和验证所获得的资料，以便进行记录和分析研究。访谈法通常采用一对一的访谈方式，其效果取决于问题的性质、研究者本身的知识水平和方法技巧，可用于患者也可用于健康人，是临床心理护理最常用的方法之一。

座谈也是一种访谈的手段。通过座谈可以从较大范围获取有关资料，以提供分析研究。如慢性疾病康复期的心理行为问题，可以通过定期与家属座谈的方式进行分析研究。

（2）问卷法　问卷法是利用事先设计好的调查表或问卷，现场或通过信函邮寄让被试者填写，然后收集问卷对其内容进行分析研究，适用于短时间内书面收集大范围人群的相关资料。如了解大学生群体的心理健康状况、护士对护理工作的主观幸福感、患者对护理工作的满意度等均可采用此法。问卷调查的质量决定于研究者事先对问题的性质、内容、目的和要求的明确程度，也决定于问卷内容设计的技巧性及被试者的合作程度。

（3）测验法　测验法是心理学收集研究资料的重要方法，也是收集某些生理学研究指标的测试资料，是利用心理测验和评定量表来测量和评定个体心理特征的一种研究方法。临床护理研究中常用心理测验、评定量表对患者心理行为进行测评，对实施护理措施后的效果进行评定。如针对癌症患者术前和术后的焦虑、抑郁、恐惧程度，实施心理护理、心理干预及干预后的效果评定等。

（三）实验法

实验法是在控制条件下观察、测量和记录个体行为的一种研究方法，是科学研究中因果研究最主要的方法。实验法可分为实验室实验、现场实验和临床实验。

1. 实验室实验　实验室实验是使用实验室条件，严格控制各种无关变量，借助各种仪器和设备，精确观察和记录刺激变量与反应变量，以分析和研究其中的规律。这种方法在护理心理学研究中很少被使用，因为心理活动作为一种变量时易受许多因素的影响，人作为被试更是如此。例如，特定的实验情境所造成的心理紧张，本身就可能对心身相关实验结果产生影响。

2. 现场实验　现场实验也叫自然实验，是在临床工作、人们正常学习和工作的自然情景中进行的，对研究对象的某些变量进行操作，观察其有关的反应，以分析和研究其中的规律。现场实验具有研究范围广泛、不受实验情境影响、接近真实生活、结果易于推广等优点，是护理心理学研究中被广泛采用的一种研究方法。

3. 临床实验　临床实验是指任何在人体（患者或健康志愿者）上进行药物实验的系统性研究，以证实或揭示试验药物的作用、不良反应及试验药物的吸收、分布、代谢或排泄，目的是确定药物的疗效与安全性。它是现场实验的一种，在护理心理学研究中有重要意义。例如，许多疾病患者的身心相关问题及心理护理效果可来自临床实验。

（四）个案研究法

个案研究法是只对一个受试者的研究方法，可以同时使用观察、访谈、测验和实验等研究手段，一般由有经验的研究者实施。依据受试者的历史记录、晤谈资料、测验或实验所得到的观察结果，构成系统的个人传记。这种深入的、发展的描述性研究，适用于护理心理学心理问题的干预、身心疾病研究分析等。个案法也可用于某些研究的早期探索阶段，详细的个案研究资料可为进一步开展大规模研究提供依据。个案法对于某些特殊案例的深入、详尽、全面的研究，对揭示某些有实质意义的心理发展及行为改变问题有着重要的意义。例如，对特异人的个案研究等。

第二节　心理学基础

心理学是一门古老而年轻的科学，早期属于哲学范畴，是以心理现象和心理活动为研究对象的科学。凡存在心理活动的领域，都是心理学研究的对象，不仅范围广、内容多，涉及的基本概念、基础理论也相当繁杂，构成了庞大的知识系统。本章仅就有关心理学基础知识、理论的心理现象作一简介。心理现象包括心理过程和人格。

一、心理现象概述

（一）心理现象

心理现象　心理学是研究心理现象发生、发展和活动规律的一门科学。心理现象分为心理过程和人格两部分。心理过程包括认知过程、情绪和情感过程以及意志过程，这是心理现象的动态过程，也是心理现象的共性；人格，也称个性，是个体相对稳定的心理特征和意识倾向性及自我意识，它是个体在社会化过程中形成的特色成分，也是心理现象的个性。作为从哲学母体中分娩出来的一门科学，随着生命科学和信息技术的发展，心理学与医学、护理学等学科逐渐融合形成了医学心理学和护理心理学等交叉学科。

（二）心理的实质

对于心理现象及其实质的理解一直是人类科学探究的重大问题。随着科学的发展，大量的事实及科学研究证明：脑是心理的器官，心理是脑的功能，心理是人脑对客观现实主观能动的反映。

1. 心理是脑的机能 人的心理活动不能脱离物质运动而存在，它是物质运动发展到高级阶段的产物。现代科学已用事实证明，心理是物质在地球这一特定条件下经历了从无机物到生物、从低等动物到高等动物、从猿到人的漫长岁月发展阶段的最高产物，因而心理是脑的机能。从物种发生史来看，心理是物质发展到高级阶段的产物，是物质的一种反映形式，是脑的机能。随着人类劳动和语言的发展，人脑得到了高度的发展，成为一种在结构上极为复杂、机能上极为灵敏的物质。在此基础上，产生了心理活动的最高形式——人类的意识活动，它是在高度发展了的神经系统和人脑这一物质基础上产生的。

2. 脑是心理的器官 人脑能对来自内外的信息进行加工、储存和调节行为的器官，大脑皮层具有对复杂信息进行接收和加工处理的功能。现代科学研究表明，人的一切心理活动就其产生的方式来说都是脑的反射活动，人脑是产生心理活动的器官。

3. 心理是人脑对客观现实的主观能动反映 人的心理活动是人脑的机能，离开了人脑就不能产生人的心理活动。人脑只是反映客观事物的物质器官，是人的心理活动产生的自然前提。人的大脑类似于“加工厂”，客观事物好像是原材料，如果没有原材料，“加工厂”就无法生产出任何“产品”。这说明客观现实是人的心理的源泉和内容，客观事物以各种不同形式作用于人脑，通过大脑的加工处理而产生感知觉、表象、思维等心理活动。

二、心理过程

心理过程是指在客观事物的作用下，在一定的时间内人脑反映客观现实的过程。心理过程包括认知过程、情绪情感过程和意志过程，即知、情、意。

（一）认知过程

认知过程是人们认识客观事物的过程，即对信息进行加工处理的过程，由感觉、知觉、记忆、思维、想象和注意等认知要素构成。

1. 感觉 感觉是人脑对直接作用于感觉器官的客观事物个别属性的反映。日常生活中，外界的许多刺激物作用于人的感觉器官，经过神经系统的信息加工，在人脑里产生了各种各样的感觉。例如，感受到一定的温度、闻到某种气味、看到某种颜色、听到某种声音等。感觉是最简单的心理现象，但却十分重要。一切较高级的心理活动都在感觉的基础上产生，感觉是人们认识客观世界的基础。

■知识链接 感觉剥夺实验

1954年，加拿大的麦克古尔大学的 Bexton、Heron和Scot首次报告了感觉剥夺实验的结果。在实验中，被试者安静地躺在实验室一张舒适的床上，室内非常安静，听不到一点声音；还一片漆黑，看不见任何东西；两只手戴上手套，并用纸卡住，生活都由主试者事先安排好，无须被试者移动手脚。总之，来自外界的刺激几乎都被“剥夺”了。实验开始，被试者还能安静地睡着，但稍后，被试者开始失眠、不耐烦、急切地寻找刺激，他们想唱歌，吹口哨，自言自语，用两只手互相打，或者用它去探索这间小屋。换句话说，被试者变得焦躁不安，总想活动，觉得很不舒服。实验期间被试者每天可以得到20美元的报酬，但即使这样，也难以让他们在实验室中坚持这种实验超过两三天，这个实验说明，来自外界的刺激对维持人的正常生存是十分重要的。

2. 知觉　知觉是人脑对直接作用于感觉器官的客观事物整体属性的反映。感觉和知觉的关系：都是客观事物直接作用于感觉器官产生的。感觉是对客观事物个别属性反映，知觉是多种感觉器官协同活动，是对客观事物整体属性的反映。感觉是知觉的基础，没有感觉对事物个别属性的反映，人们就不可能获得对事物整体的反映。知觉不是感觉成分的简单相加，需要借助个体的知识经验，对感觉信息进行组织和解释，形成更高阶段的认识。

3. 记忆　记忆是人脑对经历过的事物的反映。所谓经历过的事物，是指过去感知过的事物，如见过的人或物、听过的声音、嗅过的气味、品尝过的味道、触摸过的东西、思考过的问题、体验过的情绪或情感等。这些经历过的事物都会在头脑中留下痕迹，并在一定条件下呈现出来，这就是记忆。例如，我们读过的小说，看过的电视节目或电影，其中某些情景、人物和当时激动的情绪等都会在头脑中留下各种印象，当别人再提起时或在一定的情境下，这些情景、人物和体验过的情绪就会被重新唤起，出现在头脑中。记忆同感知一样也是人脑对客观现实的反映，但记忆是比感知更复杂的心理现象。感知过程是反映当前直接作用于感官的对象，它是对事物的感性认识。记忆反映的是过去的经验，它兼有感性认识和理性认识的特点。

4. 思维　思维是客观现实在人脑中间接、概括的反映。间接性和概括性是思维的重要特征。所谓间接性，即思维是借助已有的知识经验来理解或把握那些没有直接感知过的，或根本不经过分析能直接感知的事物或其属性，以及推测和预见事物的发展进程。例如，医生根据体温、血常规、胸片结果诊断肺炎，这就是间接地反映事物。思维的概括性，表现在两个方面：一是思维对一类事物共同的本质特征的反映，二是思维对事物之间本质联系的反映。由于思维的概括性和间接性，人们通过思维就可以认识那些没有或者不能直接作用于人的各种事物的属性，也可以预见事物的发展、进程以及结果。如护士根据护理学知识和临床经验，通过询问患者和检查患者的体温、血压，经过临床思维就能了解不能直接观察到的患者内部器官的状态，从而制订护理方案。

5. 想象　想象也是一种思维活动，是人脑对已有的表象进行加工改造形成新形象的过程。表象是指过去感知过的事物形象在人脑中的再现。想象是新形象的创造，想象的内容往往出现在现实生活之前。但是任何想象都不是凭空产生的，构成新形象的一切感性材料都来自客观现实生活及过去的经验，是在客观刺激物的作用下，人脑对已有表象的重新组合与创造。

6. 注意　注意是心理活动或意识活动对某种事物的指向和集中。它本身并不是独立的心理活动过程，而是伴随着各种心理过程并在其中起指向作用的心理状态。指向性和集中性是注意的两个基本特征。

（二）情绪和情感的过程

1. 情绪和情感的概念与分类　情绪和情感是人对客观事物是否符合自己需要与愿望而产生态度的体验。如顺利完成工作任务会使人轻松和愉快；失去亲人会痛苦和悲伤；面对敌人的挑衅会激动或愤怒；遭遇危险会引起恐惧；美好的事物使人产生爱慕之情；丑恶的现象使人产生憎恶之感。这些喜、怒、悲、惧所表现出的人对客观事物的主观感受或体验，就是情绪和情感。情绪和情感复杂多样，很难有准确的分类。荀子的"六情说"把情感分为好、恶、喜、怒、哀、乐6大类。笛卡儿认为爱、憎、喜、悲、称赞、期望是基本的情感，其他情感是由这些情感派生的。斯宾诺莎提出基本情感是喜、悲、愿望3种。一般认为愉快、愤怒、恐惧和悲哀是最基本的原始情绪。近年对情绪发展的研究以面部表情区分出10种基本情绪，它们是兴趣、愉快、痛苦、惊奇、愤怒、厌恶、惧怕、悲哀、害羞和自罪感。前8种在1岁内均已出现，后两种在1岁半左右亦能发生。成人除基本情绪以外，还有许多复合情绪。例如对自己的态度有骄傲感与谦逊感；与他人相联系的有爱与恨、羡慕与妒忌；对情境事件有求知、好奇心等，都是两种以上基本情绪的混合。焦虑和忧郁等可能带有异常性质的情绪，也是几种基本情绪的混合模式。焦虑包括恐惧、痛苦、羞耻、自罪感等成分；忧郁包括痛苦、恐惧、愤怒、厌恶、轻蔑和羞耻等成分。人类复杂的情绪情感蕴含着社会内容。

2. 情绪和情感与临床护理　从护理工作的角度来看，护理人员良好的情绪状态是做好护理工作的前提条件。护理人员自身良好的情绪状态，对患者的情绪具有积极的感染力，有利于改善患者的消极情绪。反之，如果护理人员不能调节自身的不良情绪，甚至把不良情绪发泄到患者身上，那么就会加剧患者的消极情绪，从而导致护患关系紧张，不利于患者的康复，甚至引发护患纠纷。从患者的角度来看，疾病会带来许多消极情绪，如焦虑、恐惧、痛苦、绝望，这些情绪会加重病情，影响患者疾病的康复。因此，护理人员应指导和帮助患者学会调节不良情绪，树立积极乐观的态度战胜疾病。护理人员如拥有对人关心、爱心之情感和对护理事业的热爱，就能自觉为患者提供优质的护理服务。

（三）意志过程

1. 意志的概念　意志是有意识地确定目的，调节和支配行动，并通过克服困难和挫折，实现预定目的的心理过程。

2. 意志的特征　意志具有明确的目的、克服困难和随意活动等特征。

3. 意志的品质　意志的品质包括意志自觉性、果断性、坚持性、自制性。

■知识链接　逆商

所谓"逆商"是人们面对逆境，在逆境中成长的能力商数，用来测量个人面对逆境时的应变和适应能力的大小。逆商高的人面对困难时往往表现出非凡的勇气和毅力，锲而不舍地将自己塑造成一个立体的人；相反，那些逆商低的人则常常畏畏缩缩、半途而废，最终一败涂地。高逆商可以化逆境为顺境。每个人在其生存发展过程中，有风和日丽、阳光明媚的顺境，但也有令人寸步难行、十分难熬的逆境。逆境看起来似乎是对人的折磨和摧残，但逆境更能磨炼人的意志，激励人们克服前进道路上的障碍和困难，使人风雨兼程，奋发向上，取得人生的辉煌。所以说，在人生的旅途中，智商、情商、逆商，都很重要，它们相互联系、相互作用，共同影响着人的发展。

三、人格

（一）人格的概念

人格一词是从拉丁文person演变来的，原意是指希腊戏剧中演员戴的面具。面具随人物的不同而变换，体现了角色特点和人物性格，就如同我国戏剧中的脸谱一样。心理学沿用面具的含义，转意为人格，其中包含了两个意思：①指一个人在人生舞台上所表现出来的种种言行，人遵从社会文化习俗的要求而做出的反应。人格所具有的“外壳”，就像舞台上根据角色要求所戴的面具，表现出一个人外在的人格品质。②指一个人由于某种原因不愿展现的人格部分，即面具后的真实自我，这是人格的内在特征。

（二）人格倾向性

1. 需要　需要层次理论：需要层次理论是由美国心理学家马斯洛提出的，他认为人的发展的一个最简单原则就是满足各层次的需要。他将人类的需要按其发展顺序及层次从基本到高级分为5个层次：生理的需要；安全的需要；归属与爱的需要；尊重的需要；自我实现的需要。

■ **故事导入**　明确自己的需要

一个欧洲观光团来到非洲的原始部落，见部落里有一位老者正在菩提树下做草编，一位法国商人问这些草编多少钱？老者微笑地回答：“10个比索”。商人继续问：“假如我买10万顶草帽和10万个花篮呢？”老者回答：“那样的话，就得要20比索一件。”商人简直不敢相信自己的耳朵，大声质问为什么。老者回答：“我做10万顶一模一样的草帽和10万个一模一样的花篮，会让我乏味透顶的。”是呀，在追逐财富的过程中，许多现代人忘记了金钱以外的很多需求，忘记了自己的真实需要，倒是这位老者明白自己的需要。

2. 动机　动机（motive）是由一种目标或对象所引导，激发和维持的个体活动的内在心理过程或内部动力。也就是说，动机是一种内部的心理过程，而不是心理活动的结果。

3. 兴趣　兴趣（interest）是个体对一定事物所特有的稳定而积极的态度倾向，它表现为个体对某事物或从事某种活动的选择性态度和积极的情绪反应。

（三）人格特征

1. 能力　能力是人顺利地完成某种活动所必需的心理特性。能力在活动中表现出来，并在活动中得到发展。当一个人能顺利完成某种活动时，也就多少表现了他的能力。能力的高低直接影响活动的效率，直接决定活动的完成。在完成某种活动中，各种能力独特的结合称之为才能。

2. 气质　气质是表现在心理活动的强度、速度、灵活性与指向性等方面的一种稳定的心理特征，即人们平时所说的脾气，与人的生物学素质有关。

3. 性格　性格是个体对客观现实稳定的态度及与之相适应的习惯化的行为方式。人的性格是在实践活动中形成和发展起来的，并在活动中表现出来。

4. 四种类型的人格特征

A型性格（冠心病性格）。其行为特征：争强好胜、追求成就、攻击性强、缺乏耐心、常感时间紧迫、醉心于工作、脾气火爆、急于求成；对人的影响：冠心病发病率高。

B型性格。其行为特征：安于现状、缺乏主见、心境平和、随遇而安、不争强好胜、做事不慌不忙；对人的影响：冠心病发病率低。

C型性格（肿瘤性格）。过分压抑自己的负性情绪；过分自我克制，过于合作与顺从；易出现无助无望的心理状态；对人的影响：恶性肿瘤发病率偏高。

D型性格。其行为特征：孤僻型，总是独来独往，沉默寡言，消极忧伤；对人的影响：易患心脏病和肿瘤。

第三节　心理健康与心身疾病

因为想得太多，看得太多，让我对这个世界失去了信心和希望，甚至觉得这个世界很快就会被毁灭。事实证明，我的担心是多余的，无论这个世界有多么糟糕，它还是在运转着，承载着数十亿人口的生活和生产。那些我所看不惯的事情，我无力阻止，眼不见为净似乎是唯一的选择。我试着让自己看到这个世界更多美好的一面，让心情好一些，别再自寻烦恼。当我看到的美好越来越多的时候，我才发现原来是我以前看事情的角度太灰暗了，这个世界并没有我所想的那么不堪。

——摘自《何不看淡一些》

心理健康和心理健康教育是护理心理学的重要组成部分，不仅关系到护士自身素质的提高，也是预防、治疗和护理心身疾病，提高患者生活质量的重要方面。因此，护士学习和掌握心理健康、心理健康教育的有关知识和技能是适应现代医学发展的需要。

一、心理健康概述

（一）心理健康的概念与心理健康的标准

1. 心理健康的概念　心理健康（mental health）是指以积极、有效的心理活动和平稳正常的心理状态，对当前和发展着的社会、自然环境及自我内环境的变化具有良好的适应能力，并由此不断地发展健全的人格，提高生活质量，保持旺盛的精力和愉快的情绪。

2. 心理健康的标准　不同学者描述心理健康标准不同，美国心理学家马斯洛认为心理健康标准的要素有：

（1）充分的安全感；

（2）充分了解自己，并对自己的能力作适当的估价；

（3）生活的目标切合实际；

（4）与现实的环境保持接触；

（5）能保持人格的完整与和谐；

（6）具有从经验中学习的能力；

（7）能保持良好的人际关系；

（8）适度的情绪表达与控制；

（9）在不违背社会规范的条件下，对个人的基本需要作恰当的满足；

（10）在集体要求的前提下，较好地发挥自己的个性。

有的学者认为，心理健康的核心要素表现为：

（1）智力正常，拥有正常的智力水平；

（2）情绪良好，拥有健康的情绪特征；

（3）意志健全，拥有健全的意志品质；

（4）人格完整，拥有完善的人格；

（5）人际和谐，拥有和谐的人际关系等五个要素。

世界卫生组织（WHO）提出的关于心理健康的7条标准是：智力正常；善于协调和控制情绪；具有较强的意志和品质；人际关系和谐；能动地适应并改善现实环境；保持人格的完整和健康；心理行为符合年龄特征。

（二）个体在不同时期的心理特征及心理健康

个体在不同时期的生理特征不同，其心理特征也各异，需要我们针对不同时期的心理特征开展有针对性的心理健康服务。人的成长过程都历经婴幼儿期、学龄期、青少年期、孕期、中年期、更年期、老年期等。下面以青少年及青春期为例，学习领会各期有哪些生理特点和心理特征，如何加强心理健康。

心理学家将11～15岁这一阶段称作少年期，也叫青春期；15～25岁则属青年期。青少年时期是形成思想、完善个性、充满理想、活泼向上的人生黄金时期，也是心理状态最不稳定、易出现各种各样问题的时期。

1. 青少年期的生理变化特点　青少年体格发育突然加速，骨骼加快生长，身高急速增长，身体各器官生理功能不断成熟，出现人生发育的第二高峰。青春期人体结构和功能的巨大变化，是在激素的作用下发生的。此时，生长素、促肾上腺皮质激素、促甲状腺素、促性腺素等的分泌都达到新的水平，尤其是性激素的分泌刺激男女两性性器官和第二性征发育。

2. 青少年期的心理特点及其保健 青少年及青春期，首先是认知功能、自我意识的全面高度发展。在青春期的发展过程中应特别关注3个方面的问题：与父母冲突、情绪激荡和危险行为。应遵循：

（1）尊重个性发展。正确对待青少年对客观世界新的独立的认识，尊重他们自我意识的形成和发展。

（2）培养独立性。注意培养青少年独立思考和选择的能力，及时帮助他们寻找解决问题的方法和途径，不断摆脱心理上的困境和烦恼。

（3）营造良好环境。营造一个健康向上的良好氛围，铲除不良社会因素，净化社会环境，帮助青少年培养蓬勃自信、富有理想、勇于创新的健康心理，树立正确的世界观、人生观和价值观。这些将使他们受益终生。

（4）及时发现问题。应注意及时发现青少年出现的心理问题，通过适当的形式和科学的方法加以解决，避免积少成多，酿成严重后果。引导他们学会适应各个时期不同社会角色的转换和心理调节，使他们既可最大限度地发挥自身的主观能动性，又能自觉地接受社会、道德和法律的约束与监督。

3. 异性交往与性心理发展

（1）青春期性心理特征。青春期青少年由于性功能的成熟，面对性知识、生育现象等有探求的欲望和浓厚的兴趣，并表现出青春期男女间相互吸引，彼此向往的现象。由于性成熟和性心理的发展，青少年在迅速变化的性激素作用下，有时会在性吸引和某些刺激下出现不同程度的性欲望、性冲动或伴有相应的性行为。

（2）青春期性心理调适。树立健康的性观念：需要进行有关友谊、爱情及性的心理学、生理学和伦理学等方面的教育，使青年了解青春期性意识的发展规律，树立健康的性观念，培养良好的性道德，帮助他们消除对性意识产生的罪恶感、自卑感和自我否定倾向。正确对待和处理性的生物性与社会性的矛盾，学会大方、稳健地与异性交往。

（3）追求高素质、高品位。青少年时期是人的认知水平、自我意识不断提高的最佳时期，也是人生情感丰富、精力充沛的最好时光。

（4）培养良好的生活习惯。应注意生殖系统的卫生保健，洁身自好，保持个人卫生，养成健康有规律的生活习惯；正确对待该时期出现的性幻想、手淫等各种困惑。

青年人应把旺盛的精力放在学习和工作上，开阔视野，增强自身的才干，造就高素质、高品位的个体形象。积极参加各种体育锻炼和有益于身心的社会活动，以健康的身心、健美的体态面对自己的未来。

4. 保持心理健康的方法

（1）学会倾诉。当苦恼时，找你所信任的、谈得来的、同时头脑也较冷静的知心朋友倾心交谈，将心中的苦恼都及时发泄出来，以免积压成疾。

（2）学会移情。遇到较大的刺激或遭到挫折、失败而陷入自我烦恼状态时，最好暂时离开你所面临的情境，转移一下注意力，暂时回避以恢复心理上的平静，将心灵上的创伤填平。

（3）学会转移。当情感遭到激烈震荡时，宜将情感转移到其他活动上去，忘我地去干一件你喜欢干的事，如写字、打球等，从而将你心中的苦闷、烦恼、愤怒、忧愁、焦虑等情感转移或替换掉。

（4）学会找准自身定位。对人谦让，自我表现要适度，有时要学会当配角和后勤工作人员。

（5）心胸豁达。替别人着想，多做好事，可使你心安理得，心满意足。

（6）循序渐进。做一件事要善始善终。当面临很多难题时，宜从最容易解决的问题入手，逐个解决，以便信心十足地完成自己的任务。

（7）力所能及。性格急的人不要做力不从心的事，并避免超乎常态的行为，以免紧张、焦虑，以免心理压力过大。

二、心理挫折与心理防御机制

（一）心理挫折的概念

心理挫折是指个体在从事有目的的活动过程中，遇到无法克服的障碍或干扰，致使个人动机不能实现，个人需要不能满足的一种情绪状态。其要素：动机、需要和目标；为实现动机、需要和达到目标的手段或行动；在达到目标的道路上有无法克服的阻碍，主观上能感知；有挫折体验感，如心理紧张与情绪沮丧等反应。

（二）心理挫折的原因与影响其程度的因素

1. 心理挫折的原因

形成心理挫折的原因是多方面的，归纳起来可分为客观因素和主观内在因素。

（1）客观环境因素：包括自然环境和社会环境两个方面因素。

（2）主观因素：也称为个人起因的挫折，主要涉及个人的心理和生理条件。由于这些条件的限制，使个人的目标无法实现。

2. 影响心理挫折程度的因素

每个人都可能体验过心理挫折的感受，只不过挫折的程度不同，个人心理承受能力不同而不同，这主要与个人的抱负水平和挫折的容忍力有关。

3. 心理挫折的常见行为表现

受挫折后，人们往往有以下行为表现：攻击、倒退、强迫、焦虑等。

4. 心理防御机制

心理防御机制，是指人们面对紧张情境时的一种应对方式。一般来说，人们遭遇挫折时，心理防御机制具有三个特征：

（1）借助心理防御机制可以减弱、回避或克服消极的情绪状态，如心理挫折、紧张等；

（2）大多数心理防御机制涉及对现实的歪曲，如对现实挫折情境视而不见，错误地把某些特征赋予并不具备这些特征的他人等；

（3）个体在使用心理防御机制时通常自己并未意识到，是在不自觉地运用。

三、心理应激与应对

（一）应激的定义

应激（stress）即在日常生活中常讲的“压力”，如生活压力、抚养子女压力、工作压力、婚姻压力等，每个人在某个时期都会经历一定的压力。一般而言，身心健康者均能适应各种压力的状态，如承受长期压力或者应对短期压力，从而使这种压力不构成对健康的威胁。压力不一定都是负性影响的，有时一定的压力能激发更大的动力，推动着个体努力去实现更大的目标。只有当这种压力过大，超过个体的适应能力时，才会构成对个体健康的威胁，进入所谓的“应激”状态。应激是个体“察觉”各种刺激时，对其生理、心理及社会系统威胁的整体现象所引起的反应，可以是适应或适应不良。这一定义把应激看作是一个连续的动态过程，它包括刺激物、应激反应和刺激与个体的互动作用等三个方面。

（二）应激源

能够引起个体产生应激的各种因素均为应激源。一般可将应激源分为内部应激源和外部应激源。

1. 内部应激源　内部应激源是指产生于体内的各种刺激或需求，包括生理方面的（如发热、妊娠、绝经状态等）和心理方面的（如动机过高或不足、内疚等）。

2. 外部应激源　外部应激源是指产生于体外的各种刺激或需求，包括自然环境方面的（如环境温度强烈变化、忽冷忽热等）和社会环境方面的（如生活事件等）。

（三）应对方式

1. 应对方式的概念　应对方式又称应对策略，是个体在应激期间处理应激情境、保持心理平衡的一种手段。应对策略各式各样，因人而异，如向朋友倾诉、购物、饮酒、抨击等。

2. 护理工作应激　护理工作应激是指护理工作中的各种需求与护士的生理、心理素质不相适应的一种身心失衡状态，近年来已引起护理和心理学工作者的高度重视，成为护理心理学研究的重要方面。大量研究结果表明，护理工作具有较高的应激危险性，护士应激水平通常高于医师、药剂师和一般人群的应激水平，持续高水平应激对护士的身心健康和工作质量有显著的影响。因此，护士有必要了解护理工作应激的特征和规律，掌握控制应激的方法，从而增进护士的身心健康，提高护理工作中的应激能力和适应水平。

（1）与护理工作性质有关的应激源：护理工作要求护士密切接触患者和患者家属，对患者健康负有重要的责任。患者病情变化多端，护士必须及时观察病情并迅速做出护理处置，工作难度越大应激刺激强度越高。护士职责范围很广，护士既是患者的治疗执行者，又是日常医疗活动的管理者，还是患者的生活照顾者和患者家属的关心者，事无巨细，均须操劳，还要三班倒，容易发生应激。研究人员还发现，患者的状况（病容、呻吟等）和护理工作环境（紧张气氛、难闻气味等）在一般情况下均为负性感官刺激，给人以不快感觉，易引发应激反应。

（2）与工作负荷有关的应激源：病区护士长期缺编，护士工作超负荷运转，久而久之，产生过重的心理负荷，是引起护士应激的重要原因；同时，如业务欠熟练、专业技术不佳也常容易产生应激反应。

（3）与人际关系处理不当引发的应激源：护理工作中人际关系主要包括护患关系、护士与患者家属关系、护际关系、医护关系等，其中最主要的关系是护患关系，与护士工作成绩和应激水平有直接的联系，工作关系越复杂，角色冲突越明显，应激强度越大。而良好的人际关系有助于消除或减轻护理工作应激。另外，与人们对护士的期望值相冲突、伦理矛盾冲突、急救情境复杂、家庭关系不和等因素，如处理不当，均可能成为应激源。

3. 护士工作的应激反应特点　护士面对高强度的或作用持久的护理工作应激，如果不能进行积极的应对，及时有效地控制，就可能发生应激反应。护士的应激反应包括生理、心理、行为三个方面。在生理方面，常见有头痛、乏力、心慌、胃肠不适、全身肌肉胀痛等多系统器官组织的主诉和症状；在心理方面，常见有焦虑、沮丧、不满、厌食、心理疲惫、不良情感、自尊低下、怨恨、冲动、人际关系恶化、压抑及注意力难以集中等；在行为方面，大多是护士过多采用无意义的、消极的应对方式所导致的行为后果，如频繁地就诊、吸烟、饮酒、饮食过度或厌食、放荡不羁、攻击等，少数可出现吸毒、毁物、自伤、自杀行为、过度疲劳综合征等。

4. 影响护士工作应激的主要因素　影响护士工作应激的主要因素有护理环境、护士个人工作经历、护士个人心理素质及工作环境中的社会支持等四个方面。

（1）护理工作环境因素　在工作负荷重、紧张程度高、患者病情复杂、病情变化迅速等环境工作的护士容易产生应激反应。

（2）护士个人工作经历　实习护士或缺乏护理工作经验，与工作时间长、经验丰富的护士在应激水平和感受到的应激源种类上有很大差异。国外一些研究结果表明护士在参加护理工作一年内满足程度低，辞职、改行率高，这与这一期间工作应激水平高有直接关系。

（3）人格类型　护士的人格特征对护理工作应激具有一定的调节作用。一些研究者采用英国心理学家艾森克人格问卷（EPQ）和其他一些人格问卷测试部分护士后发现，人格外向者倾向于主动寻求新颖的变化的活动，对单调的、重复性工作耐受性低，易导致应激；人格内向者倾向于回避变化不定的活动，对单调的、重复性工作耐受性高，较少出现应激反应。

（4）社会支持度　社会支持能有效地缓冲护士工作应激，护患之间、医护之间、同事之间及上下级之间相互理解和支持，能在一定程度上缓解各种矛盾，提高护士耐受应激源的能力。

四、心身疾病与健康

（一）心身疾病概念

心身疾病，也称心理生理疾病，是指那些心理社会因素在疾病的发生、发展、演变、转归及治疗预防过程中起主导作用，有病理改变的一类躯体疾病。心身疾病是一大类跨学科跨系统的疾病，临床各科都有心身疾病。心身疾病的躯体症状和病理改变与纯生物理化因素导致的躯体疾病的表现相同，只是病因上有差别。例如，原发性高血压病与肾病性高血压，在临床表现上都是血压升高，但前者的发病与心理社会紧张刺激密切相关，故称心身疾病；而后者是由于肾脏本身病变引起的血压升高，故不是心身疾病。

（二）心身疾病致病因素

心身疾病的致病因素大致有以下几种：

1. 心理因素　个体心理素质、个性特征具有先天遗传的相对稳定和持久的特点，决定个体的行为模式，在个体的健康与疾病中起重要作用。

2. 躯体因素　躯体因素在心身疾病的成因中有很重要的作用，包括生物性躯体因素、物理性刺激因素、化学性刺激因素、生理性因素、病理性因素和生活习惯方面的因素等。

3. 文化因素　文化渗透于各个生活领域，每个社会成员对此要做出应对和选择。顺应和适应者有利于健康；反之，则有害于健康。

4. 社会因素　社会因素指社会环境中存在的各种事件对个体的影响和作用。

（三）心身疾病的诊断原则

1. 心身疾病的诊断步骤与原则　心身疾病的诊断必须遵循疾病诊断的一般步骤和原则。

（1）全面了解病史　在询问病史中应着重了解病前的心理状态、个性特点，精神紧张刺激的性质、强度与发病间的关系，患者对紧张刺激的认识和耐受情况等。此外，尚需了解个人史、家族史和既往病史等。

（2）详细的身体检查及必要的特殊检查，以确定躯体疾病。

（3）必要的精神检查。因为神经症、心因性精神障碍、精神病不属于心身疾病，故应排除。

（4）必要的心理测验和人格测定。

（5）确定心身疾病。

2. 诊断心身疾病的条件

（1）明确的器质性病理改变和临床症状与阳性体征检查有特异性发现。

（2）在患者的病程中有下列特点：

1）患者有一定的遗传素质、性格特点或心理缺陷；

2）存在心理社会紧张刺激因素；

3）心理社会紧张刺激与起病有密切的时间联系；

4）病程的发展与转归和心理社会紧张刺激有平行关系；

5）在儿童期可能存在着特殊的创伤心理体验。

（3）用单纯生物医学治疗措施疗效不佳。

（四）常见的几种心身疾病

1. 冠状动脉粥样硬化性心脏病　冠状动脉粥样硬化性心脏病简称冠心病，是目前人类最常见的疾病之一，是成年人死亡的第一原因。冠心病的发病是多种因素共同作用的结果，心理、社会因素的应激、精神紧张、吸烟、高血压、高胆固醇血症，肥胖和不合理的膳食、环境污染、家族史等都是冠心病发病的诱因。

对冠心病患者进行治疗时，要求采取综合性措施，除内科治疗外，还应定期与患者接触，帮助患者订立休养计划，帮助患者调整生活习惯：限制脂肪摄入，坚持清淡饮食，减少吸烟、饮酒，改变A型性格，稳定情绪，尽早恢复正常生活和工作等。这些对冠心病的预防和康复有良好的效果。

2. 消化性溃疡　消化性溃疡通常是指胃、十二指肠黏膜的圆形或椭圆形组织缺损。因溃疡的形成与胃酸和胃蛋白酶的消化作用有关，故称为消化性溃疡。

消化性溃疡的发病原因较为复杂，是多种因素相互作用的结果。如胃酸、胃蛋白的分泌增多，胃黏膜屏障破坏，十二指肠液反流，长期的精神紧张，遗传因素，不良的饮食习惯，烟酒嗜好，胃泌素瘤及肾上腺皮质激素增加，阿司匹林等损害胃黏膜的药物的使用等。其中心理社会因素对本病的发生发展有重要作用。研究者认为，消化性溃疡属于心理生理疾病的范畴。与溃疡病发生有关的心理社会因素主要有：

（1）长期持续性的精神紧张；

（2）强烈的精神刺激；

（3）不良的情绪反应。

3. 原发性高血压　原发性高血压又称高血压病，是一种主要由于高级神经中枢功能失调引起的全身性疾病，患病率为3%～9%，一般北方地区较南方地区高，城市比农村高。在工业化社会中，高血压发病率有上升趋势。此病是最早确认的一种心身疾病。高血压病的病因尚未明确，有关因素除年龄、家庭史、饮食中含盐量高、肥胖、水中微量元素铬或饮用软水外，注意力高度集中、过度紧张的脑力劳动，生活环境及生活方式的突变等，均易使血压升高。

4. 支气管哮喘　支气管哮喘是机体对抗原性或非抗原性刺激引起的一种支气管、气管反应性过渡的疾病。它是一种变态反应性疾病，也是最早被确认的心身疾病之一。

一般认为，单独心理因素虽不能引起发病，但由于心理因素激起的强烈情绪可改变呼吸系统的生理功能，影响机体的免疫机制。当接触到变应原和上呼吸道感染相互作用时，则可引起支气管哮喘。另外，母亲过高要求或过分爱护患儿的母子关系，也可导致支气管哮喘病的形成。有人观察到儿童离家、在校、住院或下乡劳动时，哮喘发作率常可降低。

在支气管哮喘的治疗中，除了消除病因、控制发作和预防复发外，还应加强体育锻炼，避免过度疲劳，避免吸入有害气体，戒烟，控制情绪，积极采取心理治疗，如催眠疗法、松弛疗法、系统脱敏疗法等，常能取得一定的效果。

5. 癌症　癌症是威胁人类生命健康的重要疾病之一，人们在心理上已把“癌症”的概念与“逐渐走向死亡的过程”联系在一起。对于癌症的病因迄今尚未阐明。据目前所知，可能与物理刺激、病毒、慢性感染、药物、遗传等因素有关，但也不能忽视环境、社会、经济、职业、个性、情绪等心理社会因素对癌症发生的影响。事实表明，心理社会因素造成的紧张刺激所引起的不良情结，常是引起病症的重要因素，如情绪忧郁、压抑、仇恨、悲观、敏感、孤独、绝望等常与癌症的发生和发展并行。研究已证明，负性情绪具有削弱机体免疫功能的作用，加强了机体对癌症的感受性。

（五）心身疾病的防治原则

1. 治疗原则

（1）心身同治原则　心身疾病应采取心、身相结合的治疗原则，但对具体病例，也应有所侧重。

（2）心理干预手段　心身疾病的心理干预手段应根据不同的干预层次、方法和目的来确定，支持疗法、环境控制、放松训练、生物反馈、认知疗法、行为疗法和家庭疗法等心理治疗方法均可选择使用。

（3）心理干预目标　对心身疾病实施心理干预主要围绕以下三个目标：①帮助患者从客观上消除致病的心理社会因素，消除应激源；②帮助患者对应激进行正确的认知评价，增强患者的应对能力；③矫正由应激引起的异常生理反应，以减轻对机体器官的不良影响。

2. 预防和治疗的方法

（1）预防措施　心身疾病是多种心理社会因素及生物学因素相互作用于机体的结果。因此，预防应从现代医学心理学的观点出发，不仅认识到心理社会因素的重要性，而且应注意心理社会因素与个体的遗传素质、性格类型、生理反应特点等方面的相互作用。个体预防心身疾病应遵循的原则：

1）培养健全的人格；

2）建立良好的人际关系和社会支持系统；

3）在生活中锻炼自己，正确认知评价应激源，提高挫折容忍力；

4）学会缓解心理应激的技巧，提高应对应激的能力。实施社会预防是从根本上降低心身疾病发病率的一项重要措施。所以，应从个体不同年龄阶段的心理保健和不同群体的心理保健着手，维护人们的心身健康。

（2）治疗方法　心身疾病的治疗应围绕心理干预的三个目标进行。

1）适应环境　尽可能帮助患者适应生活和工作环境，以减少或消除应激源。

2）药物治疗　除了对具体器官损害所致的症状给予对症治疗外，大部分心身疾病患者还可使用抗焦虑药和抗抑郁药。

3）心理治疗　在心身疾病的治疗中，心理治疗应作为一种主要的治疗方法贯穿于始终，其目的在于影响患者的心理和行为，改善认知，调整情绪，提高患者对心理应激的应对能力。

（六）心身疾病的护理原则

1. 尊重和关心患者　尊重和关心患者，与患者建立起信任和谐的医患关系、护患关系及家庭关系，形成良好的治疗氛围。

2. 帮助患者树立信心　在亲属配合下对患者进行心理支持和帮助，提高患者的信心和勇气，克服心理障碍。

3. 开展健康教育　利用心身医学知识，了解患者心身特点，开展相应的防治疾病健康教育。

4. 及时给予心理干预　选择适当的心理干预措施，如放松训练、集体干预等方法，对心身疾病的病因和症状给予必要的心理护理。

5. 重在预防　心身疾病应特别重视预防。应针对个体的特点进行预防方面的心理指导，如对于那些有明显行为问题者，如吸烟、酗酒、多食、缺少运动及A型性格行为等，应利用心理学技术指导其进行矫正；对那些具有明显心理素质弱点的人，如对易暴怒、抑郁、孤僻和多疑倾向者应及早进行心理指导，加强他们健全个性的培养；对那些工作和生活环境里存在明显应激源的人，应及时帮助他们进行适当的调整，以减少不必要的心理刺激；对那些出现情绪危机的正常人，也应及时加以疏导。

五、危机干预

当个体遇到不可预料的重大的应激性事件，引起严重的应激反应时，应立即给予危机干预。危机干预是一套治疗性技术，用来帮助个体及时处理特殊的、紧急的心理应激。这套技术不涉及应激者心理深层的冲突，也不对应激者的问题根源作追索，而是强调迅速满足减轻个体应激后果的当前需要，使应激者各方面功能尽快地、最大限度地恢复到危机前水平。

（一）危机的概念与分类

1. 危机的概念　危机是指当个体不能用常规的应对策略处理当前突发的、重大的应激性事件时出现的强烈的情绪反应，此时表现为行为失调、难以决断、解决问题能力迅速下降、工作或生活中失败大量增加等。

2. 危机分类　危机通常可分为情景性危机和发展性危机。情景性危机是指个体对特殊环境中外部事件的突发性反应，如分娩、急性躯体疾病、受到攻击或强奸、亲人死亡、难以预料的失业、重大事故等。情景性危机表现多样，具有突发性及持续时间短暂的特点。发展性危机则是当个人不能完成心理某个阶段发展任务时，影响了正常的心理发展，导致危机的出现，如父母离异对儿童的影响、儿童受虐待、刚毕业的大学生找不到工作等。发展性危机较多在心理关键期发生，可以突然发生，也可逐渐发生，持续时间一般较长，其关键是现实环境和自身条件不能及时地满足心理发展的需要。

（二）危机的应对

1. 制定危机干预应急预案 医院应制订心理危机应急预案，以备医护人员应急之需，遇到问题时迅速启动预案，忙而不乱。作为一名护士，面对发生危机的患者或同事，应及时地处理危机者当前的问题，重点在于给予危机者及时的心理支持，尽快让危机者接受当前应激性困境的现实，尽可能地帮助危机者建立起建设性应对机制。

2. 具体措施

（1）保持与危机者密切接触 情况紧急时，护士应尽可能地陪伴在危机者身旁，建立起良好的护患沟通关系，耐心地引导和倾听危机者叙述，了解危机发生的原因，同时防止危机者发生意外。

（2）及时心理支持 采用支持性心理治疗技术，及时地给予危机者支持。

（3）调动社会资源 护士应尽快摸清危机者各种社会关系，利用各种社会支持给予危机者关心和帮助。

（4）正确认识所发生的事件 尽可能地使危机者接受当前不利的处境，帮助危机者客观地、现实地分析和判断应激性事件的性质和后果，及时纠正危机者歪曲的认知。例如，某些平常健康者在体检中发现患有癌症，患者往往没有心理准备，情绪波动强烈，行为不知所措，自觉即将离开人世。这些反应通常都与患者对癌症歪曲的认知有关，即错误地把癌症看成绝症，无法医治。此时，护士应耐心地把有关癌症的知识用通俗易懂的语言传达给患者，纠正患者对癌症的歪曲认识，建立起正确地认识，从而使患者产生战胜疾病的希望。

（5）建立积极的应对策略 危机者之所以产生危机，是与他们使用了较多的破坏性防御机制和消极的应对方式有关。因此，要对危机者所使用的应对策略进行仔细分析，明确指出哪些应对策略是无效的，应当放弃，同时要引导危机者用积极的应对策略取而代之，并且要根据危机者的具体情况，采用不同的积极应对策略。如对丧失亲人者，应更多地使用升华机制和采取合理的行动策略，化悲痛为力量，以实际行动完成亲人未竟的事业等。对工作中遭受重大挫折者，采用合理化、替代、认同、鼓励及认知和行为探索等方式可能更有效。

（6）鼓励危机者积极应对 让危机者认识到只有在现实工作或生活中解决问题，只有在实际环境中采取有计划、有步骤的行动，去解决存在的问题，才能最终战胜危机，恢复心理健康。

（7）帮助危机者建立新的社交天地 建立新的人际交往和人际关系是危机干预的有效方式之一。鼓励危机者积极参加活动，扩大交往，使其在现实生活中体验被尊重、被理解、被支持的情感，并且可以获得新的信息或知识。

（8）提供医疗帮助 及时处理危机时出现的紧急情况，如晕厥、休克等。

3. 评价 在危机干预中，护士应对所选的干预方法在每一个进行阶段都要分析、比较和评价干预效果，以找到最佳干预方案和方法，才会获得理想的效果。如果上述方法均不能产生效果，则最好请有关临床心理专家会诊，采用专门的心理咨询和治疗技术进行干预，以免错过治疗时机。

■ **案例分析** 危机事件后创伤患者的心理分析与护理

2008年5月12日，在汶川地震发生数小时之内，一位六旬老人在失去14岁的儿子后表现出情绪麻木，沉默无语。因老来得子，老人对自己的小儿子呵护有加，视如珍宝。地震1周后，老人仍存在焦虑情绪和茫然之后的恐惧，对于丧失儿子这一沉痛打击，存在沉重的愧疚感与悲伤、哀悼反应，经常放声大哭："我就那么一个儿子，儿子都死了，我活着还有什么用啊？"在避难救护所生活10天以后，焦虑反应、抑郁情绪更加严重，整日胡言乱语，还经常因头疼睡不着觉，每天一闭眼就会想到逝去的儿子和地震时房子垮塌的画面。目睹儿子的遗物，就会感到异常痛苦，变得性情暴躁。

心理分析：

地震后老人存在的心理问题：

（1）情绪休克　情绪休克是指患者在遭遇重大危机事件后产生的严重应激反应，常表现为出人意料的镇静和冷漠。未做好完全的心理准备就痛失亲人。情绪休克是一种心理防御反应，也是一种超限抑制，在一定程度上对个体具有保护作用，也可减少因焦虑、恐惧产生的过度心理反应。但患者的"安静"行为，并不意味着没有心理危机。

（2）紧张与恐惧。

（3）内疚、悲伤与无助。

（4）焦虑与抑郁。

（5）创伤后应激障碍（延迟性心因性反应）症状　持续警觉性增高；不由自主回想受打击的经历，反复出现有创伤性内容的噩梦；反复发生错觉、幻觉；反复发生触景生情的精神痛苦，如目睹逝者遗物、旧地重游等情况下都会感到异常痛苦和产生明显生理反应，如心悸、出汗、面色苍白等；入睡困难或睡眠不深；易激惹、无法集中注意力、过分担惊受怕等。

心理护理措施：

（1）重建心理安全感　护士的态度应镇静、平和、温暖，处理问题时力求沉稳果断，技术操作时准确而熟练，给老人信赖感和安全感。避免二次伤害，尽量不要谈及老人逝去的儿子，严守职业伦理。

（2）心理支持　护士可鼓励老人表达感受并耐心倾听，通过抚摸老人双手、轻拍后背、拥抱、搀扶等给老人提供心理支持。

（3）对症心理护理　老人处于被噩梦惊醒、反复回忆灾难情景、情绪不稳定阶段，此时应：通过减少刺激、重组已感受到的信息、允许依赖、理想化并予以支持等方式，帮助老人重新整理对外界的认识；通过区分现实与幻想、改变当前认知结构、区分自我和客观原因、教育患者忽略与应激有关的信息等途径，疏通重组痛苦经历，转移老人注意力，减缓老人的痛苦；引导老人认识到危机事件并非个人力量所能改变的事实，鼓励老人向前看，让老人相信乐观面对生活才是对逝者最好的告慰。

第四节　心理护理的基本技能

一、心理评估

心理评估是了解患者心理状况、实施心理护理的基础。通过心理评估，护士可以收集患者的心理资料，对患者的认知、情绪、行为和人格做出客观的评价。护理中常用的心理评估技术主要有观察法、访谈法和心理测验法。在护理实践中，常根据需要选择不同的方法。

（一）心理评估的概念

心理评估是依据心理学的理论和方法对个体的某一心理现象作全面系统和深入的客观描述的过程。心理评估在心理学、医学、教育、人力资源、军事司法等领域有广泛的应用，当心理评估为临床医学目的所用时，便称之为临床心理评估。在我国，临床心理评估主要应用于心理或医学诊断、心理障碍防治措施的制定、疗效的判断等方面。

（二）心理评估的任务

心理评估的对象是人，包括患者和健康的人，故评估的范围既涉及疾病又涉及健康，而且更重视健康的评估。目前心理评估任务包括如下11个方面：

1. 描述个体或人群有关疾病的特征　主要是疾病的行为表现或精神病理学水平评估，协助临床诊断分类，作为科研患者分组标准，寻找各类疾病的特征性表现。

2. 描述个体或人群的健康状况　全面从生理、心理、社会等方面对构成健康的要素进行评估，为研究增进各种人群的健康机制和方法提供依据。

3. 评估日常健康功能状态　评估日常健康行为习惯和日常功能有效水平。

4. 评估疾病发展中的心理过程　心理过程包括认知、行为、情感等诸多心理过程。

5. 评估个体对不同应激刺激的反应　评估个体对不同应激刺激的反应主要指在实验室控制条件下，观察个体对各应激事件的心身反应性质和程度。

6. 评估康复与心理社会因素的关联性　评估疾病康复过程中的各种治疗方法的效果及其与心理社会影响因素的相互作用。

7. 评估生活方式对防治疾病和促进健康的影响。

8. 评估个体或人群的社会经济状况对健康的影响。

9. 评估各种生态学有害因素对健康的影响　各种生态学有害因素既包括声响噪声、环境污染、建筑风格等自然环境因素，也包括人际关系、群体气氛、家庭结构和关系、人口流动、城市化等社会环境因素。

10. 评估卫生保健的有效性　卫生保健的有效性主要是指各种卫生保健设施和方法对提高人群健康的作用。

11. 评估执行医嘱的依从性，对疾病和健康的影响。

（三）心理评估的常用方法

1. 观察法　在心理评估过程中，离不开对被试者的观察。观察是评估者获得信息的最常用手段。心理评估所使用的观察法是一种有目的和有计划地观察被试者在一定条件下的言行特征，从而了解其心理活动的一种方法。用观察法来进行心理评估需要有明确的目的和计划，必须客观、精确。在用观察法进行心理评估过程中需要观察的主要内容包括：

（1）仪表与行为　包括穿戴是否整洁，与身份年龄是否相称。体态如何，有无奇异动作，有无避免目光接触等。

（2）言语与沟通　包括言语是否流畅，有无语言过多或过少，有无语法或用词不当，是否运用非语言的沟通方式，如微笑、面部表情、手势、姿势等表达感情，与人沟通主动还是被动等。

（3）思想内容　包括有无问话回答不切题，内容散漫，有无反复主诉，持续提问，有无妄想等。

（4）感觉与认知功能　包括感觉（听、视、触）有无损害，能否集中注意于当前的任务，对时间、空间的定向力如何，记忆力如何，能不能做简单的心算、阅读和书写。

（5）情绪　包括心境如何，有无情结不稳、激动、焦虑、忧愁、愉快、发怒、淡漠等，自我报告与观察的表示是否一致。

（6）洞悉与判断　对自己的行为和情感是否有认知，对造成问题的原因是否有所了解，对自己的疾病有无自知力，对改善自己情境的迫切程度如何等。

2. 会谈法　会谈法是临床医师或心理学家通过与患者面对面的语言交流方式，了解患者心理异常的情况，分析其性质及产生的原因，以达到诊断、评定目的的评估方法。这种会谈称为诊断性会谈，与治疗性会谈有所区别。

会谈的类型：

1）标准化会谈：其基本特点是按临床诊断要求，以较固定的方式和程序编制会谈提纲或问题表，会谈时根据事先拟定的提纲或问题表，向受评估者提问，让受评估者按要求回答。

2）非标准化会谈：其基本特点是不局限固定的问题格式或程序，自由地交谈。

3）半标准化会谈：该会谈方法是上述两种会谈方式的综合。

3. 调查法　调查法是通过谈、访、座谈或问卷等方式获得资料，并加以分析研究。

（1）访问法　深入到受评估者所生活的环境及其家庭、邻居、学校或工作单位了解其行为、思想、生活方式等有关情况。一般预制定调查项目和内容，调查范围尽可能广泛，然后通过对资料的分析，去伪存真，得出有价值的材料。

（2）问卷法　在许多情况下，为了使调查不至于遗漏重要内容，往往事先设计调查表或问卷，列好等级答案，当面或通过邮寄供被评估者填写，然后收集问卷对其内容逐条进行分析等级记录并进行研究。

4. 心理测验法

心理测验　是为心理评估搜集数量化资料的常用工具。心理测验法使用经过信度、效度检验的现成量表，例如人格量表、智力量表和症状量表等，获得较高可信度的量化记录。通过测验得到的量化记录，来推测受评估者个体的智力、人格、态度等方面的特征与水平。

二、心理测验

（一）心理测验的概念

从心理测量学的意义上来讲，心理测验是指在标准情境下对个体的行为样本进行客观分析和描述的一类方法。

1. 行为样本　一般情况下，人的心理活动都是通过行为表现出来的，心理测验就是通过测量人的这些行为表现来间接地反映心理活动规律和特征。但是，任何一种心理测验不可能也没必要测查反映某项心理功能的全部行为，而只是测查其部分有代表性的行为，即取部分代表全体。

2. 标准情境　从测验情境来看，要求对所有的被试者均用同样的刺激方法来引起他们的反应，也就是测验的实施条件、程序、计分方法和判断结果标准均要统一；从被试者心理状态来看，要求被试者处于最能表现所要测查的心理活动的最佳时期。

3. 结果描述　心理测验结果描述方法很多，通常分为数量化和划分范畴两类。如以智力商数（IQ）为单位对智力水平进行数量化描述；有些心理现象不便数量化，就用划分范畴，如正常、可疑或异常等范畴。一般来说，可以数量化的结果也可以划分范畴，如智力水平高低也可以根据IQ值划分为正常、超常和缺损等。心理测验的各种特殊数量或范畴名称均有一定的含义，成为解释测量结果专用的心理测量学术语。

4. 心理测验工具　一种心理测验就是一套工具或器材，这套工具包括测验材料和指导手册。测验材料就是测验的内容，也叫刺激物，通过被试者对其做出的反应来测量他们的心理活动和特征；指导手册则对如何给予这些刺激，如何记录被试者的反应，如何量化和描述这些反应给予详细的指导，同时还包括了有关该测验的目的、性质和信度、效度等测验学资料。

（二）心理测验的分类

据统计，已经出版的心理测验多达5000余种，其中临床工作中很多种已少有人继续使用，目前常用的心理测验不过百余种，通常按其目的和功能可以分为能力测验、人格测验、神经心理测验、临床评定量表和职业咨询测验等。

1. 能力测验　能力测验是心理测验中的一大类别，包括智力测验、心理发展量表、适应行为量表及特殊能力测验等。

2. 人格测验　人格测验也是心理测验中的一大门类，有的用于测查一般人群的人格特征，如卡特尔16种人格因素问卷、艾森克人格问卷等；有的用于测验个体的病理性人格特点，如明尼苏达多相人格调查表等。

3. 神经心理测验　神经心理测验用于评估脑神经功能（主要是高级神经功能）状态的测验，既可用于评估正常人脑神经功能、脑与行为的关系，也可用于评定患者特别是脑损伤患者的神经功能。

4. 临床评定量表　临床评定量表测验种类和数目繁多，最早始于精神科临床，用于精神病患者症状的定量评估，以后逐步推广到其他各科临床，用于症状程度、疗效评估等方面，也有护理用评定量表。

5. 职业咨询测验　职业咨询测验常用的有职业兴趣问卷、智力倾向测验、人格测验、职业能力、职业动机、职业价值观和特殊能力测验等。

（三）护理中常用的心理测验

1. 智力测验　临床常用的智力测验方法：韦克斯勒智力测验。

■知识链接　*成功智力*

心理学研究表明，学业成就的高低并不百分之百地决定着一个人是否成功，这涉及了成功智力的问题。成功智力是一种用于达到人生中主要目标的智力，是在现实生活中真正能产生举足轻重影响的智力。因此，成功智力与传统智力测验中所测量和体现的学业智力有本质的区别。斯滕伯格将学业智力称之为“惰性化智力”，它只能对学生在学业上的成绩和分数做出部分预测，而与现实生活中的成败较少发生联系、斯滕伯格认为智力是可以发展的，特别是成功智力。在现实生活中真正起作用的不是凝固不变的智力，而是可以不断修正和发展的成功智力。

成功智力包括分析性智力、创造性智力和实践性智力三个方面。分析性智力涉及解决问题和判断思维成果的质量，强调比较、判断、评估等分析思维能力；创造性智力涉及发现、创造、想象和假设等创造性思维的能力；实践性智力涉及解决实际生活中问题的能力，包括使用、运用及应用知识的能力。

成功智力是一个有机整体、用分析性智力发现好的解决办法、用创造性智力找对问题，用实践性智力来解决实际问题。只有这三个方面协调、平衡时才最为有效。

2. 人格测验　人格测验常用的有明尼苏达多相人格调查表；卡特尔16种人格因素问卷；艾森克人格问卷等。

3. 评定量表　评定量表常用的有生活事件量表；症状自评量表（90项症状自评量表）、抑郁自评量表、焦虑自评量表；简易应对方式问卷；社会支持评定量表等。

三、心理咨询

（一）心理咨询概述

咨询一词源于拉丁语 consultation，其基本含义为商讨或协商，实际含义为通过商谈求得问题解决的过程。咨询不是心理学的专用术语，因为许多领域都有咨询活动，如法律咨询、商业咨询、医学咨询等。

心理咨询是心理咨询师运用心理学的理论和技术，协助求助者解决心理问题的过程。心理咨询立足于正常人在生活、学习、工作以及健康和疾病等方面的心理问题，使他们的认知、情感、态度和行为向好的方面转化，从而更好地保持身心健康，适应环境，发展自身。

（二）心理咨询的范围

心理咨询从防治心理障碍和心理疾病到正常人的生活、学习、工作方方面面；从儿童到青少年、老年；从医院、康复中心到学校、单位、家庭；从危机干预的医学模式的发展，其服务范围和内容是非常广泛的。现从不同的咨询类别和内容将心理咨询的范围作以简单概括，但各种类别之间互有重叠。

1. 教育心理咨询。

2. 职业心理咨询。

3. 家庭、婚姻问题的心理咨询。

4. 发展性心理咨询。

5. 临床心理咨询。

（三）心理咨询的对象

心理咨询最一般、最主要的对象，是健康人群或存在心理问题的人群，但不含精神障碍人群，也和心理治疗的主要对象有所不同。

（四）心理咨询的分类和形式

根据咨询的内容，心理咨询可以分为发展咨询和健康咨询；根据咨询的规模，可分为个体咨询与团体咨询；根据咨询采用的形式，可分为门诊咨询、电话咨询和互联网咨询。

1. 发展咨询　为了适应现代化的工作和生活节奏，人们越来越重视自身的认知和关注，而发展性心理咨询，可以帮助人们挖掘心理潜力，提高自我认知的能力。当自我认知出现偏差或障碍时，可以通过心理咨询得以解决。

随着人类物质文明、精神文明和生态文明水平的不断提高，人们渐渐关注如何全面提高生活质量，比如提高学习和工作能力、保持最佳工作状态 维护安宁的生活环境、协调家庭成员和社会成员的人际关系。心理咨询作为一种专业技能，可以帮助人们调整内心世界，提高生活质量。

发展性心理咨询常涉及以下内容：孕妇的心理状态、行为活动和生活环境对胎儿的影响；儿童早期智力开发；儿童发展中的心理问题；青春期身心发展的不平衡；社会适应问题；性心理知识咨询；男女社交与早恋等；青年独立性和依赖性的矛盾；友谊与恋爱；成就动机与自我实现性问题；择偶与新婚；人际关系；择业、失业与再就业；中年及更年期人际冲突、情绪失调、工作及家庭负荷的适应；家庭结构调整；更年期综合征等；老年社会角色再适应；夫妻、两代、祖孙等家庭关系；身体衰老与心理衰老；老年性生活等。

2. 健康咨询　健康心理咨询的对象究竟是哪些人？应该说那些觉得心理不够健康的人群，都是心理健康咨询的对象，也就是说凡是因为某些心理社会刺激而引起心理状态紧张的人，并且明确体验到躯体或情绪上的困扰者，都可以是健康心理咨询的对象。因为心理社会刺激非常纷繁而复杂，在目前的社会广泛存在着。因此凡是生活、工作、学习、家庭、疾病、康复、婚姻、育儿等方面所出现的心理问题，一旦求助者体验到不适或痛苦体验，都可属于健康心理咨询的工作范围。其内容大致如下：

（1）各种情绪障碍，如焦虑恐惧、抑郁悲观等；

（2）各种不可控制性的思维、意向、行为、动作的解释；

（3）各类心身疾病，如冠心病、高血压、支气管哮喘、溃疡病及性功能障碍；

（4）长期慢性躯体疾病，久治不愈，既对治疗不满意又丧失信心，因而需进行心理指导者；

（5）精神病康复期求助者的心理指导；

（6）对家庭中的求助者，应如何进行处理、护理问题等。

四、心理护理

（一）心理护理的概念

心理护理（mental nursing）是指在护理活动过程中，护士以心理学的理论和技术为指导，以良好的人际关系为基础，积极影响和改变患者不健康的心态和行为，促进其疾病的康复或向健康发展的手段和方法。

（二）心理护理的目标

1. 与患者建立良好护患关系；

2. 满足患者的合理要求；

3. 提供心理支持，安抚患者情绪；

4. 提高患者适应能力，促进患者心身健康。

通过护士对患者进行正确及时的健康教育，使患者尽早适应新的角色及住院环境；帮助患者建立新的人际关系，特别是医—患关系，以适应新的社会环境。

（三）心理护理的原则

1. 针对性原则　心理护理贯穿在疾病的发生、发展和转归的全过程中。由于每个患者个体的特殊性所在，心理护理的方式、方法可呈现出明显的动态过程。

2. 交往原则　心理护理是护士与患者在人际交往过程中进行的，患者对护士的信赖感是在交往中产生的，在交往中护士的角色是服务者，应起主导作用。

3. 启迪原则　护士作为心理护理的主导一方，应充分认识到患者心理活动的普遍规律与个体的特殊性。应用科学的道理、通俗的语言、灵活的方法，有针对性地给患者以宣传、解释与启迪，在心理护理中做到“因人因地而宜，因事因情而异”，消除患者的不良情绪反应及其不正确的健康观和疾病观。

4. 自护原则　处在特殊心身状态中的患者，有着强于常人的“归属”感。护士在护理过程中应给患者更多的温暖与关爱，增强战胜疾病的信心，还要注意发挥其社会支持系统的作用，提供更完善的精神和心理支持。但是，照顾和支持并不是完全替代，而是要力争让患者实现自我护理。良好的自我护理被认为是心理健康的表现之一。

（四）心理护理程序

心理护理程序是由心理社会评估、护理诊断、护理计划、实施及心理护理效果评价五个阶段组成的系统的科学的动态的以患者心理健康为中心的过程。心理护理的实施步骤，它是一个连续的、动态的过程，可因人而异，灵活运用，归纳起来主要包括8个环节。

1. 建立良好的护患关系　包括护士运用语言性沟通和非语言性沟通等人际交往技巧，主动与患者建立比较融洽、友好的护患关系，把“建立良好的护患关系”置于心理护理基本程序的首位，并贯穿心理护理过程的始终。

2. 及时、准确掌握患者的心理状态　首先要全方位采集能反映患者心理状态的各种信息。主要采用临床观察法、调查（询谈）法。

3. 客观量化的心理评定　客观量化的心理评定，是指护士借助现代心理学的研究方法和工具（心理测评量表），为确定患者的心理状态提供客观依据。它是确保心理护理科学性、有效性的前提，也是推进心理护理深入发展迫切需要解决的关键问题。通过客观量化评定，能采用有的放矢的心理护理对策。

4. 确定患者基本心态　确定患者的基本心理状态，有益于减少实施心理护理的盲目性，以确保一些患者的严重心理失衡得到重点调控。重点要分析出患者占主导地位、具本质特征的消极心态，判定其是否存在焦虑、抑郁、恐惧等负性情绪；确定患者存在着的消极心态的基本强度，用“轻度、中度、重度”加以区分。

5. 分析主要原因和影响因素　有些人以为，患有同类疾病且本人背景基本相似的患者，只要采取同一种心理护理方法就可以了。其实不然，看似情形相似的患者，可因其自身个性的差异，导致心理状态的性质、程度等方面截然不同。因此，在为患者选择心理干预对策前，必须对导致患者消极心态的基本原因和主要影响因素做出分析。

6. 选择适宜对策　以上五个环节，都可为护士选择适宜的心理护理对策提供客观依据，有的放矢的开展心理护理。

7. 评价效果　心理护理效果的评定，应是一种综合性评价，其中有患者的主观体验，尽可能地用身心康复有关的一系列客观指标（生理指标和心理指标）说明问题。需要建立起一套心理护理效果的评价体系，建立规范统一的评定标准。

8. 确定新的方案　这是指护士在心理护理效果评定的基础上，对前阶段心理护理过程中尚存在未解决或又发生的新的心理问题，再做出相应的新方案，进入再一轮的心理护理程序。

（五）心理护理的技巧

1. 支持性心理治疗　支持性心理治疗的狭义定义为是一种基于心理动力学理论，利用诸如建议、劝告和鼓励等方式来对心理严重受损的患者进行治疗。支持性心理治疗可增加安全感、减少紧张、焦虑和恐惧等不良情绪反应。

2. 渐进式肌肉放松训练技术　渐进式放松训练是指一种逐渐的、有序的、使肌肉先紧张后放松的训练方法。雅各布逊（Edmund Jacobson）于1908年从事该项活动。

渐进式放松训练强调，放松要循序渐进地进行，要求被试在放松之前先使肌肉收缩，继而进行放松。其目的是为了进一步要求被试在肌肉收缩和放松后，通过比较从而细心体验所产生的那种放松感。同时它还要求被试在放松训练时，自上而下有顺序地进行，放松一部分肌肉之后再放松另外一部分，“渐进”而行。这也是我们在学习瑜伽术时常用的一种放松法。

3. 冥想技术　通过冥想来达到放松的目的，如听音乐时，想象一个愉快的场景，坚持30分钟以上，能有效放松自身身心。

另外，应特别注重与患者建立良好的护患关系，创造舒适的环境，尊重患者的人格，称呼得当，对患者有同理心，关心患者，注意非语言技巧，善用倾听与复述技巧，适当自我暴露，为患者保守秘密，争取家属配合等技巧。

第五节　特殊患者的心理特点及护理

护理服务的对象是人，人不仅是一个有血有肉的生物体，更是有着丰富内心世界和复杂心理行为的社会人。现代社会由于生活节奏加快，社会生态环境的影响，其疾病谱中不少疾病如卒中、心梗、偏头痛、胃溃疡等与患者的心理有着密切的关系，患者心理受疾病本身的影响，反过来又对疾病的发生发展产生重要影响，要治病首先要了解患病的人。正如古希腊名医希波克拉底所说：“了解什么样的人得了病，比了解一个人得了什么病更为重要。”

一、患者常见的心理反应

（一）主观感知觉异常

患者患病之前集中精力忙于工作和学习，心理活动经常指向外界客观事物，对自己的身体状况不太留意；患者一旦患了病，就会把注意力及时转向自身，感觉异常敏锐，甚至对自己的呼吸、心跳、胃肠蠕动的声音都能觉察到。由于躯体活动少，环境又安静，感受性也提高了。不仅对声、光、温度等外界刺激很敏感，就连自己的体位、姿势也觉察得很清楚。比如，一会觉得枕头低，一会觉得被子沉，一会埋怨床单不平展，不时总翻身。缺乏经验的护士往往会认为患者“事多”，实际上这是患者患病后常见的心理反应。

猜疑与怀疑：患者对周围事物特别敏感，胡思乱想，惶恐不安，不信任他人，总觉得医护人员和家属对自己隐瞒重要病情。

（二）情绪活动变化

患病后最常见的情绪反应是焦虑、恐惧、抑郁、愤怒。

（三）意志活动变化

治疗过程中患者会产生一些意志行为的变化，如有的患者变得盲从、被动，缺乏主见，甚至接受一些迷信的说法；有的患者稍遇困难便动摇、妥协，失去治疗的信心；还有些患者缺乏自制力，情感脆弱，易激惹等。患者意志活动的最显著变化是其主动性降低，顺从依赖。

（四）人格行为变化

疾病可改变人原有的反应和行为模式，甚至出现一些本不鲜明的人格特征；且个体患病前的人格特征也可影响其病后的行为。特别是患慢性迁延性疾病、难治之症、毁容、截肢等，甚至导致个体的基本观念发生变化，引起人格行为的改变。

（五）自我概念变化

自我概念包括自我评价、自我体验如自信与自尊和自我监控，对个人的心理和行为起着重要的作用。

（六）其他心理变化

临床上患者的心理活动还会出现一些其他变化，如心理防御机制的表现、社会角色退化、以自我为中心等。

■知识链接　患者焦虑的分类

患者的焦虑可分为以下三类：

（1）期待性焦虑　即面临行将发生但又未能确定的重大事件的不安反应。常见于未明确诊断、初次住院、等待手术、疗效不显著等情况的患者。

（2）分离性焦虑　患者住院，与他所熟悉的环境或心爱的人分离，便会产生分离感而伴随情绪反应。依赖性较强的儿童和老年人特别容易产生。

（3）阉割性焦虑　即自我完整性受到破坏或威胁时所产生的心理反应。最易产生这类反应的是手术切除某脏器或肢体的人；有的患者即使对抽血、引流等诊疗检查也视为躯体完整性的破坏。

患者的人格类型

苏联一位学者，曾按患者的人格表现将其对疾病的认识和态度归纳如下：

（1）精神衰弱型　指对疾病充满不安和恐惧、坚信自己的处境极坏，并等待一切严重后果。失眠，多梦，意志减弱。

（2）疑病型　患者有一定的医学知识，常读医书，常把医学书中叙述的症状想象成自己的，敏感多疑，主诉症状往往十分逼真，患者到处求医，尽管经多次检查都找不到疾病的依据。

（3）歇斯底里型　患者的最大特点是极度夸大地描述自己的病情，逢人便说自己的病多么不一般。他们认为，自己的痛苦任何人都没有遇到过，始终说自己身体不适，企图引起周围人的关注。

（4）漠不关心型　患者通常否认自己有病，甚至拒绝体检和医疗措施，有时面对严重疾病，患者情绪仍然很高，表现得像正常人一样。

二、特殊患者心理特点及护理

特殊患者如手术患者、重症患者、老年患者、传染病患者、特殊疾病患者等，现以一般住院患者和两个特殊案例为例，分析患者常见的心理特点及如何进行护理。

（一）一般住院患者的心理特征及护理

1. 一般住院患者的心理特征　由于住院患者的年龄、性别、职业、文化水平、病种、病情轻重不同、家庭状况不同，其心理活动表现也不一样。住院患者的心理特征：

（1）需要被认识　每个患者一旦住进医院，新的环境使他产生一种陌生感。这时，除了他急切地想认识别人、熟悉环境以外，更需要自己被认识、被重视，即取得较好的治疗环境和较好的治疗待遇。

（2）需要被接纳　患者入院后，需认识同室的人，并争取在情感上被接纳为病室的正式成员，满足个人的归属感。

（3）需要尽快适应环境　一个人面临新的环境，往往茫然不知所措，甚至会产生焦虑感。患者入院需要了解医院的各项规章制度，了解饮食起居规律，了解查房、处置、治疗时间，进而了解自身疾病的治疗原则及预后等。

（4）需要消遣和乐趣　病房是个狭小的天地，是个半封闭的特殊社会。患者刚入院感到处处陌生，事事新奇，不久，这种茫然不知所措的心情就被厌烦情绪所替代。再继续下去就会感到无聊、度日如年。

（5）需要安全　安全是患者至关重要的需要，也是患者求医的主要目的。

2. 一般住院患者的心理护理

（1）热情接待患者及家属　患者住院后，首先接待患者的是护士，有关生活、病情、治疗、预后等问题，也都希望护士帮助解决。因此，护士要热情接待、关怀备至，要有高度的责任感与同情心，树立良好的第一印象，为建立相互信任护患关系打下基础。

（2）让患者充满信心与希望　任何患者住院都期盼得到医术高明的医生为他诊治，和蔼可亲的护士为他护理。因此，患者和陪同人员都很注意了解有关医护人员的情况，总希望得到一些照顾和引起医护人员对他的关怀。护理人员必须懂得患者的心理要求，正确引导并用美好的语言介绍医护人员的情况和治疗的方法，让患者安心接受治疗。

（3）急患者之所急　面对急危重患者时，由于求治心切，他们既想要知道患病后的病情变化及预后，并希望亲人守护在身边。患者和家属常提出一些特殊要求，如要找技术好或有名望的医生诊治，有时对一些特殊检查，如做CT、MRI有异议，对一些有创检查治疗担心、害怕留有后遗症等，会有意无意地干扰治疗和护理。在这种情况下，护士要有高度的责任感，耐心做好健康教育，取得患者的理解安心接受治疗，切忌语言简单、生硬、训斥患者与家属或简单粗暴放弃应该实施的治疗护理措施。在精心地做好各项护理工作的同时做好家属的思想工作，使之配合治疗和护理。

（4）消除焦虑、紧张情绪　某些患者由于疾病长期缠身，体质虚弱，适应环境的能力降低，这类患者心理变化较复杂，对自身健康或客观事物做出过于严重的估计，常为疾病不见好转或病情恶化、康复无望时出现一种复杂情绪反应，其主要特征是恐惧和担心。也可因担心家庭、工作、经济、学习、婚姻问题等社会因素烦恼、坐立不安，表现为焦虑、抑郁情绪。需要护士多接触患者，了解其心理活动的变化，做好心理护理，多讲解、多安慰、多帮助，发挥患者的积极性，有针对性地鼓励患者如何对待疾病，树立战胜疾病的信心，不少这样的患者，往往经过耐心细致的心理护理产生明显的效果。

（5）创造适宜的住院环境　舒适、安全的住院环境有利于患者康复，护士要能创造一个良好的环境，为患者提供人性化护理，合理的组织和安排患者日常活动、休息、锻炼、康复，防止患者发生心理应激，提供优质心理护理服务，保证其心理健康。

（二）特殊案例患者心理特征及护理

1. 幼儿患病案例心理分析与护理

某医院儿科病房里某天收治了一位5岁的患有肾病综合征的女患儿，该患儿从入院就诊到进入病房，一直紧紧偎依着其母亲，不允许其母亲离开自己。当母亲不得不离开时，该患儿便哭闹不休，拒绝进食和睡觉，医护人员对其进行检查时有反抗行为，极不合作。患儿刚入院时，有高度水肿，治疗一段时间后水肿却无明显消退，后得知患儿经常偷吃榨菜。治疗一段时间后，由于激素作用，出现了向心性肥胖的不良反应，患儿产生自卑感，拒绝继续服药治疗。

■ 心理分析

患儿由于生病住院而被迫与母亲分离，与母亲开始建立的信任过程被中断，表现出一种焦虑与恐惧，哭闹、拒食、避开和拒绝生人；住院时间长，还可表现为抑郁、呆板、不活泼，表情淡漠，闷闷不乐等；幼儿和学龄前期儿童会产生行为退化，也会哭闹想回家，害怕与父母分离，把住院理解为被父母抛弃；各种治疗及护理操作带来的不良刺激；患儿偷吃榨菜，拒绝继续服药，是她表现出来的攻击行为和自尊心的保护，以及自我控制能力低下。

■ 心理护理措施

（1）建立良好的护患关系　与患儿建立良好的护患关系，消除患儿的恐惧心理和孤独感，帮助儿童宣泄不良情绪。

（2）耐心细心关怀　耐心细致地做好解释工作，用儿童可以理解的简洁词汇介绍病情。

（3）消除戒备心理　消除患儿的戒备心理，并给予精神安慰和寄托。

（4）尊重患儿　保护他们的自尊心，鼓励他们参与照顾自己的日常生活。通过与他们做游戏、讲故事、读书、谈一些他们感兴趣的话题，与病儿建立友谊，成为他们的好朋友，使他们尽快适应医院生活。在做治疗操作之前，做好解释，讲明道理，争取患儿的主动配合。

（5）发挥家长作用　发挥家长在患儿康复过程中的重要作用，帮助家长充分了解患儿疾病的发展及预后，了解疾病的治疗与护理措施，同时要求家长积极帮助患儿进行住院治疗的心理准备，肯定地告诉患儿家长一定会来探视的时间和次数。

2. 遭遇危机事件的死胎孕产妇心理分析与护理

孕妇唐某，26岁。2011年12月2日上午，与张某发生口角，争吵中张某用一小方凳砸伤站立位的唐某腹部，伤后3小时，唐某出现腹痛，阵发性加剧。经医院诊断，确诊唐某胎死。次日手术，唐某娩出一男性死婴，并见胎儿左侧头部凹陷，左额及眼眶周围青紫。死胎娩出半小时后胎盘自然娩出，且完整。活体及尸体检查：分娩5天后，对唐某进行活体检验：一般情况好，心肺正常，腹壁皮肤无青紫和皮下瘀血，腹软，无明显压痛和反跳痛。对死胎进行尸体检查：死胎发育好，重约3500 g。

■ 分析

死胎孕产妇是孕妇群体中的特殊个体，死胎孕妇的心理，有别于正常妊娠分娩的孕妇，她既要承受心理的打击，还要面临引产手术的痛苦，她不会像正常产妇一样有痛苦过后的喜悦和幸福，也不会有痛苦过后的成就感和做母亲的自豪感。其次，唐某的胎死属于危机事件，非正常生理疾病所致，心理创伤可想而知。

■ 心理特点

（1）痛苦、悲哀和绝望　胎死宫内，一旦确诊，即会表现非常痛苦，腹中的胎儿与自己血脉相连，毕竟孕育了几个月，已经建立了母子感情，她们很难接受这种现实，是一件恐怖、绝望的事情。并且马上要面临引产手术的痛苦，心理和身体双重伤害，恐惧袭来。其次，想到突如其来的灾难，想到胎儿被别人伤害的事实，恐惧与无助加剧。表现为情绪激动，有意回避或否认，甚至产生自杀念头。

（2）失落感和负罪感　由于胎死宫内，将要做母亲的喜悦和孕育新生命的快乐戛然而止，情绪一落千丈，并且对给家人带来的失望痛苦，以及因为自己的争吵没能保住孩子的生命感到愧疚和深深的负罪感。表现为不肯主动配合治疗，甚至拒绝，逃避治疗，易抑郁。

（3）愤怒、仇视与复仇　因为死胎是他人所致，她会将痛苦转化为仇恨，产生试图为自己尚未出世的孩子报仇的愤怒心理。表现为烦躁，易怒，严重可产生毁物，伤人的异常行为。

（4）焦虑和迷茫　等患者已经接受这种事实后，担忧的情绪会随之出现，她们担忧会不会影响再次怀孕，将来能不能生育，会不会面临家庭破裂。对未来产生迷茫感，导致对生活失去信心。

（5）创伤后应激障碍　存在持续性的精神和心理障碍，严重性的焦虑性疾病，处于心理失衡状态。表现为人际交往能力下降，创伤性体验的反复重现，持续性回避和持续性焦虑警觉水平增高，不愿与外人接触，仇视他人。

心理护理措施

（1）产前的心理护理　对于胎死宫内的孕妇，引产前的心理护理至关重要，直接影响到生产过程的产力、产程，对预防滞产和产后出血具有积极的作用。

产前的心理护理重点在于调动她们的潜力，调动其体内原始的积极因素，使她们能主动配合医护人员的心理护理，增强其心理承受能力，护士应用安慰性语言疏导产妇，使她们从心理上比较容易和愿意接受这种现实。

消除恐惧感，尽快使其脱离事件现场，避免进一步伤害，条件允许情况下尽量由最亲近的人照料。

产房的工作人员应认真负责，调节好产房的温度、湿度，替她们准备好必要的物品、态度和蔼、关心体贴产妇、语言要温柔、避免带有刺激、讽刺、挖苦味道的语言，动作要轻柔，避免粗暴的动作以减少她们的疼痛，适时的协助她们喝点红糖水和热饮料，从行为举止上给患者安全感，使孕妇能感受到来自医护人员的关爱，从而在心理上得到一点补偿。实施人工引产后，助产士应妥善处理排出物，避免对产妇造成不良的心理刺激。

（2）产后的心理护理 死胎产妇比正常产妇更容易引起产后忧郁症，忧郁不仅影响产妇的健康，而且影响着婚姻、家庭和社会，有必要对她们进行心理护理，给予相应的心理疏导，减少或避免精神刺激，帮助她们重新面对生活。

首先，创造一个良好的住院环境，独自安排一个房间、安静、舒适，避免别人的询问来刺激她们，也避免她们看到别的产妇及新生儿更使她们伤心，让她们远离别人做父母亲时的喜悦、温馨的氛围，以松弛她们的心理压力和失去孩子的失落感，并放置报纸、杂志或让她们倾听一些轻松的音乐，以转移其注意力，指导其充分休息，避免劳累过度和长时间的心理负担，应提供更多帮助例如应用放松疗法，树立正确地认识事物和处理问题的态度，提高心理素质。

同时运用沟通技巧，充分发挥社会支持系统的作用，可以运用暗示、引导、制造温馨气氛等技巧，指导家属不要在产妇面前流露不良的情绪，增进夫妻、婆媳关系，促使家人尤其是丈夫经常关心、安抚产妇，让产妇时刻感到家庭的温暖，消除焦虑、抑郁情绪，对于有哭泣、紧张、焦虑的现象，鼓励其宣泄情绪，排解心中苦闷，开导患者，促使其正确认识未来。

重建心理安全感，给予心理支持，使其感受到社会的温暖，消除其恐惧及防备心理，鼓励并制造其与人接触交流。注意引导激发其自身组织功能和潜能，恢复其主体意识和价值感。

在产妇出院前，掌握产妇的机体、生理等恢复情况，并做好必要的健康教育工作，宣传优生优育知识，以增强信心，告诉下次怀孕的最佳时机。孕育新生命是一个女人一生中最重要的事情，是一个正常的生理过程，是家庭的需求，也是社会的需求。让她怀着对新生命的憧憬乐观生活下去。

案例分析

案例一：马老师，女，48岁，已婚，本科学历。患“左乳腺增生10余年”、近1个月明显增大，被确诊为“左乳腺癌”。目前，住院接受术后化疗，情况良好。疾病确诊后，患者一直处于“绝望”中，情绪低落，高度恐慌，不能自拔，常诉说“死神已降临到自己头上”，对家人产生留恋、愧疚和牵挂之感。

讨论：你如何从心理的角度对患者进行护理？

提示：建立良好护患关系；应用宣泄技术；进行心理疏导；发挥社会支持系统作用；注意沟通技巧；针对性心理护理。

案例二：李某，女，48岁，胆石症手术后，情况良好，即将出院。查房时发现李某与丈夫均情绪激动，李某面部潮红、呼吸急促、情绪烦躁，表示“不出院了，已被抛弃”。细问：原来李某丈夫昨晚因工作加班未来医院，李某认为其“有外心”“不正经”，故而大吵。

讨论：李女士处在何种状态？如何从心理角度进行护理？

提示：更年期。对李某讲明更年期表现及如何进行心理应对；单独和其丈夫谈，妻子所表现的嫉妒等心理均属病态心理，要求其理解和体贴；注意沟通技巧的应用；进行有针对性的心理护理。

案例三：肿瘤患者的心理护理

张某，男，64岁，离休干部。体检发现肺癌入院治疗。入院后，患者心情一直低落、食欲缺乏，经常去找医生问：“诊断清楚了么？会不会弄错？一定要手术么？”当患者得知一定要手术治疗后，食欲和睡眠均受到严重影响。急于知道手术怎么做，手术痛不痛，有没有危险，术后是不是能把肺癌就治好了等。术前一天，患者一两个小时就去找一次医生护士，反复询问“手术有没有问题？会不会有意外？”

请思考：

（1）该患者的心理需要有哪些？如何针对性地提供护理？

（2）该患者的心理反应有哪些？如何帮助患者进行心理调适？

案例四：自杀患者的心理护理

小金，女性，21岁，无正式职业，由朋友送入医院。朋友说：“两小时前在一起吃饭，饭后各自回家，后接到电话，赶到她居住处，见她表情淡漠，桌上有一空瓶（氯硝西泮），就急忙送到医院。”检查身体：患者生命体征均在正常范围，神志清楚，呼吸急促，双眼浮肿，表情激动，大声叫：“让我死，我不想活了，XXX我恨死你了！”初步诊断：药物中毒。

（1）自杀患者一般有哪些心理特征？该患者属于哪种表现？

（2）如何为患者提供心理护理？

第六节 护士的职业心理素质与维护

一、护士应具备的人格形象与职业心理素质培养

（一）护士角色人格的形象

护士角色人格是护理心理学范畴的一个特定概念，是在个性心理学关于“人格”和社会心理学关于“角色人格”的一般概念的基础上发展而来的。角色人格，亦称“地位人格”，是指具有某种社会特定地位的人们共同具备并能形成相似的角色行为的心理特征总和。

1.护士角色人格　护士角色人格特指从事护理职业的人们共同具备并形成相似角色适应性行为的心理特征总和。自19世纪60年代南丁格尔创立第一所护士学校起，护士职业便有了明确目标，其职能得到公认，护士角色人格的形象日渐鲜明。发展到今天，护士角色人格形象主要体现为：品格高尚、具备心理学知识、良好的专业技能与管理能力、具有创新精神等形象。

2. 护士角色人格的形象

（1）品格高尚的人　南丁格尔针对护士角色曾经指出“职业女性必须正直、诚实、庄重，没有这三条，就没有基础，就将一事无成”。优秀的护士必定是一个品格高尚的人。

（2）具备心理学知识的人　南丁格尔认为护士必须十分重视患者的心理因素，应区分护理患者与护理疾病之间的差别，着眼于患者，着眼于整体的人，“护理应为患者创造良好环境，若只是让患者躺在床上、两眼直盯天花板，那对康复是不利的；而变化颜色、鲜花、小动物等，都是很好的治疗形式，因为这些能转移患者对病情的注意力”。

（3）具有精湛的专业技能　护士是集临床护理管理、社会护理管理、家庭护理、卫生保健、健康促进、社会公益事业等管理为一体的综合性职业角色，必须具有精湛的专业技能。

（4）具有创新精神、敢为人先　护士既能主动适应医学模式转变，积极变革旧式护理体制，勇于创建护理学科新理论，又紧随现代医学快节奏，参与医学领域精细分工，准确掌握生命救护新技术，维护患者身心健康，形成护理理论体系。从2011年起，护理学正是从临床医学中分离出来成为独立的一级学科。

■知识链接　护士角色人格的未来形象

随着社会的发展进步，护士角色人格的未来形象将以更理想更崇高的形象展现在世人面前，主要有以下8个表现形式：①专家、学者型人才；②科普教育工作者；③应用型心理学家；④健康环境设计师；⑤人际关系艺术家；⑥高层次技术能手；⑦默契合作的医疗伙伴；⑧崇尚奉献的优秀人才。

（二）护士的职业心理素质与培养

护士的职业心理素质不等于护士的职业心理品质。护士的职业心理素质是指从事护理工作所必备的心理特点。良好的职业心理素质是做好护理工作的主要条件之一。

1. 人格素质　人格素质主要是指护士的个性特征，而良好的个性特征有利于护士角色功能的发挥。护士应具有坚强的意志与爱心，坚持以人民健康为中心，树立坚定的为人类健康事业献身的远大理想。护士坚信护理事业是关爱生命、救死扶伤、为人类奉献爱心的伟大事业，愿为自己所选择的事业奋斗终生，对学习新理论和新技术有着强烈的愿望。

2. 智力素质　护士不断养成敏锐的观察力、良好的注意力、准确的记忆力、坚强的意志力和独立的思维能力。

3. 情绪素质　护士掌握情绪管理及调解方式和途径，保持稳定、愉快的情绪是护士极为重要的心理品质。护士要练就较强的情绪调控能力与适宜的性格。护士是临床护理工作的主体，要提供最佳的护理服务，就必须加强自身修养，有一个良好的精神面貌和健康的心理素质，积极向上、乐观自信的生活态度，胸怀宽阔、不计个人得失。正确对待和处理好职业环境中的一些负面影响，避免影响医、护、患关系和群体的工作情绪。在日常工作中，加强自身心理训练，提高心理耐受能力、鼓励护士学习心理卫生知识，锻炼自己对待困难、挫折的耐受力，提高对心理压力的随意调节能力，一旦在工作生活中受挫折，能正确应用心理卫生知识，进行自我心理调节；对患者的误解、不配合，甚至不礼貌的行为应采取谅解态度，或用角色置换法、换位思考，调整自己的情绪。

4. 人际素质　护士是连接医院各种复杂人际关系的纽带，始终处在护患关系的中心，需要具备较好的人际交往和沟通能力、协调能力，以融洽各方关系，建立良好的护患关系、护际关系和医护关系。

二、护士心理健康的维护

（一）护士的心理健康状况

1. 护士的一般心理健康状况　临床护士普遍存在心理健康问题，护士群体中心理抑郁、紧张、焦虑、失眠、易怒、情绪枯竭等问题发生率较高。护士较容易感受到心身疲惫和无助。

（1）生理方面　常见症状为头痛、血压升高、心慌、胃肠不适、乏力、睡眠障碍、肌肉紧张等。

（2）心理方面　主要表现为焦虑、注意力不集中、精神疲惫、人际关系不协调、不满、自卑、沟通障碍等。

（3）行为方面　主要表现为吸烟、饮酒、滥用药物等。

另外，由于夜班而导致的睡眠紊乱也极大地影响了护士的心身健康。但也有少数调查表明部分护理人员由于较一般群体更能体验到自身的价值，在自信、自尊、行动能力、工作能力、生活能力、积极感受等方面对自身有较高的评价，从而其心理健康水平高于一般人群。

2. 护士的职业倦怠感　护士的职业倦怠是一种因个体长期处于工作压力下，心理能量在长期奉献给别人的过程中被索取过多，身心消耗过度，精力衰竭而产生的以极度身心疲惫和感情枯竭为主因的综合征。表现为情感耗竭、人格解体、个人成就感降低。职业倦怠的出现会对护士的身心健康造成消极后果，并损害其工作热情、工作效率和社会能力。

3. 护士的习得性无助感　护士的习得性无助是指个体由于遭受连续失败、挫折或创伤后所产生和积累的无能为力或自暴自弃的心理状态和行为。主要形成过程：

（1）在努力进行反应却没有结果的“不可控状态”中体验各种失败与挫折。

（2）在体验的基础上进行“自己无法控制行为结果和外部事件”的认知。

（3）形成“将来结果也不可控”的认知。

（4）表现出动机、认知和情绪上的损害，严重影响后来的行为。

以上情况一旦发生，会导致护士产生抑郁、焦虑、情绪低落等不良心理体验，也会导致护士工作热情下降、消极应对，对患者及同事情感冷漠，人际疏离，并丧失自我发展和积极追求工作成就的动机和能力。

（二）影响护士心理健康的因素

1. 社会与环境因素

（1）职业环境因素　目前护士严重缺编，长期超负荷工作，频繁的三班倒，使人体生物钟受影响，睡眠质量差，体力、脑力透支，易产生身心疲劳，出现心身耗竭综合征。

（2）组织管理因素　工作性质因素、人际因素、价值感因素。

2. 个人因素　包括护士人格因素、护士的应对策略等。

（三）护士维护与发展心理健康的策略

1. 组织策略

（1）构建护士完整的社会支持系统　加强医疗机构对护士的支持和保护，帮助护士保持家庭的和谐，加强护士外部的社会支持。

（2）明确护士工作的职责和权利，合理配备护理人力资源。

（3）提供必要的职业素能培训。

2. 个人策略

（1）提高认知　对同样的事人们可以有不同的看法，导致人们产生不良情绪和行为的是我们对这一事件所具有的认知和观念；要善于学习换一种方式考虑特定的应激源，重新标定它们，这些都是用以减小压力的认知策略。

（2）社会支持　护士工作是一个团队集体，不是一个人在战斗。当护士能够感受到自己是在一个彼此联系且相互帮助支持的人际网络中时，就会更容易抵制压力所带来的负面影响，从而保持心理的健康状态；社会支持策略鼓励护士积极同家人、亲友以及组织机构中的专业人士建立持续而稳定的人际关系，并在必要时向他们需求支持和帮助。

（3）锻炼身体　有氧运动、平衡饮食与适当放松。运动不仅可以使肌肉变得更加结实，消除体内多余的脂肪，而且还能帮助个体放松，更好地与他人相处，建立和谐的人际关系。重新认识食物的意义、享受进食的过程、改变自我和食物的关系，都将对护士的心身健康带来非同凡响的影响；放松训练不仅对一般精神紧张、焦虑等负面情绪体验有显著的缓解作用，而且对与心理应激密切相关的疾病都有一定的效用。

（4）情绪管理　护士要善于和自己的情绪握手言和，如及时体察自己的情绪，能适当表达自己的情绪，以适宜的方式纾解情绪等。

（5）人格发展　主要是坚持自我成长，发展健全的人格，包括认识自我、悦纳自我、充分发展自我等。

护士心理健康状况的好坏决定着心理护理的质量和水平，直接影响到患者的治疗和康复效果。因此，护士在工作中要不断完善自我、发展自我、健全人格、保持心理健康，并具有良好的适应能力，以提高生活质量，保持旺盛的精力和愉快的情绪。

（邓厚福　王莉　马嫦英）

自 测 题

一、单选题

1. 世界上首创心理学实验室的学者是（　　）
   A. 华生　　B. 艾宾浩斯
   C. 冯特　　D. 弗洛伊德
2. 通过访谈、问卷等方式获得资料并加以分析研究的方法是（　　）
   A. 观察法　　B. 调查法
   C. 测验法　　D. 实验法
3. 精神分析理论的代表人物是（　　）
   A. 弗洛伊德　　B. 巴甫洛夫
   C. 马斯洛　　D. 华生
4. 认知过程是人们认识客观事物的过程，即是对信息进行加工处理的过程，不包括（　　）
   A. 感觉、知觉　　B. 失眠、疼痛
   C. 记忆、思维　　D. 想象和注意等认知要素构成
5. 从情感的范畴来看，求知欲是一种（　　）
   A. 责任感　　B. 理智感
   C. 集体感　　D. 道德感
6. 情绪：不包括心境如何，有无情结不稳、（　　）
   A. 激动　　B. 焦虑
   C. 记忆力　　D. 愉快、发怒、淡漠

7. 在能力形成和发展中最重要的因素是（　　）

A. 遗传因素　　B. 教育因素

C. 实践作用　　D. 主观努力

8. 一外地患者住院，思念亲人，泪流不止，这些表现提示患者哪一需要未满足（　　）

A. 生理需要　　B. 安全需要

C. 爱与归属的需要　　D. 尊重需要

9. 心理护理的原则不包括（　　）

A. 针对性原则　　B. 交往原则　　C. 启迪原则

D. 自护原则　　E. 健康咨询

10. 青少年什么心理最多见（　　）

A. 紧张　　B. 恐惧

C. 矛盾　　D. 快乐

11. 属于心理健康标准的有（　　）

A. 心态好　　B. 智商高

C. 善于调控情绪　　D. 道德品质高尚

12. 文化性应激源不包括（　　）

A. 生活方式　　B. 语言

C. 风俗习惯　　D. 结婚或离婚

13. 急性心理应激反应症状可能和以下哪种疾病混淆（　　）

A. 甲亢　　B. 糖尿病

C. 肺结核　　D. 胃溃疡

14. 老年人心理卫生保健中不包括（　　）

A. 确立生存意义　　B. 适度锻炼运动

C. 加强学习能力　　D. 加强人际交往

15. 患者总是严肃认真、固执、猜疑，属于下列哪种人格障碍（　　）

A. 偏执型人格障碍　　B. 反社会型人格障碍

C. 边缘型人格障碍　　D. 冲动型人格障碍

16. 心理评估常用的方法不包括（　　）

A. 观察法　　B. 咨询法

C. 作品分析法　　D. 心理测验法

17. 行为治疗方法不包括（　　）

A. 渐进性放松　　B. 自由联想

C. 厌恶治疗　　D. 标记奖励

18. 最简单、最基本的心理现象是（　　）

A. 记忆　　B. 感觉

C. 知觉　　D. 思维

19. 患者有意无意透露自己的身份，称为（ ）

A. 习惯性心理　　B. 依赖性心理

C. 自尊心理　　D. 疑心病

20. 渐进式放松训练是指一种逐渐的、有序的、使肌肉先紧张后放松的训练方法。雅各布逊（Edmund Jacobson）于1908年从事该项活动。渐进式放松训练强调错误的做法是：（　　）

A. 放松要循序渐进地进行

B. 要求被试在放松之前先使肌肉放松，继而进行收缩

C. 其目的是为了进一步要求被试在肌肉收缩和放松后

D. 通过比较从而细心体验所产生的那种放松感

二、多选题

1. 心理测验的分类包括（　　）

A. 能力测验　　B. 人格测验　　C. 神经心理测验

D. 临床评定量表　　E. 职业咨询测验

2. 患者的焦虑可分为（　　）三类。

A. 期待性焦虑　　B. 分离性焦虑　　C. 阉割性焦虑

D. 预期性焦虑　　E. 自感性焦虑

3. A型性格（冠心病性格）的行为特征：（　　）

A. 争强好胜、追求成就　　B. 攻击性强、缺乏耐心

C. 常感时间紧迫、醉心于工作　　D. 脾气火爆、急于求成

E. 安于现状、缺乏主见

4. 危机干预应急预案的具体措施（　　）

A. 保持与危机者密切接触　　B. 及时心理支持

C. 调动社会资源　　D. 正确认识所发生的事件

E. 建立积极的应对策略

5. 心身疾病致病因素（　　）

A. 心理因素　　B. 躯体因素　　C. 文化因素

D. 社会因素　　E. 客观因素

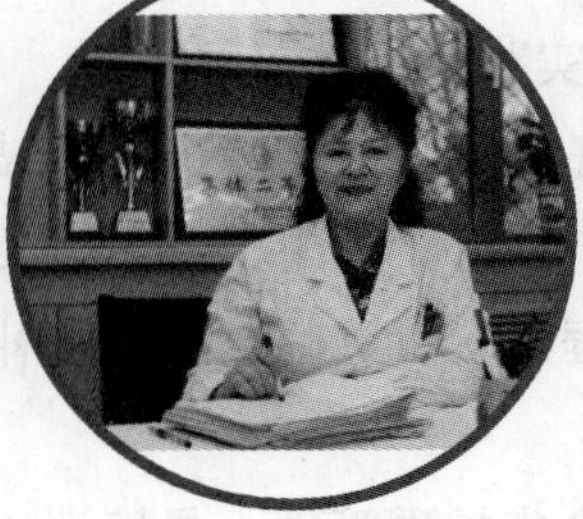

南丁格尔奖章获得者杨辉

杨辉，女，1960年出生，山西医科大学第一医学院副院长兼护理部主任、护理教研室主任、博士生导师、山西省护理学会理事长、主任护师，第46届南丁格尔奖章获得者。

1991年毕业于山西医科大学汾阳高级护校大专班；1992年任山西医科大学第一医院五官科副护士长，从此走上了护理管理工作岗位；1998年获山西长治医学院护理专业本科学历；2004年获山西医科大学少儿卫生与妇幼保健学专业硕士学位，之后两次以访问学者身份在美国乔治梅森大学人类与健康护理学院学习深造。

杨辉曾在下乡插队两年后迎来了高考恢复。受母亲护士职业的影响，她毅然报考了护理专业。中专毕业后，她先后在山西医科大学第一医院五官科和手术室工作。山西盛产红枣，枣核又长又尖，食管异物病例高发，导致食管穿孔形成纵隔脓肿的发病率较高，当时首选开胸手术，创伤大，并发症多，患者非常痛苦且愈后不良。杨辉在导师的指导下完成了“上纵隔脓肿颈侧径路持续负压引流定时冲洗术”的研究，这项研究成果使此类患者免受开胸之苦，缩短了疗程。

2003年非典来袭，山西成为重灾区，山西医科大学第一医院被指定为收治SARS确诊和重症患者医院，隔离病区的卫生员和从事后勤保障的临时工作人员中有不少选择了离职。就在这种关键时刻，杨辉带领护士们一起给患者做治疗、喂饭、喂水、洗澡、换衣服，还要搬运氧气钢瓶、擦楼梯、倒垃圾，特别是患者的大小便，都要经过严格的消毒处理后才能倒掉。这些都还不算什么，最难的还是患者和医护人员的心理疏导工作。面对病友的离去，患者心理的创伤与恐惧是巨大的，那时每天都有30多个发热患者被收治，他们承受着被隔离的孤独和病情不可控的恐惧感。作为护理部主任的杨辉必须扮演护士和家属的双重角色，对他们进行心理疏导和耐心安抚。在医护人员也相继出现感染、陆续出现非典症状、他们的心理防线也面临坍塌的情况下，很多护士焦虑、失眠甚至不由自主地失声痛哭，杨辉也害怕过，但责任让她必须坚强。历时87天的抗击非典战役胜利了，杨辉的科研成果《SARS患者住院期应激反应与心理护理干预效果评价》和她们护理团队编写的《SARS病区的建立与管理流程》成了珍贵的护理科研成果，在后来的抗震救灾和矿难救治中得到了很好的实践应用。

2001年，杨辉主编了国内首部规范护患沟通行为的专著《当代护士的语言与技巧》，33万多字，逐字逐句都是她从医数十年来的真切体会。此外，她还出版了有关护士行为、语言表达及专科的护理告知专著《临床护理告知程序》，其临床应用填补了国内空白。

她还加强学术交流，坚持推进优质护理资源下沉，筹办全省护理管理人员培训，利用休息时间赴全省各地市讲学，给贫困地区送教育、送管理、送知识、送专业，使那些无法外出进修的护士的护理知识及时更新换代。

2017年，杨辉又迎来了山西医科大博士生导师这一新角色，开始为她的第一个博士生服务。"人可以一生无医，但不能一时无护。"在杨辉眼里，护理是经营、修补、建造、维持生命的工作，"只要有生命的地方就需要护理"。红十字国际委员会给她的颁奖辞——她积极投身"光明扶贫行动"，下乡义诊，义务讲学，向大众普及健康知识。"夫享天下之利者，任天下之患；居天下之乐者，同天下之忧"。她在护理工作中踏石成印，抒写大爱。

第五章　护士的美学修养

【学习要点】

【知识目标】

1. 掌握　护士提升审美修养的方法；护士职业形象美的要求及塑造的途径和方法。

2. 熟悉　美的特征；美的基本形态；护理美学的历史和发展；美育对护理人员的作用。

3. 了解　美的起源；美的本质；美学的形成和发展；护士审美修养的含义；护理职业形象美的意义和内涵。

【技能、职业能力培养目标】

1. 能运用正确的方法提升审美修养。

2. 能根据护理美学理论塑造护理职业形象。

3. 能够紧跟护理美学的发展，将护理美学的基本理论知识贯穿于临床护理实践全过程。

【情感、态度等素质培养目标】

1. 具有良好的审美修养，获得发现美、感受美、鉴赏美、收获美和创造美的能力和品质。

2. 具备美的心灵与完美的职业形象，塑造护士职业道德美与护理职业形象美。

世间万物皆为美，万物俱存，亦只是为赴一场世间美的饕餮盛宴。美，时而寻常，时而难得。罗丹说：“世界不是缺少美，而是缺少发现美的眼睛。”美学是一门看似“枯燥”的学科，但“枯燥”的它却能让我们收获一双发现美的眼睛，让我们学会发现美、感受美、鉴赏美、收获美和创造美，让我们的心灵得到洗涤，灵魂得到升华，使我们变得品性纯洁，风度优雅，感情细腻，待人和蔼，引导我们谱写人生的华美乐章，带领我们奏响新时代护理事业昂扬的主旋律。

社会的进步，就是人类对美追求的结晶。伴随着时代的发展，护理工作也在不断地前行。为了适应时代的需要，在如今的护理工作中，人们不断地从护理的角度去研究护理美的现象和审美规律，并将美学基本理论贯穿于临床护理实践全过程。作为一名护理工作者，我们要增强自己的审美判断力，从美学角度把握人的整体性，提升自身美学修养，理论与实践相结合，运用护理美学理论塑造自身美好的职业形象并开展护理实践。

第一节 护理美学概述

一、美的内涵和基本内容

（一）美的起源

美是一种文化的共识。若要探究美的起源，就要追溯到人类最初的劳动生产与社会实践活动。早在人类社会出现以前，自然界中就已存在着巍峨的山峰、娇艳的花朵等自然景观，但由于无人欣赏，这些事物不具有任何美学意义。伴随着人类社会的诞生，人类为了自身的延续开始与大自然产生接触，如发明制造劳动工具、绘制图腾、用舞蹈庆祝捕猎成功等，通过这些活动，人与事物之间逐渐形成情感，原始审美关系开始萌生，自然界也就逐步获得了美学意义。

（二）美的本质

“美是什么？”这个问题最早出现在柏拉图的《大希庇阿斯篇》中，主人公苏格拉底与希庇阿斯的对话就是讨论“美”的对话。“美是什么？”实质上就是美的本质问题。2000多年里，许多哲学家、美学家就美的本质问题进行了探究，并从不同的角度提出了种种关于美的本质学说。

1. 客观论　客观论认为，美不在于心在物，它是客观对象所固有的一种内在属性。美就像大小、方圆、轻重、红绿等属性一样，是事物本身就有的，即便没有人的意识，美依然存在，而人的意识只能对它进行反映。在整个中国古代及西方的很长的时间里，美学家们基本上是客观论者。蔡仪是客观论的理论代表，他认为现实事物的美是美的根源，但事物的形象美并不需要依赖人而存在。由此我们可以看出，客观论充分认识到了美因对象而存在，但它否定了美的主观性。

美离不开主体。例如，一棵“树”，我们可以说“树”是客观存在的，但这并不意味着我们可以说一棵“树的美”也是客观存在的，不同的人会从“树”中得到不同的体验与感受，我认为“树”美，但也许对于其他人而言，“树”是不美的。

2. 主观论　主观论认为，美不在于物在心，它是主体的一种内在心理状态或心理构造物。美的主观论自18世纪正式出现以来，各个时代的美学家都提出了自己不同的看法。主观论的理论代表高尔泰，他认为客观的美并不存在，美由美感所决定，能被人感受到的美就存在，不能被人感受到的美就不存在。由此我们可以看出，主观论充分强调了主体的能动性、创造性，认识到了美离不开主体，但却完全否定了客观事物在美感形成过程中的作用，把美仅仅当作一种主体的心理体验。

3. 主客统一论　主客统一论认为，美既不在于心，也不在于物，它是主客相遇、彼此契合而形成的一种特殊性质。这一理论的主要代表朱光潜就认为美是在心和物的关系上。主客统一论并不是对主观论和客观论的混合或延续，而是超越主观论和客观论所形成的一种有关美的存在的理论，它克服了主观论和客观论存在的片面性，是一种更符合审美现象实际情形的理论倾向。它认为美就是人的本质力量对象化的形象。

（三）美的特征

美的特征是指美的特性和品格，是美的本质的延伸和体现。美的特征的有机整合构成了整体性的美和人的审美对象。主要表现在以下几个方面：

1. 具体形象性　黑格尔（Hegel）曾说：“美只能在形象中见出。”一切美好的事物都有一种感性的、具体的、生动的形象，它的内容通过声音、线条、色彩等形式加以表现，才能通过感觉、知觉、直觉等一系列审美心理活动被感受到。形象呈现了美，若是与形象分离，美便无影无踪，无从谈起。如清代文学家张潮在《幽梦影》里说过：“所谓美人者，以花为貌，以鸟为声，以月为神，以柳为态，以玉为骨，以冰雪为肤，以秋水为姿，以诗词为心，吾无间然矣。”几句具体的描写，栩栩如生的刻画出“美人”的形象，体现了美的生命力。

2. 真挚感染性　美具有诱人的魅力。美的事物积淀着人的个性、智慧、才能、理想和情感等，具有吸引人、激励人、愉悦人的特性，使人在审美过程中得到精神上的愉悦和满足，这称之为美的真挚感染性。例如，芭蕾舞剧《罗密欧与朱丽叶》是令全世界观众难以忘记的经典，这不仅仅是因为剧中表演者优美的舞蹈姿态，更是因为他们通过姿态、动作所传达出的复杂情感，能使观众沉迷其中，产生深沉而巨大的同情共感和心灵震撼。

3. 社会功利性　俄国著名理论家普列汉诺夫（Plekhanov）说：“功利毕竟是存在的，它毕竟是审美享受的基础，如果没有它，对象看起来就不会是美的。”美的社会功利性是指美的事物能直接或间接地产生对人类有益的物质需求和精神需求，是与美的社会内容相联系的内在属性。美最初产生于实用功利，随着文明的发展，人们的审美活动与社会实践的功利性越发契合。如商业摄影，它是一种艺术形式，能够带来艺术性，满足人们的审美需求，与此同时，它也具有明显的功利性。

（四）美的基本形态

美是多样化的，有多种存在形态。美的存在形态包括自然美、社会美、艺术美和科学美。

1. 自然美　自然美是指客观自然界中自然事物和自然现象作为审美对象而形成的美。例如青山碧水、日薄西山、江河横溢、花团锦簇等自然景物的美，都属于自然美的范畴。它的根源仍旧在于人类的社会实践，在于自然物同人及其生活的客观联系。

美学理论把自然美分为两大类别。一类是未经人类劳动实践直接加工改造过的原始状态的自然之美，称为自然景观（natural sight）。例如辽阔的草原、浩瀚的宇宙、清澈的河流等。这部分自然景物并未经过人类劳动实践直接加工改造，但处于原始状态的它们，对人们而言具有一定的吸引力，人们会以审美的眼光去看待与感受它们。另一类是经过人类实践活动直接加工改造过的自然之美，称为人文景观（cultural sight）。人文景观又可分为两个子系统。一种是通过物质实践活动直接加工改造过的自然，如山川绿化、江河治理等。另一种是经过精神实践活动加工改造过的自然，人的精神劳动的创造能对它们起到锦上添花的作用，使它们带给人们美的艺术享受及审美愉悦。

自然美具有以下特征：

（1）重在形式美　对于自然美而言，形式胜于内容，重在形式美。人们在鉴赏自然美时，总会不由自主地被它在色彩、声音、线条、形状、质料等方面的形式美所吸引，它的内容比之形式的美来说，是朦胧的，模糊的，不确定的。例如，夹竹桃本身是一种有毒的植物，它的叶、树皮、根、花、种子等均有毒性，但人们因夹竹桃花的色彩艳丽产生了审美感受，将它作为了一种审美对象。在北宋曹勋的《夹竹桃花·咏题》一诗中，夹竹桃花是“诗绛彩娇春，苍筠静锁，掩映夭姿凝露。花腮藏翠，高节穿花遮护。重重蕊叶相怜，似青帔艳妆神仙侣。正武陵溪暗，淇园晓色，宜望中烟雨。暖景、谁见斜枝处。喜上苑韶华渐布。又似瑞霞低拥，却恐随风飞去。要留最妍丽，须且闲凭佳句。更秀容、分付徐熙，素屏画图取。”

（2）丰富性与天然性　自然美是丰富多彩的，它是现实美当中数量最多、分布最广、品种最繁的一种美。自然界的各种事物和现象，由于自然属性的不同，各有其独特的美。自然美出自自然造化之工，又有着一种质朴、纯真的天然本色美，这是任何人为的艺术都无法替代的。以我国的名山之美为例，我国许许多多的山岳，山山不同，各有特色：泰山天下雄，是因它形体厚重，主峰高耸；华山天下险，是因它四壁陡立，山脊高而窄；峨眉天下秀，是因它山脉绵亘，曲折如眉；青城天下幽，是因它丛山深谷，恬静幽邃；黄山天下奇，是因它七十二峰千姿万态，云海变幻，古松奇特，巧石怪异。它们所展现出的巨大魅力，令人赞叹不已。

（3）变异性与多面性　自然界的许多景物，在不同的时间、不同的条件下会呈现出不同的风貌，因而激发人的美感也有所差异，这就是自然美的变异性。如春水汹涌，夏水浩荡，秋水澄清，冬水晶莹。再比如，同是杨花，在北宋词人章质夫笔下是：“傍珠帘散漫，垂垂欲下，依前被、风扶起”。在苏轼眼中是“梦随风万里，寻郎去处，又还被、莺呼起”。而在清人张惠言的词作中则是：“寻他一春伴侣，只断红相识夕阳间。未忍无声委地，将低重又飞还”。自然美的变异性形成了它的多面性。多面性是指自然物所表现的美的形态不是单一的，而是多方位、多角度、多侧面、多层次的。同一景物由于观察的角度方位不同，那么所得到的审美感觉也会有所不同，因此想要真正认识自然事物的美，必须从各个方面去观察它。此外，由于自然美的审美意蕴朦胧多义，同一自然事物、同一属性也可能会出现截然相反的审美意义。例如蝴蝶，就其幼虫喜欢糟蹋庄稼而言，它是丑的，但是就其翩翩的舞姿和斑斓的色彩而言，它又是美的。

（4）喻义与象征性　车尔尼雪夫斯基（Chernyshevsky）说：“构成自然界的美是使我们联想到人或者预示人格的东西。”在人与自然的相互作用中，当自然事物的某种自然属性与人类社会的某种属性相类似，并认定这一自然物是美的时候，这种自然美就成了人类社会美的一种喻义和象征，自然形象因此而获得种种象征意义。如长江、长城、黄山、黄河是中华民族的象征。此外，人们还习惯用梅花象征坚韧不拔、自强不息的品格，毛泽东在《卜算子·咏梅》中写道：“风雨送春归，飞雪迎春到。已是悬崖百丈冰，犹有花枝俏。俏也不争春，只把春来报。待到山花烂漫时，她在丛中笑”。看似咏梅，实际上是在借梅咏人，诉说人的品格之美，赞美新时代革命者的傲骨之美。

2. 社会美　社会美是指人类社会创造的事物美，是社会实践产物最直接的美的存在形式，是美的本质的最直接展现。社会美包括生活美、生产劳动美和人的美等。例如现代都市的高楼大厦，奢华耀眼的珠宝首饰，精致简约的家具都属于社会美的范畴。人的美是社会美的基础和核心，它是人的内在品质通过外在形式表现出来的内外兼修的整体美，包括内在美和外在美。

社会美具有以下特征：

（1）重在内在美　美是内容与形式的统一，但各种美都会有其形态侧重点，社会美则是内容胜于形式，重在内在美。任何称之为社会美的事物都有明确的社会内容，其内容是感染和熏陶人类的灵魂和精髓。如被称为古代四大丑女之首的嫫母，相传她形同夜叉，丑陋无比，但她的德行、智慧等优良的内在品质是当时女子的楷模，始祖黄帝因此娶其为妻。诗人屈原也曾给予她极高的评价：“妒佳冶之芬芳兮，嫫母姣而自好”。

（2）社会实践性　社会美与社会实践直接相关，是社会实践最直接的存在和表现形式。它存在于人的生产劳动、社会斗争和人际交往等社会实践中，并受社会实践诸多因素及条件的影响与制约，人类的社会实践活动一旦终止，社会美也就不存在了。1949年10月1日中华人民共和国宣告成立；2003年，我国首次载人航天飞行圆满成功；2018年感动中国人物刘锐，他作为“先行者”和“探路人”，既当“改装员”又当“试飞员”，仅用3个月就完成了改装，填补轰–6K作战使用的多项空白，为祖国的战机填上一抹太平洋的蓝。这都是社会主体在社会劳动中创造出的社会美的代表。

（3）社会功利性　功利性就是“善”。社会美与社会功利紧密相连。社会美的社会功利性是指人类的实践活动对社会是有益、有利、有用的，能促进人类自身的健康发展，推动社会的发展与进步。假设这一事物对人的实践无用且有害，那么这一事物本质上是不能成为美的。例如，计算机自身的功能和质量能满足消费者的多种要求，对消费者是有用且有利的，与此同时计算机色彩的和谐、信息的传递丰富了人们的生活，对消费者是有益的，因此我们可以说计算机具有社会美。

（4）阶级性、时代性和民族性　社会美具有阶级性是因为在阶级社会里，社会各阶级的不同会导致人们对社会美的审美态度、观念、价值取向有所差异，社会美的面貌、尺度和评价标准因此染上强烈的阶级色彩。社会美总是依托于社会历史条件，具体地存在于一定的社会生活中，会随着社会的发展而不断完善和拓展，因此人们的审美关系必定受到当时、当地的社会风貌和民族个性的影响。无论是生产劳动的美、人与人之间的美还是社会环境的美，都是直接与当时的社会生活、生产条件、科技水平、社会制度、社会环境、时代风貌、风土人情等相关，展示了鲜明的时代特性和民族个性。

■ **案例导思** 最美女护士

2018年8月11日，焦作市人民医院护士王静与其家人在山东烟台金沙滩旅游时，发现一位老人晕倒，她在表明身份后，开始对老人进行施救，并及时请围观群众呼叫120、疏散人群。经过20多分钟的救治，老人恢复了自主呼吸。救护车赶到现场时，她还帮着医务人员将老人抬上了车。老人因为得到了及时救治，最终转危为安。王静热心救人的事迹引发了舆论关注，被共青团焦作市委授予焦作市“见义勇为好青年”荣誉称号，并荣获“优秀护士”“最美护士”“先进个人奖”等诸多荣誉。

请思考：“最美护士”的美属于美的范畴中哪一类？

3. 艺术美　艺术美是指艺术作品的美。它来源于艺术创造，是艺术创造成果的精华内涵，是对自然美和社会美的提炼、概括和升华。艺术美是最典型的美的存在形态。艺术家们在社会实践活动中获得大量的素材，借助一定的物质媒介，遵循美的规律，将自己主观的审美意识与审美创造以物态化的形式展现，呈现艺术作品。因此，艺术美离不开现实美的基础和艺术家的审美创造。具有艺术美的艺术作品，其魅力无穷，可以将人吸引，触动人的心灵，令人回味无穷。

艺术美有多种类型。如语言艺术类，包括诗歌、小说等；造型艺术类，包括雕塑、建筑等；表演艺术类，包括舞蹈、音乐等；综合艺术类，包括戏剧、电影等。

艺术美具有以下特征：

（1）典型性　艺术通过对生活形象进行提炼加工，能够把富有典型意义的个别事物加工成典型形象来反映现实生活，这一典型形象所显示的生活内容具有深刻的社会意义。例如，鲁迅的著名作品之一《阿Q正传》，以辛亥革命前后闭塞落后的农村小镇——未庄为背景，塑造了一个从物质到精神都受到严重迫害的农民的典型，以个性鲜明、具体可感的形象来反映当时中国社会的封建、保守、庸俗与腐败，有力地揭示了旧中国人民的生活场景和其处在水深火热之中的病态。

（2）感染性　列夫·托尔斯泰说过：“在自己心里唤起曾经一度体验过的感情，在唤起这种感情之后，用动作、线条、色彩、声音，以及言词所表现的形象来传达出这种感情，使别人也能体验到这同样的感情——这就是艺术活动。”美的艺术作品中渗透和凝聚着艺术家浓厚的情感，这种情感源于内心深处且无比真挚，能够激发欣赏者产生情感共鸣，使欣赏者受到感情的陶冶，这就是艺术美的感染性。它是艺术家的主观情感与客观生活的和谐统一。例如在近代思想家梁启超的《少年中国说》中有这样一段话：“故今日之责任，不在他人，而全在我少年。少年智则国智，少年富则国富，少年强则国强，少年独立则国独立，少年自由则国自由，少年进步则国进步，少年胜于欧洲，则国胜于欧洲，少年雄于地球，则国雄于地球。……美哉，我少年中国，与天不老；壮哉，我中国少年，与国无疆！”高度凝练、概括的文字语言中渗透和凝聚着作者饱满的感情，气势宏大，富有极大的鼓动性和感染力，能够唤起人民的爱国热情，给予人民力量去建设繁荣富强的祖国。

（3）理想性　人们对美的追求有明显的理想化倾向。现实生活中已有的美并不能满足人们对于美的渴望，人们会去追求更高、更好的审美对象，这种审美对象通常只能由艺术作品塑造，因此，艺术美是人们审美过程中的理想化产物。例如在法国作家拉伯雷（Rabelais）的长篇小说《巨人传》中，塑造了理想的贤明君主形象，对腐朽的教会和饱食终日的贵族进行了无情讽刺，体现了人们对于清廉政治的审美理想。

（4）永久性　艺术美的永久性是指它通过把现实生活和人的情感、理想等精神性因素统一在艺术作品之中，使其成为具有固定形式的艺术形象，可以不受时间和空间的限制，随着人类的发展而发展，显现出永久的魅力与价值。如东晋时期著名书法家王羲之的《兰亭序》，唐代诗人李白的《梦游天姥吟留别》，北宋画家张择端的《清明上河图》，清代小说家曹雪芹的《红楼梦》，都是借助艺术作品的“记录”，给后人所留下的不朽的艺术之作，体现出了艺术美的永恒生命力。

4. 科学美　科学美是美的一种高级形式，是科学研究活动及其成果显示的一种美，是审美者的科学素养、审美水平达到较高层次，理论思维与审美意识交融、渗透时才能产生的一种美。科学美包括理论美和实验美。科学美具有以下特征：

（1）真理性　在美的探讨中，人们常常将真与美联系在一起，科学美比其他形态的美更以真为基础。科学研究的中心任务就是探求客观真理，达到对自然界正确的、全面的认识，有效的指导人们的实践，并通过实践去验证真理，从而进一步去发现和发展真理。因此一切科学理论及实验成果都必须与客观事实相符合，一旦离开了真，也就失去了美。

（2）简洁性　科学家在科学研究过程中，从繁杂的自然现象中筛选、提炼、压缩、概括，概括出简明、精炼的科学理论，这就是科学美的简洁性。它增强了科学美的魅力。如牛顿的三大力学定律，爱因斯坦的质能关系式，都是运用简洁的公式展现出丰富的科学成果，让人们在惊叹的同时，产生一种审美的快感。

（3）和谐性　科学美的和谐性是指从天体到地球，从生物到人类，从宇宙到基本粒子都处于一定的秩序之中。和谐性是科学美中表现最为普遍的特征。古希腊学者毕达哥拉斯（Pythagoras）说：“美就是和谐，整个天体是一种和谐，宇宙的和谐是由数组成的，因而构成了整个宇宙的美。”自然界的和谐性意味着自然事物之间的彼此相通，科学研究就是要力图把握人与自然界的统一与和谐。

（4）对称性　科学的对称美不仅表现在一般图形对称上，还表现在更高层次的基本概念和基本定律的对称性。德国化学家凯库勒（Kekule）发现的苯分子结构简式是具有科学美的，因为它既与实验事实相符合，又采取了双轴对称的几何图形，能够给人以美的魅力。科学美的对称性能够使人心驰神往，产生愉悦的美感。

（五）美学的形成和发展

1. 中国古典美学的形成与发展　中国美学思想始于先秦时期。中国古典美学的发展可分为四个阶段。第一阶段为先秦两汉时期。先秦时期各具特色的美学思想为中国古典美学体系的建立奠定了基础。孔子和孟子开创了儒家美学的传统，儒家美学思想的核心是：“仁”，强调美和艺术的社会作用。老子和庄子开创了道家美学的传统，进一步形成了重人性、人情的意境美学思想，从消极退避的处世态度出发，强调艺术和审美的超越性和自然纯朴性。两汉在先秦的基础上进一步发展，其美学思想以儒、道为主干，又吸收了各家美学思想之精华。第二阶段为魏晋南北朝时期，魏晋南北朝时期艺术繁荣与发展迅速，有顾恺之的《论画》，阮籍的《乐论》以及陶渊明的诗等艺术作品，是中国美学思想体系的正式建立期。第三阶段为唐代至明代时期，这一时期是中国美学思想的发展丰富期。第四阶段为清代时期，这一时期将我国美学思想进一步精细化。

2. 西方美学的形成与发展

（1）古希腊罗马美学　西方美学思想发源于古希腊。早在公元前6世纪末，古希腊以毕达哥拉斯为代表的一批数学家、天文学家、物理学家形成的一个哲学派别，就根据“数的原理”来解析美，认为美在于“对于因素的和谐的统一，把杂多导致统一，把不协调导致协调”，提出了黄金分割的理论，对后世美学产生了深远的影响。苏格拉底（Socrates）在美学领域里的表现是追求美的普遍定义。柏拉图（Plato）的哲学将世界分为三种：理念世界、现实世界、艺术世界。他认为美的本质就是理念，理念是不依赖具体事物的，它就是“美本身”。亚里士多德（Aristotle）美学的基础是“四因说”，他认为任何事物都是由于质料因、形式因、动力因和目的因这四种原因而存在，并认为美在于事物的形式、比例。古罗马美学的主要代表人物西赛罗（Marcus Tullius Cicero），他将哲学倾向和思维方式上的折中主义表现在美学理论中，形成了折中主义美学。郎吉弩斯（Casius Longinus）在其著作《论崇高》中把崇高作为审美范畴提出来，这是他在西方美学史上的最大贡献。普洛丁（Plotinus）的美学思想认为世界事物的美处在最低的等级上，世界事物的美来自理型，如他所说：“世间万物之所以美，是由于分享了理型。”

（2）中世纪和文艺复兴美学　中世纪美学由于基督教的传播以及文化遭到破坏，成了以“上帝”为美之根本的神学美学。代表人物有奥古斯丁（Augustinus）和托马斯·阿奎那（Thomas Aquinas）。他们认为上帝是真善美的流出之源，是最高的美。文艺复兴时期，由于文化与艺术都以人文主义为主流，美学自神学向具有人性的人学转变。代表人物列奥纳多·达·芬奇（Leonardo da Vinci）提出“艺术模仿自然”的观点，他的作品《蒙娜丽莎》和《最后的晚餐》都完美地体现出艺术是模仿自然和艺术创造美的结合。

（3）美学学科的确立与发展　1750年，德国哲学家、美学家鲍姆嘉通（Alexander Gottlieb Baumgartem）的著作《美学》发表，这标志着美学作为一门独立的学科成立，他也因此被称为“美学之父”。原作是“Aesthetic”，他认为美学是研究人的感觉的学问，人的心理有三部分，一个是感觉的情，一个是理智的知，一个是行为的意。而人的审美显然不是理性的认识活动这种高级活动，而是一种感性的低级活动，如果感性认识符合理性的规定，是一种“感性认识的完善”，那就是美的，如果这种感性认识不符合理性的规定，那就是丑的。

此后，美学学科经历了巨大发展。康德真正地为美学学科奠定了理论基础，提出了“美是不借助概念而普遍”等命题，其美学代表著作为《判断力批判》，从质、量、关系和方式四个方面分析了审美判断。“美感”是康德美学的核心内容。黑格尔首次将辩证法引入美学中，同时总结和概括了康德等人的美学优秀传统，在此基础上，他提出了“美是理念的感性显现”。这个对美的定义的最大价值在于强调了美是理性和感性的统一，普遍和特殊的统一，内容和形式的统一。歌德提出“浪漫的和古典的”两种美学形态，强调“古典的”，把现实主义的美学原则推向深入。席勒提出“感伤的诗”与“素朴的诗”等概念，把美学与人的生存境界联系起来，使得美的研究深入到了一个新的高度。

康德等人对美学的探究使美学学科获得了更为严格的理论形态，但存在着历史的局限性。对德国古典美学有革命性意义的是马克思主义美学。马克思主义美学诞生于19世纪中叶，它认为：“美是人的本质力量对象化”。马克思主义美学的基本观点是把美学问题与人类社会实践紧密联系起来，把美的本质问题与人的本质紧密结合在一起，唯物辩证地看待审美中的主体和客体关系，使美的规律符合于社会发展规律。

二、护理美学的历史和发展

（一）护理美学的形成及内涵

自人类社会诞生，护理本质中就蕴含着丰富的护理美。19世纪中叶，南丁格尔创立了现代护理学。在西方美学思想的影响与熏陶下，南丁格尔将美学理念渗透到护理理论与护理实践之中，指出“人是各种各样的，由于社会、职业、地位、民族、信仰、生活习惯、文化程度的不同，所患疾病与病情也不同，要使千差万别的人都达到治疗和康复所需要的状态，本身就是一项最精细的艺术”，这为护理美学学科的建立奠定了基础。20世纪80年代末，开始形成护理美学思想的观念及护理美学观念的理论表述，医学美学学科建立。随着历史的发展，护理美学越来越被人们所重视，与其有关的理论及实验研究不断涌现，护理美学的内涵不断升华。护理美学因整体护理模式的确立逐渐孕育并综合发展起来，成为一门不可缺少的、新兴的边缘学科。

护理美学是一门以美学基本原理为指导，借鉴人文科学和社会科学等诸多学科的理论、方法和研究成果，从人、环境、健康、护理的角度出发，研究护理美的现象，护理审美的发生、发展及其一般规律的科学。它是一门人文学科，不仅体现了护理与美学的魅力，还包含着哲学理论渊源，并与护理心理学、护理伦理学、护理管理学和护理教育学等学科之间具有相关性。

（二）护理美学的研究内容

1. 护理美　护理美是护理理论、内容、技术、科研及护理活动中所呈现出来一切美的总和。体现在以下几方面：一是护理本质与内涵所体现出来的对人的生命、尊严、权力的尊重与维护的理性美；二是护理学理论体系与结构所体现出来的系统性、整体性、严谨性、规范性及多元文化的科学美；三是由护理人员在护理实践中的言、行、技、形等综合素质方面所体现出来的感性美和创造美。

2. 护理人体美　列奥纳多·达·芬奇说：“人体是自然界中最美的东西。”人体美是指人体在形态结构、生理功能、心理过程和社会适应等方面，都处以健康状态下的协调、匀称、和谐与统一，是人的自然美和社会美的高度统一。健康是人体美的前提条件，人体美又是健康的最直接的体现。护理美学应从健康的角度出发去研究人体美，用形式美的组合规律去维护人体结构。

3. 护理审美意识　护理审美意识是一种深层次的精神活动，美的行为及其过程可激发护患双方的情绪变化，唤起美的意识，产生美感效应。

4. 护理审美实践　护理美学通过研究护理实践中美感的来源、时代特性、民族性、实践性等，指导护理人员感受美、欣赏美，并在此基础上去鉴赏美和创造美。

5. 护理审美教育　护理美学研究的核心是护理审美教育。护理审美教育简称“护理美育”，是以美学理论和美学知识为基础，根据护理专业的特点采取一定方式、设施，培养护理人员审美意识和审美情趣，提高护理人员的鉴赏美和创造美的能力的教育。通过研究审美教育，将经验系统化、理论化，更好地指导护理实践。

6. 护理审美评价　护理审美评价，就是人们依据一定的审美标准，对护理活动的审美价值，包括自然与社会两方面的美与不美，以及美丑程度所做的一种判断。它能够加强护患沟通，协调护理美的创造与欣赏之间的状态和谐，激励护理人员不断加强自身修养，引导审美欣赏，更好地推动护理艺术不断发展。

■ **实践活动**　手工作品展

素质拓展　活动组织：教师对全班同学进行分组，3~5名学生为一组，小组成员利用生活中的材料与素材，在课余时间共同制作一件手工作品，作品形式/内容不限。教师安排课堂时间进行成果展示，每组派一名组员代表进行作品讲解。

活动要求：①小组派组员代表用口头形式进行作品讲解；②全体组员均须参加，分工合作；③学生在展示结束后分享活动体会，教师进行总结。

三、美育对护理人员的作用

（一）提高生活品位

生活品位是指人对生活事物的品质要求或喜好格调有一定的水准。护士职业的特殊性给护士带来了长期体力上的透支和心理上的压力过重，这直接影响护士的心理健康，也影响护理事业及护理质量的提高。因此，护士可以通过审美活动来释放自己的压力，感受生活的美好，绽放属于自己的生命之花。如开展旅游、插花、绘画、摄影、做手工等兴趣爱好活动。

（二）构建和谐人际关系

孟子曾说：“天时不如地利，地利不如人和。”对于护理人员而言，和谐的人际关系是顺利开展工作的前提，是提高护理质量和工作效率的重要条件，是促进护理人员自身发展和增进患者身心健康的重要保证。德国哲学家席勒（Schiller）认为美能赋予人合群的性格，审美趣味能在个体身上建立和谐，把和谐带入社会。美育能够调和人的性情，促使人保持一种良好的精神状态。因此，美育通过培育护理人员精神的和谐，来维护其人际关系的和谐。

（三）塑造健全人格

在现代社会中，人们越来越重视物质的、技术的、功利的追求，塑造一种健全的人格也变得越来越重要。在竞争日趋激烈的护理市场当中，护理人员的精神压力不断增大，容易使人的内心生活失去平衡，导致人格形成和发展不完善。美育使护理人员拥有审美态度，在审美活动中培养自己的审美能力，为自己营造一个五彩缤纷的美的世界，在美的感化、启发和诱导下，学会欣赏美，与审美对象之间产生交流和共鸣，从而获得感官上的享受、精神上的满足和理智上的启迪，感性和理性协调发展，培养完美理想的人性，塑造健全的人格。

（四）培养创造意识

美育可以使护理人员产生创造的冲动，培养和发展人的审美直觉能力和想象力。爱因斯坦说过："想象力比知识更重要，因为知识是有限的，而想象力概括了世界上的一切，推动着社会进步，并且是知识进步的源泉。"护理人员通过美育，培养创新理念并将其应用于护理实践之中，能使护理工作明确前进方向，提升护理服务水平。

■ **知识导读** *声音的功效*

声音（sound）是由物体振动产生的声波作用于人或动物听觉器官而产生的。声音是形式美的构成因素。它由于振幅、频率、波形的改变，会有高、低、强、弱的不同，从而传递不同的信息。音乐美来源于声音美，声音自身丰富的表现力是音乐艺术得以产生的基础。例如，高亢激昂的音乐使人振奋，凝重深沉的音乐使人低落等。声音的多样性能在音乐中得到集中的表现，使人产生独特的审美感受。

第二节　护士的审美修养

一、审美修养的涵义

护士审美修养是指护士通过美学理论的学习，按照社会的审美价值取向，在护理实践活动中进行自我锻炼、自我陶冶、自我培养，以达到感受美、鉴赏美、创造美的能力和品质的过程。审美修养有助于激发护士对于审美境界的追求，促进护士理想人格的形成，也可推动护理的事业发展。

护理不仅仅是一门科学，同时也是一门艺术。护理实践不仅仅是科学过程，同时也是人文过程。在护理实践中，护士必须在具有扎实的专业知识和精湛的护理技术的同时，还应具备处理各种问题的能力以及良好的审美修养，这样才能更好地服务于患者的审美感受，满足患者各方面的需要，促进患者早日康复。

二、护士提升审美修养的方法

（一）审美观照活动

审美观照活动是一种审美直观、感受和鉴赏活动。它主要表现为审美主体全神贯注于审美对象，以静坐、凝神、闭目深思等为主要形式，主动忽略其他事物，忘却其他事物的存在。在这种状态下，审美主体才能向外发现自然，向内发现自己的深刻情感，不由自主地受到审美对象的感染，领悟它的美，获得情感上的满足和喜悦，从而陶冶性情和心性。

例如，鉴赏手工、插画、书法作品，旅游途中沉迷于自然风光等审美观照活动都能使人产生愉悦的心情，护生利用课余时间去开展这些活动，可提升审美修养。

（二）课堂教学陶冶

著名教育家蔡元培先生说："凡是学校所有的课程，都没有与美育无关的"。美的特点是形象性、愉悦性和情感性，美育的原则之一，就是思想性和娱乐性相结合，寓教于乐。因此，护理课堂教学中，护理教师可根据美育任务和护生的特点，开掘和发挥课程的美育因素，按照美的规律进行具有独创性的、艺术化的教学，创造审美教学环境，使护生置身于各种美的形象中。通过美在潜移默化中的感染、塑造与熏陶，护生可获得对美的丰富体验，产生对美的热爱。

例如，护理教师通过自己高超的教学艺术手法，娴熟地运用综合的教学技能、技巧去设计恰当的问题，让护生联想、设想、想象和推理，产生情绪体验，在感知的过程中获得某种升华、超越；通过护理教师对护理技能操作规范化的演示，让护生体会到护理专业的美，使其忘我的、愉快的、扎实的学习，在护理实践操作中追求美。

■ **实践活动** 小组汇报：护理美的体现

小组研讨　活动组织：教师收集素材（美的护理操作视频），对全班同学进行分组，5~8名学生为一组，组织进行共同观看视频后，小组讨论对"护理美"的理解，组员代表上台进行汇报。

汇报要求：①小组派组员代表用口头形式进行汇报；②全体组员均须参加，分工合作；③教师和学生评委点评。汇报要点：根据素材分析透彻，融合美学感悟。

（三）自然美的熏陶

自然界之中，有蔚蓝的天空、明媚的阳光、璀璨的星空、茂密的森林、潺潺的流水等景色，它们蕴含着丰富的人生哲理，会激发人们对于美的思考，给人们的审美修养提供了无限的美感。因此，教育护生学习自然美，通过自然美的熏陶，发展护生的形象思维，培养他们感受美、鉴赏美的能力，使他们树立起正确的审美观，引导其全方位的发掘美并将其运用于护理实践，创造温馨和谐的职业环境。

例如，保持病室的清洁舒适、光线的柔和自然、空气的洁净流通及温湿度的适宜，善用大自然元素，适当的摆放花草，可以缓解患者的焦虑情绪，使其愉悦舒畅的体会美感，促进疾病康复。

（四）社会美的塑造

社会美是指社会生活中的美，凡是有人类活动的地方就有社会美的存在。卢梭（Rousseau）说："从我们心中夺走对美的爱，也就夺走了生活的全部魅力。"生活美是社会美的子系统，表现为人际关系的和谐，社会生活的协调，身心的平衡与舒适等。人性美是社会美的核心和集中体现，可分形体美、行为美和心灵美三个层面。因此，护生可以通过日常生活和临床实践的学习获得社会美，积淀自己的审美功力，正确把握和评价自己，矫正自己的审美品行，不断提升自己的审美修养。

例如，学校开展临床见习，让护生走入临床，感受临床实践中认真严谨的工作环境以及温馨和谐的护患关系；举办文艺艺术节等活动，展示护生的审美修养并加强指导，使护生树立正确的审美观，拥有积极的、健康的人生态度，创造更多的人生价值。

（五）艺术美的感染

艺术美是艺术作品本身具备的审美属性，它的魅力来自于艺术形式和艺术家们的演绎。南丁格尔曾经说过：“护理是精细艺术中的一门艺术。”因此，护生应不断培养、提高自己的艺术修养，通过艺术美化解人们的负性情绪，激起正性情绪，培养自身的审美情趣。

艺术美分为语言艺术美、听觉艺术美、视觉艺术美等。音乐、雕塑、建筑、绘画、书法、摄影等都属于艺术美的范畴，护生可通过鉴赏这类作品陶冶情操。语言美艺术对于护理工作来说尤为重要，亲切恰当的言辞，柔和的语调，能够搭建起护患之间的桥梁，建立融洽、和谐的护患关系。

（六）科学美的内涵

陆机的《文赋》有这样一句话“观古今于须臾，抚四海于一瞬。”他用诗性的语言阐述对于宇宙结构的了解，传达出一种独特的物理美。一切自然现象中及科学理论的创造过程和表达形式中，都蕴含着科学美，它的存在，诱导人们在追求科学的同时，不断地追求美、创造美、鉴赏美、享受美。

例如，在护理临床实践中，护理操作技能的每一动作的设计，都包含着科学的理论依据，符合节力原则，并且动作简洁、大方、自然，给人以美的感受，护生在实践过程中能够充分体会科学美。

第三节　护士的职业形象美

一、护士的职业形象美的意义和内涵

（一）护士职业形象美的意义

美，是每个人所向往、所追求的目标。黑格尔说过：“美是形象的显现。”美的影响所及，牵动着个人、企业、行业、民族，美的吸引力，弹拨着每个人的心弦。

美是艺术的精华，护理工作中饱含美的韵律。南丁格尔说：“护士是没有翅膀的天使，是真、善、美的化身。”称护士为“白衣天使”，既是美誉，是社会和公众给予的赞颂，也是对护士职业形象的赞美与期望，既是认可，也是要求。美好的护士职

业形象，能够给人以美感，给人以信心，如同患者心中的生命守护神，有利于患者的身心康复，而且对护理专业的生存与发展极为重要。塑造护士职业形象的意义有三个方面。

1. 社会发展的需要　社会在发展，护理专业的服务也要跟上社会发展的步伐，不断完善、发展自己，提升护理专业的专精技术和服务质量，充分展示其科学之美、人文之美，才能立足于社会，使护理专业在社会上的地位逐步加强。

2. 人类健康及医学模式发展的需要　1948年，世界卫生组织（WHO）提出了人的健康定义："健康不仅仅是没有身体的疾病和缺陷，还要有完整的心理和社会适应状态。"随着社会的进步，事隔多年后，1989年世界卫生组织又一次深化了健康的概念，认为健康包括躯体健康、心理健康、社会、社会适应良好和道德健康。这种新的健康观念使医学模式从单一的生物医学模式演变为生物—心理—社会医学模式，进而向人文模式转变，与之相适应的整体护理、优质护理模式也随之而建立，为患者提供全面、全程、主动、专业、人性化的优质护理服务，体现了护理专业服务的整体美。护士职业形象是由护理专业群体所构成，个体差异会直接影响到护理服务的质量及行业声誉，只有严格塑造自己，做到内在美与外在美的有机结合、自然美与社会美的高度统一，才能塑造护士职业形象美。

3. 护理专业自身发展的需要　护士职业形象直接影响其生存与发展。负面的护士职业形象会影响个体对护理专业的选择，降低护理的社会评价，导致护理专业发展缓慢、滞后。良好的护士职业形象会给人们带来美的感受，感染人心，唤起患者战胜疾病的信心，更好地促进护理专业的发展。因此，塑造良好的护士职业形象是每位护士的责任和义务。

（二）护士职业形象美的内涵

形象是指形体与意象，是具体事物精神实质的外在反映，是其本质特征的外在体现。护士职业形象（nurse professional image）是指护士在护理专业活动中所体现出来的仪表、言行、内在素养和专业能力等综合形象，是内在美和外在美的完美结合。

美好的护士职业形象是护理艺术美的呈现，它不仅体现在护士的仪表和姿态等外在形象，而且反映了护士良好的职业道德品质、高尚的情操等内在素质。护士职业形象美能够让患者产生愉悦的心情，获得良好的生理、心理效应，而且能达到治疗和康复的最佳效果。

随着历史的进程，护士职业形象得到了形成与发展。早期护理阶段，最初护理行为产生，老弱病残照顾者以崇高的母亲形象得到了社会的尊重和认可；中世纪护理阶段，护士职业形象一落千丈，被社会和民众视为地位低下的仆人形象；19世纪中叶，进入南丁格尔时代，南丁格尔开创了科学的护理事业，标志着护理专业化的开始，这是护理职业划时代的转折。在克里米亚战争中，南丁格尔以崇高的献身精神、善良的心灵和渊博的知识救护了大批伤病员，从死神手里夺回了成百上千名士兵的生命，在世人面前塑造了崭新的"白衣天使"形象。当代，护理专业学科体系基本确立，随着护理学科的服务领域不断扩大，护士职业形象的内涵也不断扩展，并被赋予了高尚品德修养、精湛专业能力、完善知识结构和优美精神风貌的专业形象。其内涵主要表现在以下三个方面。

1. 物质方面　表现为护理工作的条件、环境越来越好；护理工作的设备、设施越来越现代化、科技化；护士的社会待遇和个人收入越来越可观。

2. 社会方面　表现为护士的受教育程度、学历水平、科研水平、学术地位和社会地位不断提高，护理专业正走向显示自身独立特点的专业学科道路。护士早已不仅仅是照顾者，还是研究者、改革者等，多重角色更为护士职业形象增添了魅力。

3. 精神方面　优质护理“以人为本”的人文思想已经不仅在理论上得到了巩固，更是在临床护理工作中得到了很好的应用，将护理美学与心理学的理论引入护理服务，例如礼仪美、语言美、人性美、创造美与艺术美等；开展微笑服务、护理形象工程等一系列措施，从而改善护患关系，提高护理服务质量，护士职业形象的内涵得到提升。

二、护士职业形象美的要求

（一）护士的外在形象美

护士的外在形象美是护士职业形象中不可缺少的因素，是塑造护士职业形象美的外在表现。护士的外在形象美包括仪表美、语言美和行为美。主要表现在容貌清秀、着装整洁、服饰规范、姿态优美、修饰得体等。美的仪容、美的语言、美的行为，能给人以心灵的慰藉和满足，是生命与健康本质力量的体现，还可以增强患者对护士的信任感。

（二）护士的内在形象美

护士的内在形象美是指人内心世界的美，也称心灵美，是人的精神、道德、情操、性格、学识等内在素质的具体体现。心灵美是美的本质与核心，是塑造护士职业形象美的基础，包括高尚的品德、诚实的心灵、良好的性格、丰富的才识等。心灵美是做好护理工作的前提，护士只有具备正确的人生观、价值观和崇高的道德情操，才能忠于护理事业，把毕生的精力奉献给需要帮助的每一位患者，才能做到审慎从事，带给患者积极情绪，增强患者安全感，使他们在病痛之中得到抚慰，在失望之中得到鼓励。

1. 高尚的品德　南丁格尔十分重视护士的品德教育，她说：“我们要求妇女正直、诚实、庄重，没有这三条，就没有基础，则将一事无成。”护理工作要求护士必须具备高尚的道德修养、道德意识、道德情操，这是心灵美的最佳体现。护士的高尚品德不仅可以使护理工作做得出色，而且可以唤起患者战胜疾病的乐观情绪。因此，护士要确立正确的人生观和价值观，树立高尚的思想品德，树立良好的职业道德，培养出“燃烧自己，照亮别人”的蜡烛精神，以追求人类健康幸福为己任，全心全意为患者服务，崇尚真、善、美，摒弃假、恶、丑，正确认识护理工作的价值和意义。

2. 诚实的心灵　孔子说：“人而无信，不知其可也。”护理工作要求护士具备高度的自觉性和责任感，具备诚实的心灵，这是心灵美的根本，其基本特征是实在、可靠和诚信。护士诚实的美德体现为“慎独”。慎独是指人在独处时，仍然坚持自己的道德信念，自觉地遵循道德准则。对于护士而言，慎独的前提是坚定的信念和良心，是以自己的道德意识为约束力。因此，无论是人前还是人后，无论有无监督，无论患者昏迷或清醒，护士都要把慎独作为护理工作中的自觉行为，谨言慎行，一如既往地按照操作流程与要求，一丝不苟地完成各项护理工作。

3. 良好的性格　护士服务对象的特殊性和复杂的职业环境，使得护理工作充满了高压力，这已成为一种职业性危险。因此，护理工作要求护士具备健康的心理素质、良好的职业性格、积极的人生态度、坚定的意志信念和稳定的工作情绪，充分宽容、谅解和忍让患者，为患者提供高质量护理服务，并帮助患者转换不良的心境，唤起其治疗疾病的信心。性格具有可塑性、可变性。每一位护生都要认真学习心理学知识，保持健康心态，培养自身良好性格。

4. 丰富的才识　知识是素质的基础。护理工作要求护士具备系统的护理理论知识，扎实的护理专业技能，了解护理工作的新理论、新观点和新技术，掌握新形势，同时还要具备人文学科、社会学科等多学科知识。多阅读、多思考，才能将客观现实中各种形式的美融入自己的内心深处，并化为行动。因此，护士要树立自觉学习、终生学习的理念，不断完善自己、充实自己，提高护理质量，满足患者需要，跟上学科发展步伐。

■ **故事导入**　美与丑

春秋时期，卫国有一个名叫哀骀它的人，他的相貌丑陋至极，而且跛脚驼背。但奇怪的是，与他接触的人无论男女都乐于亲近他。男人跟他相处，常常想念他而舍不得离去。女人见到他便向父母提出请求，说“与其做别人的妻子，不如做哀骀它先生的妾。”

哀骀它既没有权位也没有财产，既没有过人的才智也没有显赫的功绩，但外表粗陋、其貌不扬的他却受到身边几乎所有人的喜爱和赞美。鲁国的鲁哀公对此惊异不已，于是将他招至鲁国。相处不到一个月，鲁哀公觉得他确有不少过人之处，不到一年，就很信任他了。宰相的位置空缺后，鲁哀公让他上任管理国事，哀骀它虽在鲁哀公的再三要求下参议了国事，但不久他就离开了。

对此，鲁哀公求教于孔子：“他究竟是什么样的人呢？”孔子说：“我也曾出使到楚国，正巧看见一群小猪在吮吸刚死去的母猪的乳汁，不一会又惊惶地丢弃母猪逃跑了。因为不知道自己的同类已经死去，母猪不能像先前活着时那样哺育它们。小猪爱它们的母亲，不是爱它的形体，而是爱支配那个形体的精神……如今哀骀它他不说话也能取信于人，没有功绩也能赢得亲近，让人乐意授给他国事，还唯恐他不接受，这一定是才智完备而德不外露的人。”

请思考：现代社会中，有人称哀骀它为美男，我们应该怎样去理解哀骀它的“美”？

教师启发引导：内在美的内涵是什么？

三、护理职业形象美塑造的途径和方法

护理职业形象的美是护士的内在美与外在美交相辉映的整体美，是护士的品德修养和知识素养在言谈举止中的自然流露。它在护理活动中能够唤起患者对护理人员的信赖感，帮助患者树立战胜疾病的信心，促进护患的良好合作。因此，每位护理工作者都要学会塑造护理职业形象美的途径与方法。

（一）树立正确的人生观、价值观和世界观

只有树立正确的人生观、价值观和世界观，一个人的人生旅途才有远处的灯塔、手中的指明灯、脚下延伸的路和披荆斩棘的勇气，才有可能成为一个高尚的，脱离了低级趣味的，有益于人民的人。因此，作为一名救死扶伤的白衣天使，我们一定要明确自身使命，对人生以及护理职业的价值有正确的认识，确立崇高的世界观，才能更好地为全人类的健康服务，献身于护理事业。

（二）培养高尚职业道德修养

护士的职业道德修养是指护士在职业活动中应遵循的道德准则。培养高尚的职业道德修养，首先要培养护士的道德责任感和事业心，道德责任感和事业心是成就广博知识和宽容美德的基础。其次护士要严格要求自己，在工作繁忙之余，重视自省、善于自省，培养慎独精神。最后，护士要培养崇高的思想情操，用诚实的品格与坚强的意志最大限度地展现护理形象美。

（三）提高护士职业审美理念

美，使人怡情悦性、身心和谐，使人在审美、创造美的活动中发挥潜能，实现人的价值，促进人的全面发展。塑造护理职业形象美并不是一日之功，而是一个长期的系统工程。首先，要以教育为切入点，将美育与专业课互相渗透，提高护生对美的感受、接受和创造能力。其次，要使每一位护士能够充分认识到护理职业美是护士群体共同的行为与追求，是需要大家共同努力才能实现的目标。要想做好这一点，护士的学生时代尤为关键，从护生时期开始，就应培养其护士职业审美理念。

（四）强化职业形象塑造意识

随着现代医疗体系的不断完善，护士的职业形象有了更新、更高的要求，护士应及时做出相应的角色转换。护士要有强烈的时代意识、广博的专业知识和科学的服务理念，不断进行自我教育、自我更新和进行职业行为的自我规范，充分发挥护士自身在专业形象建设中的主体作用，不断提高自身的专业水平，为护理对象提供更加优质的服务，才能导正社会上已形成的不完整的护理职业形象，从根本上使护士获得患者和社会的尊敬和认可。因此，护士要强化职业形象塑造意识，树立护理队伍的群体形象，更好的体现当今新时代白衣天使的风采，这是当今时代的呼唤，也是专业发展的需要。

总而言之，塑造护理职业形象美是护士结合护理实践不断提高个人修养的过程，只有不断地学习，思索、忠实、永恒的追求，才能认识、利用并达到理想的境界。要

培养高素质、高专业、高水平的护士，必须从护理职业形象抓起，必须从学生的自身形象抓起。因此，护理专业的学生自入校起就应加强美学修养，增强美学知识和美学情趣，不断提高发现美、欣赏美和创造美的能力，塑造美的心灵，塑造美好的形象。

■ 我思我在 案例分析

案例一：XX医院XX科护士小王，在工作期间，严格遵守医院的各项规章制度，专业基础扎实，护理专科操作技术精湛。但每当医院开展护理质量评价，科室患者满意度的排名中，她总是最后一名。小王十分不解，于是去向科室护士长寻求答案，护士长便让小王去为一位刚入院的患者进行静脉输液治疗。只见小王快速地完成了操作，在操作过程中，表情冷漠，语言尖刻，态度生硬，除了必要的对话以外，与患者之间没有任何其他的交流。

请分析：本案例中的王护士，为什么拥有精湛的护理专科操作技术却不受患者的喜欢？本案例能够给你带来什么样的美学启示？

案例二：2014年5月4日上午，在河南新乡医学院第一附属医院的门诊楼三楼走廊里，来了一位“特殊”的患者。这位老人独自一人，大约五十多岁的年纪，身上穿着看不出颜色的破烂棉衣，坐在装满了垃圾的自制轮椅车里，身上的气味异常浓重，那溃烂化脓、蛆虫蠕动的双脚已经让他无法行走，手里握着一角两角的旧毛票，脸上满是无助。眼前的一幕幕场景深深地刺痛了护士朱彩虹的心，她没有丝毫犹豫，端来一盆温水帮老人清洗脸和双手，随后小心地为老人擦拭、清洗、消毒双脚上的创面，直到老人的双脚被清理干净。

请分析：本案例中朱彩虹护士的行为是否体现了社会美？请结合本案例谈一谈对于社会美的核心内涵的理解。

（蒋东伶）

自测题

单选题

1. 关于美的起源，以下叙述错误的是（　　）
   A. 在人类社会出现以前，自然界的事物不具有任何美学意义
   B. 各种事物美、丑意义的获得或改变，取决于人对现实审美关系的建立或改变
   C. 大自然与人类发生审美关系是在想象的过程中产生的
   D. 美是一种社会现象，是在人类的社会实践中逐渐形成和发展起来的
2. 朱光潜认为，美的本质是（　　）
   A. 美是客观的　　B. 美是主观的
   C. 美是主、客观的统一　　D. 美是客观性与社会性的统一
3. 以下哪项不属于美学的特征（　　）
   A. 社会功利性　　B. 抽象性
   C. 真挚感染性　　D. 具体形象性

4. 具体形象性是美的哪种属性（　　）
A. 最基本的属性　B. 最显著的特征
C. 内在属性　D. 外在属性
5. 自然美的特征不正确的是（　　）
A. 喻义与象征性　B. 变异性与多面性
C. 重在内容美　D. 丰富性与天然性
6. 我国春秋战国时期以“窈窕淑女”作为女性美的标准，而在盛唐时期又以“丰肌秀骨、高髻肥裙”作为美的最高境界，这说明社会美具有以下哪项特征（　　）
A. 民族性　B. 功利性
C. 时代性　D. 阶级性
7. 中国美学思想始于（　　）
A. 魏晋时期　B. 先秦时期
C. 两汉时期　D. 宋朝
8. 西方美学思想始于（　　）
A. 古希腊　B. 古罗马
C. 中世纪　D. 文艺复兴时期
9. 亚里士多德的美学基础是（　　）
A. 四因说　B. 有机整体观
C. 形式论　D. 理式论
10. 被誉为“美学之父”的是（　　）
A. 苏格拉底　B. 柏拉图
C. 鲍姆嘉通　D. 西塞罗
11. 第一个把护理学与美学、艺术科学地联系起来，堪称护理美学奠基人的是（　　）
A. 鲍姆嘉通　B. 南丁格尔
C. 席勒　D. 海涅
12. 护理美学的学科性质是（　　）
A. 护理哲学　B. 护理人文学科
C. 护理社会科学　D. 护理自然科学
13. 以下关于美育的说法，正确的是（　　）
A. 美育重在社会学的考察　B. 美育重在哲学思辨
C. 美育重在心理学的探讨　D. 美育重在教育学研究
14. 护士审美修养塑造的途径和方法不正确的是（　　）
A. 通过艺术美的感染提高护士审美修养
B. 通过自然美的熏陶提高护士审美修养
C. 通过社会美的塑造提高护士审美修养
D. 通过社会的教育提高护士审美修养

15. 塑造护理职业形象的意义不正确的是（　）
A. 社会发展的需要　　B. 提高经济收入的需要
C. 人类健康的需要　　D. 护理专业发展的需要
16. 在克里米亚战争中，南丁格尔以崇高的献身精神、善良的心灵和渊博的知识救护了大批伤病员，从死神手里夺回了成百上千名士兵的生命，在世人面前塑造的崭新的护理职业形象是（　）
A. 医生的助手　　B. 仆人
C. 白衣天使　　D. 母亲
17. 护士的外在形象美主要表现为（　）
A. 高尚道德、真挚感情、诚实品质　　B. 与人为善、助人为乐、勤奋好学
C. 仪表美、语言美、行为美　　D. 服饰美、理想美、面容美
18. 护士内在形象美的主要表现不正确的是（　）
A. 高尚的品德　　B. 优美的姿态
C. 诚实的心灵　　D. 良好的性格
19. 有关护理职业形象美塑造的途径和方法不正确的是（　）
A. 强化护理职业形象塑造意识可以塑造护理职业形象美
B. 提高护士职业审美理念可以塑造护理职业形象美
C. 护理专业的学生要从实习后开始进行护理美育
D. 塑造护士的职业形象美是一个长期的系统工程
20. 以下对护理职业形象内涵的理解错误的是（　）
A. 护理职业形象来源于社会评价
B. 护理职业形象与护士群体或个人有关
C. 21世纪，护士不仅是“白衣天使”形象，还应具有学者、专家的形象
D. 护理职业形象与护士个人无关

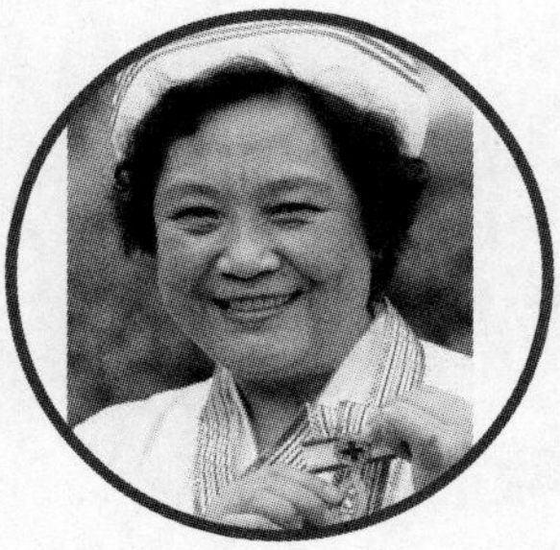

南丁格尔奖章获得者陈征

陈征，女，1947年出生，1965年北京卫生学校护士班毕业，北京地坛医院社会服务部主任，主任护师，中华护理学会传染病专业委员会副主任委员、中国性病艾滋病防治协会理事，传染病护理学界的领军人物之一，2005年获得第40届南丁格尔奖章。

陈征从卫校毕业后分配到北京第一传染病医院（现北京地坛医院）从事护理工作，历任护士、护士长、护理部主任、社会服务部主任，曾多次被评为局级优秀党员、院级先进个人等。1969年她作为北京市卫生系统唯一的护士代表参加国庆20周年观礼，观礼后代表团集体受到毛主席和周总理等领导人的接见。

1984年，陈征任重症肝炎病区护士长。由于传染病的特殊性，患者们受到社会各方甚至家庭的歧视。为了给大家做榜样，陈征带头给重症患者换床单、梳头、洗脸、洗脚、剪指甲，甚至为他们处理大小便。2003　年春天，北京非典肆虐，陈征所在的地坛医院成为第一批非典定点收治医院。56岁的陈征率先垂范、身先士卒，穿上防护服，一头扎进了护理第一线。她连续两年参加抗击非典工作，因业绩突出，被评为“全国抗击非典优秀科技工作者”。

陈征在传染病护理方面有丰富的临床经验和较高的学术水平，发表论文（著）30多篇（部）。

为了培养护理部的接班人，陈征于2004年离开了护理领导岗位，主动让贤。她干了一辈子传染病护理工作，此时本可以回家安享清福，可她并未照此常规行事，而是在当年6月通过竞聘成为医院社会服务部的负责人，专门负责出院患者随访、热线咨询和面向健康人的预防门诊服务等工作。从护理管理岗位到随访服务部门，陈征要做的是让患者感受到来自医院和社会的温暖。截止到2005年，社会服务部在她的带领下，为2000多位出院肝炎患者提供了病况咨询，还给3000多位健康人进行了传染病预防注射。很多患者已将陈征视为老友，经常打电话向她咨询病情并探讨健康问题。陈征说：“人们都说现在上趟医院，一定要找个熟人才好办事儿，我就是要做患者在地坛医院的老熟人儿，让他们不再感觉医院冷冰冰。”

第六章 护士的人际关系与人际沟通修养

【学习要点】

【知识目标】

1. 掌握 人际交往的原则和策略，护士建立和促进和谐护患关系的策略与方法；熟悉人际沟通的概念、治疗性沟通的概念；

2. 理解 影响人际关系的要素，护患关系的基本模式，护患关系的影响因素；学会分析影响人际沟通的因素；

3. 了解 人际关系、护患关系的概念，人际沟通的类型、层次。

【技能、职业能力培养目标】

1. 能与患者建立和谐的护患关系了解护士语言修养提升的方法；

2. 学会采用恰当的护理模式，护士应具备的语言修养和护患沟通的要领；

3. 能建立良好的医护关系和护际关系；能够运用护理工作中常用的语言沟通、非语言沟通技巧。

【情感、态度等素质培养目标】

1. 在人际交往中，能够经过沟通，确立良好的人际关系；

2. 保持心身健康，获得情感关爱、心灵慰藉；

3. 具有高尚、灵活、开放的人文精神，表现出爱护、尊重护理对象和严谨、科学的工作态度。

在我们中国有这样一句话："学历是铜牌，能力是银牌，人脉是金牌！"在美国的好莱坞也有这么一句话："一个人能否成功，不在于你知道什么，而是在于你认识什么人。"一个人的成功，85％取决于人脉关系，15％取决于专业知识。无论做什么事情，要做的第一件事，那就是懂得如何搞好人际关系。由此可见，人际关系对于一个人的成功来说是多么的重要！

第一节 人际关系修养

一、人际关系概述

成功学之父戴尔·卡耐基说：无论你从事何种工作，只要你学会处理人际关系，你就在成功的路上走了85%的路程。人类的进化与生存是以群体的形式发展和存在的。在社会生活中，人不可能完全脱离他人而独立存在，每个人都生活在与他人共同组成的社会之中，不可避免地与自然、与他人和社会发生联系，正如我国古代荀子所言"人生不能无群"，在这个"群"中，必然存在"人际关系"。护理的服务对象是人，护士更需要学习正确处理人际关系，了解人际交往的知识，建立和谐的护患关系，才能更好地为患者服务。

（一）人际关系的概念

人际关系是指人与人之间通过情感互动、相互认知和交往行为过程中所产生的情感上的关系和心理上的距离。人际关系是一个多层次、多向度、极其复杂的网络系统。从宏观上划分可分为经济关系、政治关系、法律关系、伦理关系、道德关系、宗教关系等；微观上从人际关系的内在纽带来划分，可划分为血缘关系、地缘关系、业缘关系、学缘关系、事缘关系、趣缘关系等。

（二）人际关系的特征

人际关系的基本特征，主要体现在以下几个方面：

1. 社会性　人是社会的产物，社会性是人的本质属性，社会性是人际关系的基本特点。社会性是指通过人的社会关系表现出来的属性。人际关系的社会性，首先体现在人类繁衍自然形成的家族关系与人们在赖以生存的劳动过程中结成的相互依存的社会关系，这种生存发展的自然属性就决定了人的社会性；其次，随着社会生产力的发展和科学技术的进步，现代社会人与人之间的交往更为频繁、活动范围不断扩大，交往内容也更为丰富，社会的依存性表现得更为显著，人际关系的社会性也不断增强。

2. 复杂性　人际关系是多方面不断变化的因素联系起来的，并且这些因素还处于不断变化的过程中，人际关系还具有高度个性化和以心理活动为基础的特点。首先，人际关系本身的构成便是纷繁复杂的，交往层次的错综复杂、交往内容的丰富多彩、交往形式的多种多样，都使得人际关系变得复杂。其次，每个社会个体在现实生活中都扮演着不同的人际角色，根据交往对象的不同随时变化着角色身份，这种不同人际角色的变化，众多复杂的心理和社会因素致使人际关系呈现出复杂性的特征。

3. 多重性　人际关系具有多因素和多角色的特点。每一个人都是一个多重角色的角色集，每个人在同一时期、不同时期还同时扮演着多种角色，这种角色的多样性决定了人际关系的多重性。例如和父母兄弟姐妹有血缘关系；上学了有同学、朋友、师生关系；工作后有同事、上下级等关系；到婚嫁年龄会形成恋爱、夫妻等关系。另外，每个人在同一时期，还可能同时扮演着多种角色，同时处于多种人际关系中，作为一个自然人可能同时既为人子女又为人父母，作为一个工作角色可能既被别人所领导同时也领导着别人，每一种人际关系的形成都是客观的、多重的。人际关系的多因素影响，如时间、地点、人物、环境、场景、方式等的不同也造成了人际关系的多重性。

4. 多变性　人际关系随着年龄、环境、条件的变化，不断发展变化。首先，人际交往的双方都是能动的主体，人际关系会随着交往主体的年龄、行为、态度、条件、环境的变化而变化。其次，人际交往是在一定社会环境中的交往，社会环境的构成因素如政治因素、经济因素、文化因素、道德因素、习俗因素、科技因素等都处于不断变化中，人际关系也随之发生变化。

5. 目的性　在人际关系的建立和发展过程中，均具有不同程度的目的性。这些目的有的是兴趣爱好，有的是事业情感，无论其出于何种目的，这些目的构成了人际关系的必备因素，这就是目的性。随着市场经济的发展，人际关系的目的性更为突出。人们为了各自的目的和需要，与各种各样的人进行交往，保持一定的联系，来达到自己的目的。

（三）人际关系的功能

人际关系的功能，是指人际关系对社会及社会个体产生的影响和作用。人际关系主要有以下功能：

1. 发展自我意识　自我意识是人对自己身心状态及对自己同客观世界的关系的意识。包括对自己及其状态的认识；对自己肢体活动状态的认识；对自己思维、情感、意志等心理活动的认识。健全的自我意识是在人际关系中形成和发展的。自我意识依靠人际关系，通过与他人交往，从周围人对自己的喜爱与厌恶、悦纳与排拒等态度中不断认识自己、完善自己，发展良好的自我意识。

2. 促进个体社会化　个体通过加入社会环境、社会关系及人与人之间的不断交往，为个体提供了大量的社会性刺激，从而保证了个体社会性意识的形成与发展。个体通过人际关系，掌握特定社会环境的语言，并从中了解及获得社会知识。通过与他人交换意见，思想及感觉，增加自己的社会经验及能力。

3. 促进行为改变　人际关系对促进人的行为改变具有重要作用。每个人在与他人的交往过程中，为了得到他人的认同，会不由自主地相互模仿，相互作用，以达成一种社会共同接受的行为。一个人的良好行为会对另一个人起很大的暗示作用，从而促进其行为的改变。

4. 增进身心健康　人际关系与人的身心健康具有密切的关系。美国心理学家摩根对纽约州退休老人进行过一项调研，发现在人际关系方面保持较多往来并较为协调的老人，比那些很少与人交往的老人的幸福感更高，后者更多体验到的是悲伤与孤独。这说明人际交往能消除孤独，增加快乐，促进个体身心的健康。通过人际交往、沟通，人们可以分享自己的喜乐，倾诉自己的哀愁，促进情感交流，增加个人的安全感，消除个人的孤独、空虚感，化解人的忧虑及悲伤，维护正常的精神心理健康。

5. 利于信息交流　在社会生活中，信息交流是人们相互联系的重要形式。有研究表明，除了睡眠的时间外，人们约有70%的时间用在进行相互交往和信息沟通。通过沟通，可以增进人们之间的相互了解，以建立及协调人际关系，促进相互之间吸引及友谊关系的发展。而人类社会规范及准则，也必须通过人际关系及沟通，将信息传达给社会中的每个成员，使人们的社会行为保持一致，使社会处于和谐、稳定、有秩序的状态之中。

6. 增强群体合力　合力就是人的力量、能力的有机结合。良好的人际关系有利于提高团体效率，一方面，良好的人际关系有利于团体内部形成比较融洽的群体气氛，增进群体的团结合作，有利于发挥群体的合力，提高工作效率；另一方面，良好的人际关系可以使个人在需要的时候得到支持及帮助，保持良好的工作心境，有利于每个人最大限度地发挥自己的能力及潜能。

7. 优化社会环境　社会心理学的实验证明，社会心理和社会环境对群体成员的工作、学习积极性会带来很大影响。社会群体中人与人之间的交往与联系会造成一种被称为“氛围”的心理现象，即社会心理气氛。在良好的社会心理气氛中，个人健康、合理的心理需要得到满足，从而产生开明、乐观的情结，使群体保持一种稳定而融洽的秩序；反之，个体会感到压抑、孤寂、苦闷，并最终可能产生心理障碍；当群体成员都抱着消极态度时，群体秩序也难以维持，甚至会产生群体或社会危机。因此，正常的人际关系及人际交往无疑对社会心理和社会环境的优化有着重要作用。

二、人际关系的基本理论

（一）人际交往的动机

人类的交往活动是一个复杂的过程，由于人的需求动机不同导致了人际交往的多样性与复杂性。动机是激发、维持、调节人们从事某种活动，并引导活动朝向目标方向发展的心理过程或内在动力。正是出于各种动机才有了人际交往、沟通、形成了人际关系。

1. 亲和动机　人际交往中的亲和动机出自于人的本能，是人类长期进化形成的一种集群习性，人之所以为“人”，就在于人能“群”。西方人本主义著名代表人物马斯洛的需要层次理论强调了在人的基本需求中，群体的归属需要占有重要的地位。对人际交往的需要是人类的本性，群体的存在可以满足人们诸多的心理需求。荀子说：“人力不若牛，走不若马，而牛马为用，何也？曰：人能群，彼不能群也。”这种本能的动机使个人觉得只有与他人保持正常的人际交往才能有安全感，这也就使每个个体都自觉或不自觉地要与他人亲近、交往。可见与人交往并结群既是社会的需要也是现实社会中人们普遍的心理需求。在医疗服务工作中，患者在身体不适的时候特别盼望与人亲近，希望能向他人尤其是医护人员倾诉，这种倾诉不仅是解除疾病痛苦的需要，更是为了满足心理渴求与他人亲近、得到同情并有人陪伴的亲和动机。

2. 成就动机　所谓成就动机是指个人专注于自己认为重要的工作，并愿意全力做好这一工作的心理倾向。每个人都有显示自我，创造性地完成工作任务的愿望，希望成为优秀的人物。人是理性的动物，一个人从有自我意识的那一天起，就开始用一定的价值观来进行自我评价，这种评价是社会性的，个体往往通过自身与他人的比较来确定自身的价值，评价自己的成就。美国社会心理学家菲斯汀格用社会实在理论（social reality theories）来解释人际交往的动机，他认为个体的能力评价、体验，直到人格特征的形成，均是通过与他人的能力的比较而实现的，是一个“社会比较过程”。一个人或一个组织要想实现自己的目标，就会表现出强烈的成功欲望，这种欲望就是成就动机，有了这样的动机就会努力地工作去实现目标。

3. 赞许动机　所谓赞许动机是指交际的目的是能得到对方的鼓励和称赞，从而获得心理上的满足。社会学家尔文·戈夫曼的自我呈现理论（theory of self—presentation）

说明了人际交往中的赞许动机。他认为，人总是通过与他人的交往来增加对自己的认识，人际交往是交往者借助于自己的言语行动向对方叙述有关自己的事情，即向他人表现自己，希望给他人一个可接受的角色形象，同时也希望对方做出相应的报答行为。这种动机实际上是一种希望得到他人或组织的认同、称赞、尊重。如果一个人不为他人或组织所了解、得不到赞许，就容易产生自卑感，缺乏自信，不愿与他人交往，久之便会对他人、社会失去信心，甚至产生敌对的情结和行为。及时恰当地运用赞许动机能有效地帮助开展人际沟通，加强人际关系。如护士在工作中及时地称赞患者或患者家属的配合，在今后的护理工作中就可能得到更多的支持，因为对方的赞许动机得到了满足。

（二）人际交往的需求

美国社会心理学家新茨提出了人际需要的三维理论，他提出了三种基本的人际需要，即包容的需求、控制的需求、情感上的需求。

1. 包容的需求　具有这种需求的人希望通过与人交往，得到接纳，建立和谐关系。表现出的行为特点是积极交往、参与、融合和相属。如果个人缺乏这种需求或动机，则表现为在人际交往中退缩、孤立、排斥和忽视。

2. 控制的需求　具有这种需求的人希望通过权力或权威与别人建立和维持良好的人际关系。其行为特征是运用权力和权威去积极影响、支配和超越他人。缺乏这种需求或动机的人表现为顺从，受人支配、追随别人。控制的需求是每个社会成员都共有的，并非身居高位者独有，是社会成员相互交往的特点之一。

3. 情感的需求　具有这种需求的人希望在感情上与别人建立良好的关系。行为表现是对他人亲密、友好、热心、照顾等。缺乏这种需求或动机的个人则表现为对他人冷淡、厌恶和憎恨。

（三）人际认知理论

1. 人际认知的概念　认知是指人的认识活动，人际认知则是指个体推测与判断他人的心理状态、动机或意向的过程。人与人之间正是通过相互认知而实现各种交往和互动的，人际认知包括对他人的仪态表情、心理状态、思想性格、人际关系等方面的认知。

2. 人际认知的特征

（1）知觉信息的选择性　在人际交往过程中，每个人通过其外表、神态、言语、能力、行为等方面的特征，时刻向他人传递有关个人的信息。但交往对象并不是接受对方的所有信息，个体的某些品质更易被选择而对其印象的形成起关键作用。不同的社会文化环境，会形成不同的人际知觉特征，据研究，中国人较重视伦理道德方面的评价。在人际交往中，与“善良诚朴—阴险浮奇”有关的行为举止易被感知，并在评价中起关键作用。而西方文化中，与“热情—冷淡”有关的举止则在人际关系中起核心作用。

（2）认知行为的互动性　人际认知是认知者和被认知者之间的互动过程。在认知过程中，被认知者不是被动地等待被感知，而是通过对自己的修饰，谈吐、举止的选择，来改变认知者对自己的印象，赢得他人的好感。如护士在与服务对象的人际交往中，通过仪表、言词、动作、表情等方面的修饰给服务对象留下良好的印象，从而达到调节护患关系的作用。

（3）印象形成的片面性　人对他人的总体印象是在有限的信息资料基础上形成的。在人际交往过程中，双方的认知会受许多复杂因素的影响，如主观感受、环境、文化背景、当时的心理状态等，人们如果从某一个方面来看待或评价认知对象，这就会造成印象形成的片面性。

3. 人际认知的内容

（1）自我认知　自我认知是人在社会实践中，对自己的生理、心理、社会活动及对自己与周围事物的关系进行认知。包括自我观察、自我体验、自我感知、自我评价等。人是物质存在、精神存在和社会存在的统一体，具有物质属性、精神属性和社会属性。因此自我认知包括三个要素：物质的自我、精神的自我、社会的自我。自我认知的过程是通过社会生活的实践与体验，从社会交往中认识自己，使自己适应社会环境，建立良好的人际关系。

（2）他人认知　社会交往中，认知主体和客体在认识互动中凭借认知素质来认识对方，为了使自己在人际交往中做出正确的判断，必须对交往对象做出全面正确的认识，即对他人的认知。对他人的认知包括对他人情感的认知，可通过面部表情、身段表情和语调表情直接获得交往信息；对他人情绪的认知，通过心境、激情和应激等心理行为进行认知，通常主要是对他人心境进行认知；对他人能力的认知，如思维能力、学习能力、工作能力、组织能力、生活能力、交际能力、创造能力、应变能力等；对个人倾向的认知，包括对他人的需要、动机、兴趣、理想、信念与世界观的认知。

由于人心理和行为的复杂性，内心情感与外表和行动往往存在一定差异，常言所说的"知人知面不知心"，从一定程度上说明了对他人认知的困难。

（3）人际环境认知　人际环境的认知指对自身交往的小环境、小空间进行有目的的观察，包括自己与他人的关系以及他人与他人之间人际关系的认知，以此判断了解自我和他人在共同生活空间的群体中的整合性、选择性。

人的认知是个相互感知的过程，人们按照自己的动机、价值系统去感知他人，同时观察他人对自己的看法和态度，判断相互之间的关系，并以此来修饰自己的行为，决定如何发展关系等。对人际环境的正确认知，是处理复杂的人际关系必不可少的内容。孙子兵法中"知己知彼，百战不殆"也同样告诉我们，有良好的人际环境认知，才能获得成功。

4. 人际认知效应　社会心理学把人际认知方面具有一定规律性的相互作用称为人际认知效应。人际认知效应是指由于社会心理现象、心理规律的作用，使人在社会认识过程中，对人或事所持有的一些特殊反应。人们认知过程中的典型错误多数是由心理效应造成的。

（1）首因效应　即第一印象效应，是指观察者在首次与对方接触时，根据对方的仪表、打扮、风度、言语、举止等外显行为做出综合性判断与评价而形成的初次印象。因为首先呈现的信息对后来呈现的信息具有重要的影响，因此称为首因效应。社会心理学家的研究证明，在首因效应中，外表、身材及言谈举止是主要的影响因素。首因效应对人后续的认知发挥着很重要的作用，它往往会左右对交往对象的认知，并成为以后双方是否交往的依据。例如护士前几次为患者输液都做到一针见血且疼痛不明显，患者会认为这个护士技术不错，后面就算遇到操作不成功时，患者也会认为这是偶尔的。首因效应的产生是由于人在接触陌生的交往对象时，注意力的投入完全而充分，因此印象较为深刻；另外，人具有保持认知平衡的心理作用，第一印象一旦建立起来，就会对后续信息的理解产生强烈的定向作用，后继信息很难使其发生根本性的改变，所以最初印象有着高度的稳定性，出现“先入为主”的心理现象。

（2）近因效应　在人际认知中因最近或是最后获得的信息而对总体印象产生了最大影响的效应称为近因效应。在人际交往中，当原有信息相对模糊时，人们常常会比较重视新的信息，由于新信息的影响而改变之前的某些印象。近因效应形成的人际认知有时会左右人们对一个人或事的总体评价。心理学研究证明，首因效应及近因效应都在人际认知过程中起着重要作用，但它们在不同的条件下作用强度不同。首因效应及近因效应的作用主要取决于认知主体的价值选择及评价。

（3）光环效应　又称晕轮效应，主要指人际交往中对一个人的某种人格特征形成印象后，依此来推测此人其他方面的特征。晕轮效应实际上是人际交往过程中个人主观判断的泛化、扩张及定型的结果。在对人的认知过程中，如果一个人的优点或缺点一旦被正负晕轮所扩大，就会导致人际认知的偏差，高估或低估了对方。光环效应根据局部信息形成整体印象，容易出现以偏概全，如人们常常由外表特征推及其他特征，对外表较好的人赋予较多理想的人格品质，“情人眼里出西施”就是典型的光环效应。这也提醒我们，要注意观察事物的客观性和全面性，以免受到光环效应的影响而偏听偏信。

（4）社会刻板效应　是指社会上的一部分成员对于某一类事物或人物持一种固定不变、概括笼统、简单评价的现象。社会刻板现象不是个体现象，而是一种群体现象，它反映的是群体的共识；作为心理现象，“刻板”是它的根本特点。例如，社会上许多人认为商人精明，知识分子文质彬彬，女性温柔等。社会刻板效应对人们的人际认知有积极的一面，也有消极的一面。它的积极面在于将群体的主要特征典型化，反映了群体的共性，有利于帮助人们对各群体差异的认识，降低社会认知的复杂性，简化人们认知过程。其消极作用则表现在对一个群体的社会刻板印象形成后，会直接影响并左右人们对该群体中的个别成员进行个性化的精细而正确地认知，抹杀了人的个性，严重时会导致较大的认知偏差；另外，社会刻板印象对客体的僵化性认知，也会妨碍人们对社会发展新事物属性的及时正确认知。

（5）先礼效应　是指在人际交往中向交往对象提出批评意见或某种要求时，先用礼貌的语言行为起始，往往使交往对象容易接受，从而达到自己的目的。先礼是一种让交往对象建立人际认知的过程，能让交往对象感知到这些意见或要求是善意和诚愿的，当有了这样的认知后，交往对象也就更乐意接受意见和要求了。

（6）免疫效应　当一个人已经接受并相信某种观点时，则会对相反的观点产生一定的抵抗力，即具有了一定的“免疫力”，这便是免疫效应。例如已被传销组织“洗脑”的人很难接受“传销组织是非法组织，靠传销发财是异想天开”等信息，因为这些人已经产生了“免疫力”，不会轻易接受这样相反的观点，此时只能进行更大强度的教化灌输。

由于人的行为与人际关系的复杂多变，人际认知效应虽然具有一定的规律性，但并不是绝对单一、不变的，在现实的人际交往中往往可能是多种效应同时作用强化了某种认知，或是相互抵消弱化了之前的某种认知。

5. 临床护理中人际认知效应的应用　护理人员在人际交往中，掌握人际认知的规律，合理应用人际认知心理效应，将有助于减少认知偏差，从而构建良好的护理人际关系。在人际交往中，护士应避免以貌取人，首因效应或“第一印象”虽然重要，但不一定完全准确，护士需要在后续交往中不断深入观察，以修正首因效应导致的人际认知偏差。为了准确、客观地评价交往对象，还必须重视观察其长期表现。在特定环境下，一个人可能出于某种原因或动机而表现出与平时大相径庭的态度和行为，从而导致他人对其人际认知的偏差。人与人之间个性的差异是客观、普遍存在的，在人际交往过程中，不仅要尊重个性差异，还要注意动态全面，既要重视一个人过去的表现，又要重视其近期的变化和进步；既要看到一个人的优点和优势，又不能忽略其缺点和弱点。

（四）人际吸引理论

1. 人际吸引的含义　人际吸引也称为人际魅力，是人与人之间产生的彼此注意、欣赏、倾慕等心理上的好感，从而促进人与人之间的接近以建立感情的过程。人际吸引则是人际交往的第一步，是形成良好人际关系的重要基础。

2. 人际吸引的规律

（1）相近吸引　是人们由于时间及空间上的接近而产生的吸引。交往双方由于时间和空间的相近，有更多的机会交往，这种时空距离相近缩小了交往对象的心理距离，彼此之间容易相互吸引，如开学时，一般先从同桌开始交流，这就是空间距离而产生的相近吸引。

（2）相似吸引　人们因彼此相似或一致性产生的相互吸引。当人们见到具有相同或相似特征的对象时，很容易激发出同感，产生强烈的人际吸引。各种情况的相似都能引起不同程度的人际吸引，人际吸引的相似点很多，如观点、态度接近，职业、背景接近，专业、国籍、民族、经历接近，出生地、居住地，文化等，乃至共同的身体特征（身高、体重等）都能在一定条件下不同程度地增加人际吸引。

（3）相悦吸引　在人际关系中能使人感受到精神上及心理上愉快及满足而相互吸引。人们都有被人肯定、接纳和认可的需求，当与对方能相悦时就说明受到了接纳和认可，满足了自己的心理需求，进而产生进一步交往的吸引力。相悦是彼此建立良好人际关系的前提。

（4）互补吸引 当双方的个性或需要及满足需要的途径正好成为互补关系时，就会产生强烈的吸引力。互相补偿的范围包括能力特长、人格特征，需要利益、思想观点等方面。例如文科好的学生常与理科好的学生在一起做作业；性格急躁型与性情随和型的人易成为好朋友；活泼健谈的人与沉默寡言者易结成亲密伙伴。研究表明，互补因素增进人际吸引，多发生在感情深厚的朋友特别是异性朋友和夫妻之间。美国社会心理学家Kerckhoff（1962）等人对已建立恋爱关系的大学生研究后发现，对长期伴侣而言，推动他们相互吸引的主要动力是价值观念；而促使长期伴侣更密切关系的动力则主要是双方需要的互补。互补产生的吸引是因为人们都有追求自我完善的倾向，当这种追求个人无法实现时，便会设法从他人身上获得补偿，以达到个人需要的满足。

（5）仪表吸引 受首因效应的影响，观察者在首次与对方接触时，基本上是根据对方的仪表、打扮、风度、言语、举止等外显行为来决定其好恶的。美的外貌、风度能使人感到轻松愉快，能对他人产生很强的吸引力，这就是仪表吸引。同时，美好的仪表还会产生晕轮效应，人们往往会情不自禁地对美貌者做出积极的判定，也同样具有很强的吸引力。这种由仪表美产生的人际吸引多见于年轻人，这与他们社会经验、社会阅历不足有关系。随着交往的加深，仪表吸引力会渐渐消退，人们会更多地关注到个人的内在品质。

（6）敬仰吸引 是指一个人在能力、特长、品质等某些方面比较突出，或社会知名度较高，而引起他人的敬慕，产生的人际吸引。例如宇宙航天员、水稻之父袁隆平等科学家，他们因为某些方面的突出贡献而使人敬仰，进而激发年轻一辈奋发向上。现代护理创始人南丁格尔因为她高贵的品质得到了世人的敬仰，吸引了无数后人前仆后继地追随她为护理事业工作。

三、影响人际关系的要素

（一）仪表

仪表是一个人的外在整体形象，对吸引他人的注意有着决定性的作用，它包括个人的容貌、体态、穿着、举止、风度、行为等。在没有特殊的途径或目的对一个人作更深入的了解时，人们往往会从个人的仪表来判断与对方建立什么样的人际关系。仪表可影响人们彼此之间的吸引力，尤其是在初次见面时，仪表便成为评价对方的重要依据，良好的仪表形象往往能给人留下美好的印象，使人产生愿意交往，保持联系的愿望，从而影响人际关系的建立和发展。因此护士的仪表对建立良好的护患关系是至关重要的。护士在与患者接触时应做到仪表端庄、态度和蔼、穿着得体、举止适当，增加对患者的亲和力，为建立良好的护患关系打下良好基础。但是也有研究表明，仪表的影响力会随着交往时间的增加，双方了解的程度加深而渐渐地失去吸引力，人际交往的吸引力将从外在的仪表吸引转变到对一个人个性品质的关注。

（二）空间距离

正如俗话说的“远亲不如近邻”，心理学的研究证明，人与人在时空距离上越接近越容易建立密切的关系。因为没有时间与空间的阻隔，增加了人与人交往的机会，双方更容易沟通与了解。值得注意的是，时空距离的接近使人们容易建立“密切关系”，但这种关系可以是良性的也可以是恶性的，因为没有了时空的阻隔，增进了双方了解，对于品性好的人可能会建立起更好的“密切关系”，对品性有缺陷的人则可能会恶化其人际关系。所以邻近性是相互吸引的一个重要条件，但不是充分必要的条件。有研究表明，在交往的初期，空间距离的邻近性决定人与人之间的吸引力，到了后期，相互吸引的因素发生了变化，相互之间态度和价值观相似的人，彼此的吸引力更强。心理学家的进一步研究发现，只要对方和自己的态度相似，就算对方某些方面有缺陷，也同样会对自己有吸引力。

（三）交往频率

人们接触的次数称为交往频率。交往的次数越多越容易有共同的经验和话题，产生共同的感受，就越有可能建立密切的人际关系。对素不相识的人来说，交往频率无疑对其人际关系的形成起着非常重要的作用。当然，交往的内容和态度在交往过程中也是至关重要的，如果是没有诚意交往而只停留在一般应付上，即使交往的频率再高也建立不起良好的人际关系。

（四）个人品质

个性品质是影响人际关系的重要因素。优良的个性品质，如正直、真诚、善良、热情、宽容、幽默、乐于助人等，更具有持久的人际吸引力。在人际交往的初期，仪表因素往往成为主要的吸引因素，但随着交往的深入，仪表的吸引力会渐渐减弱，而个性品质的吸引力则渐渐增强，而且这种吸引力更为持久。因此，护士在护理工作中不仅应当保持良好的仪表形象，更要注重修炼优秀的个人品质。

（五）相似性

交往的双方如果发现彼此有相似之处，往往容易互相吸引而产生亲密感，如年龄、性别、学历、兴趣、爱好、态度、气质等的相似，并以相似处作为交往的切入点。例如在异地遇到了老乡。在人际交往中双方教育水平、经济收入、籍贯、职业、社会地位、宗教信仰、人生观、价值观等方面具有相似性的人们容易相互吸引。

（六）互助性

当交往双方性格等方面的特点需要互补时也会产生强烈的吸引力。研究表明，互补因素的吸引多发生在交情比较深厚的朋友，尤其是异性朋友之间，以及夫妻之间。如家庭中一个支配欲很强的丈夫会与一个依赖性很强的妻子相处得很和谐；一个性格外向的人与一个性格内向的人成为好朋友，这就是互补性因素在人际关系中的影响。

■ 案例思辨

2007年01月21日11：24美国著名的福特汽车公司新泽西的一家分工厂，过去曾因管理混乱，而差点倒闭。后来总公司派去了一位很能干的人物，在他到任后的第三天，就发现了问题的症结：偌大的厂房里，一道道流水线如同一道道屏障隔断了工人们之间的直接交流；机器的轰鸣声，试车线上滚动轴发出的噪声更使人们关于工作的信息交流越发难以实现。

由于工厂濒临倒闭，过去的领导一个劲地要生产，而将大家一同聚餐、厂外共同娱乐时间压缩到了最低线。所有这些，使得员工们彼此谈心、交往的机会微乎其微，工厂的凄凉景象很快使他们工作的热情大减，人际关系的冷漠也使员工本来很坏的心情雪上加霜。组织内出现了混乱，人们口角不断，不必要的争议也开始增多，有的人还干脆就破罐破摔，工厂的情势每况愈下这才到总部去搬来救兵。

这位新任的管理者在敏锐地觉察到这一问题的根本之后，果断地决定以后员工的午餐费由厂里负担，希望所有的人都能留下来聚餐，共渡难关。在员工看来，工厂可能到了最后关头，需要大干一番了，所以心甘情愿地努力工作，其实这位经理的真实意图就在于给员工们一个互相沟通了解的机会，以建立信任空间，使组织的人际关系有所改观。

在每天中午大家就餐时，经理还亲自在食堂的一角架起了烤肉架，免费为每位员工烤肉。一番辛苦没有白费，在那段日子，员工们餐桌上谈论的话题都是有关组织未来走向的问题，大家纷纷献计献策，并就工作中的问题主动拿出来讨论，寻求最佳的解决途径。

这位经理的决定是有相当风险的。他冒着成本增加的危险拯救了企业不良的人际关系，使所有的成员又都回到了一个和谐的氛围中去了。尽管机器的噪声还是不止，但已经挡不住人们内心深处地交流了。两个月后，企业业绩回转，5个月后，企业奇迹般的开始赢利了。这个企业至今还保持着这一传统，中午的午餐大家欢聚一堂，由经理亲自派送烤肉。

有人说“成功=30%知识＋70%人脉”；更有人说“人际关系与人力技能才是真正的第一生产力。”因为人的生命永远不孤立，我们和所有的东西都会发生关系，而生命中最主要的，也就是这种人际关系。由此看来，要想成功，就首先应该知道并灵活地处理好人际关系。

四、人际交往的原则与策略

（一）人际交往的原则

人类社会能够依据发展客观需要，按照一定的原则建立和谐交往的人际关系。这些交往原则是人们对长期人际交往实践规律的总结，掌握这些人际交往的原则将有助于建立和谐成功的人际关系。

1. 平等原则　《世界人权宣言》第一条明确规定“人人生而自由，在尊严和权力上一律平等”。人与人之间不论职务高低，财富多寡人格上是平等的。平等是交往的基础和前提，因为每个人都有自己的价值和尊严，都有平等的心理需要。平等交往的方式方法有许多，最常用的有：

（1）尊重法　“爱人者，人恒爱之；敬人者，人恒敬之”的古训道出了相互尊重在人际交往中的作用。要得到别人接纳和尊重，首先要尊重和接纳别人。不管对方条件、地位、身体状况如何，都要看成是平等的主体。在人际交往中，礼貌称谓、耐心倾听、表示理解等都是尊重的具体表现。

（2）对等法　在交往中给对方以同等的回报也是一种平等的表现。如情感对等法，对方对你投入了多少情感，你也应对他投入多少情感；价值对等法，节假日互赠礼品价值相当；地位对等法，单位间交往，对等安排接待规格、接待人员。

（3）平视法　在交往中，以平视的角色心理对待交往对象是一种尊重他人的行为，是给他人以“心理等位”的人际交往信号。人际交往中，端庄而不过于矜持，谦虚而不矫情饰伪，既不要仰视，使自己低人一等，也不要俯视，使自己居高临下。在交往中，面对强者，不要唯唯诺诺，低三下四，而对弱者，不要趾高气扬，神气活现。只有一视同仁，平等相待，不卑不亢，才能保持自己的人格尊严，获得他人的尊重，建立良好的相互关系。

2. 诚信原则　诚信原则是指在人际交往中双方诚实、守诺的原则。“人无信不立”。诚信不仅是人际交往的重要原则，也是一项古今中外的做人准则。从人际心理学的角度来看，一个人的思想观点、愿望和要求能否为对方所接受，往往与本人对对方的真诚程度成正比。诚信是做人之本，是维护正常人际关系的基础。

3. 理解原则　理解原则是指交往双方互相了解，互相换位思考，为对方着想，相互体谅的原则。关系双方在人际行为中要互相设身处地、互相谅解及关心，了解对方的需要、观点、感受、个人特征等情况，并以此为基础认识自我，了解彼此之间的权利、义务、需要及行为方式。相互谅解，交换观察、思考的角度，各自站在对方的立场上解释及分析其行为动机以减少人际关系中的矛盾及冲突。

4. 宽容原则　宽容原则是指交往中双方需要有一定的忍耐度，能相互包容的原则。由于社会个体间存在差异，如成长经历、受教育程度、信仰习俗、行为习惯的不同，交往中必定会产生不同的反应，宽容与包含别人的差异也就成为交往的必需条件。人际交往中最难做到的就是“宽容”，因为需要宽容的常常是对方的“短处”。当他人的个性、观点与自己较一致时，往往容易相处；而差异较大时，这些“差异”就成了别人的“短处”，让自己感到相处“困难”，这时宽容的品格也就至关重要了。所以宽容是一个人思想境界和品德修养的体现，也是人与人之间和谐相处的重要原则。

5. 互利原则　互利原则是指在人际关系中，关系主体的双方都能得到一定的精神或物质利益，满足各自的身心需要。人际间的交往，从本质上来说是一种社会交换过程，是人满足个人需要的一种手段及方式。虽然这种交换与市场买卖中的交换并不完全相同，但本质是基本一致的，人们在交往过程中必然会考虑各自的利益。只有单方获得利益的人际关系是不会长久的。互利原则提示我们，与别人交往时，必须注意关系的维护，不能一味地只“利用”不“投入”，否则，原来再亲密、信任友好的关系也会转化为疏远和应付。

6. 适度原则　适度是指与人交往时，言谈举止、态度、表情及行为等程度适当，把握分寸，恰如其分，恰到好处。人际交往成功与否在很大程度上取决于交往主体对自身交往行为“度”的把握。一切交往行为都要掌握分寸，在不同场合、根据不同的交往对象体现出不同的交往程度。

具体应掌握以下几个“度”：

（1）情感表露适度 个人情感的表露往往会对交往对象产生非常重要的影响，适时、适度的情感表达，常常是成功交往的开始。热情是个人良好修养的表现，但在人际交往中必须表露得恰如其分，在适当的时候表现出适当的情感，既不能热情过度，使人产生轻浮或不稳重的感觉，也不能缺乏热情，使人产生冷淡、无诚意交往的感觉。

（2）举止行为适度 在人际交往中个人举止行为的表现是交往态度的晴雨表。在交往对象面前大方得体的举止，恰到好处的体态语言表现，能增强交往对象的好感，产生继续交往的愿望。

（3）言语表达适度 要根据不同对象把握言谈的深浅度，根据不同场合把握言谈的得体度，根据自己的身份把握言谈的分寸度，说在该说时，止到该止处，这就是言语的表达适度。

■ 案例思辨

我和室友关系处得很糟糕，我是一名女生，今年20岁。上高中的时候我学习很刻苦，除了学习没有其他的爱好，也没什么朋友。因高考成绩不理想，补习了一年。考入大学后，班主任安排我当寝室长，我也想好好与寝室同学相处。但时间一长，我发现自己真的无法和室友们相处，我习惯早睡，她们却喜欢聊到深夜；我比较爱干净，她们却喜欢乱丢乱搭，把寝室搞得乱七八糟。我以寝室长的身份给她们提出一些建议和要求。她们不但不听，反而恶言相骂。就这样我与室友经常因为一些琐事发生争执，我认为自己是对的，但她们并不理睬，几乎没人跟我说话。现在我和室友的关系很糟糕，已经到了孤立无援的地步。

点评：该生的问题主要是在与室友相处的过程中，由于性格内向只顾学习而缺乏人际交往的锻炼，来到大学后过上了集体生活，各自生活习惯的不同，导致生活节奏无法与室友保持同拍，产生一定差距，需要大家一起慢慢磨合。而在磨合的过程中，她因为担任寝室长，可能没有较好地遵循人际交往的“平等”“尊重”及“宽容”等原则，致使沟通受阻、误会加深，甚至发生人际冲突，受到孤立，导致人际关系僵化。

（二）建立良好人际关系的策略

1. 主动提供帮助 心理学家发现，以帮助或相互帮助开端的人际关系，不仅容易确立良好的第一印象，而且可以迅速缩短人与人之间的心理距离，使良好的人际关系迅速建立起来。互利互惠的交往理论已经告诉我们，任何一个人，只有当一种关系对他来说是值得的，他才愿意并试图去建立、去维持。因此，要想与别人建立良好的人际关系，给别人提供帮助十分重要，采取恰当的方式去帮助别人也十分重要，让他人觉得不是“施舍”而乐于接受，才能真正实现“帮助”的意义。帮助既包括情感上的支持，也包括解决困难上的协助和物质上的支持。

2. 肯定对方价值　心理学家认为，适时的赞扬可以增进彼此的吸引力。选择恰当的时机和适当的方式表达对对方的赞许是增进彼此情感的催化剂。人类普遍存在自尊和得到他人肯定的需要，每个人都有强烈的自我价值保护倾向，只有在自尊心高度满足的情况下，才会产生最大程度的愉说，才会接受对方的态度、观点。当人们的自我价值面临威胁时，机体会处于强烈的自我防卫状态，这是一种焦虑状态，与人们的不愉快情绪直接关联。因此，人们对否定自我价值的人，有着强烈的排斥情绪。赞许别人的实质是对别人的尊重，传递的是信任和情感。

3. 关注对方兴趣　根据相似吸引的规律，交际时必须寻找双方的共同点。交往的双方往往处于两个不同的情感和理解基点，有不同的兴趣和不同的关注点，在交谈过程中，只有双方的兴趣和关注焦点会聚一起时，交谈才能真正起到有效沟通和加强相互关系的作用。谈话兴趣与关注焦点的会聚是一个渐进的过程，需要谈话双方都将注意力投向对方，信息发出者应当牢记，说话不能仅图自己痛快，还必须顾及对方的兴趣，要为听者着想。如果一个人只以自己的理解和情感作为唯一的出发点，不关注对方，肯定会降低自己的吸引力，继而淡化交往的倾向性。

4. 掌握批评艺术　批评是负性刺激，通常只有当用意善良、符合事实、方法得当时，才会产生效果，才能促进对方的进步。批评要掌握技巧，否则会挫伤对方的积极性与自尊心，措辞应该是友好的、委婉的、真诚的。学会幽默常常能在“剑拔弩张”时“化干戈为玉帛”。

5. 学会感激报恩　心存感激应当是基本的人之常情，古人有“滴水之恩，涌泉相报”之说。得到别人的就应进行回报。作为受益人应当记住别人的好处，如果能够落落大方地说谢谢，在适当的时候以适当的方式提及，会使对方铭记于心。这样一方面表达了对提供帮助者的尊敬和感激，另一方面也显示了当事者是重情重义的可交之人。

6. 经常互致问候　人际关系是以情感联系为纽带的，人们常说“远亲不如近邻”，这是由于远亲之间虽然有血缘等亲情关系，但因为相隔距离较远，为彼此交往带来一定困难，造成双方之间的熟悉、密切程度甚至不如交往频率较高的邻居。可见彼此之间的经常交往对维持密切人际关系是至关重要的。

7. 大胆主动交往　在人际交往中以主动热情的态度和行为影响交往对象，更容易获得交往的成功。许多人在人际交往时，不是主动始发交往活动，而是被动地等待别人接纳。然而我们知道，根据人际关系的互利原则，别人是不会无缘无故地对我们感兴趣的。因此，要想赢得良好的人际关系，就必须做交往的始动者，克服羞怯、自卑的心理，大胆主动地与他人交往，使自己处于交往的主动地位。

8. 重视印象整饰　印象整饰又称“印象管理”，是指有意识地控制别人形成自己所需要的形象的过程。即通过有意识地修饰，主动而适度地展现自己的形象，使之在别人的印象中形成良好的第一印象。行为者选择得体的穿着、适当的言辞、恰当的表情和动作，可使知觉者对自己产生某种特定的看法。英国哲学家培根说过：“在美的方面，相貌美高于色泽美，而优雅合适的动作美又高于相貌美。”这说明印象整饰对于个人的重要性。

一个人事业的成功与他良好人际关系是分不开的，而良好人际关系的建立取决于他会不会“做人”。做一个诚实的人、自信的人、热情的人，从人际关系策略中学习做人，这将是成功的第一步。

■ 实践活动

小组讨论：以5~8人为一小组，选1人当组长。

先由每人说出自己假如今天是第一天进入某医院上班，新到科室，将会如何建立良好的人际关系？将每人的表述记录下来。

将收集的策略大家逐条讨论：进入新环境，哪些人际关系策略有利于建立良好的人际关系。

老师启发：学生在往后的不同的人际交往环境中如何恰当运用人际关系交往策略，把握哪些原则？提高人际交往能力。

五、护理工作中的人际关系

（一）护患关系

1. 护患关系的概念　护患关系是在特定条件下，通过医疗、护理等活动与服务对象建立起来的一种特殊人际关系。广义的护患关系是指围绕服务对象的治疗和护理所形成的各种人际关系，包括护士与服务对象、家属、陪护、监护人之间的关系。狭义的护患关系则是指护士与服务对象在特定环境及时间段内所形成的一种特殊的人际关系。护理工作中护患关系与护理效果密切相关，因此，构建和谐、平等、信任的护患关系是护理工作者的重要职责。

2. 护患关系的基本内容　由于受到多种因素的影响，在医疗护理活动的过程中会形成不同内容的护患关系，基本内容主要包括技术性关系和非技术性关系。

（1）技术性关系：是护患双方在一系列护理活动过程中所建立起来的，以护士拥有相关的护理知识及技术为前提的一种帮助关系。技术性关系是护患关系的基础，是维系护患关系的纽带。在技术性关系中，护士处于帮助患者解决病痛、恢复健康的主动地位，是服务主体，对护患关系的发展趋势产生决定性作用。

（2）非技术性关系：是指护患双方由于受社会、心理、经济等多种因素的影响，在实施护理技术的过程中形成的道德、利益、价值、法律等多种内容的关系。

道德关系：是非技术关系中最重要的内容。由于护患双方所处的地位、环境、利益以及文化教育、道德修养不同，在护理活动中很容易对一些问题或行为在理解和要求上产生各种矛盾。护患双方为了协调矛盾都应按照一定的道德原则和规范来约束自身的行为，双方都应尊重对方的生命价值、人格和权利，结成一种新型的道德关系。作为一名护士，应以护理职业道德来严格要求自己，并贯彻于护理工作的始终。

法律关系：是指护患双方在护理活动中各自的行动和权益都受到法律的约束和保

护，在法律范围内行使各自的权利与义务，调整护患之间的关系。

价值关系：是指以护理活动为中介的体现护患双方各自社会价值的关系。护士在职业服务中，运用专业知识和技能为患者提供优质服务，履行对他人的道德责任和社会义务，使患者重获健康，实现了崇高的社会价值。而患者在恢复健康重返工作岗位为社会做贡献，也同样实现了个人的社会价值。

利益关系：是指护患双方在相互作用的基础上发生的物质和精神方面的利益关系。患者的利益表现在付出一定费用后得到治疗护理，满足解除病痛、恢复健康等健康利益的需要；护士利益表现在通过为患者提供护理服务获得薪酬等物质利益，以及由于实施护理使患者康复而得到的精神上的满足及成就感。护患双方的利益关系是在公正条件下的一种平等互助的人际关系。救死扶伤，治病救人是医护工作者的天职，这种职业道德的特殊性，决定了护患之间的利益关系不能等同于一般商品的等价交换，而必须在维护患者健康利益的前提下进行。

3. 护患关系的性质与特点　护患关系是护士与服务对象之间的一种工作关系、信任关系和治疗关系，其实质就是满足患者的健康需要。护患关系除了具有一般人际关系的性质与特点外，还具有专业性人际关系的性质与特点。

（1）帮助与被帮助的关系　护患关系建立于患者的健康需要得到帮助时。护患之间通过提供帮助与寻求帮助形成特殊的人际关系，这种关系不仅仅是帮助者与被帮助者之间个人的关系，也是两个系统之间的关系。帮助系统包括医生、护士、辅诊人员以及医院的行政管理人员；被帮助系统包括患者、患者家属、亲友和同事等。帮助系统的作用是为患者提供服务，履行帮助职责，代表医院组织的社会形象。正因为如此，一旦发生矛盾，往往是两个系统之间的纠纷，而不会局限于个人。另外，这种帮助关系不同于普通的社交关系。普通的社交关系强调关系中的双方互利互惠；而护患关系中，护士是患者的健康帮助者，是一种单向性帮助性关系。

（2）治疗性工作关系　治疗性关系是护患关系职业行为的表现，是一种有目标、需要认真促成和谨慎执行的关系，带有一定的强制性。面对不同身份、年龄、职业和素质的患者，护士作为一名帮助者、治疗者，有责任与患者建立并保持良好的护患关系，使护理工作起到积极的治疗作用。

（3）专业性互动关系　护患关系是护患之间相互影响，相互作用的专业互动关系。这种互动不仅体现在护士与患者之间，也表现在护士与患者家属、朋友和同事等社会支持系统之间，是一种多元化互动关系。互动双方不同的经历、情感、价值观、对疾病与健康的看法，都会影响相互间的期望与感受，进而影响沟通，影响护理效果。护患之间要达成健康行为的共识，就是一个专业性的互动过程。

（4）指导性服务关系　患者的治疗康复需要专业性的指导和治疗护理，这种需要构成了护患双方关系的基础，这种指导性服务关系贯穿于患者就医全过程，包括从门诊、入院、住院及出院等环节。过去认为，一旦患者出院，面对面的护理服务结束，这种人际关系也就结束。现在，护理服务已从医中服务延伸到医前、医后服务，许多患者出院后，仍可能与护士保持联系，寻求帮助和指导，因此，新时期的护患关系，是没有终点的。

（5）满足需要的关系　护士与患者关系的实质在于护士是作为该关系的主导方，其职责主要是满足患者的护理需要，是决定关系好坏的主要责任者。这正是护患关系与其他人际关系的不同点。患者因患病入院接受治疗护理，护士掌握着帮助患者恢复健康的知识和技能，应当履行职责，对患者提供帮助。正是患者的这种需要和护士准备满足这种需要，使双方发生了治疗性的人际关系。

4. 护患关系的基本模式和影响因素

护患关系的基本模式　护患关系模式是医学模式在护理人际关系中的具体体现。根据护患双方在共同建立及发展护患关系中发挥的作用、各自具有的心理方位、主动性及感受等的不同，将护患关系归纳为以下三种基本模式。

主动—被动型模式　也称支配服从型，是单纯的护理型模式。这是传统的、单向性的、以生物医学模式及疾病护理为主导思想的护患模式。这种类型是护士在护患关系中占主导地位，患者处于被动地位，是一种不平等的相互关系，它的典型特征是“护士为患者做什么？”这种类型主要适用于部分或完全丧失正常思维能力的患者，也就是说无法表达愿望、无能力配合，需要医务人员全面提供护理服务的患者，如婴幼儿，昏迷、休克、全身麻醉、严重智力障碍的患者。使用此模式时应注意，即便是面对危重或精神病患者，护士为其做某些操作如使用约束具时，也需要与家属沟通，取得知情同意。

指导—合作型模式　这是一种微弱单向性、以“生物—心理—社会医学模式”及“疾病护理为中心”的护患关系模式。模式原型是“父母—儿童”，特点是“护士教会患者做什么”。适用于一般患者，也是目前临床护理工作中护患关系的主要模式。此模式把患者看作是具有生物心理社会属性的有机整体，认为患者是有意识、有思想和有情感活动的人。护患双方都处于主动地位，护士决定护理方案和措施，指导患者掌握缓解症状、促进康复的方法；患者愿意接受护士的帮助，尊重护士的决定，积极配合医疗护理工作。使用时需注意患者的知情同意。

共同参与型模式　这是一种双向性的、以“生物—心理—社会医学模式”及“健康为中心”的护患关系模式，与前两种有着本质的不同。模式原型是“成人—成人”，特点是“护士帮助患者自我照顾”。护患双方的关系建立在平等地位上，双方的心理为心理等位关系。

在此模式中，护士常以“同盟者”的形象出现，把患者的意见看成是完善护理工作的一个组成部分。患者不仅是合作者，而且积极主动地参与自己的治疗护理讨论，向护士提供自己的病情，参与护理决策，自己独立完成某些护理措施，如自己测尿糖等。患者在治疗护理中获得了某种支配权，人格也得到了尊重。护患双方处于平等地位，双方相互尊重，相互协商确立护理目标、方法，共享护理信息，双方的积极性都能得到充分的发挥。此模式是一种理想的护患关系模式。该模式适用于具有一定文化知识的慢性病患者。此类疾病的护理常会涉及帮助患者改变以往的生活习惯、生活方式、人际关系等。因此，护士不仅需要了解疾病的护理，而且要了解疾病对患者的生理、社会心理等方面的影响，设身处地为患者着想，以患者的整体健康为中心，尊重患者的自主权，给予患者充分的选择权，以恢复患者在长期疾病过程中丧失的信心及自理能力，使患者在功能受限的情况下有良好的生活质量。

以上三种护患模式不是固定不变的，即使在同一位患者身上，随着病情的变化，或护理项目的不同，也可从一种模式转向另一种模式。在实际护理活动中，护士应注意区分不同情况的护理对象，采用恰当的护理模式。选择建立哪一种关系模式，不仅取决于疾病的性质和严重程度，而且需考虑到患者的人格特征。

5. 影响护患关系的因素

（1）护患双方因素　角色模糊：护理人员和患者对自己承担的角色功能认识不清，造成双方不完全理解对方的权利和义务，导致护患双方的责任冲突。角色模糊，是指角色扮演者对其承担的角色行为标准认识不清或缺乏理解。任何一种社会角色，都应体现于其角色功能相适应的行为规范和角色期待的特定功能。只要角色群体中的每一个人都能明确自己的角色功能，并努力当好此角色，就不会因为对方的言行不能达到自己的期望，而出现关系紧张或沟通障碍的现象。

护士角色模糊：随着护理学科的发展，医学模式的改变，护士角色的内涵和外延不断扩展，护士的专业知识水平不断提高，护理服务的对象不断拓展，在护理实践中担负着多重角色功能。如果护士固守传统的护理观念，对护士角色的认识还停留在单一的照顾功能方面，认为护士工作仍然是机械地执行医嘱和简单地完成治疗护理工作，不能主动地了解患者的身心和社会需要，积极主动地为患者提供各种帮助，就是护士角色模糊的表现。

患者角色模糊：一个人患病以后通常会发生行为模式的改变，如高度的以自我为中心，过分的关注自己的健康状况，对医护人员或家人依赖性增强等。如果患者不能转变观念，就会对患者的角色不适应，就会把自己当作一名被动的求助者，不能积极地参与医疗护理过程，该说的不敢说，该配合的不积极配合，如不积极参与康复护理，不服从护士的管理，向护士提出无理要求等与患者角色不相适应的行为表现，最终导致护患之间发生矛盾冲突。

因此，护士对于患者角色的理解和评估应十分仔细，应该通过自觉的努力，帮助患者让其知道：我是谁？我该做什么？我能做什么？使患者从过去所熟悉的角色——父亲、母亲、丈夫、妻子、厂长、工人等社会常态角色中解脱出来，进入“患者”这一新的角色。患者角色适应状况会直接影响患者的康复，因此，帮助患者适应角色十分重要。

权益影响：每一个社会角色在社会活动中，都具有相应的权益。寻求医护帮助，要求获得安全而优质的健康服务是患者的正当权益。但是，大多数患者，由于疾病的折磨，缺乏医学知识，全部或部分失去自我控制和自我照顾能力，患者的权益需要医护人员的帮助来维护，这就使患者在护患关系中处于被动地位，护士处于主导地位，从而助长了护士的优越感，在处理护患双方的权益争议时，会不自觉的倾向于护士或者医院方，忽视了患者的权益。

因此，护士在工作中不仅应该做好护理服务，还应以平等的态度去对待患者，工作中时刻注意维护患者的合法权益，只有这样，才能真正成为患者权益的维护者和代言人，使护患关系保持良性发展。

理解差异：由于护患双方的年龄、职业、生活环境和受教育程度不同，在交往过程中容易产生理解差异。如患者对护士按照医院的规章制度实施病房管理，容易误解为缺乏同情心；对护士职业化的专业术语容易按照自己的思维方式去理解。另外，部分患者对自己的职业缺乏理解，不能理解和体谅护士的工作性质。少数患者甚至对护士的职业产生偏见，重医不重护，认为护士工作是低人一等的服务性工作。以上这些在护患之间出现的理解差异都会影响护患关系的正常发展。

（2）医院因素　医院为更有序地保障患者的诊疗秩序，制订了各种管理制度，但服务于患者的制度却难免与部分患者的个人习惯和需要相冲突。护士作为医院管理制度的主要执行人，常成为患者不满的焦点，导致护患冲突的发生。另外，医院某些软硬件不足也会引发患者不满，如医生人手不够或医院床位紧张，导致患者因等候过久而抱怨。

（3）社会因素　当前，我国医疗卫生事业的发展远不能满足人民群众的需要，主要表现在卫生资源不足、使用分配不公、社会医疗保险制度改革不到位、相关卫生法律法规的修订滞后、医疗服务收费标准不合理、舆论宣传对整个卫生行业所做贡献这一主流宣传不够等，这些因素都直接或间接影响着护患关系。

■ **故事导入**　学会给患者一个“苹果”在这里

一场突然而来的沙漠风暴使一位旅行者迷失了前进方向。更可怕的是，旅行者装水和干粮的背包也被风暴卷走了。他翻遍身上所有的口袋，找到了一个青青的苹果。“啊，我还有一个苹果！”旅行者惊喜地叫着。他紧握着那个苹果，独自在沙漠中寻找出路。每当干渴、饥饿、疲乏袭来的时候，他都要看一看手中的苹果，抿一抿干裂的嘴唇，陡然又会增添不少力量。一天过去了，两天过去了，第三天，旅行者终于走出了荒漠。那个他始终未曾咬过一口的青苹果，已干巴得不成样子，他却宝贝似的一直紧攥在手里。

在深深赞叹旅行者之余，人们不禁感到惊讶：一个表面上看来是多么微不足道的青苹果，竟然会有如此不可思议的神奇力量！护理人员也要学会不失时机地馈赠给患者一个满怀信念的苹果，比如疾病治疗的新进展，患者对亲人的爱和牵挂，患者尚未完成的事业等，与患者的距离就会无形地缩小。

6. 护士建立和促进和谐护患关系的策略和方法

（1）明确护士角色功能，不断提升自身素质　护士集多重角色于一身，既是教育者和咨询者，也是照顾者和安慰者、是代言者和维护者、更是计划者和决策者；这些多重角色要求护士必须全面提升自身素质。护士不仅应具备高尚的职业道德，还必须有适应工作需要的专业知识和娴熟的操作技能，需要不断地提高自身人文修养。

（2）维护患者权益，切实履行护士职责　在护理工作中护士应明确自身职责，加强护患沟通，建立良好的护患关系。维护患者权益，患者享有对自身疾病诊断、治疗和护理措施的知情权和同意权，如果医护人员忽视了患者的权益，不能及时将疾病进展、治疗方案、护理措施等信息传递给患者，甚至拒绝回答其提出的问题，患者的知情权就得不到保障，其就医感受和满意度也就会随之下降，护患关系就不能得到正常发展，甚至酿成医患纠纷。

（二）护士与患者家属的关系

在护理工作涉及的众多关系中，最容易被忽视的是护士与患者亲属的关系。患者亲属是沟通和联络患者感情、调整护患关系的纽带，护士与患者亲属的关系是护患关系的组成部分。在护理实践中，护士与患者亲属之间的良好关系在提高护理效果和促进患者康复中起着非常重要的积极作用。

1. 影响护士与患者亲属关系的因素

（1）角色理解欠缺　护士与患者亲属之间缺乏相互理解，很容易产生矛盾冲突。由于我国医疗机构中护士普遍缺编，临床护士不足，护理任务繁重，护士不能为患者解决所有的问题。很多患者亲属不了解护理工作特点，认为花了钱住院护士就应该承担一切服务工作，护士的工作稍有耽搁，就会被埋怨、指责甚至暴力伤害护士。另一方面，有少数护士，由于长期处于权威性的主导地位，养成了较强的优越感，不善于移情，缺乏沟通技巧，甚至对患者或其亲属流露出厌烦的情结，因而与患者家属易产生矛盾冲突。

（2）角色责任模糊　在护理患者的过程中，家属和护士应密切配合，共同为患者提供心理支持、生活照顾。然而部分家属将全部责任，包括一切生活照顾责任推给护士，自己只扮演旁观者和监督者的角色；个别护士也将本应自己完成的工作交给家属，从而严重影响护理质量，甚至出现护理差错、事故，最终引发护士与患者家属之间的冲突。

（3）角色期望冲突　患者家属因亲人的病情容易产生焦虑，对护士期望过高，他们认为护士应该有求必应，有问必答，能为患者解决一切健康问题，他们常用这种理想化的标准来衡量现实中的每一位具体的护士。当发现个别护士的某些行为与他们的期望不相符，或患者的某些健康问题通过护理手段不能解决时，就会对护士产生不满或抱怨，甚至少数家属还采取过激言行，从而导致护士与患者亲属之间的矛盾冲突。

（4）经济压力过重　部分患者就医时没有医疗保险来支付费用，患者家庭的经济压力较大，当患者家属花费了高额的医疗费用却未见明显的治疗效果时，往往产生不满情绪，从而引起矛盾冲突，导致护士与患者家属双方关系紧张。

2. 护士在促进与患者亲属关系中的作用

（1）充分尊重，热情接待　护士要尊重患者家属并主动热情地接待，向其介绍医院环境和有关规章制度，并咐探视中的注意事项；主动向患者家属介绍患者的病情、治疗护理措施、预后等内容。

（2）倾听意见，耐心解答　患者家属最关心患者的病情变化，会经常向护士询问，护士应理解患者家属的心情，耐心倾听患者家属提出的问题和反映的情况，并给予相应的解释，对他们的困难提供有效的帮助。

（3）加强沟通，提供帮助　护士通过与患者家属的沟通，了解患者生病后的家庭情况，评估其存在的问题。针对该家庭面临的困难，与家属共同商讨解决问题的办法，并提供必要的帮助，这对于护士与患者家属建立良好的关系是十分必要的。

（4）给予患者家属心理支持　护士应耐心、细致地做好家属的思想工作，减轻患者家属的心理负担，共同稳定患者情绪，使其能配合医护工作。

（三）医护关系

医护关系是护士为了服务对象的健康和安危，与医生共同建立起来的工作性人际关系。医生与护士是临床医疗工作的两支主力军，是工作中经常合作的两个团队，建立良好医护关系是提高医疗服务水平的重要保证。

1. 医护关系模式　随着医学模式的转变，护理学逐渐形成自己独立的理论和实践体系，成为一门独立学科。医护关系模式已由传统的主导（医生）—从属（护士）型模式转变为现代的独立（护士）—协作（医护）型模式，并形成“并列—互补”的新型医护关系。“并列”是指在治疗疾病的过程中，医疗和护理是两个并列的要素，共同构成了医疗护理体系；“互补”指的是护士在与医生不断进行信息交流，专业互补、优势互补。这一模式具体表现为：

（1）相互依存，平等协作　医生的诊疗过程和护士的护理过程两者的目标是一致的，既有区别又有联系，既有分工更有合作，两者相互依存，相互影响，平等协作。并列互补型医护关系中，医生和护士同等重要、缺一不可。

（2）相对独立，不可替代　在医疗过程中，医生起着主导的作用，患者疾病的诊断、治疗方案的确定、治疗效果的评价，主要由医生完成；在护理过程中，护士发挥着主导作用，护士根据患者的情况和医生的诊疗方案，从患者的具体需求出发，从生理、心理精神、社会文化等方面实施整体护理，包括对患者进行心理护理、健康教育、饮食营养护理、多元文化护理等。因此，医疗与护理各自相对独立，各有主次，医生和护士在各自不同的专业领域发挥着重要的作用。

（3）相互促进，优势互补　医生护士各有自身的优势和不足，相互共事时处于学科渗透、优势互补、专业互助的状态。没有医生的准确诊断和治疗，护理工作就无从做起；没有护士的辛勤努力，医生的诊治方案就会无从落实。当医生或护士发现对方的不足时，及时反馈给对方并协助弥补，以确保医疗护理的质量。

2. 医护关系的影响因素　医疗与护理是两个各有特点的职业，在医生与护士的沟通交往中，会因一些特殊因素而产生矛盾冲突，从而影响医护之间的关系。影响医护关系的因素主要有以下几方面。

（1）角色压力过重　在医疗活动中，医护双方都处于较重的压力负荷状态，加上许多医院的人力资源配置和岗位设置不尽合理，忙闲不均。如果双方的心理压力过重，应激过于激烈，超过了心理承受能力，就可能变得心绪不稳定、易怒和紧张不安，容易发脾气、不冷静，这些不良情绪常常导致医护之间关系紧张。

（2）角色理解欠缺　在医疗过程中，当医护间没有建立有效的沟通时，就会出现强调对方错误多、不理解对方多，甚至有时会感到相互之间要求过分。由于缺少较好的理解、支持和体贴，医护双方相互埋怨或指责，若持续存在，将破坏医护之间的平等合作关系，影响医疗护理服务质量。

（3）角色心理差位　目前社会上多数人对医护角色的评价还停留在“主导—从属”阶段，医生在言谈举止中常表现出较强的优越感或支配欲，影响医护关系。

（4）角色权力争议　医护人员按照分工，在自己的职责范围内享有一定的专业自主权。但在某些情况下，医护人员可能会感觉自主权受到侵犯，因而产生矛盾或冲突。在目前护理迅速发展、护理专业自主权不断完善的情况下，习惯传统医护关系模式的医生可能会产生一些误解而影响双方的关系。

3. 护士在促进医护关系中的作用　护士与医生是临床医疗护理生命战场的同盟军，处理好医护关系是保证医疗工作的高效率运转及提高服务水平的重要保障。建立和谐的医护关系，护士可以在许多方面发挥积极主动的作用。

（1）主动宣传　为增加医生对护理专业的理解和支持，护士应主动宣传，护理学是一门独立的一级学科，护理的专业特征和内容，护士在日常工作交往中，也应随时与其他医务人员进行沟通，解释优质护理内涵及具体方法，争取医生的理解和支持。

（2）相互尊重　在医疗护理活动中，医护之间的沟通要以患者为中心开展，要相互尊重，相互学习，取长补短。由于受专业的限制，医疗和护理知识的范围、重点和深度是不同的。作为护士，不仅要掌握本专业的理论知识和技能，还应虚心向医生求教，从更深的理论角度把握疾病的诊疗过程。护士与患者接触频繁，对病情了解较多，在诊断和治疗方面，应加强与医生的交流，帮助医生获取更多信息。

（3）精诚合作　医护之间的相互尊重、相互信任、精诚合作是医疗护理工作顺利进行的基础。护士要认真主动地配合其他医务人员的工作，同时经常与医生联系沟通，把自己对患者的观察和处理意见、建议及时反馈给医生，这样才能取得医生的支持和配合。近年来，许多大型医院在探索“医护一体化”的工作模式，医护同组查房，医—护—患三方密切沟通，对提高医疗护理质量，改善医患关系起到了促进作用。

（4）相互理解　在为患者提供健康服务的过程中，医生和护士要理解彼此的专业特点，体谅彼此的工作辛劳，主动相互配合。护士应从患者利益出发，主动了解医疗专业特点，尊重医生，尊重他们的专业自主权，尊重医疗方案的技术权威，并积极主动配合，共同出色完成医疗护理工作。

（四）护际关系

护际关系是指护士与护士之间的关系，包括护士之间、护士与上级护理管理者之间、护士与实习学生之间的关系。良好的护际关系有助于护士之间营造融洽、和谐的工作氛围，是保障医院和谐发展的重要部分。

1. 护际关系模式

（1）优势互补型　这是医疗卫生系统中最普遍、最典型的护际关系类型。每一位护士都有自身的优势和不足，处于一道共事、优势互补的状态。护理人员构成一个有恰当的角色定位的团队之后，会产生和谐、融洽的亲人感，在动态中维系着扬长补短的合作共事关系。

（2）指导学习型　护理队伍由实习护士、护士、护师、主管护师、副主任护师、主任护师等不同资质的人员组成，这就决定了除合作共事的同事关系之外，还有着指导与被指导、带教与学习的师徒关系。这种关系既是护理管理的需要，也是专业建设发展的需要。

（3）合作竞争型　护士之间在合作共事的大前提下，围绕护理工作方法、科研成果、工作质量、服务态度等方面开展比、学、赶、帮、超，实行公平竞争，例如各种护理管理岗位、职称岗位的竞争上岗，这有利于促进护理事业的发展，它属于健康、正常的护际关系。在合作竞争型的护际关系中，合作是第一位的，竞争是第二位的。

2. 护际关系影响因素

（1）工作因素　由于护士工作长期受缺编、倒班、应急等因素影响，若无较好的应急能力及心理调适能力，易引起护士心理紧张，情感上变得易怒、郁闷，这些负性心理会影响护士之间正常的人际交往，有可能为一点小事彼此产生误解而引发矛盾。

（2）性别因素　护士大多是女性，在心理上，一般女性有易受暗示的特点，对事物的变化及人际关系的变化感受敏锐。在生理上，内分泌变化及轮班工作造成的自身节律紊乱易导致情绪波动，使情绪行为调节能力下降，也是影响护际关系的客观因素。

（3）管理因素　护士长与护士是管理者与被管理者的关系。护士长的管理水平和协调能力，护士的工作水平和沟通能力都是影响护际关系的重要因素。

（4）年资因素　新老护士之间由于观念、工作经历、学历等不尽相同，对护际关系有一定影响。如年长的护士容易因专业思想稳定，工作经验丰富，而对新护士要求严格。而青年护士对年长的护士也会有观念落后、爱管闲事等看法。

3. 护际关系改善要素　护际关系是反映护士素质及工作状态的重要标志。护理团体内部的沟通是以相互理解、尊重、友爱、帮助、协作为基础，创造民主和谐、团结协作的良好人际氛围。

（1）相互理解，互帮互学　护士之间要加强相互交流与信息传递。护士之间要相互关心、爱护、尊重，不同资历护士之间要互帮互学，教学相长，年轻护士要多向老护士请教，年长护士对新护士要做好传、帮、带，以形成民主和谐的人际氛围。

（2）换位思考，团结协作　护理工作任务的完成，不仅有赖于护士个人良好的综合素质，而且需要护士之间团结和协调运转。护士应有主动协作精神，换位思考，为他人的工作创造条件。在工作上生活上相互尊重、相互帮助、互相关心，共同成长共同发展。

总之，护士在处理工作中各种人际关系时，不仅要讲究促进人际关系的策略，还要遵循人际沟通原则，这是一种为人处世的艺术，护士应在处理人际关系实践中，不断提高自己的能力和水平。

（龙　新）

自 测 题

单选题

1. 患者男性，67岁，大学教授，因高血压住院治疗，适用于该患者的最佳护患关系模式为（　）

A. 指导型　B. 被动型　C. 指导—合作型

D. 主动—被动型　E. 共同参与型

2. 一位护士正在为一位即将出院的术后患者进行出院前的健康指导。此时护患关系处于（　）

A. 准备期　B. 初始期　C. 工作期

D. 结束期　E. 熟悉期

3. 患者男性，65岁，48小时前　急性心梗发作住院，现其病情稳定，家属强烈要求探视，但未到探视时间，此时护士首先应该（　）

A. 请护士长出面调解　B. 请主管大夫出面调解

C. 向家属耐心解释取得家属理解　D. 悄悄让家属进入病房

E. 不予理睬

4. 当某责任护士得知自己所护理的患者是一位年轻的大学生时，根据自己对大学生的了解和交往经验，以热情、坦率又亲切的态度和方式与她沟通，并得到了较好的效果，此护士较好地运用了认知效应中（　）

A. 首因效应　B. 刻板效应　C. 晕轮效应

D. 先礼效应　E. 免疫效应

（5—6题共用题干）

李某，意识障碍，大小便失禁，患者尾骶部有一大小为6cm × 8cm Ⅲ度压疮，家属认为搬动患者会加重病情，家属坚决不让翻身。

5. 护士在与家属的沟通过程中，下列不正确的是（　）

A. 以诚恳的态度取得患者家属的信任，用熟练的护理技能赢得家属的信赖

B. 理解患者家属的心情，主动安慰家属，缓解家属焦虑、恐惧的心理

C. 鼓励家属对医院有充分信任的态度

D. 表达护士的工作与家属的愿望是一致的，最终目的是为了患者病情尽快好转

E. 不管家属的意愿，根据患者的病情需要去做

6. 护士与李某之间的护患关系（　）

A. 主动—被动型　B. 共同参与型　C. 指导—合作型

D. 双向活动　E. 指导—参与型

7. 一般认为，德国人一丝不苟，有科学头脑；美国人积极进取，讲究物质享受；英国人绅士风度，因循守旧。这是人际印象中的（　）

A. 优先效应　B. 自我实现预言　C. 晕轮效应

D. 定型刻板效应　E. 首因效应

8. 不属于人际关系的特征是（　　）

A. 社会性　　B. 多重性　　C. 系统性

D. 复杂性　　E. 目的性

9. 不属于人际关系的影响因素是（　　）

A. 仪表　　B. 空间距离　　C. 交往频率

D. 成就动机　　E. 互补性

10. 人际吸引的规律不包括（　　）

A. 接近吸引律　　B. 光环吸引律　　C. 互补吸引律

D. 互利吸引律　　E. 敬仰吸引论

11. 下列哪一项是非技术关系中最重要的内容是（　　）

A. 道德关系　　B. 技术型关系　　C. 利益关系

D. 法律关系　　E. 价值关系

12. 下列有关护患基本模式的说法，错误的是哪一种（　　）

A. 指导—合作型是一种微弱单向性模式

B. 指导—合作型是以生物—心理—社会医学模式及健康为主导思想的护患关系模式

C. 指导—合作型的特点是“护士教会患者做什么”

D. 指导—合作型模式适用于护理急危重症患者、重病初愈恢复期患者

E. 指导—合作型的原型是“父母—儿童”

13. 影响医护关系的主要因素不包括哪一项（　　）

A. 压力因素　　B. 沟通因素　　C. 角色定位因素

D. 权力争议　　E. 社会因素

14. 以下不属于人际交往原则的是（　　）

A. 诚信原则　　B. 宽容原则　　C. 互惠原则

D. 公正原则　　E. 平等原则

15. 人际交往中，首次与对方接触时，根据对方的仪表、打扮、风度、言语、举止等外显行为做出综合性判断和评价而形成的初次印象，是哪种心理效应（　　）

A. 首因效应　　B. 近因效应　　C. 光环效应

D. 社会刻板效应　　E. 晕轮效应

16. 下列哪一项是护患关系合作信任期的主要任务（　　）

A. 护患双方彼此熟悉并建立初步的信任

B. 向患者介绍病区环境及设施、医院规章制度

C. 了解患者病情进展、一般情况、家庭和社会情况等

D. 根据护理计划，实施护理措施，解决护理问题，完成护理工作

E. 预计护患关系结束后患者可能出现的问题

17. 下列哪一项不是护患关系的发展趋势（　　）
A. 护患关系健康需求多元化　　B. 护患关系的单一化趋势
C. 护患交往利益化　　D. 护患关系调节法制化
E. 护患交往方式人性化

18. 人在社会实践中，对自己的生理、心理、社会活动以及对自己与周围事物的关系进行认知是哪种人际认知（　　）
A. 人际环境认知　　B. 他人认知　　C. 社会认知
D. 自我认知　　E. 情感认知

19. 下列哪一项不属于影响人际关系的因素（　　）
A. 仪表　　B. 个性品质　　C. 空间距离
D. 互补性　　E. 年龄

20. 下列哪一项不属于建立良好人际关系的策略（　　）
A. 关注对方兴趣　　B. 肯定对方价值　　C. 经常互致问候
D. 大胆主动交往　　E. 言语表达适度

第二节　人际沟通修养

一、人际沟通概述

（一）人际沟通的概念

所谓人际沟通是人与人之间传递和交流信息的过程，是沟通中非常重要的一种，它能使我们在社会中有效地发挥作用和维持我们生活中的相互关系。在我们的生活中，许多冲突与误会通常是源于缺乏人际间相互沟通。有研究显示，缺乏与他人的接触、沟通，使得生病或死亡的机会加倍。

■ 知识导读

美国石油大王洛克菲勒说：“假如人际沟通能力也是同糖或咖啡一样的商品的话，我愿意付出比太阳底下任何东西都珍贵的价格购买这种能力。”由此可见人际沟通的重要性——成功者都是懂人际沟通、珍视人际沟通的人。

（二）人际沟通的类型

根据人际沟通的信息载体、渠道、方向、功能、目的的不同及是否存在着反馈，可以把人际沟通分为以下不同的类型。

1. 语言性沟通和非语言性沟通

（1）语言性沟通　使用语言、文字或符号进行的沟通称为语言性沟通。语言是传递信息的符号，包括说话和写字。要注意的是，所用的符号应当是为发出者和接受者都能准确理解的。当然采用相同的语系是必要的，也是相对较简单的，困难的是要求双方所用词的含义也要有同样的理解。例如，护士使用医学术语与患者交谈，就容易造成沟通不良，所以要重视反馈所表达的信息和对方所接受的信息是否相同。

语言性沟通，又可细分为口头沟通、书面沟通及电子沟通三种形式。在正式场合应采用口头沟通与书面沟通相结合，使信息更可靠，更具有法律依据。电子沟通包括电话、电子邮件、上网交谈等，由于通过电子媒介，所以不算口头沟通，也不完全属于书面沟通。其中电话沟通偏向于口头沟通，电子邮件则偏向于书面沟通。而上网交谈则介乎两者之间，尤其富于隐秘性，甚至可以匿名或化名，以隐藏自己的身份。

在护患沟通中，护理用语应通俗、清晰、明了，选择对方能理解的词语；应注意礼貌用语，避免粗俗的土语，避免过于专业的术语和医院常用的省略语；护理用语也应体现伦理意义，富有情感性、道德性、亲切性、规范性。

（2）非语言沟通　指的是伴随着沟通的一些非语言行为，也称为体态语言。非语言沟通的内涵十分丰富，包括副语言沟通、身体语言、人际距离、面部表情等。非语言性沟通是一种不很清楚的信息，但它往往比语言信息更真实，因为它更趋于自发和难以掩饰。同样一句话可以由于非语言性行为的不同而有不同的含意和效果。在面对面的沟通过程中，约有65%的信息是靠非语言沟通的形式来完成的。

信息在传递、交流过程中由语言性沟通和非语言性沟通共同完成。护士应格外注意自己非语言性行为的影响，也要善于观察患者的非语言性信息，特别是焦虑的流露，应鼓励患者用语言表达出来。对感觉有缺陷的患者，如老年或听力障碍患者，则应更多使用这种非语言性沟通方式。

2. 正式沟通和非正式沟通

（1）正式沟通　是指通过一定组织机构规定的渠道进行信息的传递和交流。例如组织与组织之间的公函来往、医院的各种交班制度、会议的召开、各种文件的传达、上级的指示按组织系统逐级向下传达或下级的情况逐级向上反映、了解患者的疾病信息、患者的需求等，都属于正式的沟通。

正式沟通的特点在于沟通渠道较稳定，信息可靠性强、传递准确，具有严肃性，约束力强，但沟通的速度较慢，也比较机械刻板。一般重要的信息文件的传达、组织的决策或者关键的要点和事实的表达等，多采用这种方式。在正式沟通过程中沟通双方对语言性的、非语言性的信息都会高度注意，语言用词上会更准确，对于衣着、姿势、目光接触等也会十分注意。常常存在典型的“面具”效应，以试图掩盖自身的不足，行为举止会变得更为符合社会规范。

（2）非正式沟通　是指在正式沟通渠道之外进行的信息传递和交流。例如，职工私下交换意见，议论某人某事以及传播小道消息等。其特点在于沟通形式灵活、信息传递速度快，但并不一定可靠。在非正式沟通中，人们会更为放松，行为举止也更接近其本来面目，沟通者对于语词和非语词信息的使用都比正式沟通随便。在护患沟通中，我们想要了解患者的心理活动时，常不能忽视非正式的沟通，因为人们的真实思想和动机往往是在非正式沟通中表露出来的。

3. 上行沟通、下行沟通与平行沟通

（1）上行沟通　即自下而上的信息传递。是下级向上一级陈述意见、提出建议、报告工作或提出问题，都要向上反映。甚至抱怨、批评或者表达有关意见，都免不了要向上沟通。如班干部向班主任反映班内同学的学习、生活情况；病室护士向护士长汇报工作情况等。这种沟通方式有利于管理者了解组织内部的运行情况；员工也可直接把自己的意见向上级反映，从而获得一定程度的心理满足。向上的原则，在于求得下情上传。

（2）下行沟通　即自上而下的信息传递。是上级所拟定的计划、目标、规定及工作程序等，必须向下传达，使下属领会并遵循。如医院护理部向各科室护士长传达医院的决策、规定或反馈护理工作的考核结果、提出改进要求并布置下阶段工作等均属于下行沟通。下行沟通的特点是可以使下级成员及时了解组织的目标和领导意图，增强员工对组织的向心力与归属感。向下的原则，在于求得上传下达。

（3）平行沟通　又称横向沟通，即各平行组织之间的信息交流。是同阶层人员或平行组织之间的横向联系，包括各单位或个人在工作上的交互作用及工作外的来往交谈，都需要平行沟通。其特点是能够增进彼此的了解、关怀和协调，有助于培养整体观念和合作精神，避免形成本位意识。平行的原则，在于求得心意相通。

这三种沟通方向，对任何人而言，都是常用的。三种沟通流向和身份、角色的关系并非一成不变。同一个人，三种沟通流向都有可能需要应用。

4. 单向沟通和双向沟通

（1）单向沟通　指信息发出者将信息发至接收者。单向流动，常不能得到接收者明确的反馈，两者之间的地位不变。如做报告、发指示、演讲等均为单向沟通。单向沟通虽然也是一种交流沟通，但发送者只注重将自己的思想、意思、要求等信息传递给接收者，而不重视反馈，沟通结果怎样，无法控制。其特点是能够迅速传达信息，干扰少、条理清晰。但因无反馈、无逆向沟通，效果性和准确性较差。

（2）双向沟通　指信息发出者将信息发出后能够得到明确的反馈，即两者之间的地位不断变化、相互反馈。如产品介绍、讨论、交谈、协商、会谈等都是双向沟通。双向沟通属于标准式沟通，沟通双方的信息可及时反馈校正。特点在于信息的传递准确、可靠，有利于联络感情，增强沟通效果，但信息传递速度相对较慢。

5. 工具沟通和思想沟通

（1）工具沟通　是一种纯工作性质的沟通，是报告客观的事实和信息，没有参与个人意见或牵涉人与人之间的关系。

（2）思想沟通　沟通的双方除了分享对某一问题的看法及判断，而且还会表达及分享彼此的感觉、情感及愿望。这种交流虽然很有帮助，但只有在互相信任的基础上，有了安全感才比较容易做到，人们才会自愿说出自己的想法和对各种事物的感受和反应。

6. 告知型沟通、征询型沟通和说服型沟通

（1）告知型沟通　是以告知对方自己的意见为目标的沟通，通常采取言语沟通方

式进行。要求沟通信息明了、准确，以免产生歧义。此外，语速、语调、语气和重读等都可能影响沟通效果。

（2）征询型沟通　是以获得期待的信息为目标的沟通，一般采取提问方式进行。要求真诚、谦虚和有礼貌。

（3）说服型沟通　是以改变态度为目标的沟通，主要采取说理的方式进行。因说服型沟通是以改变他人的观点、思想、情感和态度为目的而非仅以传达到和被人接收到为结果，故具有较大的难度。常见的说服型沟通有批评、规劝、调解和争议等。

■ 知识导读

美国心理学家艾伯特·梅拉比安曾经提出过一个公式：信息的全部表达=7%语调+38%声音+55%表情。

（三）人际沟通的层次

在人际互动中，由于交往关系的不同，其沟通的内容和分享的感觉也不尽相同。美国心理学家Powell提出沟通由低到高有五个层次，随着沟通者相互间信任程度的增加，沟通层次逐渐升高，沟通的信息量也逐渐递增。

1. 寒暄式沟通　寒暄式沟通是指一般性社交应酬的开始语，属于人际沟通中的最低层次。双方只表达一些社交应酬性质的寒暄话语，如"你好！""下班了？""今天天气真好！"等。这类交谈方式一般不涉及双方的私人信息，也无须太多思考，话题比较安全，有利于在短时间内改变彼此陌生的交往局面和帮助建立关系。然而，这种沟通的参与程度也是最差的，因此，护患之间如果长期停留在这一沟通层次上，将不利于引导患者说出有意义的话题。

2. 陈述事实　陈述事实是指不加入个人意见，不牵涉人与人之间的关系，仅限于陈述客观事实的沟通。在沟通双方还未建立充分信任感时，交谈多采用陈述事实的方式，以防止产生误解或引起不必要的麻烦。在护患交往中，陈述事实的沟通对护患相互了解非常重要，也是护士收集患者健康信息的重要途径。应该注意的是，护患在这一层次的沟通中，沟通的重点应是要让患者充分叙述，护士不轻易阻止患者对事实的陈述，因为这些客观信息将有助于增加护士对患者的了解和对病情的诊断。

3. 交换看法　交换看法是指沟通双方已经建立起一定的信任，可以彼此谈论看法、交流想法和意见的沟通。在此层次上，沟通双方分享个人的想法和判断，更容易引起共鸣，获得认可。护患之间可以在这一层次就对某一问题的看法或者对疾病的治疗护理意见进行探讨、交流。作为护士，在沟通时应以关心、共情、信任的语言和非语言行为鼓励患者，引导其说出自己的想法和意见。应注意当患者的认知和观点有违医学常识时，护士不要流露嘲笑、嫌弃的表情，以免影响患者的信任和继续提出自己的看法。

4. 分享感觉　分享感觉是指双方充分交流情感和感受的沟通，是双方彼此有了安全感、不再心存戒心时所进行的沟通。在这一层次上，人们愿意说出各自对于事件的感受和所经历的情绪反应与情感体验。双方在安全、信任的支持性人际互动中，乐于分享感觉并尊重彼此间的感受。在护患沟通中，为了给患者创造一个适合的沟通环境，护士应具有共情能力、尽量做到坦诚、关怀和正确地理解患者，尊重患者的个人体验，帮助患者建立信任感和安全感。

5. 沟通高峰　沟通高峰是在沟通过程中产生的一种短暂的、完全一致的、高度和谐的情感共鸣。“心有灵犀一点通”说的就是这种沟通，这是沟通双方分享感受、情感共鸣程度最高的一种交流方式，也是沟通交流希望达到的理想境界。

（四）人际沟通的影响因素

现实生活中，我们常因为沟通质量不高、沟通工具运用欠佳、沟通方式选择不当、沟通渠道状况不良而使沟通结果不尽如人意。人际沟通常会受到各种因素的影响和干扰，关系到能否达到有效的沟通，影响有效沟通的因素如下。

1. 客观环境因素

（1）物理环境　是指进行沟通的场所。包括环境的安静程度、光线、温度等。如环境中有很多噪声、光线不足、温度过高或过低等都会影响沟通者的心情效果。①噪声因素：环境安静是保证口语沟通的必备条件。环境中的噪声如机器的轰鸣声、邻街的喇叭声、电话铃声、开关门窗的碰撞声、嘈杂的脚步声、各种喧哗声及与沟通无关的谈笑声等都会影响沟通的正常进行。当沟通一方发出信息后，外界的干扰可以导致信息失真，造成另一方无法接受信息或误解信息含义，发生沟通障碍。因此，护士与患者沟通时，应该选择一个安静的环境，注意排除噪声源，以增强沟通效果。②氛围因素：如房间光线昏暗，沟通者看不清对方的表情，室温过高或过低，房间里气味难闻等都会影响沟通者的注意力。一般情况下，在医院这种肃穆安静的环境中进行护患沟通，患者身处冷色调的病室，面对身着白色工作服的护士，会产生一种受压抑的心理不适感，从而限制和影响护患间的沟通。③距离因素：心理学家研究发现，根据沟通过程中保持的距离不同，沟通也会有不同的气氛背景。在较近距离内进行沟通，容易形成融洽合作的气氛。而当沟通距离较大时，则容易形成敌对或相互攻击的气氛。不仅如此，沟通的距离还会影响沟通的参与程度。

（2）心理环境　心理环境是指沟通双方在信息交换过程中是否存在心理压力。如沟通时缺乏保护隐私的条件，或因人际关系紧张导致的焦虑、恐惧情绪等都不利于沟通的进行。

①隐秘因素：凡沟通内容涉及个人隐私时，若有其他无关人员在场（如同室病友、清洁工，甚至包括患者家属），就会影响沟通。因此，护士在与患者交谈时，应该注意环境的隐秘性，条件允许时最好选择无人打扰的房间，无条件时注意说话的声音不要太大，尽量避免让他人听到。②背景因素：是指沟通发生的环境或场景。沟通总是在一定的背景中发生的，任何形式的沟通都会受到各种环境背景的影响，包括沟通者的情绪、态度、关系等。如学生正在自由交谈，突然发现学校领导或老师在旁边，就会马上改变交谈的内容和方式。有人专门对异性之间的沟通方式进行研究，发现自己配偶在场或不在场时，夫妻各自在与异性沟通时会表现出明显的不同。如妻子在场，丈夫会与异性保持较远的距离，表情也较冷淡；而自己丈夫在场时，妻子不仅

与异性间保持更远的距离，而且笑容也会明显地缺乏魅力，使整个沟通过程变得短暂而匆促。由此可见，在某种意义上，与其说沟通是由沟通者自己把握的，不如说是由沟通背景控制的。

2. 个人主观因素

（1）心理因素　日常生活中，沟通活动常常受到人的认知、性格、情感、情绪等多种心理因素的影响，严重时可引起沟通障碍。

1）情绪：是指一种具有感染力的心理因素，可对沟通的有效性产生直接影响。轻松愉快的正性情绪能增强一个人的沟通兴趣和能力；而生气、焦虑、烦躁等负性情绪可干扰一个人传递或接收信息的本能。当沟通者处于特定的情绪状态时，常常会对信息的理解"失真"。如当沟通者处于愤怒、激动的状态时，对某些信息会出现过度反应（超过应有限度），甚至误解的现象；当沟通者处于悲痛、伤感的状态时，对某些信息出现淡漠、迟钝的反应（达不到应有的限度），同样也会影响沟通。因此护士应有敏锐的观察力，及时发现隐藏在患者心底深处的情感；同时也要学会控制自己的情绪，以确保自己的情绪不妨碍有效沟通。

2）个性：是指个人对现实的态度和他的行为方式所表现出来的心理特征，是影响沟通的重要变量。一个人是否善于沟通，如何沟通，与他本身的个性密切相关。热情、直爽、健谈、开朗大方、善解人意的人易于与他人沟通，相反，内向、固执、冷漠，拘谨、狭隘、性格孤僻、以自我为中心的人则很难与人正常沟通。一般情况下，性格内向的人愿意一个人独处，不善于人际沟通，与他人沟通的愿望也不强，但也有少数性格内向的人可以与知己建立长期稳定的沟通渠道，形成深厚的感情和友谊；而性格外向的人愿意与人共处，善于与人沟通，与他人沟通的愿望较强，容易获得社会信息和在公共场合中产生较大的影响。但性格外向的人由于沟通范围过于广泛，容易影响沟通深度。因此，无论属于哪一种类型的个性，作为护士都要避免个性中过于挑剔、冷漠、偏执的不良心理特征，与患者建立良好的沟通渠道。

3）认知：是指一个人对待发生于周围环境中的事件所持的观点。由于个人经历、教育程度和生活环境等不同，每个人的认知范围、深度、广度及认知涉及的领域、专业都有差异。一般来说，知识水平越接近，知识面重叠程度越大（例如专业相同或相近），沟通时越容易互相理解。知识面广、认知水平高的人，比较容易与不同认知范围和水平的人进行沟通。

4）态度：是指人对其接触客观事物所持的相对稳定的心理倾向，并以各种不同的行为方式表现出来，它对人的行为具有指导作用。态度是影响沟通效果的重要因素。真心诚恳的态度有助于沟通的进行，缺乏实事求是的态度可造成沟通障碍，以至于无法达到有效沟通。

5）角色：是指人在社会结构或社会制度中一个特定的位置，是一定地位的权利和义务的语言、行为及思想的表现。由于人们处于不同的政治、宗教或职业角色，使人们形成了不同的意识，导致人们对同一信息可能做出的不同解释，从而形成一种沟通障碍。如不同党派的人对同一事件可能会有完全不同的看法；不同职业的人在沟通中常有“隔行如隔山”的困难；在组织中地位高的人和地位低的人进行沟通时，地位低的人往往不敢畅所欲言。另外，信息发出者的角色身份也会影响信息的接受程度，相同的信息内容，由于信息发出者是信息接受者的老板、下属、朋友、仇人、情人、熟人时，其沟通的结果都可能大相径庭。

（2）生理因素　是指由于沟通者的生理原因造成的影响。

1）永久性的生理缺陷：感官功能不健全，如听力弱、视力障碍，甚至是聋哑、盲人等；智力发育不健全，如弱智、痴呆等。有永久性生理缺陷的人其沟通能力将长期受到影响。与这些特殊对象进行沟通时应采取特殊的方式，如加大声音强度和光线强度，借助哑语、盲文等。

2）暂时性的生理不适：包括疼痛、饥饿、疲劳、气急等生理不适因素，这些因素容易使沟通者在沟通时难以集中精力，但当这些生理不适消失后，沟通又能正常进行。

3）年龄：年龄也是影响沟通的因素之一。

（3）文化因素　文化包括知识、信仰、习俗、价值观、个人习惯和能力等，它规定和调节着人们的行为。不同种族、民族、文化、职业和社会阶层的人由于文化背景的不同，对沟通行为所赋予的意义可能会千差万别，很容易使沟通双方产生误解。

■ 知识导读

美国的文化学家作过一些调查，认为东方人注重人际关系的和睦、谦恭、好客、尊敬老人、感恩、报德、群体观念强；而西方人注重金钱、时间效率、个人价值、男女平等。这点在人际交往中是有体现的，如中国人做报告或发言前，总喜欢说一段谦虚词，如“准备不充分”“水平有限”等，发言结束时还要补充说明刚才的发言是“抛砖引玉，请批评指正”等；而美国人则喜欢一上场就先进行一番自我表扬，特别说明自己准备得如何充分，讲完了还要对别人的恭维话进一步发挥，“我确实讲得很清楚……”。如果中国人用美国人，或美国人用中国人的沟通方式在自己的沟通对象面前说话，就容易引起对方的反感。我国地域广阔，有道是“十里不同俗”，这些依从于民俗文化而形成的影响沟通的因素是人们在沟通中必须注意的，理解并尊重对方的文化传统将有利于沟通。

（4）语言因素　客观事物和人的思想意念及语言文字都非常复杂，这就使得语言文字的表达范围和人们使用它的能力都具有很大的局限性。于是，同一种事物、同一种意思会有很多的表达方式，同一种表达方式又会有多重意义。如何把话说得明白、适当、恰到好处，这就需要语言技巧。语言是极其复杂的沟通工具，有的人口齿不清、地方口音重、不会讲普通话，或语法错误、语义不明、语构不当、措辞不当等都会阻碍沟通。

■ 案例导思

一个学生给校长写信说：“新学期以来刘老师对自己很关心，一有进步就表扬自己。”结果校长非常纳闷，闹不清楚究竟是一封表扬信还是批评信，其中的“自己”是指“老师”还是“学生本人”呢？经过询问后才弄清楚这是一封表扬信，信中的

“自己”是指学生自己。

医护人员应重视自己的语言表达技巧，因为医护人员的语言，既可以减轻或消除患者的病痛，也可以引起或加重患者的疾病。

所以，护士在与人交往和沟通时应当按照礼仪规范去称呼和交谈，尽量不用文言文和方言词，以避免不必要的误会。

■ **案例导思**

我们日常生活中常用的“阿姨”这个称呼，在上海无论女性年龄大小均称“阿姨”，但是如果在其他地区也如此称呼女青年，则会被其误解为她们已经老了而引起反感情绪。有的时候，同一词语在不同地区含义不同。

3. 媒介因素　沟通媒介选择不当会造成沟通错误或无效。如一位护士长为了表述对下属工作的不满，可将同样的内容通过不同的沟通媒介表达——会上公开批评或私人晤谈方式，两种方式会产生不同的效果，以至于对接受者产生不同的意义。

4. 组织因素

（1）传递层次因素　信息传递的层次越多，失真的可能性越大。信息每多传递一次，就存在多丢失一分的可能。组织庞大，层次繁多，增加了人与人之间的距离，也增加了信息传递过程的诸多中间环节，造成信息传递速度减慢，甚至出现信息失真或流失。同时，组织内中间层次越多，越容易出现贯彻最高决策层的指令走样或力度不足的“深井现象”。因此，减少组织层次和信息传递环节，是保证沟通内容准确无误的根本措施。

（2）传递途径因素　在传统的组织结构中，信息传递基本上是单向进行，机构安排很少考虑由下往上反映情况、提建议、商讨问题等沟通途径，常常出现信息传递或反馈不全面、不准确，上级的决策下级不理解或不感兴趣，下级的意见和建议上级无法接收的现象。因此，应从多方面增加沟通途径，畅通沟通渠道。

（五）人际沟通与人际关系的异同

人际关系与人际沟通既有密切的联系，又有一定的区别。一是建立和发展人际关系是人际沟通的目的和结果。任何性质、任何类型的人际关系的形成都是人与人之间沟通的结果，而良好的人际关系也正是人际沟通的目的所在。二是良好的人际关系也是人际沟通的基础和条件。沟通双方关系融洽、和谐将保障沟通的顺利进行和其有效性。三是人际沟通和人际关系在研究侧重点上有所不同。人际沟通重点研究人与人之间联系的形式和程序；人际关系则重点研究人与人沟通基础上形成的心理和情感关系。

二、护士与人际沟通

人际沟通在护理工作中具有至关重要的作用。无论是护患关系的建立，还是医护关系、护际关系的发展，均依赖有效的人际沟通。人际沟通在护理工作中的主要作用包括连接作用、精神作用和调节作用。

（一）连接作用

沟通是人与人之间情感连接的主要桥梁，在建立和维持人际关系中具有重要的作用。在护理工作中，沟通同样是护士与医务工作者、患者之间情感连接的主要纽带。

（二）精神作用

沟通可以加深积极的情感体验，减弱消极的情感体验。通过沟通，患者之间可以相互诉说各自的喜怒哀乐，从而增加彼此之间的情感交流，增进亲密感；通过沟通，患者可以向医护人员倾诉，以保持心理平衡，促进身心健康。

（三）调节作用

通过提供信息，沟通可增进人们之间的理解，调控人们的行为。护理人员通过与服务对象有效沟通，可帮助护理对象掌握相关的健康知识，正确对待健康问题和疾病，建立健康的生活方式和遵医行为。

■ **案例导思**　一个枕头，一条毛巾，我自己

作为一名手术室的护士，我曾护理一个患有肌肉萎缩症的患者，她那年20岁，她的手术被推迟了。我花了30分钟陪在她身边，我找来一个枕头给她垫上，并弄湿毛巾帮她擦拭脸和手臂，替她调整胳膊和腿的位置（她已经几乎残疾了），帮助她能保持舒适的体位。为了缓和术前的紧张气氛，我还和她开一些玩笑。她和我一起笑起来，很开心。她说我们在一起的时间以及我和她的交谈对她很重要，使她不再对手术感到恐惧和绝望。她问我手术后是否会去看她，我答应说会的。她手术后，当我去病房看她时，她很兴奋，她告诉我，她父母离婚了，她没有和妈妈住在一起，她也没有任何朋友。她说我的陪伴照顾和交谈使她感受到温暖和关怀，并使她获得了对生命的希望和勇气。我知道，这种关怀照顾只是我工作的一部分，但对她却意味着很多。这种体验使我懂得如何在患者需要的时候通过我的行为和语言来帮助他们。

请思考：请分析以上案例中护士沟通所起的作用？

第三节　护士的语言沟通

一、护士语言沟通的基本知识

语言作为人们表达意思、交流情感、传递信息的工具，在护理工作中具有不可替代的重要作用。收集患者资料、进行护理诊断、书写护理病历、评价效果、卫生宣教、心理干预等过程都是语言在护理工作中的应用。良好的语言沟通有利于护理工作的开展；有利于建立良好的护患关系，提高整体护理的效果；有利于有效避免护患纠纷的发生。有统计资料显示：在医患纠纷中，有65%是由于服务方面的问题引起和诱发的，而这其中35%又是由于医护人员说话不当造成的。因此，语言沟通能力是人们适应社会、适应环境所必须具备的一种能力，更是护理工作者提高护理工作质量，促

进患者身心向健康方面转化所必要的，护士应该不断学习和努力提高个人的语言沟通能力。

（一）护士人际关系中的语言沟通原则

护士的语言修养体现了护士的文化素养和精神风貌，是护士综合素质的外在表现。护士具有良好的语言修养，能够有效运用语言沟通了解患者真实情况，获得患者和患者家属的信任感，有利于护理程序的实施、护理目标的实现。护士在护理人际沟通中，应遵循一些普遍的、指导性的语言沟通原则。

1. 目标性　护士通过与患者语言沟通，可以达到收集资料、获得配合、指导干预的目的，因此，护患沟通是一种有意识、有目的的沟通活动，护患语言沟通要做到有的放矢、目标明确，预期目标是否达成可以作为护患沟通效果评价的指标之一。

2. 规范性　护士运用语言沟通首先应该遵循语法规则要求，尽量使用普通话，做到清晰简洁，发音纯正，要有系统性和逻辑性，避免因语言不规范，导致沟通双方理解不一致，影响沟通效果。

3. 尊重性　尊重沟通对象是人际交往的首要原则，当一个人受到尊重时，就意味着他的存在和价值得到了别人的承认和肯定。作为一名护士更应该注意，除了尊重患者享有的基本权益外，还应尊重患者的隐私权、职业、个性特征、行为习惯、价值观念等，切记不可伤害他人的尊严，更不能侮辱他人人格，尽量避免使用支配性、伤害性的语言。例如，称呼患者要用尊称，如“王大爷”“刘老师”等，而不能称呼“5床”“你”等。

4. 治疗性　良好的语言具有治疗作用，可以给患者明确的指导和积极的心理暗示，刺激性的语言能扰乱患者的情绪，甚至引起病情恶化。护士与患者交谈时，要注意使用愉快和鼓励的语言，每一句话都应该是礼貌、诚挚、关心、体贴的，它可以为患者创造一个有利于接受治疗的良好心理环境，使患者感到心情舒畅，对患者的康复起到良性的促进作用。

5. 情感性　在与患者交往中要“以患者为中心”，坚持真心诚意的态度，设身处地的体会患者的情感，从爱心出发，待患者如亲人，加强与患者的情感交流。与患者交流时，应力求语言文雅、语气柔和、态度亲切、谦和，切实站在患者的角度看问题，通过沟通解决患者的实际困难，成为患者信赖的人。

6. 艺术性　护士良好的语言修养与其文化知识修养、思想道德修养、思维理解水平和驾驭语言文字的能力密不可分。艺术性的语言沟通可以巧妙的化解矛盾，能拉近护患的心理距离，使患者听后感到亲切、自然、易于接受，可以体现出护士的语言修养。语言的艺术魅力，是对语言的最高要求。

（二）护士应具备的语言修养

1. 一般语言修养　护士与患者交谈时，要语言清晰明确，语音响亮坚定，使用礼貌用语，内容具有系统性和逻辑性，有效使用非语言行为配合语言行为，保持与患者的目光接触，面带微笑并保持谦和。

2. 专业性语言修养　护士的专业性语言修养包括科学性、原则性、严谨性等方面的内容。

（1）科学性　护士应不断学习专业知识，提高个人科学素养，与患者交谈尤其是进行指导性交谈时，不能违背医学原理、科学性原则，不仅说明是什么，更要能说明为什么。

（2）原则性　护士与患者谈话的内容与方式要掌握一定的原则，如以患者为中心、以目标为导向的原则，尊重的原则，因人而异的灵活原则，亲切友好的原则，真诚的原则，保密的原则等。

（3）严谨性　向患者说明情况、解答患者疑问时，说话要严谨、慎重，避免失言和夸大，一字一句要经得起推敲和检验，不能有丝毫马虎。需要向患者说明和交代的，必须交代清楚，例如，手术和治疗前、会诊和转诊时必须让患者充分知情，自主选择。

（4）道德性　护士必须遵循道德原则和规范来约束自己的行为，尊重对方的人格、权利和利益。要树立患者首先是人的观念，纠正见病不见人、重病轻人的观念，更要尊重患者的人格，不谋私利，竭诚服务。

（5）情感性　精炼适宜的语言还要配合以真心诚意的态度、积极的倾听，要给人温暖的感觉，具有同感心，站在患者的角度看问题，关注患者每句话间的关联性，注意调整步调，尽量与患者一致。

■ **案例导思**　这位护士的语言修养在哪儿

电梯里，护士甲送一份刚切下来的胃组织标本去病理科做冰冻活检。电梯运行到某一层暂停，护士乙走进来。护士乙冲着护士甲张口就说：“哇，够炒一盘牛肚了”。听到这句话，电梯里的其他人立刻露出了非常厌恶的表情。

请思考：其他人为什么露出了非常厌恶的表情？对你有什么启示？

（三）语言交流中的禁忌

护士要努力提高个人的语言修养，注意语言交流中的禁忌，以恰当的方法、良好的态度、深厚的语言修养赢得患者的信任，树立在患者心目中的良好形象，更好地实施护理服务。

1. 过多或不规范使用专业术语　过多使用专业术语或者在谈话过程中对同一事物前后使用不同术语，会导致患者理解困难。

■ **案例导思**

护士走到患者李大爷身边，“李大爷，您好！您明天要进行一个上腹部的手术，需要对手术视野进行备皮，把您的上衣撩起来，我要给你备皮。”“小王，还要剥皮？”李大爷一脸的惊恐。“哎呀，快点，备皮，备皮。我没时间和您解释，还有好多患者等着呢。”护士小王不耐烦地回答李大爷。李大爷非常抗拒，不愿意配合小王。

案例中导致护患关系不和谐的原因是什么？

2. 说话含糊其辞　有些护士说话含含糊糊，语义不准确，对患者的询问闪烁其词，使用“大概”“差不多”等词语，或者不给患者以明确的答复，“我不清楚，你问医生去！”“做不做都危险，你自己看着办吧。”这会影响信息的准确性，甚至增加患者的思想负担。

3. 语调冷漠　与患者沟通缺乏必要的解释和说明，语调冷漠，态度冷淡，会使患者失去沟通的兴趣和信心，或者处于拘谨状态。

4. 语速不适当　语速太快，影响语言的清晰度，患者听不清、记不住，还可能误会护士态度强硬；语速太慢，患者怀疑病情被隐瞒，增加心理负担。

5. 方式欠灵活　护士交谈不能以人为本、因人而异，采用千人一律的方式，导致交谈效果不理想。实际上，不同年龄、性别、文化、状态的人各自有不同的心理特点，沟通的情景又千差万别，沟通的过程中要根据不同对象、情景灵活选择沟通方式、内容、合适的语气、语调、语速、时间、环境，以获得最佳效果。

6. 态度不坦诚　护士对患者不讲真话，不讲诚信，其结果是破坏了护患间的信任关系，影响了相互合作。

二、护士语言沟通的主要类型、过程及注意事项

交谈是护理工作中最主要的语言沟通方式。护士在收集资料实施护理程序、卫生宣教、心理干预时都需要与患者交谈；为解决患者的健康问题护士还需要与医生、检验师、营养师、患者亲友等进行交谈以完成护理任务，达到护理目标；在日常生活中，护士还需要很好地利用交谈这一沟通方式来进行社交活动，丰富生活、获得友谊。

（一）交谈的类型

1. 根据交谈的性质和要求分类

（1）正式交谈　指有明确目的、经过详细安排的交谈，如医院疑难病例的会诊讨论、手术前医患谈话等。

（2）非正式交谈　指比较随意、目的性不强的交谈，如一般的护患交谈、师生交谈等。

2. 根据交谈的目的分类

（1）发现问题式交谈　通过交谈收集资料，发现问题，为解决问题而确立目标，如医护人员的病史采集交谈。

（2）解决问题式交谈　针对已发现的问题进行讨论，寻找解决问题的方法，如护士与患者关于护理措施细节的商谈。

3. 护理交谈的分类

（1）个别交谈与小组交谈　根据参与交谈人员的数量，可将交谈分为小组交谈和个别交谈。个别交谈是指在特定环境中两个人之间进行的以口头语言为载体的信息交流。如夫妻交谈、父子交谈、护患交谈；小组交谈是指3人或3人以上的交谈。为了保证交谈的效果，小组交谈最好有组织者，参与人数最好控制在3～7人，最多不超过20人。

（2）面对面交谈与非面对面交谈　面对面交谈可以借助表情、手势等肢体语言帮

助表达观点和意见，使双方的信息表达和接受更加准确。护患双方多采用这样的交谈方式；非面对面的交谈，双方可以不受空间或地域的限制，也可以避免面对面交谈发生的尴尬场面，使双方心情更加轻松、话题更加自由。

（3）一般性交谈与治疗性交谈：一般性交谈用于解决一些个人或家庭的问题，不涉及健康与疾病；治疗性交谈指医护人员为帮助患者认识自己病情，解决心理问题，改善行为方式，寻求较好治疗效果所进行的交谈。

（二）护理专业性交谈的过程

1. 准备阶段　正式的护理专业性交谈是一种有明确目的的交谈。为了达到预期目的，使交谈获得成功，护士在交谈前应做好充分的准备。

（1）内容的准备　在交谈之前护士首先要明确交谈的目的、任务、主要内容，预计可能出现的问题，预先考虑对策，估计交谈所需要的时间。必要时，列一份交谈提纲，使整个护患交谈都围绕主题进行，但要注意避免有先入为主的观念或对交谈的结果抱有不切实际的期望。

（2）护士的准备　交谈前护士要做好形象与心理上的准备。护士要衣着得体，举止端庄，使患者产生信任感。收集必要的有关该患者的信息，如通过阅读病历了解患者的现病史、既往史、治疗经过等，也可以向其他医务人员或患者家属了解一些情况，有利于护士建立交谈的信心。同时，护士应妥善安排自己的工作、谢绝会客，避免与患者谈话中断。

（3）患者的准备　事先与患者预约并简要说明交谈目的，有利于患者做好思想准备。交谈时间的长短要考虑到患者的身体状况，避开治疗与护理的时间，满足患者的生理需要，如口渴、上厕所、休息等。

（4）环境的准备　在进行有目的的互通信息性交谈、指导性交谈与治疗性交谈时，要准备私密、安静的环境，收音机与电视等音响要关掉，手机要调整静音，关好门或用屏风遮蔽，以免患者有顾虑或分散患者的注意力。

2. 启动阶段　启动阶段是交谈的开始，最初获得的信息及形成的“第一印象”最为鲜明、强烈，这就是心理学所说的“首因效应”。因此，启动阶段对于交谈能否顺利进行具有重要作用，应注意提供支持性气氛，即建立起信任和理解的气氛。

交谈启动阶段的目的主要是：

（1）沟通双方产生基本的信任，给对方留下一个良好的印象；

（2）强化对方的沟通动机，以便顺利展开主题交谈；

（3）了解对方的基本情况，以便在下一步谈话中不触及对方的忌讳或隐私，使交谈更加愉快和顺利；

（4）通过启动阶段的引导交谈，将话题导入正题。

顺利启动交谈，应掌握以下原则：

（1）用真诚和尊重的态度创建良好的谈话氛围；

（2）树立自信心，克服胆怯、害羞心理；

（3）使用日常生活的“家常话”，是启动交谈的最常用方法；

（4）寻找对方关注的话题，调动对方谈话的积极性。

启动阶段护士首先应有礼貌地称呼对方，如果是第一次与患者交谈，还应做自我介绍。启动阶段的“家常话”，可以是对方的兴趣、职业、爱好；日常生活琐事，如天气、时装、孩子、家务；人们普遍关心的问题，如国际国内重大新闻、体育比赛、某地灾情、当地趣事；或者是赞美对方的语言。只有先用这类话把交谈“发动”起来，然后才能转入正题。例如“好久不见了，你好吗？”“这套衣服款式真好，你穿上真漂亮”等。这类话大家都很熟悉，无须多考虑，也不会因此而引起误会，是一种比较安全、轻松的交谈启动。

3. 转入正题　启动交谈的“家常话”不宜太多，应尽早在适当时候将谈话转入正题。此阶段的交谈主要涉及疾病、健康、环境　护理等实质性内容，护士要有效地运用各种沟通技巧，达到互通信息或者解决患者问题的目的。

将交谈转入正题，可以采用以下技巧：

（1）因势利导　为防止交谈对象感到突然，可以从与主题有关的生活小事谈起，因势利导，逐渐把交谈引入正题。

（2）提问　提问可以把话题适时引导到主题上来，还能打破冷场，避免僵局。但提问前要有所准备，不要问对方难以回答的问题，如超出对方知识水平的学术、技术问题等；不要询问与主题无关的隐私问题，如财产、夫妻感情、对方爱人的相貌及大家忌讳的问题。

（3）暗示　在交谈时如果对方谈话离题太远，而你的时间又有限，我们可用暗示的方法启发他回到正题，如简短的插话或展示与交谈正题有关的物品等。

转入正题后，应顺应性的向对方说明本次交谈的目的和大约所需时间；告诉患者在交谈过程中，希望他随时提问和澄清需要加深理解的问题；按原定目标引导谈话围绕主题进行的同时，针对新发现的问题而调整或改变原定主题也是必要的；尽可能创造和维持融洽气氛，使患者无顾忌她谈出真实思想和情感。

4. 结束交谈　本阶段的主要任务是为终止交谈做一些必要的安排：提醒对方交谈已接近尾声，应抓紧讨论剩下的问题，例如用看手表的方式；对交谈内容、效果做简要的评价小结；必要时约定下一次交谈的目标、内容、时间和地点等。

一个巧妙适宜的结尾给人留下的将是美好的回忆和深入的思考。为了使交谈有一个巧妙适宜的结尾，我们可以采用以下方式。

（1）把握时机、见好就收　当双方谈话的中心内容已近尾声时，谈话者要善于把握时机，恰到好处，要抓住双方交谈融洽、完成谈话目的的时机，见好就收。

（2）简要总结、强调主题　在交谈结束时，为了加深印象，使双方谈话的主题达成明确一致的共识，可以把内容言简意赅、突出重点地重复一下，顺利结束交谈。

（3）勿忘询问、诚恳致谢　在谈话结束前要询问对方还有没有其他想法，这样既可显示亲切、友好和关心，又可防止谈话内容遗漏。交谈结束时应诚恳地向对方表示感谢，如“多谢您的配合！”“给您添麻烦了！”等，留下一个美好的交谈结局，有利于建立长期的良好关系。

正式的专业性交谈（特别是治疗性交谈）要有记录，如护士询问病史和治疗性交谈等，在结束后应补做记录。如果需要在交谈中边谈边记，则应事先做出必要的解释，征得对方的同意，以免引起患者不必要的紧张和顾虑，记录要注意保护患者隐私。

（三）交谈的注意事项

为了取得良好的效果、建立良好的护患关系，护士特别要注意交谈的态度。

1. 有利于交谈的态度

（1）充满兴趣、真诚友善　要以真诚、友善、专注的态度与患者进行交流，对交谈的对象、话题等自始至终表示出浓厚的兴趣，积极交流，促进交谈向纵深拓展。

（2）轻松自然、面带微笑　成功的谈话需要冷静和轻松自然的情绪。微笑是一种极具魅力的人际沟通力量，在交谈中应养成面带微笑的习惯，以健康、真诚、谦和、自然的微笑，赢得满意的交谈效果。

（3）谦虚多礼、虚心戒骄　谦虚是中国人的传统美德。无论作自我介绍或与他人交谈，护士都要做到语言谦和，言辞委婉，使用敬语，遵守礼仪，多用请教、商讨的语气，对于自己的成绩，应实事求是。

（4）慎思多虑、灵活应变　交谈者要随机应变，适应交谈氛围的变化。如果交谈中遇到敏感的交谈话题，要进行周密思考，认真分析，在深思熟虑的基础上，体会对方的情感，灵活自如地应对，尽量避免因考虑不周伤害对方而导致谈话失败。

2. 不利于交谈的态度

（1）武断专横、妄下结论　说话要有分寸，避免过于绝对，“所有的、就是如此”之类的字眼在没有充分把握时最好不说，换为“有些、有时、许多、不多见”之类的词语比较稳妥。说话的语气不可武断专横，情况不了解或不肯定时不可轻易下结论。

（2）自以为是、傲慢自大　若交谈的一方认为自己本事大、关系硬或处于支配性地位，盛气凌人，对交谈的对象傲慢无礼，缺乏尊重，通常不仅会使交谈无法进行，也会影响良好护患关系的建立。

（3）争强好胜、不容他人　在交谈中，固执己见，好与他人争执，毫无谦让之意，甚至表现出伤人感情的态度和做法，都会破坏交谈，既无法达到求同存异的目的，又丧失了今后再谈的感情基础。

（4）态度生冷、情感淡漠　交谈需要双方在彼此真诚、尊重、理解的基础上，进行心灵的碰撞和情感的交融。若采取冷淡漠然、漫不经心，甚至虚情假意的态度和行为，就会损害交谈对象的感情，导致交谈的效果无法得到保障。

三、护士语言沟通的技巧

护患全面互动，突破沟通障碍，实现有效沟通。

（一）交谈技巧

交谈成功与否，除了取决于交谈双方是否具有良好的关系外，还取决于交谈者能否恰当地运用各种交谈的技巧，引导交谈围绕主题深入展开。可见，技巧与沟通关系是密不可分的，只有将技巧的运用与关注、真诚与尊重的态度结合起来，才能获得对方的信任，取得良好的效果。常用的交谈技巧有：倾听、核实、提问、阐释、反映、申辩、移情、沉默、鼓励等。

1. 倾听

（1）倾听的含义　倾听是指交谈者全神贯注地接收和感受对方在交谈中所发出的全部信息（包括语言和非语言），对信息全面理解并做出积极反应的过程。倾听除了听取对方讲话的声音并理解其内容之外，还需注意其表情体态等非语言行为所传递的信息。因此，倾听是对交谈对方作为整体的人所发出的各种信息进行整体性的接受、感受和理解的过程。一位著名的心理咨询师曾说过：当你不知道如何处理对方的问题时，最好的办法就是倾听。如果想成为一个善于沟通的人，必须从倾听开始。

（2）倾听的具体方法　当交谈者全神贯注地倾听对方的诉说时，实际上便向对方传递了这样的信息：我很关注你所讲的内容，请你畅所欲言吧！对方会因此获得解决问题的希望和信心。在倾听时应该力求做到以下几个方面：

1）做好倾听的充分准备，排除外界干扰因素；

2）保持良好精神状态，集中注意力，避免分散注意力的举动，如东张西望，不必要地看手表等；

3）态度专注投入，及时做出应答和情感反应；

4）全面观察对方非语言行为所传递的信息，理解对方的潜在愿望和言外之意。

2. 核实　核实是指沟通者在倾听过程中，为了核对自己的理解是否准确所采用的交谈技巧，核实是一种反馈机制，体现了一种负责精神，还可以保证客观的理解对方所讲的内容。具体方法有：

（1）重复　重复是交谈者对对方讲话的内容进行核实的一种交谈技巧，即将对方所说的话再重复说一遍，待对方确认后再继续倾听和交谈。恰当的重复可表示认可，加强对方诉说的自信心，鼓励其继续诉说；也可引发对方的积极思维，对维系有效交谈具有重要价值。

重复可以直接用对方的原话，有时也可以改换一些词句，但意思不变，这样的重复显得更为移情化。在使用重复时不应加入自己的主观猜测，否则效果会适得其反。

（2）澄清　澄清指交谈者对于对方陈述中一些模糊的、不完整的或不明确的语言提出疑问，以求取得更具体、更明确的信息的一种技巧。如："请再说一遍""我还没有完全了解您的意思，您能否具体告诉我……"。

澄清使用的方法：

1）直接要求患者确切地讲出事情的某些关键性细节；

2）针对患者模糊的地方，要求患者通过举例说明而使思考清晰起来；

3）当患者同时陈述了好几个困惑的问题时，通过澄清也可以弄清最重要、最关键的问题是什么，以便集中精力先解决最关键的问题。

重复和澄清经常是结合起来运用的，先用重复引起对方的注意，得到对方确认后，再提出需要澄清的问题，从而起到核实信息的作用。

3. 提问　提问不仅是收集信息和核实信息的手段，而且可以引导交谈围绕主题开展，所以有人说提问是交谈的基本工具，精于提问是一个有能力的交谈者的基本功。提问的有效性决定了收集资料的有效性。

提问一般分为封闭式提问和开放式提问两种。

（1）封闭式提问　封闭式提问是一种将回答者的应答限制在特定的范围之内的提问方式，回答者的选择性较少，甚至有时只要回答"是"或"不是"、"有"或"没有"等。如："您今天伤口还疼吗？"

封闭式提问的优点是患者能直接坦率地做出回答，使医护人员能迅速获得所需要的和有价值的信息，节省时间；不足是回答问题比较机械死板，限制了对方的思路和自我表达，患者得不到充分解释自己想法和情感的机会，不利于沟通的发展和深入进行。因此，封闭式提问在治疗性交谈中的作用有限，使用较少，较多她用于互通信息交谈，特别适用于收集患者资料，如采集病史和获取其他诊断性信息等。

（2）开放式提问　开放式提问是一种不限制答问者应答内容的提问方式，常用"有什么想法""为什么""能否"等提问词语，优点是可诱导对方开阔思路，鼓励其说出自己的观点、意见和感觉，患者有较多的自主权，护士可获得有关患者较多的信息，以更全面、深入地理解患者的想法、情感和行为。例如："过两天您就要动手术了，您有什么想法和要求请提出来，我们会尽力帮助您的。"不足是占用时间多，容易偏离主题。

医护人员对于所提出的每一个开放性问题都应慎重考虑和选择，同时态度要特别诚恳，必要时应说明提问的目的、原因，努力取得患者的理解。当患者确信自己的回答一定会对解决健康问题有帮助时，便会乐意而且认真地回答。如果医护人员不作任何说明地突然提出一个范围很广的开放性问题，患者会感到莫名其妙，不知从何说起，或者因为怕麻烦而不愿回答。

在治疗性交谈中封闭式提问和开放式提问一般是交替使用的，以便引导交谈围绕主题展开。但要注意每次提问一般应限于一个问题，不要像发炮弹似地连续发问，待得到回答后再提第二个问题。如果一次就提出好几个问题要患者回答，便会使患者不知该先回答哪个问题才好，甚至感到紧张、有压力，不利于交谈的展开。提问必要的涉及对方隐私的问题时，要尽量选择交谈深入到一定程度后，并充分说明理由，争取对方合作。

4. 阐释　阐释是医护人员以患者的陈述为依据，提出一些新的看法和解释，以帮助患者更好地面对或处理自己所遇问题的交谈技巧。

重复、澄清、反映等技巧，都没有超出患者自己所表达的本意。而阐释则不同，它包含了新的提议和解释，为患者提供一个全新的视角和解决问题的新思路，但应该告诉患者这些新的提议和解释是可以自主选择的，既可以接受，也可以拒绝。阐释较多地运用于治疗性交谈之中。

阐释的基本步骤和方法是：

（1）尽全力寻求对方谈话的基本信息；

（2）努力理解患者所说的信息内容（包括言外之意）和情感；

（3）将自己的理解用简明的语言阐释给对方听，要尽量使自己的语言水平与对方的语言水平保持接近；

（4）用委婉的口气向对方表明你的观点和想法并非绝对正确，对方可以选择接受或拒绝；

（5）整个阐释要使对方感受到关切、诚恳和尊重。

5. 移情　移情即感情进入的过程，指设身处地地体验对方的内心世界。移情不同于同情，同情是对他人的关心、担忧和怜悯，是面对他人困境时产生的自我情感。而移情是从他人的角度感受和理解他人的感情，是分享他人的感情而不是表达自我情感。移情的过程包括：深入对方的内心去体验对方的情感、思维；把握对方的情感、经历与问题的联系，理解问题的实质；向对方表达这种深入的理解并取得反馈。

如果护士能设身处地理解患者，就可以更准确地把握患者的问题；同时当患者感到被理解，对护患关系有积极影响，对迫切获得理解、关怀和情感倾诉的患者，移情有更明显的效果。如果护士不能很好地理解患者、体验患者的真实情感，就不能真正体现“以患者为中心”的工作目标和要求。

6. 沉默　是指交谈时倾听者对讲话者的沟通在一定时间内不作语言回应的一种交谈技巧。沉默既可以表达接受、关注和同情，也可以表达委婉的否认和拒绝，还可以给患者一个整理自己思绪、选择措辞的机会，鼓励患者继续倾诉。在护患交谈中，医护人员常常运用沉默并配合眼神点头等非语言沟通手段鼓励患者倾诉、整理思绪、选择措辞。适当的沉默不仅是有效交谈的重要组成部分，而且是交谈双方梳理和调整思绪的有效工具。

7. 鼓励　在交谈过程中，适时的鼓励，对患者是一种心理支持，可增强交谈的影响力，有利于问题的解决，有助于提高患者面对疾病的决心和战胜疾病的信心。

（二）称赞技巧

心理学家威廉·詹姆斯说：“人类本性中最深刻的渴求就是受到赞赏。”选择恰当的时机和适当的方式表达对对方的赞许是增进彼此情感的催化剂。在称赞时，要注意以下策略。

1. 恰如其分的赞扬　恰如其分的赞扬，在称赞别人时，心要诚，话要真。以讨好的心态称赞他人非但不能增进友谊，反而会引起他人反感。

2. 内容具体的赞扬　赞扬要依据具体的事实评价，除了用广泛的用语如：“你很棒！”“你表现得很好！”“你不错！”之外，最好加上具体事实的评价。如护士长表扬护士小王：“这次患者突然吐血，你反应非常快，思路也很清晰，采取的措施很有效，值得大家学习！”

3. 事过之后的赞扬　事过之后的赞扬与当时的夸赞相比，事后的回顾性赞许对人心理的触动更大，更能满足人的成就需要。

4. 在逆境时给予赞扬　在逆境时给予赞扬与顺境中的赞扬相比，人们更希望在逆境中得到支持。如果说在对方取得成绩而获得众星捧月般的赞赏时，你的赞许只是“锦上添花”；那么对方身处逆境而一蹶不振时，你的支持和肯定就是“雪中送炭”，将点燃他希望的火花，给予他重整旗鼓的动力。

5. 在背后给予赞扬　在当事人不在场的时候赞扬，有时比当面赞扬所起的作用更大。一般来说，背后的赞扬都能传达到本人，这除了能起到赞扬的激励作用外，更能让被赞扬者感到你对他的赞扬是诚挚的、没有个人目的的，因而更能加强赞扬的效果。

6. 在适宜场合给予赞扬　在众人面前赞扬，对被赞扬者而言，受到的鼓励是最大的。但是采用这种方式要注意，被赞扬的人和事最好是公众一致认可的，否则，易引起公愤，适得其反。

7. 间接赞扬　所谓间接赞扬就是借第三者的话来赞扬对方，这样有时比直接赞扬对方的效果还好。比如你对自己带的实习护士说：“前两天我和刘主任谈起你，她很欣赏你的学习态度，别辜负她对你的期望。”这位实习护士受到的鼓励可能会超乎你的想象。

（三）批评技巧

1. 先称赞，再批评　称赞和感谢是对人自我价值的肯定，人一旦有价值感，心情会愉快，对批评的接受能力会明显增强。批评就像开刀动手术，是一件让人痛苦的事，无论怎样注意方式的温和，要别人承认自己的错误和不足，都意味着要忍受某种程度上的自我否定。而赞扬就像麻醉药，先赞扬后批评，犹如术前先麻醉再开刀，容易让人忍受和接受。

2. 先责己，再说人　被批评者在批评面前常会有一种错觉，似乎批评者是在用批评显示自己的优越。如果批评者先提到自己的不足，可以明显弱化人们的这种意识，使人们更容易接受批评。

3. 间接批，易接受　人们不能轻易承认错误的根本原因，是对于自我遭到否定的恐惧。如果不直接批评，而是间接的暗示，则可以使人避免自我否定的恐惧，从而使人顺利接受批评。

4. 巧归因，保面子　人们遭受挫折时，其自我价值也会面临危机，如果为挫折找到更合理的理由，或强调失败并不说明无能，可以使挫折感得到某种补偿，这种方法可使别人既承认失败又保住面子。如对面试落选的护生说：“你因为太紧张了没发挥出水平，总结教训，你能行的！”

5. 私下谈，效果好　要尽量避免当众批评，因为当众批评会使对方感到难堪，无地自容，使自尊心受损，因此应尽量采取私下面对面谈心的方法。

6. 只批事，不对人　批评要有针对性，做到就事论事，对事不对人。

7. 批评后，再鼓励　在批评后给予信任的语言，比如最后可以对被批评者说“我相信你一定不会再出这样的错了”等有激励作用的话。

8. 择时机，巧批评　古人做事讲究“天时”，对他人批评要选好时机，一般情况下要及时批评，让对方及时改正错误；特殊情况下也可进行“冷处理”，择时再予以批评指正。如对患者的某些错误，可等待病情缓解后再批评。

（四）道歉技巧

1. 抓住有利的道歉时机　应该道歉的时候，就马上道歉，越耽搁就越难启齿，有时甚至追悔莫及。

2. 选择恰当的道歉角度　道歉可以用角色对角色，或个人对个人的方式进行，看哪种状况比较容易。例如，一位护士与患者在语言上发生了冲突，可以站在职位角色的立场向对方表达："我是护士，更应该要设身处地为患者着想，理解和体谅患者的心情，我很抱歉先前讲话过于简单急躁。"这么一来，即使对方仍然余怒未消，但对立气氛已经开始缓和。

3. 使用适当的共情技巧　从理解对方的角度进行道歉，往往易被接受。道歉时，每次谈话都应该以"你经历这些事情，我真的很难过"开头，显示出理解对方的痛苦。

4. 提供足够的相关信息　通常受道歉者会希望医院能诚实、清楚的解释为何出了差错，以尊重其知情权。相反，医院如果闪烁其词逃避责任会造成反效果。例如护士输错液体，但是科室主任只给患者模糊的解释，如"没什么事了，已经抢救过来了。"患者会因为不受重视、被敷衍而愤愤不平，进而不愿意原谅医院。

5. 把握适宜的道歉分寸　道歉要能真正发挥效用，程度的把握非常重要。道歉的内容要慎重考虑，可以显露出诚心，但是如果责任不在医护人员时，不要把责任全部在身上，以免承担不必要的法律责任。常用的道歉语如："请原谅""对不起""真不好意思让您受累了""真抱歉给您添这么多麻烦"等。

6. 做出必要的改进承诺　当错误是源自结构性问题时，一般人都会想确定，相同的事情不会再发生于别人身上。医院给患者将会改进的承诺，可让患者感觉，他们的负面经历有一些正面意义，也会让患者的火气稍微降温。

7. 采取一定的弥补行为　除了改进，医院也要承诺尽力弥补错误，对于无法补救的部分，则给予合理赔偿。这类沟通的重点在于，让情况恢复至问题发生前，而不是让患者觉得，医院只想用钱搪塞。

（五）说服技巧

1. 建立信任　信任是展开说服工作的前提和基础，以相互信任为基础，有助于创造良好的说服气氛，调节双方的情绪，增强说服的效果。

2. 了解患者　通过交谈，了解患者对问题的看法、不遵从医嘱的原因及其需要。

3. 商讨方法　通常一个问题都有多种解决方法，医护人员应该与患者和家属一起，就其疾病提出多种目前医学可以做得到的解决方法，并结合医院特点，为患者提出切实可行的最佳治疗方案。如果是双方共同商定的解决办法，对方就不会推三阻四，也不用医护人员费劲去说服了。

4. 晓之以理　将说服者要表达的观念，用丰富的事例和严密的科学逻辑推理，深入浅出的系统地向被说服者阐明，并启发其思考，最终使其产生认同感，达到说服的效果。

5. 动之以情　人非草木，孰能无情。要说服对方，先以情动人，引起情感的共鸣，增强说服的效果。可以通过了解并理解患者的感受及需要，持亲切友好的态度，并辅以一定的言语技巧。

7. 引之以利　人是理性的动物，趋利避害是人类的本性，因此，即使在说服过程中说服者道理讲得再动听，再完美，如果对被说服者没有一定的利益，说服工作也往往是徒劳无功的。应注意在说服时要实事求是，不可将前景描述得百利而无一害，这只会让人产生不真实、不可信的感觉。

第四节　护士的非语言沟通

一、非语言沟通的基本知识

俗话说“打鼓听声，说话听音”，人的非语言行为是一种符号，能传递一定的信息，能为处于特定文化的人们所理解和接受。非语言沟通可跨越语言不同的障碍，所以往往比语言信息更富有感染力。

随着医学模式的转变及心理学、行为学、社会学研究的不断深入，沟通技巧在人际交往中起到越来越重要的作用。运用语言信号所进行的人际沟通称为语言沟通；不以自然语言为载体，而是借助非语言行为即人的表情、手势、眼神、触摸、空间和时间等来进行的人际信息沟通称为非语言沟通。非语言沟通以它独特的效应和魅力成为人际沟通的重要方式之一，它是对语言交际的自然连接和重要补充，使信息意图更加明确、圆满。

二、护士非语言沟通的主要形式及其作用

（一）护士非语言沟通的主要形式

■ **知识导读**

护士的仪容、仪表、服饰、精神状态等，都会给患者建立良好的第一印象，也对护患沟通起到至关重要的作用。在护理过程中，不仅护理人员需要正确运用非语言沟通技巧，而且要通过患者的表情，动作等非语言行为，真正理解患者所表达的内容，体会患者的真实感受。

1. 表情　人的表情主要是指面部表情，即通过人体眼、耳、鼻、口等器官的动作和面部肌肉的变化，传达出人类的情绪、情感等。专家研究发现，人体面部肌肉是非语言沟通最丰富的部位，任何普通人都可以通过调整面部的数十块肌肉，做出大约25万种不同表情。另外，美国心理学家艾克曼等人研究发现，虽然世界各地的人们文化背景千差万别，但是对于面部表情的认识人们却是惊人的一致。可以毫不夸张地说，表情是一种世界性语言。

表情不仅能给人以直观印象，而且能给人以感染，在沟通中是最重要的信息手段

之一。通常讲，许多细微复杂的情感，都能通过表情的变化来传递，它对语言表达起着解释和强化的作用。但是，某些人的面部表情往往带有掩饰性或虚假性，与其内心真实情绪互为矛盾或者相去甚远，甚至某些人能够达到“不露声色”的程度。因此，仅仅通过一个人的面部表情轻易对他的内心世界做判断，有时候往往会适得其反。同样，如果我们的面部表情表达有误，也会容易使别人产生疑惑或误解，造成不必要的误会和麻烦。因此，一名护士不仅要善于通过观察患者的面部表情变化体会患者的真实想法，还必须学会控制那些容易引起患者误解或影响医患关系的面部表情，如皱眉、咧嘴等，注意坚持以微笑的面孔迎接每一位患者，最大限度地避免无效沟通或沟通有误的产生。

科学地说，表情变化是一个极为复杂的生理过程，绝大多数属于自然而然的生理反应，本书中所提到的表情变化主要是指影响表情变化的脸色、肌肉、器官等的变化。导致患者表情变化的原因有很多，只有充分掌握患者表情变化的根本原因，才能对患者的内心世界做出准确的判断，从而进行及时、有效的沟通。一般情况下，一个人的表情变化可以表现为脸色、面肌、眼神等方面的变化：

（1）脸色　顾名思义，脸色指面部皮肤的色调。一般来说，人的脸色不仅能反映人的健康状况，而且能真实地表现人物的心理状态。如人在高兴的时候会红光满面、容光焕发，而害羞的时候却会表现为脸色绯红、面红耳赤等，如果一个人脸色苍白的话，那么他除了身体的不适以外，很有可能还伴随着紧张或恐惧等情绪，护士在具体工作过程中应多加留意，具体对待。

（2）面肌　面部的肌肉简称面肌，也称表情肌。面肌受神经系统支配，因此人类的表情变化都是在大脑的指挥下，通过神经系统将信息传达给面部肌肉，引起面部肌肉的收缩或舒展及一些下意识的动作，因此可以说面部表情变化是一种自然的生理反应。在工作实践中，护士要善于通过分析患者的表情变化判断其内心世界，从而做到有效沟通。

在众多的面部表情中，微笑无疑是最具魅力的表情。自然而真诚的微笑具有多方面的魅力，它虽然是无声的，但却比任何有声语言更能感染人，打动人。比如当我们走进单位，上司对我们报以微笑，我们会心情舒畅，因为我们感受到了被认可；同样，一个护士真诚的微笑，会给患者带来温暖和希望，增添战胜疾病的勇气与信心。

（3）眼神　美国作家爱默生曾经说过，“人的眼睛和舌头所说的话一样多，不需要字典，也能够从眼睛的语言中了解整个世界。”在人的五官中，眼睛最能传达或者泄露人的情感。虽然部分人可以下意识地控制自己的语言甚至面部表情，但是极少有人能够控制自己的眼神，会在不经意间流露出内心的真实想法。因此，一个人眼神中所蕴含的意义通常都是其真实想法的具体表现，是人与人沟通过程中最清晰、最准确的信号。一般来说，在人际交往过程中，眼神具有以下三种作用：

1）传递情感：眼神可以准确、真实地表达个人内心微妙、细致的情感。比如男女之间久久凝视往往是相互爱恋的体现；沟通双方深切注视表示出相互崇敬、信任之意；而某个人内心惊慌、惧怕时，目光往往闪烁游移等。

2）调节互动：交谈双方可以通过观察对方的眼神直接了解到对方对谈话内容或观点的看法。通常情况下，如果对方在聚精会神地倾听，表示他对谈话内容感兴趣，至少不反感；如果对方不断地左顾右盼、东张西望，或者虽然也在听，但是目光游移不定，表示他对谈话内容不感兴趣，甚至非常反感。所以，护士在与患者交谈时，应留意对方的眼神，并根据情况变化适当调整谈话内容或结束谈话。

3）显现关系：在人与人交往中，眼神不仅能够表达双方的亲疏程度，也能体现交谈双方的支配与被支配的地位关系。比如沟通中控制能力强的一方明显比控制能力差的一方要敢于注视对方。

用眼神与患者进行沟通时，护士应做到恰到好处，基本要领如下：

1）注视方向：在护理过程中，护士在注视患者时应尽量平视，这样可以体现护士对患者的尊重和护患之间的平等关系。在工作中，护士还应根据实际环境来调节自己的目光位置，尽可能与患者保持目光平行。如与儿童交谈时可采取蹲式、半蹲式，与卧床患者交谈时采取坐位等。

2）注视时限：在护理过程中，护士与患者的眼神交流不应少于全部谈话时间的30%，也不要超过全部谈话时间的60%，如果面对异性患者，每次目光对视的时间不可过长，一般不超过10秒钟，否则就是对患者的不礼貌。

3）注视区间：护士与患者交流时宜采用社交凝视区域（以两眼为上线、唇心为下顶角的倒三角区域），可令患者感觉平等、轻松，否则就会使患者感到压力或产生被轻视的感觉。

2. 手势　手势是指人的双手及手臂所做的动作，是人类在漫长的进化过程中形成并发展起来的一种特殊沟通方式，也是非语言沟通的重要表达方式之一。很多科学家认为，人类最初的语言并非有声语言而是手势，有声语言是在手势的基础上形成并发展而来。相比于其他沟通方式而言，手势具有应用范围广泛、表达内容丰富、充分增强语言表现力和感染力等特点。现代心理学研究发现，人类的感情信息有一半以上是凭借人体的外部动作来传递的，手势无疑是其中的主要动作。在语言不通的情况下，手势可以传递很多信息，如两手合掌、把头倚在手背上、紧闭双眼表示我累了要休息；用手轻拍胃部然后伸出大拇指表示我吃饱了谢谢款待等。因此，一名高素质的护士必须学会理解并运用基本手势，以促进护理工作中的人际沟通。通常情况下，手势可分为以下四种类型：

（1）情意手势　用以表达情感，可增强语言感染力的手势。如招手表示致意，挥手表示告别，拍手表示称赞，摆手表示拒绝，甩手表示遗憾，垂手表示服从，挥拳表示义愤，捶胸表示悲痛等。

（2）指示手势　用以指明具体对象所处的方位、数目、时间等情况的手势，可以增强语言的明确性，使沟通对象感觉更加明晰。需要注明的是，指示手势只适用于在谈话双方视野可及的范围，如在向患者或家属介绍医院环境时，可辅以指示手势向患者说明与患者诊疗相关的区域。但是应避免用手指点他人，这不仅不礼貌，还会引起不必要的误会。

（3）象形手势 用以模拟谈论对象的外部形状、大小等情况的手势，能够引起听众关注，使其对谈话内容产生具体而明确的印象。如形容一个人很高时，可把手高高举过头顶；而形容一个人很胖时，可用双手比划成球形。

（4）象征手势 用以表现抽象概念或较为复杂的情感的手势，往往根据不同文化背景而意思不同。如大家熟知的“O”形手势在英语国家等同于“OK”，表示“高兴”“赞扬”“顺利”“了不起”等意思，但在法国却代表“零”或“没有”，到了日韩又代表“金钱”的意思，而在巴西竟然指代“肛门”。因此，护士应根据不同情况具体对待，以免引起误会，影响护患沟通。

在实践过程中，护士应掌握以下手势要领：

（1）垂放 双手垂放是护士的基本手势，多用于与患者交谈时。一个训练有素的护士，双手垂放时应做到双手自然下垂，掌心向内，分别放于大腿两侧，而垂放时摆弄衣角或饰品不仅是不礼貌的行为，也是不成熟、缺乏经验的表现。

（2）鼓掌 是用以表示欢迎、祝贺、支持等手势，其做法是以右手轻轻拍击左手，必要时应起身站立，但应注意拍手幅度不宜过大，更不要“鼓倒掌”。

（3）夸奖 主要用以表扬或赞赏他人，其做法是右手拇指指尖朝上，指腹面向被称道者。但应注意对象，如在某些国家，这一手势含有藐视的意思。

（4）指示 主要用于引导患者或为他人指示方向，其做法是以右手或左手抬至一定高度，五指并拢，朝某一方向伸出手臂。切忌只动手指不动手臂，以免给人造成冷漠的感觉。

（5）持物 护士持物时应动作自然，用力均匀，切忌翘起“兰花指”，使人产生矫揉造作之感。双手持物的护士在进出房门时，应用手指或肘部将门轻轻推开，切忌用脚踢门。

（6）推车 推车是护理工作中的重要环节，推车行进时，护士应位于推车后部，双手用力应均匀平稳，速度不宜过快，切忌车行不稳，左右摇摆，甚至撞人等情况发生。

除了掌握以上要领，在护理过程中，护士应杜绝以下手势：①不卫生的手势。工作时搔头发、掏耳朵、抠鼻孔、剔牙齿、擦眼睛、抓痒痒、随手乱摸等手势都极不卫生，不仅令人不快，还很有可能引起患者细菌感染。②不稳重的手势。工作时指指点点、双手乱动、咬指甲、玩衣角、抱大腿等手势，都是缺乏素质的表现，护理人员应当切忌。③不礼貌的手势。钩动手指招呼别人、用手指点他人，都是不礼貌的表现，护理人员应当切忌。

3. 仪表 仪表包括人的服饰、仪容等，也是非语言沟通的重要形式。在护理工作中，护士得体的仪表在为患者展示护理专业独特的艺术美的同时，也为患者带来心理上的安全感。既是护士尊重患者的具体表现，也是护患沟通的必要前提。

所谓仪容，主要是指人的容貌。虽然人的美丑与否是天生的，但是每个人都可以通过适当的修饰使自己看起来神采奕奕。通常情况下，男士的仪容应该清洁得体，女士应整洁端庄，而护士的仪容则应体现其职业特点，以端庄、大方、简洁、整齐为主。在工作中，护士应特别留意头发、化妆等女性特有的问题。

健康的头发无疑是良好仪容的重要因素，尤其是东方女子，如果能够拥有一头乌黑亮丽的长发，能够增添女性特有的妩媚。因为工作的需要，护士应根据自身工作特点和个人特征设计发型，通常宜选择端庄的发型，不宜选择过于时尚前卫的发型，更不应将头发染成其他颜色，以免给患者留下不好的印象，从而影响护患沟通。此外，护士还应做到勤洗发、勤整理、勤修剪，给人以干净整齐，富有朝气的良好感受。

爱美之心，人皆有知，有着"白衣天使"之称的护士也不例外。作为一名护士，其化妆除了应遵循美化、自然和协调等基本原则外，还应该体现其职业特点。一般情况下，护士应化淡妆。

服饰一般指服装及饰品。俗话说："人靠衣装马靠鞍"，同样的一个人，如果穿上一身适合的服装，就会使人看起来风姿绰约，给人留下良好的第一印象。同样，即使一个人生得非常英俊或美丽，但是如果穿上不适合的衣服，也会给人不伦不类的感觉。通常情况下，一个人的仪表修饰应遵循TPO（Time Place Occasion）原则，即着装协调国际标准。

Time原则是指服饰的时间原则，即服饰穿着应与具体时间、季节相吻合，还应适应时代潮流和节奏，而过分的复古或超前都会引人异样的目光。此外，还应根据季节变换和一日内时间推移进行相应的调整。如冬天穿短袖、白天穿睡衣等都是不合时宜的表现。

Place原则是指服饰的地点原则，即服饰穿着应考虑与地点或环境相适应，地点、环境及文化背景不同，都应该进行适当的调整。如某些伊斯兰国家有妇女不可"抛头露面"上街的习俗，一些外国女游客就由于没有佩戴面纱遭受了异端份子的攻击。

Occasion原则是指服饰的场合问题，即服饰穿着应与特定场合相适应，或根据场所变化穿着适合的服饰。例如护理人员在上班时必须穿护士服、戴护士帽，而在家中则应该穿休闲服装。

总之，护士的职责就是护理患者，协助医生使患者尽早恢复健康。在护理过程中，护士的性格、思想、言行、服饰等无疑会对患者产生影响，从而影响患者的治疗和康复。试想一下，如果一个护士工作时间打扮得花枝招展，举止轻浮，将如何取得患者的信任？因此，护士的仪表修饰必须符合其职业要求。一般情况下，护士的仪表修饰应遵循以下两条基本要求：

（1）整洁　一名合格的护士，除了应该做到勤洗手、洗头、洗澡、洗衣服外，还应该经常去除眼角、耳、鼻等部位的分泌物，修剪鼻毛与体毛等，做到仪容整洁。上班时，护士必须穿着工作服，工作服应经常清洗、更换，穿着时要求清洁、平整、无污渍。

（2）端庄　护士在上班时宜化淡妆，略施粉黛，力求庄重、大方、高雅，不宜在发型、装饰上过度夸张，更不可打扮的过于妩媚甚至妖艳，否则适得其反，反令患者难以接受，影响护患沟通。

此外，在工作中，护士应注意以下四方面的仪容修饰细节：

（1）帽　护士帽是护理工作的象征，它不仅是护士无声的名片，更包含有神圣、崇高的责任感。目前，护士帽主要有两种类型，即燕式帽和圆帽。无论佩戴哪种护士帽，都应该戴正戴稳，刘海不可长过眉毛，头发后面不可超过肩膀，若长发宜用发网束于脑后。

（2）衣　护士服是护士职业美的体现，多为连衣裙式，除白色以外，针对不同的科室还有淡蓝色、淡粉色、米黄色等。护士应根据自己高矮胖瘦选择不同尺码，着装时以不露出内衣为宜。通常情况下，每个护士都应配备两至三件护士服，做到勤洗勤换。

（3）鞋　为配合工作需要，护士的鞋除了应具备干净、舒适等基本要求外，还应具备防滑功能，一般情况下以平跟或坡跟为宜，严禁穿高跟鞋上班，以免在工作过程中不慎跌倒。

（4）口罩　口罩是护士执行无菌操作、预防感染的必备，一名严谨的护士，应该佩戴口罩，并做到勤洗勤换勤消毒。

4. 体态　体态通常是指人的姿势、形态，也是人类进行非语言沟通的重要方式。在日常工作、生活中，人体的姿势不断变换，从某种程度上讲，也反映出一个人的身心状况、情绪状态等信息。可以说，体态不仅仅是一个人美丑的重要衡量标准，更是一种无声的语言，用一种特殊的方式向人们传递着种种信息。因此，在实际工作中，护士应该掌握并保持规范优雅的体态，以促进护患沟通。

体态主要分动态体态与静态体态两种，其中动态体态主要有走、跳、爬等，静态体态主要有立、坐、蹲、躺、卧等姿态。

古人很早就有“立如松，坐如钟，卧如弓，行如风”的说法，时至今日，人们对姿态的要求更是日益严格，针对不同的人群提出了种种要求，如模特在T台上必须走“猫步”等。对于护理人员来说，在工作中应做到端庄、大方、稳重、自然，给人以典雅、自信的感觉。在护理工作中，护士经常使用的体态主要有以下四种：

（1）立姿　立姿也就是人在站立时所呈现的形态，也称站姿、站相等。护士的立姿应该能够体现护士的稳重、端庄（图6–1），优美的站姿在展示女性静态美的同时，还能使患者产生信任感。

立姿的关键在于脊背必须挺直，其动作要领概括起来就是挺、直、高、稳。

挺：站立时挺胸抬头，身体各部位也要尽量做到挺拔、舒展；

直：站立时脊柱应尽量保持垂直；

高：站立时身体的重心应尽量提高；

稳：站立时应脚跟并拢或双脚一前一后站立，重心应落于两脚之间，尽量保持平稳。

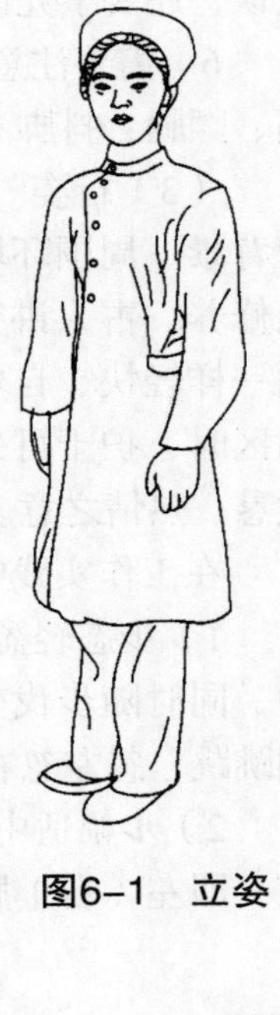
图6–1　立姿

护士在工作中除了领会以上要领外，站立时切忌斜肩塌背、两腿交叉、东倒西歪、倚靠器物或他人等不优雅的姿势。站立时还应注意某些细节，如双手插兜、抱胸等，会给人留下敷衍、冷漠、散漫的感觉；而手指摆弄衣襟裙摆、颤腿、抖脚等动作则会给人以没有素质、缺乏经验的感觉，从而使患者产生不信任感。

（2）坐姿　坐姿即人坐在椅子等座具上的姿态。人坐下后身体重心从两腿转移到了臀部，身体其他部位也随之发生变化，从而容易使人产生懈怠，进而影响坐姿的美观。相对于其他体态来说，保持良好的坐姿有一定的难度。所以，护士在落座时，更应该注意自己的体态美（图6-2）。

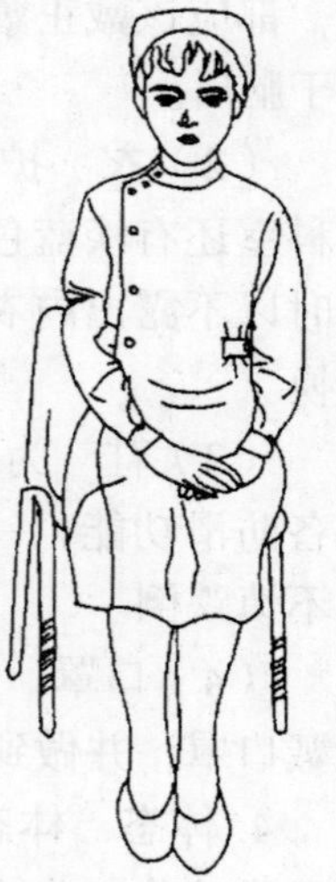

图6-2　坐姿

通常情况下，护士应掌握以下就座要领：

1）与他人一起入座时，一定要讲究先后顺序，礼让尊长、患者至上等都是一个护士专业素质高低的具体表现。

2）如果椅子的位置不合适、需要挪动时，应先将椅子搬到合适位置后再轻轻就座，而坐在椅子上移动位置或挪动后砰然入座等都是没有素质的表现。

3）在入座之前，护士应先整理衣襟或裙，再轻轻坐下。一般情况下，护士应坐在椅子的前1/2处，而不是全部坐满，且上身应尽量挺直，双脚自然踏地，双足后收，给人以自然、稳重的感觉。

4）调整坐姿时，护士应轻轻站起，然后轻轻落座，切忌以脚支地直接转换坐姿，否则会被视为没有素质的表现。

5）离开座位时不应突然站起，也不要弄出声响，而应该轻轻站起，如果正在与人交谈，还要事先说明，以免造成他人的尴尬。

6）需要注意的是，头部倚靠椅背而坐或抱头倚靠、摇头晃脑、身躯扭动、抬脚过高、颤腿、抖脚不止等姿势都是举止轻浮且缺乏修养的表现。

（3）行姿　行姿即人在行走时的姿态，属于动态美的范畴。一个人的行姿与其教育背景、周围环境等因素密切相关。因此，一个人的行姿或多或少地都会体现其素质及修养。古人讲究“行如风”，并非是指速度，而是指人在行走时应当像微风吹拂水面一样轻快、自然。护士行走时应表现出从容不迫的动态美感。比如在引导患者进入病区时，护士可采取上身略微侧向患者的前行姿势，同时向患者介绍医院情况，以示诚恳、热情之意。

在工作实践中，护士应掌握以下行走要领：

1）步态轻盈：护士行走时应轻盈自然、昂首挺胸，两臂自然下垂，随步伐自然摆动，同时随步伐交替转移身体的重心位置。切忌走路拖泥带水或擦地而行，更不能蹦蹦跳跳、忽左忽右。

2）步幅适中：步幅是指行走时两脚之间的距离。一般情况下，步幅以一个脚长为宜，即左（右）脚迈出后，脚跟与右（左）脚尖之间的距离恰好是自己的脚长。无论穿着哪种服装，护士的步伐都不宜过大。手中持物时，步伐更应谨慎。几个人一起行走时，应力求协调一致，过快或过慢都会给人以格格不入的感觉。

3）步韵轻快：步韵是指行走时的节律。一般情况下，护士行走时应比常人偏快，而遇上重症急救患者抢救等情况时又应比日常步速稍快，但应保证步履稳健，而不是惊慌失措地乱跑，以免适得其反。

4）护士在工作中，尤其是年轻护士，容易出现行走时左摇右晃、时快时慢、插兜、抱胸、疯跑、打闹或故作姿态等现象，而这些都会给人以缺乏素质、没有教养的印象，应严格避免。

（4）蹲姿　蹲姿是指人蹲下来的姿势，也是护士常用姿势之一，如为患者整理床头柜时一般均采用蹲姿。相对于以上几种体态而言，蹲姿并没有标准而言，但是护士在工作实践中也应以优雅为前提。下蹲前首先应以一只手揽住衣襟或裙摆，以免弄脏工作服。下蹲时应两脚前后分开、两腿并拢下蹲，下蹲动作完成后应以前脚脚掌着地，后脚脚尖辅助支撑（图6-3），站起时应缓慢、轻盈。另外，下蹲时切忌采取双腿平行分开的方式，臀部也不宜翘起过高。

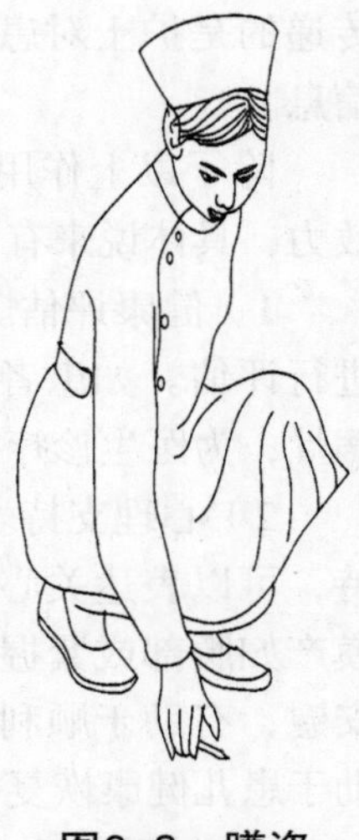

图6-3　蹲姿

5. 体触　所谓体触，是指人体各部位之间或者人与人之间通过接触抚摸等动作来表达情感或传递信息的一种特殊沟通方式。有关专家研究发现，体触主要有以下三种形式：

（1）常规性体触　所谓常规性体触，是指这一类体触形式是每一个护士都必须掌握的且必须亲身实践的，如为患者按摩患处、为生活不能自理的患者擦拭、搀扶年迈患者步行等。

（2）关爱性体触　所谓关爱性体触，是指护士通过按摩等体触方式在为患者减轻生理或心理痛苦的同时，为患者带来慰藉、安详等感受。如护士用手轻握焦虑、紧张的患者，可使他们减少恐惧、稳定情绪；怀抱、轻拍啼哭的患儿，可使他们安静下来；与患儿进行一些体触游戏，可以减轻他们对打针、吃药等的抵触心理。

（3）保护性体触　保护性体触是一种在身体和心理上同时保护患者的体触形式，其意义在于能使患者放松、减缓患者精神压力，从而增强药物效力，多用于意识不清或有精神障碍的患者。

对于护理人员来说，恰当的体触具有以下作用：

1）利于儿童生长发育：临床研究表明，经常进行亲子教育的婴儿其生长发育相对较快，睡眠质量高，正常情况下很少哭闹，而且抗病能力较强。与此相对，如果婴儿缺少与母亲的身体接触，婴儿就会食欲不振、容易哭闹、发育迟缓、抵抗力下降，稍大后会表现出孤僻、攻击性强等异常行为。

2）利于改善人际关系：有科学家研究发现，对于适当的体触方式，人们不仅会感到愉悦，同时也会对体触对象产生情感依赖。专家指出，有的家长与孩子显得不太亲密，就在于家长在孩子幼年时忽略了亲子教育，即孩子缺少与父母的身体接触。在成人世界里，一些非常复杂、微妙的事情往往用一个手势、一个拥抱就可以达到“一切尽在不言中”的效果，可见身体触摸对于人际关系的改善非常重要。

3）利于传递多元信息：作为一种沟通方式，体触是其他沟通方式所不能取代的，在缓解和减轻患者痛苦的同时，往往体触还包含某些特定信息。如出差多日的父母返家后对孩子的拥抱传递的是家人相互关爱的信息；护士用手触摸小患者的头部，传递的是护士对患儿关心的信息；护士用双手搀扶老年患者，传递的是关怀和尊敬等信息。

除了以上作用，在护理过程中，体触对于患者病情的缓解和恢复有着不可替代的效力，具体说来有以下几方面：

1）健康评估。在实际工作中，护士可采用某些体触方式对患者的健康状况或病情进行评估。如患者主诉腹部疼痛时，护士可以通过触摸患者腹部的方法了解其病因、病灶，为医生诊疗提供理论支持。

2）心理支持。体触不仅能减缓患者的痛苦，还是一种无声的安慰和重要的心理支持，可以表达关心、理解、体贴、安慰等情感。如产妇在分娩过程中，护士可通过抚摸产妇腹部或紧握产妇的手等体触方式，并伴以擦汗、鼓励性的语言等，使产妇感到安慰，有助于顺利分娩；又如抚摸、轻拍或搂抱烦躁、恐惧的患儿，可使其安静，有助于患儿健康恢复等。

3）辅助治疗：近年来，某些国家已经开始尝试将体触疗法作为辅助疗法运用到临床上。临床研究证明，对患者进行适当的身体接触能有效改善人体的免疫系统，减轻或缓解因焦虑、紧张而引起的疼痛、恶劣情绪等。随着今后研究的不断深入和成熟，这一新兴疗法将在未来得到有效运用，为广大患者带来福音。

护士对患者进行体触疗法，其目的就在于减轻或缓解患者的生理及精神痛苦，引起患者的良好反应，从而促进护患沟通，使患者早日康复。但受文化背景、个体差异、受教育水平等因素的影响，人们对体触的理解、适应和反应程度不可避免地存在差异。从另一方面说，体触在产生积极作用的同时难免引起消极影响。故而护士在选择体触方式时，应考虑患者的性别、年龄、文化背景等诸多因素，具体如下：

1）依据沟通环境。在实际工作中，护士应根据具体环境采用相适应的体触方式才能起到良好的效果。如患者家属被告知患者病情加重时，护士紧握患者家属的双手，或将手握住患者家属的手臂就可起到较好的安慰作用；反之，如果护士在此时对其采取按摩颈部等体触方式，这不仅看似荒唐，其结果也可想而知。

2）依据沟通对象。在实际工作中，护士应根据沟通对象的不同采用相适应的体触方式。如国人普遍认为，同性之间比较容易接受体触沟通，而对异性却必须谨慎。在对待女性患者或患儿时，护士大可根据实际情况采用任何一种体触方式，对于老年男性患者，护士可采取适当的体触形式，如搀扶、捶背等，而对于青年男士，护士就尽量避免对其进行抚摸等体触方式，以免引起误会或反感。

3）依据双方关系：在现实生活中，只有在护士与患者经过初步接触的情况下，护士才有可能采用体触方式促进护患沟通，反之只会带来尴尬或使患者产生被冒犯的感觉。对于住院时间较长的患者，护士可从握手开始，根据不同情况逐渐对其进行拉手、拥抱等体触方式，以促进护患沟通。

4）依据文化背景：护士根据不同地域、不同文化背景的患者具体对待。如蒙古族同胞很忌讳小孩被人抚摸头顶，认为这样会为小孩带来疾病或加重病情，欧美地区男女之间普遍采用拥抱方式表示友好、祝贺等。

6. 人际距离　心理学家研究发现，任何人在人际交往过程中，都需要一个自己能够把握的空间范围，这个空间也就是人际距离，也称人际空间、界域语、空间效应等，是沟通双方通过个人空间位置和距离等传情达意的特殊沟通方式，也是非语言沟通的重要方式之一。在社会生活中，任何人都需要有一个属于自己的空间，虽然其范围无法丈量，也没有明显界限，但这一空间是真实存在的，而且是不容侵犯的。当这个领域受到有意或无意的侵犯时，人们就会感到不安、恐惧甚至绝望。

在护理过程中，由于工作需要，护士不可避免地会经常介入患者的人际空间，如体检、手术、导尿、灌肠等涉及患者隐私的一系列工作，对患者造成或多或少的影响。这就需要护士在提供护理服务的同时注意患者的个人空间范围，如在这些工作开展前护士应给予患者必要的解释和安慰，赢得患者的理解和配合；在操作过程中也应该尽量保护患者的个人隐私不被侵犯。

从心理学的角度来讲，虽然个人对空间的需求欲望有所不同，但是这种需求终究有其限度。比如，当一个人的个人空间超出他所需要的范围时，他就会感到孤独和寂寞。根据这一理论，美国心理学家霍尔在其《无声的语言》一书中指出，人际距离可分为四个层次，即亲密距离、个人距离、社会距离和公共距离。

（1）亲密距离　亲密距离是指交流双方距离很小（50cm以下），而且允许身体接触的人际距离，通常情况下只有感情非常亲密的人才能在此范围内和谐相处、有效沟通，反之则不被允许进入。这是由于这种距离通常只发生在恋人、亲人或者非常亲密的朋友之间，而不具备这种关系的人贸然闯入，只会给对方造成被侵犯的感觉。但是，在特殊情况下，这一距离也会被迫缩小，如在拥挤的公共汽车中，人们只能相互紧贴。据此，护士在进入患者的个人空间时，必须首先向患者说明原因，得到允许后才能进入，在工作过程中，也应避免不必要的身体接触、眼神交流等，以免引起患者被冒犯的感觉。

（2）个体距离　个体距离一般是指人们与亲朋好友、熟人等相处时的距离，通常应保持在0.5～1.2m，也是一种比较亲密的沟通距离。在护理工作中，护士通常可采用这一距离向患者解释相关情况或向患者了解有关事宜，既能充分体现护士对患者的关心与热情，又能保证患者的个人空间不被侵犯，还便于双方都能听懂说清，是护士与患者之间较为理想的人际距离。

（3）社会距离　社会距离通常是指人际关系一般或陌生人相互沟通时的交往距离，通常应保持在1.3～3m，主要用于商务沟通或社会交往。在护理工作中，与人际距离较为敏感的患者或异性患者沟通时，也可采用这种人际距离，以避免患者产生不适，达到良好的效果。

（4）公共距离　公共距离主要适合于群体交往（如演讲），双方交流通常在3m以上，不适用护理人员的工作需要。

在护理工作中，护士要根据不同情况调节与沟通对象的距离，以促进非语言沟通。

（1）交往对象　交往对象不同，其人际距离也有所不同。对于老年患者，护士应主动亲近，距离可以适当缩短，以体现自己的尊敬与热情；对于那些患有艾滋病、性病等传染病的患者，护士也应该给予基本的尊重，以免加重他们的心理负担，影响治疗效果；对于儿童或比较孤独的患者，护士可根据具体情况适当缩短交谈距离，以促进情感沟通；对于较为敏感的患者、异性青年患者，护士的沟通距离可适当加大，给对方以足够的人际空间，但是绝对不能对其"敬而远之"，置之不理。

（2）场合　在公共场合，私人空间应该服从公共空间。如前面提到的在拥挤的公交车上，人们只能相互紧贴的情况下，如果有人要求较大的人际空间的话，这显然是不合情理的，自然也不会得到认可。同样，在条件允许的情况下，如果还有人故意紧贴，那就是不正常的行为了，同样也不会被认可。在护理过程中，护士也应根据具体情况调节与患者的人际距离，如当告知某患者身患一些涉及隐私的疾病时，护士就该选择恰当的场合和时间，以保证患者的个人隐私不被侵犯，否则必然会引起患者的不安或不快。

（3）内容　通常情况下，如果沟通内容比较严肃，护士应适当加大与患者的人际关系，而比较轻松的内容则可以相对缩小。如患者正在抢救、其家属询问情况时，护士就应该以社交距离告之家属要耐心等待，而不能太过亲密，以免使患者家属在担心之余再添反感。

■ **知识导读**　常见身体动作及含义

摆手——表示制止或否定

双手外摊——表示无可奈何

双臂外展——表示阻挡

播头或搔颈——表示困惑

搓手——表示紧张

拍头——表示自责

耸肩——表示不以为然或无可奈何

请思考：你在日常的沟通行为常会有哪些身体的动作，这些动作一般发生在什么样的沟通情境中？

（二）非语言沟通具有以下作用

1. 情感表达　据统计，在一个信息传递和交流的总效应中，词语占7%，音调占38%，面部表情占55%。非语言符号大都是心理活动和内在气质的真实表露，往往比语言信息具有更强的表现力和吸引力，也更富有感染力。在日常生活中，人们彼此交流所采用的沟通方式上，非语言沟通占60%~70%。如朋友会面时会点头微笑，恋人见面时的眉目传情、暗送秋波，还有欣赏文艺节目和精彩赛事而引起的热烈掌声等。

作为医疗工作者，娴熟的技术，沉着、稳重的举止可缓解患者的心理焦虑，给予患者以安全、信任感。特别是急诊护士能够在危、急、重症患者面前表现出镇定、勇敢、果断、坚毅等非语言行为，无疑会使患者的情绪由恐惧、焦虑过渡到平静、镇定，从而达到护患之间的默契与配合。例如在抢救一名腹部刀刺伤患者时，护士从容、镇定，行动积极准确，迅速建立静脉通道，穿刺一针见血，妥当固定穿刺肢体，同时有条不紊地配合医生进行抢救。护士娴熟的技术能够使恐惧、失望的患者重新获得希望，增加康复信心。

2. 口语替代　非语言沟通可克服语言不通的障碍，起到替代口语表达的作用。交通警察车辆指挥，赛场球员手势暗号等，都是用非语言的形式来代替语言表达。

在医疗护理工作中，非语言沟通有时显得尤为重要，因为面对某些患者，非语言交流是获取信息的唯一渠道。例如使用呼吸机的患者、患儿等，无法用语言与医护人员沟通，只能依靠表情姿势的变化来表达自己的感受等。另外，在某些特殊情况下，如抢救患者时医护人员之间常通过快速交换目光或点头示意等表情动作进行沟通，以使抢救工作配合默契。因此，非语言沟通是护理人员获取信息的重要途径。

3. 辅助交流　非语言交流是通过眼神、动作、表情、姿势等方式将信息传递给对方，是无声的、持续的，它有着辅助表义、强化感情的作用。所以人与人交往不仅要"听其言"，而且要"观其行"。医护人员察觉和理解患者非语言暗示的能力，往往和对语言察觉理解能力同样重要，有时甚至更为宝贵。如果护士受过训练，敏锐地观察患者表现出来的内心的非语言信号，留意自己的行为及其护理工作的影响，那么就会出现良好的沟通效果，事半功倍，达到最佳的沟通目的。反之，可能会因判断失误影响诊疗效果。

4. 感官显示　个人形象包括一个人的服饰、举止、仪容、表情等，这在某种程度上可以显示出其身份、个性、气质、爱好及文化修养。美的形象常给人以亲切、端庄、纯洁、文明的印象。对医护人员而言，整洁清爽的仪表，轻巧敏捷的动作，温文尔雅的行为举止，乐观开朗的情绪能给患者以温暖、信任、安抚、希望和生命的寄托，帮助患者树立战胜病魔的信心。倘若护理工作者举止端庄、落落大方，各种操作技术娴熟，必定会给患者留下良好的印象，拉近护患之间的距离。从而转变患者的不良情绪，使其能够积极配合治疗与护理，达到心理护理与心理治疗的目标。相反蓬头垢面、粗俗不雅的仪表举止则会带给患者焦虑、烦闷的情绪，甚至是恐惧不安，因而耽误患者的康复时间。

■ 案例分析

护士小杨在一所二级甲等医院工作，星期一早晨一上班，护士长就通知小杨，说有一个建筑工人不慎从脚手架下跌落，导致左腿腿骨骨折，请小杨做好护理准备。小杨在询问了一些具体情况后，赶紧联系了相关人员，为患者准备好了病床。不一会儿，患者在一些工友的护送下来到了医院门口，早已守候在此的小杨立即迎上前去说："您好，我是这里的护士，您是不是那位工人师傅？我们已经做好的诊疗、护理准备，请先到急诊科。"然后引导患者等人进入了急诊科，为其挂了急诊，并协助骨科大夫为其接好了断骨，患者的工友们都舒了一口气。在接骨时，小杨见患者疼得额头冒汗，几次用毛巾为患者擦汗。紧接着，小杨又和工友们一起将患者转移到了病房，协助其躺下后又为其盖好了被子。患者感激她说道："谢谢您！"小杨微笑着说："不用谢，这是我们应该做的。"说完，小杨将右手轻轻地放在了患者的额头上，在确定患者有点发热后说："您有点发热，先喝点水。"说完为患者倒了一杯温开水，在患者喝水的过程中，又向患者的工友介绍了医院的相关科室如护士值班室、开水房的位置等。最后，小杨礼貌地说："我现在需要到别的房间配合医生查房，如果需要请找我。"说完，小杨轻轻离开了病房。

请思考：你认为小杨在工作中运用了哪些非语言沟通方式，有什么可取之处？

三、护士非语言沟通的基本要求

在护理工作中，护士应高度注意自己的言行举止，以促进护患沟通，使患者早日恢复健康。一般情况下，护士应掌握并遵循以下非语言沟通基本要求：

（一）尊重患者

尊重患者即在护理过程中应充分考虑患者的自尊心，在不影响治疗效果的情况下，应以患者的主观意识为主。

（二）适度得体

护士的举止和外表无疑会对患者的心理产生巨大影响，并最终影响其治疗效果。因此，护士在护理过程中应高度注意自己的一言一行，并通过自己的一些非语言行为感染、影响患者。通常情况下，护士仪容应端庄，笑容要自然，对于患者的要求应尽量予以帮助，使患者感到亲切、温暖。

（三）敏捷稳重

时间就是生命，尤其是在抢救时，护士在敏捷地配合医生工作时，更应该做到头脑清醒，有条不紊，为患者的起死回生赢得宝贵时间。

（四）因人而异

在运用非语言沟通时，护士应根据不同患者、不同情况具体对待，设身处地地为患者提供服务。在日常生活或工作中，护士应留意观察不同患者在不同心态下的非语言行为，并对其进行深入思考、总结经验，为工作中的非语言沟通打下坚实基础。

第五节　治疗性沟通

一、治疗性沟通的含义、特征、目的及作用

（一）治疗性沟通的含义

治疗性沟通是一般性沟通在护理工作中的具体运用，是指护患之间、护士之间、护士与医生及其他医务人员之间，围绕患者的治疗问题并能对治疗起积极作用所进行的信息传递和理解。其实质是一种有目的的护患沟通。

（二）治疗性沟通的特征

1. 以患者为中心　一般性沟通的沟通双方处于平等互利的地位，无主动与被动之分，双方都能关注对方的动机、情绪，并能根据对方的反应做出相应的改变。而在治疗性沟通中信息传递的焦点是围绕着患者的健康问题进行的，以满足患者的需求为主要沟通目的。

2. 明确的目的性　一般性沟通的目的是为了加深了解，增进友谊或是双方实现某种业务活动往来，而医疗护理活动中的沟通内容都是为了满足患者的需要，解决患者的健康问题，达到恢复、促进、维持患者健康的目的，这是治疗性沟通的一个重要的特征。

3. 护患自我暴露　这是与一般性沟通的重要区别。在一般性沟通中，沟通双方都会有一定程度和内容的自我暴露。而在治疗性沟通中，比较注重的是促进患者的自我暴露，以增强患者对自我问题的洞察力和便于护士了解患者实际情况，评估患者的需求。而要求护士在患者面前尽量减少自我暴露，以免患者反过来担心护士而增加患者的心理压力。

（三）治疗性沟通的目的及作用

1. 建立良好的护患关系　建立和维护一个互相信任的、开放的良好护患关系，有利于护理工作顺利进行。

2. 做好健康评估　收集患者的健康相关资料，进行健康评估，确定患者的健康问题，并为患者提供相应的健康教育信息，提高其自我护理能力。

3. 了解患者的情绪与态度，对患者实施心理干预，提供心理社会支持，促进身心健康。

4. 与患者共同讨论并确定需要解决的护理问题。

5. 与患者共同协商制定切实可行的护理计划和措施，促使患者参与并积极合作，从而达到预期目标。

■ **案例导思**　*治疗性沟通之操作前解释*

新住院患者王某，男，72岁。医嘱第二天清晨要抽血化验，责任护士小刘于下午15时来到病房为患者进行操作前的解释。

护士："大爷，您好！中午有没有睡一会啊？"

患者："是小刘护士，你好。睡了一小会儿。"

护士："哦，那还不错，您需要多休息。根据您的病情需要，医生为您开了化验单，需要您明天抽血做化验。请您明天早上醒来后不要吃饭、喝水，保持空腹，六点半左右夜班护士会来为您抽血。"

患者："好的。都化验什么项目呀？要抽多少血？"

护士："化验项目有肝功能、血脂、血糖，抽5mL就够了。大爷，您不要担心，抽5mL的血对您的身体不会有影响，但对诊断您的病却很重要。明天抽血护士会很小心的。"

患者："谢谢你。"

护士："不用谢。您今天晚上好好休息，如果有什么事可按床头的呼叫器，我们随时来为您服务。您一定要记住明天早晨抽血以前不要吃任何东西。"

患者："记住了。"

请思考：请分析以上案例中护士的治疗性沟通行为是否有效，并分析原因。

二、影响治疗性沟通的因素

（一）护士因素

1. 职业情感　职业情感是指从业者在职业活动中所产生和确立起来的内心情绪和体验。护士的职业情感是护士本人对护理职业的态度及决定自己职业行为倾向的心理状态，主要包括对职业的热爱度、责任心及对其社会地位的自我评价和改行倾向等方面的认知。

2. 专业知识和技能　实践性强是护理专业的特点之一，护士扎实的理论功底和娴熟的操作技能是完成护理工作的基础，也是影响治疗性沟通的因素。

3. 沟通技巧　护士不仅要有良好的职业情感和丰富的专业知识，还要学会运用各种沟通技巧。

（二）患者因素

1. 疾病程度　患者病情轻重的程度是影响护患沟通的主要因素之一。

2. 个人经历　患者的个人经历，尤其是患病经历对护患沟通会产生一定的影响。

3. 文化程度　患者的文化程度会影响护患沟通的程度与深度。

4. 心理状态　心理状态是影响护患沟通的重要因素，患者的心理状态与疾病的严重程度、治疗效果及家庭经济的承受能力关系密切。

5. 生活习惯　生活习惯是一种长期形成的行为方式，不易改变。住院后，生活习惯的改变容易使患者产生心理的不适应，引起情绪低落，继而影响与护士之间的沟通。

■ **角色扮演**　体验不同情绪下对同一句话的感受

活动组织：分小组活动，每小组5人，其中一人扮演护士，对患者说"您不用着急，会好起来的"。小组的其他4位成员扮演不同情绪状态下的患者，并体会在听到护士说这句话后的感受和体验。

不同情绪患者为：①愤怒的患者；②沮丧的患者；③焦虑的患者；④绝望的患者。

角色扮演后，请各角色扮演者谈扮演中的情感体验。

教师启发引导：护士应充分认识，患者的情绪状态会对沟通产生影响。

三、治疗性沟通的有效策略

（一）提高护士专业素养

护士的语言必须具有明显的职业性。护士职业语言的特征，是以医学专业、医疗实际相关知识、医院制度及卫生政策法规为基础，护患交流要按专业规范，明确说明，通俗易懂，且不能随意化。由于患者对疾病知识的缺乏及对病情的焦虑，因此迫切希望了解与疾病有关的情况。如果护士掌握了较为丰富的医学专业知识，在与患者的沟通过程中耐心、温和地讲解，并根据患者目前的情况给予开导、解释，恰当说明医疗服务风险性和不确定性，让患者及亲属获得医疗风险心理承受力，鼓励患者稳定情绪，树立治疗信心，积极配合治疗，是相当重要的护患沟通目的，将会产生良好的心理治疗效果。

因此，要求我们的医务人员在实际工作中要不断学习，增添新知识，不仅要有专业知识，还应掌握心理学、社会学、人际交往、教育学、法律等学科知识，使自己在医患沟通中充满自信，有说服力，取得患者信任，以便解决患者提出的健康问题，消除影响康复因素。在治疗性沟通中，语言应通俗易懂、朴实自然，表情亲切自如，多用通俗易懂的大众词语，尽量不用医学术语，使患者容易理解接受，也有利于缩短护患距离。

（二）树立良好的形象，营造和谐氛围

患者对护士的第一印象非常重要，一声称呼用词是否得体，会影响到护患交流。交流时护士可根据患者的身份、年龄、职业及文化层次的不同，因人而异的称呼他们，在维护他们自尊的基础上，选择他们喜欢听的名称称呼他们。护士还需主动多接触患者及亲属，抓住时机营造良好的沟通氛围，如适时的闲聊、多一些“分外”的帮助，通过言行努力表达爱心，催化护患产生真挚友情。当遇到患者情绪失态，护士必须有效自我控制情绪，并要谅解和化解患者过激言行。

（三）关注患者人文背景，开创个性化服务

患者来自四面八方，研究并探索个性化的医疗服务是医患沟通的趋势所在。由于患者的年龄、职业、性格特点、文化程度等不同，而且因个人的病情不同，采取的沟通方式也应该不同。要因人而异、增加沟通的灵活性和亲切感，表现出对患者的充分尊重和友好，给予得体的称谓，首次沟通时要先做自我介绍，使用礼貌性语言，善用安慰语，多用鼓励话，巧用权威话，慎用消极语，禁用伤害语。举止稳重，态度和蔼，用亲切的目光、真诚的表情、轻柔的手势、良好的言行举止感染患者，温暖患者的心，给患者留下良好的印象，让患者感觉心情舒畅，愿意进行沟通。在临床护理

中，我们应该做到：

1. 文化层次高的患者　文化层次高的患者，经常阅读自身所患疾病的书籍，而且他们对自己所服药物的作用、不良反应了解得非常清楚，因此，对每日更改治疗药物非常敏感，护士应抓住这一时机，给这类患者讲解所更改药物的作用及不良反应，并且就患者提出的问题进行准确的回答。

2. 文化程度低的患者　对文化程度低的患者，在与患者沟通中，抓住患者对所患疾病不了解，不知道经常诱发疾病的原因，及更想知道自己预后的这一心理，耐心地给患者讲解一些患者能接受的医学知识，引导患者提问，针对患者提问，进行回答，让患者树立良好的战胜疾病的信心。在与文化层次较低的或老年人沟通时要尊重他们，而且要通俗易懂，必要时可重复。在回答患者提问题时，应以实事求是的态度，知道多少回答多少，不知道的，查阅有关资料后再回答。

3. 与同龄患者沟通　与同龄患者沟通应平等、坦诚相待，看成自己的朋友。

4. 与患儿沟通　与患儿沟通应给予爱护、关心、鼓励、抚摸等。

5. 与不同国籍、不同民族患者的沟通　对不同国籍、不同民族患者要尊重他们的风土人情和风俗习惯等。

总之，护士依据不同的患者，扮演不同角色进行沟通，使患者予以接纳达到沟通目的。对不同患者，只有采取不同方式进行沟通，才能达到有成效的沟通。

（四）积极倾听，了解患者的心声

倾听并不是只听对方所说的词句，还应注意其说话的语音、语调、面部表情、身体姿势和动作等各种非语言行为。倾听包括注意整体性和全面地理解对方所表达的全部信息，要鼓励患者积极暴露信息，进而准确了解患者内心真实想法，否则会引起曲解。护士在与患者进行治疗性沟通时，要倾听患者诉说其病情、健康问题，要注意耐心倾听，让患者有一个完整的叙述。中途尽量不要打断提问，弄清楚患者所关心的问题是什么，同时注意目光、表情，让患者感到护士是在认真倾听，并不断有回应，让表情在交流过程中传递温暖的感觉。在护患沟通中，患者可能说不清自己的病情感受，护士要通过耐心细致的开放性提问来启发、帮助患者说出自己的症状和感受。

■ **知识导读**

患者在医院里最关注医务人员对他们的负责态度，而表现护理人员负责态度的标准，关键在两个方面：第一是否有及时有效的护理措施，第二是否有亲和善意的人文言行。护士的人文言行应该主动显示善意，体现人道与仁爱的医学人文精神。只有全面地表达善意，才能使患者及亲属感受到医方给予温暖、安全、尊重及诚意的负责态度。

（五）举止端庄、谈吐文雅、技术娴熟

患者就诊时往往存在着恐惧、焦虑心理，希望得到医护人员的重视、理解和精心治疗。护士需要直接面对患者，工作印象的好坏，不仅影响沟通效果，也关系着治疗

效果。作为一名护士，首先要做到能使患者产生依赖和安全感，以消除患者不必要的惧怕。因此，文雅的举止、美好的语言、娴熟的技术更是维系沟通效果的纽带，是取得患者信任和密切护患关系的重要环节。

护士要主动与患者交流沟通，适时地安慰、鼓励和解释并可作意识和注意力的转移引导，以消除患者对疾病的惧怕心理，并进行必要的解释，以获得心理治疗最佳效果。护士在进行语言性交流沟通时，语调要柔和，声音要和谐，使人听后感到温馨、悦耳、声情并茂，音量应适中，也可根据不同场合、谈话内容来确定讲话的音量，如进行心理护理时，音量宜小，使谈话显得亲切，患者更容易接受。

有些患者由于文化背景关系，对治疗目的不大了解，对治疗效果抱怀疑态度，这就需要在交流、沟通时细心认真倾听，耐心进行专业性的指导，达到理想的治疗效果。

（方　敏　尹湘红）

自测题

单选题

1. 招呼用语不包括（　　）

A. 您好　B. 晚安　C. 对不起
D. 请多包涵　E. 谢谢您的帮助

2. 护士语言使用要准确，语言内容严谨，符合法律法规，体现了语言的（　　）

A. 专业性　B. 道德性　C. 礼貌性
D. 规范性　E. 安慰性

3. 护士与患者交谈中，不妥的提问是（　　）

A. 问题说得简单而清楚　B. 不问对方难回答的问题
C. 语言要通俗易懂　D. 一次问2个问题
E. 在安静的环境下提问

4. 招呼患者用语，不妥的一项是（　　）

A. 使用礼貌语气　B. 利用表情、手势招呼聋哑患者
C. 视年龄、职业选择不同的招呼　D. 叫床号代替患者姓名
E. 语言应清晰、温和

5. 护士与患者交谈前的准备工作不包括（　　）

A. 了解患者一般情况　B. 确定交谈目的　C. 选择交谈环境
D. 选择交谈时间　E. 记录患者的治疗护理要点

6. 与患者交谈时，“沉默”宜用于（　　）

A. 交谈开始时　B. 交谈结束时　C. 自始至终
D. 交谈过程中　E. 开始与结束时

7. 与患者交谈过程中，可引起沟通障碍的做法是（　　）

A. 与患者经常保持目光接触　B. 交谈过程中适当沉默
C. 用复述强调患者陈述的关键内容　D. 交谈过程中随意改变话题

E. 适时轻松抚摸患者

8. 王女士，足月分娩，在其分娩痛苦不安时，可采用的沟通技巧是　（　）

A. 倾听产妇诉说　B. 用语言安慰产妇　C. 亲切的抚摸

D. 开放自我　E. 沉默

9. 李女士，70岁。听力差，因白内障入院，治疗效果不佳，护士小陈发现患者在伤心流泪。此时护士与其沟通，最妥当的做法是　（　）

A. 护士悄悄走进病房　B. 护士站在患者身后　C. 护士轻轻地安抚她

D. 护士大声问其流泪的原因　E. 护士因患者不言，就立即离开病房

10. 护士小王是患者李先生的责任护士，但第一次交谈就失败，造成其失败的原因可能是（　）

A. 小王表情沉着、从容　B. 小王在患者吃晚饭前进行交谈

C. 小王热情介绍自己　D. 小王选择一个安静的环境进行交谈

E. 小王仪表大方、整洁

11. 晨间护理时，护士带着微笑走进病房，向患者问“早上好！”“您晚上睡得好吗？”。你对这话的理解是　（　）

A. 虚伪的寒暄　B. 打扰患者休息　C. 情感的交流

D. 给患者增加烦恼　E. 探听患者的隐私

12. 两个人交谈时，如果其中一人匆匆她看了一眼手表，提示交谈该停止了，这体现了非语言沟通的（　）作用。

A. 补强　B. 重复　C. 替代

D. 驳斥　E. 调整

13. 在人际交往中，正确的做法是注重对方的（　）

A. 外貌　B. 背景　C. 过去表现

D. 当前表现　E. 一贯表现

14. 护士在和患者沟通时如患者哭泣，下列做法不正确的是（　）

A. 允许患者说出哭泣的原因　B. 陪伴患者身边

C. 允许患者独处　D. 劝导患者尽量停止哭泣

E. 运用触摸安抚患者

15. 护士在和危重患者沟通时，下列做法不正确的是（　）

A. 尽量缩短交谈时间　B. 提问以开放式问题为主

C. 运用触摸　D. 使用非语言沟通技巧

E. 详细询问病史

16—18题共用题干

陶女士，36岁。因宫颈原位癌住院待手术，患者入院后整日唉声叹气，偷偷哭泣，心事重重。

16. 护士与患者进行交谈时，最好先问　（　）

A. 看来您有心事，能与我谈谈吗　B. 您为什么常流泪

C. 您知道手术过程吗　　D. 您害怕手术是吗

E. 有什么事要我帮您吗

17. 交谈过程中，患者因对病情担忧而伤心哭泣，此时护士最好　(　)

A. 暂时离开，让患者情绪平静　　B. 目光注视患者

C. 陪伴患者，沉默片刻　　D. 询问患者哭泣的其他原因

E. 安慰患者，说明伤心对患者的病情危害

18. 交谈中护士了解到患者一向身体健康，对此次住院手术无思想准备，此时患者首先需要　(　)

A. 对医院环境的适应　　B. 对患者角色的适应

C. 保持良好的自我形象　　D. 建立良好的人际关系

E. 亲朋好友的探视

19. 信息交流中最重要的技巧是 (　)

A. 核实情况　　B.沉默的运用　　C. 触摸的方式

D. 用心倾听　　E. 目光接触

20. 倾听对方谈话不应　(　)

A. 全神贯注，注意听讲　　B. 及时评论对方所谈内容

C. 与对方距离约1m　　D. 双方位置平持，稍向患者倾斜

E. 适时沉默

21. 对护理用语的要求，哪项不妥　(　)

A. 语言内容严谨、高尚　　B. 语言清晰、温和

C. 语言简洁、明快　　D. 书写整齐、清晰

E. 语言通俗易懂

22. 一般情况下，护患关系发生障碍时，主要责任人是 (　)

A. 医生　　B. 护士　　C. 患者

D. 患者家属　　E. 护士和患者

23. 影响人际沟通效果的环境因素是 (　)

A. 沟通者情绪烦躁　　B. 沟通者听力障碍　　C. 沟通双方距离较远

D. 沟通双方信仰不同　　E. 沟通双方价值观不同

24. 语言沟通的主要媒介是 (　)

A. 表情　　B. 眼神　　C. 文字

D. 手势　　E. 姿势

25. 影响人际沟通的隐秘性因素是指 (　)

A. 沟通场所阴暗　　B. 沟通者双方距离较远

C. 沟通者一方情绪悲哀　　D. 沟通者一方性格内向

E. 沟通过程中有其他人员在场

26. 属于人际关系主要特点的是 (　)

A. 单纯性　　B. 灵活性　　C. 稳定性

D. 多重性　　　　　E. 随意性

27. 在护患交谈过程中，如果护士希望得到更多的、更真实的患者信息，可采用的最佳技巧为（　）

A. 阐释　　　　　B. 核实　　　　　C. 重述

D. 提问　　　　　E. 沉默

28. 在护患交谈过程中，为了给自己提供思考和观察的时间，护士可采用的最佳技巧为（　）

A. 倾听　　　　　B. 核实　　　　　C. 鼓励

D. 沉默　　　　　E. 患者重述

29. 在护患交谈中，护士移情是指护士（　）

A. 同情患者　　　　　B. 怜悯患者　　　　　C. 鼓励患者

D. 表达自我感情　　　　　E. 理解患者感情

30. 触摸应用于辅助疗法时，主要作用是（　）

A. 镇痛　　　　　B. 止咳　　　　　C. 降低体温

D. 促进血液循环　　　　　E. 缓解心动过速

31. 非语言沟通的特点是（　）

A. 持续性　　　　　B. 局限性　　　　　C. 专业性

D. 生动性　　　　　E. 多变性

32. 良好的语言能给患者带来精神上的安慰，体现了语言的（　）

A. 广泛性　　　　　B. 保密性　　　　　C. 规范性

D. 情感性　　　　　E. 通俗性

33. 护患沟通的首要原则是（　）

A. 治疗性　　　　　B. 保密性　　　　　C. 规范性

D. 尊重性　　　　　E. 艺术性

34. 一位护士在与患者的交谈中，希望了解更多患者对其疾病的真实感受和治疗的看法。最适合的交谈技巧为（　）

A. 认真倾听　　　　　B. 仔细核实　　　　　C. 及时鼓励

D. 封闭式提问　　　　　E. 开放式提问

35—37题共用题干

患者，男性，69岁，农民。文化水平较低，胃癌术后。护士在探视时间与其进行交谈。交谈过程，护士手机来电，护士立刻将手机关闭；患者感到伤口阵阵疼痛，并很烦躁，患者的女儿轻轻地安慰，最终交谈无法再进行下去，不得不中止。

35. 影响此次护患沟通的隐秘性因素是（　）

A. 患者伤口疼痛　　　　　B. 患者为文盲　　　　　C. 护士未关闭手机

D. 患者女儿在场　　　　　E. 患者年龄较大

36. 导致此次交谈失败的个人生理因素是患者（　）

A. 文化水平较低　　　　　B. 情绪烦躁　　　　　C. 年龄较大

D. 伤口疼痛　　E. 女儿在场

37. 针对此患者的特点，最佳的护患关系模式为（　　）

A. 指导型　　B. 被动型　　C. 共同参与型

D. 指导—合作型　　E. 主动—被动型

38. 护士的微笑在护理工作中的作用不包括（　　）

A. 缓解患者的疼痛　　B. 赢得患者的信任和支持

C. 缓解患者的紧张、不安心理　　D. 缩短护患之间的心理距离

E. 美化护士形象

39. 护士的触摸在护理工作中较为突出的作用主要体现在（　　）

A. 美化护士形象　　B. 避免护患纠纷　　C. 减轻患者疼痛

D. 促进患者康复　　E. 刺激儿童生长发育

40. 某癌症晚期患者，处于临终状态，感到恐惧和绝望，当其发怒时，护士应（　　）

A. 热情鼓励，帮助其树立信心　　B. 指导用药，减轻患者痛苦

C. 说服患者理智面对病情　　D. 理解、陪伴、保护患者

E. 同情照顾，满足患者要求

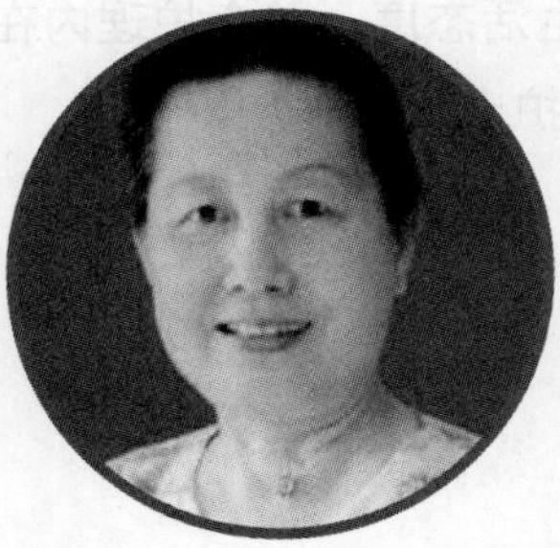

南丁格尔奖章获得者章金媛

章金媛，女，1929年出生，江西南昌人，1948年毕业于江西省高级护士学校，南昌市第一人民医院原护理部主任，章金媛爱心奉献团名誉理事长，江西省红十字志愿护理服务中心主任。2003年荣获第39届南丁格尔奖章。

章金媛自16岁进入护校学习起，便把南丁格尔作为自己一生的榜样。在从事护理工作过程中，她坚持以爱心对待患者，以科学的态度对待工作。她运用运筹学、美学、人体平衡等原理创新研究40余项成果，被全国各大医院推广运用于临床。其中获中华护理学会科技奖、省市科技奖共10项，获国家专利4项。她还在国内护理学术刊物上发表文章百余篇，被邀请到29个省、市作护理讲座2000多场次。

1993年退休后，章金媛从一名护士转变成了一名红十字工作者。她用行动实践了“只要我心脏不停止跳动，一定要为护理事业尽一份力”的誓言。2000年，她发起倡议组建了“江西省红十字志愿护理服务中心”。十余年来，在她的影响和带动下，爱心奉献团队已发展到拥有6000多名志愿者的队伍，先后为350多个社区的1000多万居民提供爱心服务，累计进行公益服务达11.2亿小时，并将服务模式延伸至全国19个省、市、自治区及美国、日本等地。

爱心奉献团秉承“做群众需要的事、家庭关注的事、社会认可的事”的服务理念，致力于社会公益服务，探索出了一种“医院—社会—家庭”为一体的志愿服务模式，建立了以家庭为基础，以社会为依托、以公益性服务组织为支撑的社会群体性服务体系，坚持为社区居民无偿开展保健预防、技能培训、济困助残、临终关怀及关爱留守妇女儿童等70多项综合性服务活动，深得了广大人民群众的赞誉，被群众亲切地称为“雷锋团”，先后获得国家和省市各类荣誉称号70多项。章金媛爱心奉献团的先进事迹还得到了中央和省市媒体连续多年的关注、报道，章金媛本人被誉为“当代中国的南丁格尔”。

“莫道桑榆晚，为霞尚满天”，这正是章金媛精神风貌的真实写照。她甚至在耄耋之年仍然坚持不懈不遗余力地奔走在志愿服务的道路上。她用无私奉献、不求名利的高尚品德，用一颗永远年轻的心和坚持求知、坚持创新的生活态度，融合护理内在美与外在美，在社会公益事业上继续展现护理美，塑造崇高的护士职业形象。

第七章　护士的礼仪修养

【学习要点】

【知识目标】

1. 掌握　护士礼仪的基本概念，护士站、行、坐姿及护士在工作中的行为礼仪规范，护理工作礼仪及护理操作礼仪的规范。

2. 理解　护士仪容修饰的基本原则，着装的基本原则，护士基本举止及体态礼仪在护理工作的应用。

3. 了解　社交及求职礼仪特点和基本要求。

【技能、职业能力培养目标】

1. 学会将礼仪贯穿于生活、学习、工作中，提高护士的自身素养。

2. 具有运用良好的职业形象提供优质护理服务的能力。

【情感、态度等素质培养目标】

1. 具有优雅的仪态礼仪，良好的职业礼仪。

2. 能通过校园礼仪的运用推进文明校园的建设。

3. 能通过护理礼仪的运用促进和谐的护患关系。

4. 提高个人的文化底蕴与艺术修养，增强自信心，激发对美好生活的追求。

众所周知，中国乃是礼仪之邦，自古以来，文人墨客，平民百姓甚至官员君王都无一不懂礼仪。假设文人墨客不懂礼仪，会被人认为是空有一肚子墨水；而平民百姓不懂礼仪，便会被街坊邻里当作粗俗之人；官员君王不懂礼仪，官员轻则免不了皮肉之苦，重则脑袋不保，而君王更是一国之主，怎能不懂礼仪？也正应了丁尼生的那句“头衔愈大，礼仪愈繁”。相传有一进京赶考的书生，在途中迷了路，碰巧身边有一长者，书生疾步近前，张口就问“老头，你可知道哪条路是通往京城的？”长者微微抬头，打量了他一会，为他指了一条与去京城背道而驰的路，书生吃了不少苦头，也因此耽误了考试。书生敢进京赶考必定是阅书无数，可他偏偏不懂礼仪，也难怪会吃这样的苦头了。俗话说：以铜为镜，可以正衣冠；以古为镜，可以知兴衰；以人为镜，可以明得失。那么以“礼仪”为镜，便可以行天下了吧！

第一节　礼仪概述

“中国有礼仪之大，故称夏，有服章之美，故称华。”古代华夏族正是以丰富的礼仪文化而广受赞誉。孔子云：“不学礼，无以立”。荀子强调：“人无礼则不生，事无礼则不成，国无礼则不宁。”从中国古代多位思想家的言论中，不难看出，礼仪是适应调节人际关系的需要而产生和发展的。中国是一个有着五千年历史的文明古国，中华民族素来被誉为“礼仪之邦”，礼仪作为中国传统文化的一个重要组成部分，它体现的宗旨是尊重，既是对人也是对己的尊重，这种尊重和人民的生活方式有机地、自然地、和谐地融合在一起，成为我们学习、生活、工作的根基，是我们健康成长的臂膀。

■ **知识导读** 礼仪的起源于发展

礼仪随着时代的变迁而不断演变、充实和更新，大致分为礼仪孕育时期（原始社会中、晚期）、礼仪形成时期（夏、商、西周时期）、礼仪变革时期（春秋战国时期）、礼仪鼎盛时期（秦汉时期）、礼仪衰落时期（清末时期）及现代礼仪时期（新中国成立以来）。

2017年10月18日，习近平总书记在党的十九大报告中强调：“要提高人民思想觉悟、道德水准、文明素养，提高全社会文明程度。广泛开展理想信念教育，深化中国特色社会主义和中国梦宣传教育，弘扬民族精神和时代精神，加强爱国主义、集体主义、社会主义教育，引导人们树立正确的历史观、民族观、国家观、文化观。深入实施公民道德建设工程，推进社会公德、职业道德、家庭美德、个人品德建设，激励人们向上向善、孝老爱亲，忠于祖国、忠于人民”。这是构建现代礼仪文化的指南。我们应将传统礼仪文化的精髓融入现代文化体系，以社会主义核心价值观的构建为契机，促进礼仪意识转变为礼仪行为。

一、礼仪的基本概念

礼仪具有丰富的内涵，随着社会的发展不断延伸至各个领域，但本质是一致的，即人们在人际交往过程中约定俗成的行为规范与准则，是对礼貌、礼节、仪表、仪式等具体形式的统称。“礼”字和“仪”字指的都是尊敬的方式，“礼”，多指个人性的，“仪”，则多指集体性的，像开幕式，阅兵式等，就是仪式。礼仪在人们交往过程中，受历史传统、风俗习惯、宗教信仰、时代潮流等因素影响不断发展，既为人们所认同，又为人们所共同遵守，是在建立和谐关系的基础上各种符合客观要求的行为准则和规范的综合。

二、礼仪的原则和作用

礼仪是约定俗成的行为规范，有一定标准和尺度。礼仪的规范很多，可以说是包罗万象，因为它涉及生活和工作的方方面面，但只要掌握了一些基本原则，就能化繁为简。

（一）礼仪的原则

礼仪的原则包括敬人原则、遵守原则、自律原则、适度原则和从俗原则。

1. 敬人原则　礼仪的核心是尊重，社交是在双方相互尊重、地位平等的基础上发展的。礼仪的实质是“敬”。“敬”字包含两层含义：一是“尊敬”，即尊敬长辈、尊敬师长、尊敬交往对象、尊敬所有人，尊敬他人就是尊敬自己；二是“敬畏”，即敬畏制度、敬畏法律、敬畏生命。敬畏制度，你上班就不会迟到，因为这是最基本的劳动纪律；敬畏法律，你就不会做违法乱纪的事情，绝不触碰法律底线；敬畏生命，你就不会“酒驾”，就不会做危及他人生命的事情。一个人如果有了“尊敬”之心、“敬畏”之意，就一定会是一个有道德有修养、懂得爱己爱人的人。

2. 遵守原则　礼仪是社会生活的行为准则，世界上各民族、各阶层、各党派、各国家，都应当自觉维护、共同遵守礼仪。尤其在公共场所，更要遵守礼仪规范，例如，在马路上，要遵守行人走人行道，遇红灯要止步、见绿灯才通行，公共场所不吸烟等规则。在日常交往中，要本着平等、真诚原则，工作生活中要遵时守约、信守承诺。

3. 自律原则　个人是礼仪行为的实施者，应当“从自我做起”。礼仪不是用来约束别人的，而是用来修正自己的言行，不断完善自我的行为准则。因此，在学习、应用礼仪过程中，最重要的是要自我约束、自我检视。《辞海》中“慎独”即是指独处无人注意时，自己的行为必须谨慎不苟。所谓“习惯成自然”，养成了良好的习惯，也可使自律成为自觉。

4. 适度原则　俗话说“礼多人不怪”，但在实际生活中，礼多了人也怪。热情过度、礼节繁多，会显得太过迂腐，反而让人反感。例如，招待宾客时，周到地为客人端茶送水，请人就座，这都在情理之中，但如果在就餐时不停地劝说宾客多吃，甚至用自己的筷子为宾客夹菜，就显得太过热情，甚至会引起对方的反感。因此，人际交往中言行举止既要合乎规范，又要得体适度。

5. 从俗原则　由于国情、民族、文化背景的不同，必须坚持入乡随俗，与大多数人的习惯做法保持一致，切勿目中无人、自以为是。

（二）礼仪的作用

1. 教育作用　礼仪以一种道德习俗的方式对每一个社会成员发挥维护社会正常秩序的教育作用。如果公民都接受礼仪教育，可以从整体上提高公民的综合素质，从而在交往中呈现严于律己、宽以待人，互尊互敬、互谦互让的良好社会风尚。陶行知校长用四块糖果教育学生要守时、要勇于承认自己的错误、要懂得尊重他人的故事就是在用礼仪教育人、塑造人。

2. 美化作用　礼仪之美在于它帮助人们美化自身、美化生活，从而美化整个社会。因此学习和运用礼仪，有助于提升个人的教养、风度和魅力。如面带微笑、有礼貌地跟人打招呼，公众场合轻言细语，开会时将手机调整至振动或静音，这些都能展现自己美好的形象。作为社会成员的每个人变美了，整个社会也就变美了。

3. 协调作用　礼仪作为人们在社会生活中逐渐形成的行为规范和准则，它规范着人们的行为方式，维护着社会的正常秩序，协调着人与人之间的关系，在社会交往中发挥着巨大的作用。比如，上班前向家人道个别，见到同事问声好，这些看似细小的礼节，会像一条美丽的纽带，把自己同对方紧密地联系起来，协调与他们之间的关系，从而获得周围人的认可与赞美，营造良好的人际交往氛围。

4. 沟通作用　自觉遵守礼仪规范，能使交往双方的感情得到良好的沟通，在向对方表示尊重、敬意的过程中，获得对方的理解和尊重，有助于建立友好合作的关系，缓和或者避免不必要的矛盾和冲突。例如，在社交场合司空见惯的握手礼，是古时人们为了表示友好，扔掉手上的工具，摊开手掌，双方击掌，示意手中没有任何武器，不会攻击对方。后来逐渐演变成双方握住右手，相互寒暄致意的见面礼节。这样的无声语言，起到了相互友好、沟通情感的作用。

习近平总书记指出："深入挖掘中华优秀传统文化蕴含的思想观念、人文精神、道德规范，结合时代要求继承创新，让中华文化展现出永久魅力和时代风采"。文明礼貌、助人为乐、爱护公物、保护环境、遵纪守法是中华优秀传统文化蕴含的思想观念、人文精神、道德规范。礼仪修养既属于道德规范体系中的社会公德，是社会主义精神文明的内容，也符合千百年来优良传统的习惯，是适应大多数人需要的道德伦理规范。因此，礼仪是和谐社会的基本要求，是人们希望有安定和平生活环境、有正常社会秩序的共同要求，更是和谐社会中全体公民为维系社会的正常生活而共同遵循的最基本的公共生活准则，是不可或缺的行为规范。

三、护士礼仪的概念与特征

（一）护士礼仪的概念

护士礼仪是一种职业礼仪，是护理工作者在职业活动中所遵循的行为规范和准则，是护理人员素质、修养、行为、气质的综合反映，也是护理人员职业道德的具体表现。护士礼仪包括护士仪表、使用语言的艺术、人际沟通与沟通技巧及护士行为规范等。良好的护士礼仪可以无声地营造完美的医疗护理环境，提高护理服务质量。随着医学模式的转变和发展，护理工作礼仪成为护士必备的职业素养，成为提高护士全面素质的一个重要方面。

（二）护士礼仪的特征

1. 规范性　护士礼仪是护理工作者必须遵守的行为准则，是对护理工作者待人接物、行为举止等方面规定的模式或标准。如护士上班必须着清洁得体的护士服、软底轻便的护士鞋。

2. 强制性　护士礼仪中的内容制定是基于法律、规章和原则基础上的，对于护理工作者具有约束力和强制性。如在护理操作中，不得佩戴首饰、不得涂有色指甲油，进行无菌操作时，必须佩戴口罩。

3. 综合性　护士礼仪是护士职业素养的综合体现，是护理服务科学性与艺术性的统一，是人文与科技的结合，是伦理与美学的结合。在护理活动中体现出护理工作者的科学态度、人文精神和文化内涵。

4. 适应性　护理工作者应对不同的服务对象或不同的文化礼仪具有适应能力。在护理工作中遇到的护理对象的文化、信仰、习俗等方面都有所不同，护理工作者应给予其充分的尊重并在交往中相互融合。特别是近年来，为适应不同服务对象的心理特点，床单的颜色也不再单一，妇产科采用粉色系列、儿科采用卡通图案等。

5. 可行性　护士礼仪在护理工作中的运用过程中，应注重其有效性和可行性，要得到护理对象的接受和认同。如在抢救患者的过程中，要沉着冷静，切不可随意微笑。

第二节　护生的校园礼仪

学校是培养高素质人才的地方，礼仪修身是学校立德树人教育中不可或缺的环节。护生的一言一行影响着未来的职业形象，护生应自觉学习和遵守基本的校园礼仪。学生的校园生活多姿多彩，因而礼仪修养的载体也很丰富。主要涉及校园日常场所和校园交往礼仪。

■ **知识导读**　南开中学的"镜箴"

我国著名教育家张伯苓信奉：一表不整，何以拯天下。为了培养学生合适的着装习惯和文明行为，张伯苓特意在天津南开中学东楼中的过道左侧立一面一人高的大镜子，上面镌刻着张伯苓请严范孙书写的四十字："面必净，发必理，衣必整，纽必结。头容正，肩容平，胸容宽，背容直。气象：勿傲、勿暴、勿怠。颜色：宜和、宜静、宜庄。"使学生出入校门有所警戒，后得名"镜箴"，一直流传至今。"镜箴"，以镜子为鉴正衣冠，以箴言为鉴修德行，铸就了周恩来等南开人不凡的风范与儒雅的气质。

一、校园场所礼仪

（一）课堂礼仪

课堂是学生校园学习的重要场所，课堂礼仪是校园礼仪基本的组成部分，具有融洽师生关系、集中学生注意力、强化纪律观念、协调师生教学等重要的作用。

1. 候课礼仪

（1）着装整齐，准备好课本和文具，安静端坐，等待老师的到来。

（2）应提前5～10分钟到课堂，老师在教室，应向老师致意；如果迟到，应向老师报告致歉。迟到的同学入座时要迅速、轻捷，动作幅度要小，尽量不发出响声。

2. 上课礼仪

（1）严守课堂纪律，不私下说话，不做小动作，不在教室内进食，不睡觉，以饱满的精神状态上好每一节课。

（2）当老师提问时应该先举手，经老师允许后再起立发言。发言时，身体要立正。发言态度要落落大方，声音要清晰响亮，应当使用普通话。

（3）上课时对老师的讲解应及时做出反应，无论"听懂了"还是"还有疑问"，都可以借助体态语予以回复，切记不要中途打断老师的讲话。

（4）手机等电子通信工具应关闭或调至无声状态。

（5）听到下课铃响时，若老师还未宣布下课，学生应当安心听讲，不能忙着收拾书本。

（6）最后一个离开教室者，应自觉关灯、关门及风扇等公共设备。

（二）实训室礼仪

护理学是一门实践性学科，实训室是护生学习护理实践操作的重要学习场所，是课堂学习的延续。遵守实训室礼仪对学生日后成为一名优秀护士有着深远的影响。

1. 入实训室礼仪　进入实训室，要遵守实训室的各项规章制度，保持室内清洁。护理实训室的床单位即为模拟病床，不能养成随便在床上落座的习惯。

2. 实训服饰礼仪　进入实训室须穿护生实验服，长发必须束起，佩戴帽子，穿戴必须符合基本的服饰礼仪要求。

3. 实训设施礼仪　爱护实训室里的仪器设备，爱护仿真人体模型，不得损害或乱涂写，尊重生命应从日常行为做起。

4. 实训结束礼仪　实训结束要做好实训室清洁整理，仪器模型归位摆好，相关用具洗刷干净，废料依规进行专业处理，关好门窗和电器。

（三）图书馆礼仪

图书馆是学生的第二课堂，在学习和交流知识、获取信息的场所。因此，同学们在获取知识的同时，也应遵守图书馆的规章制度。

1. 图书馆着装及环境礼仪　图书馆学习应衣着整洁，不能穿背心、拖鞋进图书馆。办理借还书手续及进馆要按照秩序，进馆前应将电子通信工具如手机等调至静音，保持环境安静和清洁卫生。

2. 图书馆秩序礼仪

（1）图书馆学习时不要占座位，走路要轻，最好不要穿带跟的皮鞋。入座和起座要轻，翻书也要轻。与同学交谈时，应轻声细语，若需长时间讨论，应到指定区域。

（2）应自觉爱护图书馆的公共设施和图书、报刊，阅览时不在图书、报刊上圈画、做笔记，不能私自剪裁图书资料，查询电子资源时，不要恶意下载。

（3）情侣不要在图书馆过度亲热，影响其他同学学习。

（四）宿舍礼仪

古人云“一屋不扫何以扫天下？”宿舍是学生共同生活的场所，也是反映学生精神文明和礼仪修养的一个窗口。

1. 遵章守纪　遵守学生宿舍的管理制度，不做学校禁止的行为。

2. 团结友爱　同学之间团结友爱，和睦相处，对有困难和生病的同学要多关心照顾。自觉遵守宿舍生活秩序，不在宿舍和楼道内大声喧哗打闹。接听手机，使用电子设备音量适宜，不影响他人休息。上下床动作轻，拿东西声音小。

3. 维护环境礼仪　共同保持宿舍内外整洁，及时打扫卫生清理垃圾，营造良好的生活环境。平时注意搞好个人卫生，衣服要勤换洗，床铺勤打扫，被褥叠整齐，用具摆放合适。不随便在他人床上坐卧，未经允许，不随便挪动或翻看他人物品。

4. 礼貌待人礼仪 老师及客人进宿舍，下铺的同学要起立，上铺的同学要坐起，主动打招呼，当客人告辞时应以礼相送。

5. 恪守交友规则礼仪 交往适度，不侵犯他人的隐私和个人权利，要尊重各自的生活习惯。

（五）食堂礼仪

学校食堂是师生共同就餐的场所，应注意就餐行为的基本礼仪。

1. 文明候餐礼仪 文明就餐，遵守学校规章制度，自觉按照先后次序排队购买饭菜，不要拥挤或插队，也不要打闹或起哄。如与师长一起吃饭，要请长辈先入座。

2. 文明用餐礼仪

（1）保持就餐环境卫生，节约粮食，就餐完毕要及时将餐盘送至指定清洁区，将自己的就餐地点清理干净，不可在餐厅乱扔杂物，不随地吐痰，不吸烟。

（2）尊重食堂员工的劳动，如遇问题，不可争吵或辱骂、当面顶撞工作人员，应通过食堂管理部门或其他途径解决。

（3）用餐时应举止文雅、注意细节，咳嗽、打喷嚏时头要扭向一边，并用手或纸巾捂住口鼻。

（六）观看比赛礼仪

1. 观赛秩序礼仪

（1）提前入场并尽快达到观众席落座，退场时不要拥挤。

（2）观看比赛时不要大声喧哗、高声喊叫。

（3）自觉维护场内公共卫生。

2. 观赛礼仪

（1）观看比赛应保持良好心态，持公正态度，对比赛双方一视同仁。

（2）礼貌观看，对运动员偶尔出现的失误应理解、鼓励，切不可起哄、喝倒彩、扔物品。

（3）支持裁判员工作，瞬息万变的体育竞技，难免出现判断失误，不应指责或干扰裁判。

二、校园交往礼仪

■ **故事导入** 程门立雪

杨时（1053—1135）是北宋时一位很有才华的才子，南剑州将乐人（今属福建）。中了进士后，他放弃做官，继续求学。程颢（1032—1085）、程颐（1033—1107）兄弟俩是当时很有名望的大学问家、哲学家、教育学，洛阳人，同是北宋理学的奠基人。他们的学说为后来的南宋朱熹所继承，世称程朱学派。

杨时仰慕二程的学识，投奔洛阳程颢门下，拜师求学，4年后程颢去世，又继续拜程颐为师。这时他年已40，仍尊师如故，刻苦学习。一天，大雪纷飞，天寒地冻，杨时碰到疑难问题，便冒着凛冽的寒风，约同学游酢（1053—1123年）一同前往老师家求教。当他来到老师家，见老师正坐在椅子上睡着了，他不忍打搅，怕影响老师休息，就静静地侍立门外等候。当老师一觉醒来时他们的脚下已积雪一尺深了，身上飘满了雪。老师忙把杨时等两人请进屋去，为他们讲学。后来，“程门立雪”成了广为流传的尊师礼仪典范。

良好的教学相长型师生关系是教育的基石。著名思想家荀子在《荀子·修身篇》中说过“君子隆师而亲友”，尊师守礼也一直是中国的传统。

（一）师生交往礼仪

1. 进入老师的办公室礼仪　进入老师的办公室须先敲门，尽可能提前预约，征得老师同意后，方可进入。进入教师办公室要保持安静，不要在办公室里大声喧哗，更不可随意翻动老师的物品。

2. 路遇到老师礼仪　在路上遇到老师应点头致意或问好，不要评头论足。如环境狭窄（楼道、走廊），应向旁边跨开一步，给老师让道。

3. 尊重老师课堂礼仪　尊重老师组织的教学活动，服从老师教学管理，完成老师安排的任务，共同成长。对老师讲授的内容有异议时，单独找老师交换意见，切不可不分场合提出质疑。

（二）同学交往礼仪

同学关系是学校社会关系的最基本内容，同学交往尊重是基础。

1. 同学见面礼仪　见面要主动打招呼，可彼此直呼其名，但不能用“喂”“哎”等不礼貌用语。有求于同学时，须用“请”“谢谢”“麻烦你”等礼貌用语。

2. 同学交往礼仪

（1）同学交往，不互相攀比。当同学遇到困难或遭遇不幸时，不应嘲笑、歧视，应热情帮助，真诚伸出援助之手。对同学的相貌、体态、衣着不要品头论足。

（2）男女同学交往时，谈吐和举止应注意分寸，男生应该尊重女生，处处体现出男子汉的心胸坦荡、气度宽宏的风格；女同学应该大方得体，谈吐文雅端庄，以体现女性的秀雅之美。

（三）集体活动礼仪

集体活动如学术讲座、会议、节日汇演等是学校素质教育中不可或缺的一部分。参加集体活动应遵循基本礼仪，彰显学生的朝气和活力。

1. 集体活动着装礼仪　衣着整洁、服饰符合活动场景，仪表大方，女生着淡妆。

2. 集体活动礼仪

（1）准时入场、进出有序。

（2）在奏国歌仪式时，应起立肃静，面向国旗行注目礼。

（3）活动进行中不使用各类电子通信工具。

（4）欣赏和参加艺术类活动，不在演员或指挥致谢前鼓掌；不吹口哨，不喝倒彩。

（5）不得无故在活动过程中中途退场或来回走动，活动中不吃零食，保持场所清洁。

（6）配合活动组织方，积极参与所有活动程序。

（四）学生社团活动礼仪

学生社团是指学生为了实现会员的共同意愿和满足个人兴趣爱好的需求、自愿组成的、按照其章程开展活动的群众性学生组织。学生社团是我国校园文化建设的重要载体，是学校第二课堂的引领者，目的是活跃学校的学习氛围，提高学生的自主管理能力，丰富学生的课余生活。

学生社团必须遵守宪法、国家政策和学校有关管理规定；自觉开展各种健康有益的理论学习、学术活动、文体活动、社会实践、志愿服务等活动，不得从事与宗旨相违背的活动，或利用社团名义从事非法活动及以营利为目的的活动；成员之间互敬互重、共同学习、共同成长。

■ **实践活动**　校园礼仪展示

活动组织：学生以小组为单位，观察校园礼仪的薄弱之处，运用头脑风暴法提出改进的方法，将改进前后的情况编排成情景剧向全班汇报演出。

教师启发引导：正确掌握校园礼仪，充分展示个人形象。

校园礼仪修养需要我们坚持不懈从小事上注意，端正态度，不仅把学习专业技术知识当成最重要的责任，更要注重自身道德修养的提高，用丰富的内涵武装自己，这才真正达到了学校教育的目标，使每一个学生成为真正契合“礼仪之邦”的合格优秀的社会人。

第三节　护士的仪表礼仪

■ **案例分析**

在一家医院妇产科工作一年的护士陈可，周末与中学同学聚会时，觉得同学们的打扮都时髦靓丽，经不住同学的“好心”，也一起去做了个美甲，还买了条手链戴上。周一上班给产妇做康复护理时，手链频繁与产妇皮肤接触，产妇抱怨太凉；上午给新生儿洗澡，美甲上的水钻不小心划伤了婴儿的皮肤，患者家属意见非常大，投诉到护理部。

你能找出护士陈可有哪些不规范行为吗？

仪表是一个人的外表，包括服饰、仪容和姿态等，是个人形象的重要组成部分，也是一个人内在素养的外在体现。护士注重仪容与服饰礼仪，不仅能塑造护士职业形象，更是给患者良好第一印象的关键。

一、护士仪容礼仪

（一）仪容的内涵

1. 仪容的自然美　仪容的自然美是指仪容的先天条件好。在社交活动中，美好的仪容是个人良好形象的开始，无疑会令人产生好感，使人愉悦。

2. 仪容的修饰美　仪容的修饰美是指依照规范和个人条件，通过化妆、美容、护肤等修饰技巧对仪容进行必要的、恰当的修饰和美化，塑造出美好的个人形象。其原则是美观、整洁、卫生、得体。在人际交往中，是一项很重要的礼仪。

3. 仪容的内在美　仪容的内在美是指通过不断的学习和训练，提高个人的文化底蕴与艺术修养，注重自身内涵与品位，提高思想觉悟和道德水准，培养出高雅的气质与美好的心灵，需持之以恒才能使仪容美升华至最高境界。

以上三个方面的高度统一，才能造就真正意义上的仪容美，忽略其中的任意一方面，都会使其黯然失色。仪容的自然美是人们的普遍心愿，但大多数人都需要通过适当的修饰来弥补仪容的先天不足。而仪容内在美的升华则需要持之以恒地学习和训练。

（二）护士仪容修饰的基本原则

1. 适度性原则　修饰有度、简繁得当，要美化，更应以自然为本。可根据个人特点运用相应的化妆、造型技巧，选择适合的修饰用品恰到好处地加以使用，使人在修饰过后以自然美的姿态出现，显现出先天美和独特的气质。不盲目模仿，不过分修饰和装点，以免弄巧成拙。

2. 协调性原则　头面部修饰与服装搭配，要以达到一种整体协调美的效果为目的。修饰应与自己年龄相吻合，避免显老、装嫩等情况的出现。选择与自己的身份、职业相协调的妆容和发型，能更好、更得体地体现自己的仪容美，在他人眼中树立良好的职业形象。不做违背身份、职业特点的修饰，例如学生不能浓妆艳抹、护士不能披头散发等。

3. 表现个性原则 仪容的修饰就是对自我形象进行重新塑造，扬长避短，从外部形式上充分体现内在气质和性格，完整地表现个人的独特魅力。并不是简单地描眉画眼、涂口红等，而是将面部肤色、眉眼修饰、口红色泽、发色发型都要做到整体统一协调，从而打造出适合个性特征的最佳形象。

4. 仪容与素质统一原则　仪容是一个人的外在形象，是人际交往中的“第一印象”。而素质包括道德情操、品行、气质、性格、爱好、阅历等，是一个人内在或深层次的品质，需多次接触才能深入了解。好的仪容能给人留下美好的最初印象，促进与他人进一步交往，而好的素质则是最佳的“化妆品”，它使仪容美得到延续和升华。因此，在人际交往和个人形象的塑造中，仪容修饰与内在素质二者缺一不可，只有将它们统一结合起来，才能获得更加完美的仪容效果，这也体现了内在美与外在美的辩证统一。

（三）护士发部修饰礼仪

1. 女护士短发发式　短发发长应前不遮眉、后不搭肩，两鬓头发梳于耳后，不可披散于面颊，必要时可用小发夹固定。烫发不能过于蓬松，严禁染成鲜艳或怪异的色彩。

2. 女护士长发发式　应将头发梳理整齐盘于头后，用发卡或头花加以固定，也可直接戴网套。头花、网套等装饰以素雅、大方为主色调，避免鲜艳、夸张、过于时尚的发饰给患者带来不良的刺激。

3. 男护士发式　男护士发型以干净整洁的短发为宜，不留长发、不留鬓角，前发不触及额头，后发不触及衬衫领口。保持头发干净清爽，不油腻、无发屑、无异味。不烫发，不染彩色头发，不剃光头，以免给患者带来不信任感，影响职业形象和工作效率。

（四）护士面容礼仪

1. 眼睛　眼睛是心灵的窗口。应保持眼睛的清洁，及时清除眼部分泌物，注意眼病的预防和治疗。如佩戴眼镜应保持镜片的清洁无污，佩戴隐形眼镜则颜色、花纹不可怪异奇特，应选择接近自然的黑色或棕色，以免影响护士的职业形象。

2. 眉毛　眉毛应根据自己的年龄、性别、脸型对眉毛进行恰当的修整，以便将眼部修饰得更好，衬托出明亮的双眸，以眉清目秀的面容获得患者的好感。

3. 鼻子　注意鼻腔清洁卫生，避免当众擤鼻涕、挖鼻孔等，在公共场合下清理鼻涕应背对他人，声音越小越好。

4. 唇齿　保持口腔清洁和口内无异味是交往礼仪的基本要求。上班前忌烟酒和吃有刺激性气味的食物。积极治疗引起口腔异味的疾病，与患者交谈时应保持一定距离或佩戴口罩。男护士应及时修剃胡须，不要蓄须。

5. 耳朵　洗脸、洗头时应同步清洁耳朵。护士不能在岗位上或患者面前挖耳朵，以免给人留下不雅形象。

二、护士职业妆容及修饰

（一）职业妆容

根据护士的职业特点，护士的工作妆容应遵循淡雅自然的原则。从礼仪角度出发，可适当化淡妆，以增强容貌的表现力，展现护士端庄大方、稳重沉静的职业美感，切忌浓妆艳抹。护士妆容修饰应遵循的原则：

1. 眉毛　选用比发色稍浅的眉笔，以浅棕或淡黑为宜，切不可过深、过粗。
2. 眼线　眼线要画得纤细，切不可粗、黑、重。
3. 眼影　眼影以浅色自然为宜，切不可使用过亮或过重的金属色。
4. 腮红　腮红以暖色调为宜，切不可过深过集中。
5. 口红　口红应与眼影、腮红、服装颜色搭配协调，切不可过艳。

（二）护士肢体修饰

1. 手部　护士要保持手部清洁卫生，手部皮肤要保持完好，无倒刺。指甲要经常修剪，不要涂颜色鲜艳的指甲油。由于职业原因需长时间接触手部消毒液，应适时涂护手霜，注意手部保养。

2. 腿部　要保持干爽无异味，鞋袜透气并经常更换。工作场所严禁腿、脚裸露，女护士穿裙式护士服须配肉色长筒丝袜，并做到清洁无破损。

三、护士着装礼仪

（一）着装的基本原则

1. TPO原则　“TPO”原则是目前国际通行的着装原则，是指人们在选配着装时，应兼顾时间（Time）、地点（Place）、目的（Object）这三大客观因素。

（1）时间原则　着装应富有时代气息，并顺应四季特点，与生活规律相协调。

（2）地点原则　着装应考虑不同环境、不同地理位置、不同国家习俗。例如护士在医疗区着护士服，但不能着护士服进入食堂；若是去着装相对保守的阿拉伯国家旅游就不能穿小背心、超短裙，避免不尊重当地人之嫌。

（3）目的原则　根据活动目的选择合适的款式及颜色。例如参加婚礼为表达喜庆和祝贺，可穿艳丽的服装；参加葬礼为表达严肃或悲伤则应选择黑色等深色系服装；如护生参见应聘应着正装，外出旅游则以休闲舒适为宜。

2. 适度性原则

（1）适宜的色彩　色彩的搭配应和谐，使人视觉上产生舒适感。工作场合禁止穿着颜色过于鲜艳、透明度较高的服装。在较正式的场合中，颜色搭配最好不超过三种。

（2）适当的款式　服饰的款式应根据年龄特征、社交目的、场合及环境而选择，这样既能够与所处环境氛围和谐统一，又能够展现个人风采。

（3）适度的装饰　装饰要有分寸，佩戴首饰以少为佳，做到恰到好处。

3. 个体性原则　个体性原则是指着装应因人而异，做到“量体裁衣”。着装应把握自身的特点，与个人的体形、年龄肤色、职业身份等相适应，扬长避短，使个人的仪表自然、生动、大方、得体又具有个体独特性。要善于发现自身的美，扬长避短，穿出自己的风格，在交往中给他人留下深刻美好的印象。

（二）护士职业着装的要求

■ **知识导读**　护士服的起源

护士服最早起源于欧洲教会中修女的服饰，服饰起源也与修女的工作内容及性质有关。当时的护理被视为宗教活动之一，由修道院中女修道士执行，已有“修女应穿统一服装，而且主要以白色的长袍为主，且应有面罩”的规定，修女服装是现代护士服的雏形。随着世界上第一所护士学校的诞生，护士成为一种职业，护士服饰也成了这个职业的符号。南丁格尔首创护士服装时，以“清洁、整齐并利于清洗”为原则。弗洛伦斯·南丁格尔作为护理事业的创始人和现代护理教育的奠基人，为纪念她在护理事业上做出的卓越贡献，其在护理工作中常穿的白色长袍，也就成了现今从事护理工作者服装的基本款型。白色也体现其深刻的内涵，既是对南丁格尔纯洁无瑕、无私奉献的护理精神的纪念，也是对每一位护理工作者的勉励和赞扬。

1. 护士服　护士服是护士的工作装，是护理工作的需要，也体现了对患者的尊重，可以根据工作要求和人性化需求选择不同颜色、不同款式的护士服。衣服尺寸合适，不缺带少扣；裙式工作服应衣长过膝；内衣的领边、袖边、裙边不宜露在工作服外面；护士裤的长度站立时裤脚前面能碰到鞋面，后面能垂直遮住1cm鞋帮；夏季穿裙装时应穿浅色或同色内衣，且不可外露。不可穿工作服进入食堂就餐或出入其他公共场所。护士服要经常换洗，保持整齐清洁，口袋内忌乱塞。穿护士服要将标有本人姓名、职称、职务等内容的工作牌佩戴于左胸上方，保持端正、洁净，如果有损坏或模糊不清时要及时更换。

2. 护士帽　护士帽是护士的职业象征，代表着护士被赋予神圣的使命，用无声的语言告诉患者："我是一名专业护士，将尽心尽力为您的健康服务"。常规护士帽分燕帽和圆筒帽两种。

（1）燕帽　适用于普通病房。戴燕帽时，应平整无折，戴正戴稳，高低适中，距离发际4～5cm，发夹应选用与头发或帽子相同的颜色并固定于燕帽两边夹角处。

（2）圆筒帽　圆筒帽是护士在无菌操作和保护性隔离时使用的，一般为男护士、手术室、传染科及特殊科室的护士佩戴。戴圆筒帽时，头发应全部纳入帽内，前不露刘海、后不露发髻，帽的边缝置于脑后正中，边缘整齐。

3. 护士鞋　护理人员的鞋袜应以白色或乳白色为主，男士穿皮鞋要求鞋袜同色。护士鞋应样式简洁，要求软底防滑，平底或矮坡跟均可，给人一种轻盈、舒适向上的感觉。护士鞋应经常清洗，保持洁白干净。病区内，禁止穿着高跟鞋或走路时有声响的硬底鞋。站立时，袜口不能露在裙摆或裤脚外面。

4. 口罩　护士进行无菌操作与隔离护理时必须戴口罩。首先要端正口罩，系带系于两耳或枕后，完全遮盖口鼻，上至鼻翼上方1～2cm，下至下颌前沿，四周无空隙。以吸气时口罩内形成负压为适宜松紧，达到有效防护。

戴口罩需注意的问题有：

（1）口罩应及时更换或清洗，保持洁净美观。口罩取下后要将贴靠口鼻的内侧一面向里叠好，整齐叠放于清洁口袋内，不能将口罩挂于胸前或装入不干净的口袋中。

（2）不能将口罩戴到鼻孔下面、扯到颌下或吊在一侧耳朵上面，使人感觉随意懒散，影响职业形象。

（3）一般情况下与人讲话要摘下口罩，长时间戴着口罩与人讲话会给人不礼貌的感觉。

（三）护士职业佩戴饰物的要求

护士在工作中佩戴饰物会妨碍工作，接触患者时容易成为医院内交叉感染的媒介体，有划伤患者、划破手套、脱落污染的危险，不便于手的清洁消毒。因此，护士上岗工作时的饰物佩戴要求如下：

1. 禁止佩戴手部饰品　禁止佩戴手部饰品，包括戒指、指环、手镯、手链等；不宜佩戴脚链；不宜佩戴手表，可佩戴挂表。挂于左侧胸前，既卫生又便于工作。

2. 不宜佩戴耳部、颈部饰品　不宜佩戴耳部饰品，包括耳环、耳坠等，可选择符合身份的耳钉；不宜佩戴项链或挂坠，如需佩戴，只能戴于工作服以内，不可外露。

第四节　护理体态礼仪

训练有素的举止、优美的姿态、得体的风度，能显示出护士良好的素质和职业特点，并给人们留下温和、善良、仁爱的“白衣天使”形象。我国古人用“站如松、坐如钟、行如风”来形容站、坐、行的姿态。对护士而言，良好的体态可增加患者对护士的信任感，使患者能更好地配合治疗和护理，促进患者的早日康复。

一、护士基本体态

体态是指人的行为动作和表情，是个人精神面貌的外观体现，具有向外界传递个人思想、情感和态度的功能，是一种内涵丰富，无声的语言。日常生活中站、坐、行的姿态，举手投足与一颦一笑都可以称为举止，行为举止是心灵的外衣。举止的高雅得体与规范，直接反映出人的内在素养，影响他人对自己的印象和评价。正如艺术家达·芬奇所说：“从仪态了解人的内心世界、把握人的本来面目，往往具有相当的准确性和可靠性。”护理工作中体态主要有站、坐、走及护理操作中的动作行为。

（一）站姿

站姿是体态美的基础，可分为基本站姿、标准站姿和沟通站姿。护士的站姿应显示出稳重、朝气和自信。正确站姿是：头正颈直，目光平和，面带微笑，下颌微收，表情自然，挺胸收腹，两肩水平，外展放松，立腰提臀。女子双手贴于大腿两侧或相握于小腹前，两腿并拢，两脚呈“V”字形，脚尖距离10～15cm，或呈“丁”字形。男子两臂自然下垂，双手贴于大腿两侧，双脚平行，与肩同宽。站立时应避免各种不良姿势如双腿抖动、倚墙、勾肩搭背、双手叉腰等，给人以自由散漫、无精打采的感觉。

（二）坐姿

护士的坐姿应体现出端庄、诚恳和谦逊。正确的坐姿是上身保持站立时的姿势，右脚后移半步，单手或双手把护士服下端捋平，轻轻落座在椅子的前1/2或2/3处。女性双膝并拢，两足自然踏地，略内收，双手交叉放于两腿间或双手握拳交叉于腹前。男性双膝略分开，双手分别放于两膝上。要求入座无声，坐定时两眼平视，挺胸抬头，上身正直。避免摇头晃脑、上身不直、手部错位、腿部失态、脚部乱动等不良坐姿。从礼仪的角度说，护士的坐姿不仅要端庄得体，还要注意等尊者先就座后才能落座。

（三）行姿

行姿是人在空间变换方位的基本形式。护士在行走时应昂首挺胸、步履轻盈，给人以活力、柔美之感。正确的走姿是目视前方，上身保持站立姿势，两臂自然前后摆动（约30°），步幅均匀，步伐笔直。忌双手乱放、身体摇摆。注意克服低头无神、鸭步或八步等。

在引导患者行走时，护士可以边行走边将右手或者左手抬起一定的高度，五指并拢，掌心向上，以其肘部为轴，朝向引导或介绍目标，伸出手臂进行介绍。行走时采用上身稍转向患者的侧前行姿势。遇到楼梯、台阶、拐角时，应用手势和言语提醒患者"请小心慢行"。退出病房时，亦应后退几步后再转身，以示礼貌。在较窄的走廊里与他人相遇时护士应面向他人，点头致意。

在抢救患者、处理急诊、应答患者呼唤时，为了赶速度、抢时间，可用短暂的快步代替小跑。在快走中，护士要注意保持上身平稳、步态自然、肌肉放松、步履轻快有序、步幅减小、快而稳健，忌慌乱奔跑。

（四）蹲姿

护士在工作中有时需要蹲下取物或操作时，应以节力美观为原则。例如拾捡物品，可走至物品的后侧方，右脚后退半步，然后下蹲，下蹲时头和肩部同站姿，注意两腿紧靠，前脚全脚着地，后脚脚跟提起、脚掌着地，臀部向下，同时注意护士服下缘不能触地。

二、护士礼仪体态

对于护理行业而言，得体、优雅的行为姿态能够显示出护理人员良好的职业修养，是护士美好形象的具体体现。端正秀雅的姿态，从行为上展示着一个人内在的修养与魅力，起到"此时无声胜有声"的效果。在护理工作中有意识地规范自己的行为举止，形成良好的行为习惯，可体现出护士高雅的举止风范。

（一）端治疗盘

1. 基本要求　在良好站姿或行姿的基础上，两眼平视、目光平和自然，上臂紧靠躯干，肘关节靠近腰部呈90°，治疗盘距胸前方3～5cm，双手托住治疗盘两侧边缘1/3或1/2处，拇指在盘边缘以下，四指自然分开托住盘底，保持治疗盘重心平稳。

2. 注意事项　护士服等不可接触治疗盘内缘，以防污染。进出房门时，用肩部或肘部将门轻轻推开，而不能用脚踢门。端起或放下治疗盘时动作应轻稳。

（二）推治疗车

1.基本要求　护士保持标准站姿位于车后，头微抬，颈直，两肩平齐、外展放松，挺胸收腹，眼光平和自然，身体略向前倾，治疗车距身体前约30cm，双手置扶手处，掌握方向，双臂均匀用力，重心在前臂，行走时步伐轻捷自然，两腿略靠拢，两脚各沿一条直线，小步向前轻轻推动治疗车，尽量减少治疗车推动过程中发出的声响。停放时注意平稳。

2. 注意事项　推治疗车动作要轻，避免噪声。进入房门前，先停稳车，用手轻开门，再推车入室，轻关门后再操作。严禁用治疗车撞开房门。

（三）持病历夹

持病历夹应在良好站姿或行姿的基础上，头微抬，颈直，两肩平齐、外展放松，挺胸收腹，两眼平视、目光平和自然。两腿略靠拢，两脚沿一条直线，小步前行，行走时步伐轻盈自然。

行进中，护士左手持病例夹1/3或1/2处，用手掌握住病历夹边缘中部，放在前臂内侧，持物手臂靠近腰部，病历夹前缘略上翘，按基本行姿向前行进，右臂前后自然摆动；记录时，左手上臂和前臂呈90°，将病历夹平稳托于前臂和左手上，右手轻托病历夹右下角打开记录。

（四）递接物品

递接物品，最好用双手，以表示对对方的尊重，如不方便只能用单手时，应使用右手。递文件时应将文件的正面向着对方，双手递上。若使用文件夹，应将文件夹开口向着对方。递笔和剪刀时，应把尖头部位朝向自己。接受对方递过来的物品时，应从座位上站起，双手去接，同时点头示意或致谢。

（五）开关门礼仪

1. 基本要求　轻敲房门，一般是“一重两轻”敲三下。经对方允许后方可进入，并侧身将门关好。如果没回应，应稍等3～5秒后，再重复一次。开门时应用手握住门把手，轻轻推开门，进入房间后，面向房内反手轻轻将门关上。出门时如果距房门较近可后退两步转身打开房门，如果较远可转身走到门口打开房门，再次转身使身体面向房间，轻轻关好房门离去。

2. 注意事项　不论是出房门还是入房门，都应用手轻开轻关，不可任房门自由开关。进门或出门时，如果有人在房内，应尽量面向房内之人，不要以背示之。礼让患者，坚持“患者先行”的原则。若出入房间时恰逢他人与自己方向相反出入房间，则应主动礼让。一般是房内之人先出，房外之人后入。倘若对方为尊长、女士、来宾，则应优先对方。

三、护理服务礼仪

（一）医院护理服务礼仪

1. 医院护理服务礼仪的基本原则　护士的礼仪直接关系到护理队伍和医院的形象。护士的礼仪可从护士的个体形象、态度、行为等各方面展现出来，并融于职业行为中。不论是门、急诊护士，还是病房或手术室护士，在医院工作中共同的礼仪基本原则主要有：

（1）行为仪表端庄大方　护理人员应将对职业、对患者的尊重体现在护士行为、仪表之中。举手投足的端庄大方，既可增加患者的信任，也有利于建立相互尊重的护患关系。

（2）言语态度和蔼可亲。护理是科学、艺术与爱心的结合，护理人员的言语与态度直接影响患者的情绪和治疗效果。如患者刚进入医院时接诊护士投以微笑，并亲切地接待和介绍环境，可消除患者因环境陌生产生的不安情绪；病房护士在给患者做出院健康指导时，耐心细致的讲解会增强患者战胜疾病的信心。一位具有良好的语言及态度和蔼可亲的护士，会给患者产生正面效应。

（3）操作技术轻柔娴熟　护理技术是构成护理服务质量关键所在。患者患病后，既要忍受疾病的折磨，承担精神压力，还要忍受各种治疗带来的痛苦。所以，护士在进行各项护理操作时要为患者着想。操作前要做好解释工作，操作时动作要轻柔、娴熟并符合力学、美学原则，既能减轻患者的痛苦和思想负担，又能增加患者的安全感和舒适感。

（4）护理服务主动周到　护理人员应该重视护理工作中的主动服务态度，如做好文明服务“五声”：患者初到有迎声、进行治疗有询问声、操作失误有道歉声、接电话时有问候声、患者出院有告别声，这也是对患者心理护理和治疗的重要组成部分。礼仪之本是尊重，所以只有学会换位思考，多些关爱，变被动服务为主动服务，才能为患者提供个性化、人性化的护理服务。

（5）工作作风认真严谨　护士从事的是维护健康、促进健康、减少患者疾苦的工作，必须具有科学严谨的工作作风与慎独精神。护士的每项护理行为，包括一句话、一项简单操作，都关系着患者的健康，认真严谨的工作作风是做好护理工作的基础。上班时一般不携带手机或将手机调至静音。

2. 护理操作中的礼仪规范　随着社会的不断进步，人们的法律意识和自我保护意识增强，对护理服务提出更高的要求。“珍视生命，以患者为重”，护理操作中最高的礼仪就是对患者的尊重，这就要求护理人员在实施各种操作时不仅要具有娴熟的操作技术，还要有规范的仪容仪表、礼貌和善的态度，从而建立良好的护患关系，让患者以积极的心态配合治疗和护理。

（1）操作前的礼仪　护士在进行护理操作前要保持仪容整洁、举止优雅，以表示对患者的尊重，建立信任和亲切感。进入病房要轻声敲门后再进入，并随手将门轻轻关好。进入病房后亲切地与患者打招呼，适当询问患者的病情、睡眠、心情等。护士对患者进行各种操作前，应做好充分的用物准备，用通俗易懂的语言解释本次操作的目的、需要患者配合的方面、操作过程中可能出现的感觉等，以减少患者对操作的恐惧感，取得患者的合作。

（2）操作中的礼仪　操作过程中，护士语言表达要通俗易懂，简明扼要，应采用商量的口吻，避免使用命令式语言。随时了解患者感受，及时解答患者提出的问题，消除患者对护理措施的恐惧和担忧，取得患者的信任与理解。如需患者配合，护士要耐心地指导，并肯定患者有效地配合，提高护理质量和效率。例如：“您好！我现在要给您抽血进行化验，请让我帮您卷起衣袖，找到血管帮你抽血，好吗？”如涉及患者隐私，护士通过解释并取得患者同意后，请无关人员暂时离开病房，用隔帘遮挡，注意患者的保暖。

（3）操作后的礼仪　操作结束后，了解患者的感受及操作效果，告知注意事项，协助患者取舒适体位。对于操作给患者带来的不适，给予适当的安慰，鼓励患者克服困难，配合治疗护理，争取早日康复；同时告知患者这是一种正常反应，并对患者在操作过程中给予的配合和支持表示诚挚的谢意，这也是护理人员良好的礼仪修养和高尚的职业道德的体现。

3. 常见护理情境下的服务礼仪规范要求　医院内的护理服务礼仪规范具体体现在各类护理服务情境中，如出入院护理、手术访视等情境下，护理礼仪表现形式也有所不同，护理人员需要灵活运用。

■ 案例分析

天气寒冷，呼吸内科患者急剧增加，病床已经出现紧张状况，这时又来了一位新患者，他对护士新安排的床位不满意，与护士发生矛盾，拒绝入住，作为主班护士的你，该如何向患者解释，并取得患者配合？

（1）接待患者入病区　新入院的非急危重患者第一个心理愿望就是有所归属，病区负责接待的护士应执行“3S”程序：起身相迎（Stand up），面带微笑（Smile），目视对方（See）；责任护士应在第一时间内看望患者，安排好床位，尽快通知床位医生到场，做好入院须知的宣教（包括病区环境介绍、医院制度介绍、主治医生介绍、同室病友介绍等），尽快消除患者的陌生感，增加其归属感和安全感。

（2）引领患者行走　引领患者进病房时让患者靠右侧或内侧行走，护士在患者左前方，一是表达尊敬，也有利于随时关照患者，步速随患者而快而慢，遇到拐弯或台阶时要放慢脚步示意；下台阶或过往光滑地面时，应给予患者提醒，必要时予以助臂。在病区通道中遇到患者时，主动询问“是否需要帮助”，表现护理人员主动服务的意识与关心。遇到患者轮椅从背后过来时，停步并向旁边退半步让路。

（3）回答患者问题　要耐心倾听，详细解答，与患者保持合适距离（60～120cm）；注意保持目光接触，最好是与患者的视线在同一高度，这样可以体现护士对患者的尊重以及护患间的平等；注意语言与非语言的恰当应用。

（4）护士巡视病房　护士巡视病房时应主动向患者问好，询问有何需要帮助？夜间巡视时，要做到四轻，避免灯光直照患者面部，影响休息。患者临睡前，护士应协助患者整理床位及用品，保证患者安全；晚熄灯时向患者道晚安。患者呼叫时，及时回应。

（5）陪同患者乘电梯　陪同患者乘电梯时以保证患者安全为原则。乘无人管理电梯时，护士应先进电梯，手压开关，不使梯门关闭，另一只手引导患者进入电梯；下电梯时护士应手压开关，让患者先下；如乘有人管理电梯，应让患者先出入电梯。在电梯内避免大声喧哗，遇到同事时微笑点头示意，不大声打招呼，不讨论患者的病情、泄露患者隐私。

（6）患者出现不礼貌行为　护士须保持冷静和克制的态度，不与患者发生冲突，注意保护自己。如自身有过错，应先主动道歉；如患者发脾气，待其平静后再婉言解释，以取得患者谅解；如遇患者举止轻浮无礼者，护士态度要严肃，并迅速回避，如果情节严重，应及时向上级报告。无论何种情况，都不能与患者争吵或对骂。

（7）送患者出院　对于即将出院的患者，护士要表示祝贺并感谢患者对护理工作的支持，征求患者对护理工作的意见和建议；主动协助患者办理出院手续，并做好出院后的家庭服药、饮食起居、健康锻炼及复查、咨询、随访等宣教工作；热情送患者到病区门口或电梯门口，并向患者道别，可叮嘱患者“回去后多保重”“记得按时服药”“记得按时复诊”等。

（二）社区护理服务礼仪

社区卫生服务中心（服务站）的服务礼仪除与医院服务礼仪相同之外，护士尤其应当注意深入家庭进行健康指导时的礼仪。

1. 提前预约，选择合适时间　在确定访视时间时，须与患者达成一致，电话联系时尽量选择下午或晚上，尽量避开患者及家属吃饭、休息的时间。

2. 佩戴胸牌，主动自我介绍　做社区家庭访视时，根据受访者的心理，有时不需要穿工作服，但胸牌是识别医护工作人员的重要标志，必须正确佩戴，以取得患者的信任。另访视时应注意恰当称呼患者及家属。

3. 做好准备，尽量提供方便　了解户主及患者的情况，做好入户前的物品准备，为患者提供尽可能的方便。

4. 尊重主人，遵循入户礼仪　按照主人指定座位落座，和主人说话时前倾身体，不可随意挪动主人的物品。如果需到卧室、书房、卫生间、厨房等地评估环境，须征得主人的同意。

5. 掌握时间，适时礼貌告别　注意患者的健康及精神状况，入户时间不宜过长，谈话内容目的明确、了解需求后，适时告辞，明白“客走主安”。

（三）涉外护理工作礼仪

1. 涉外护理礼仪的原则　随着改革开放的深入发展，医疗机构接受的外籍患者越来越多，护士应当学习掌握一些涉外交往礼仪，以适应涉外护理的发展和需求。在涉外护理中，应遵守以下基本原则。

（1）维护形象，不卑不亢　护理外籍患者时必须时刻注意自己的仪容、仪表、举止，不仅要符合护士礼仪规范的要求，还要做到不卑不亢。此时个人形象不仅体现了个人的教养和品味，也代表着所在单位乃至自己国家、民族的形象。涉外病房护士必须自尊自爱，有责任、有义务自觉维护自己的人格、国格。

（2）尊重风俗，求同存异　要真正做到尊重交往对象，就必须尊重对方所独有的风俗禁忌。在涉外护理中，既要遵守礼仪的国际惯例（共性），又要兼顾护理对象所在国家的礼仪及习俗禁忌，避免工作中的误会。

（3）热情有度，把握分寸　护士对外籍患者要热情友好，展现本医院的服务宗旨及本国的待客风采，但须把握好尺度，避免热情过度，引起误会。外国人比较注意个人隐私及个人空间的保护，过于热情会增加他人的反感及警惕。

2. 涉外护理常用的礼仪　涉外护理中除遵循通用的国际礼仪规则外，还应注意东西方文化的不同。

（1）称谓礼　不同国家有不同的称谓习惯，如西方人姓名排列正好跟我们相反，前是名后是姓，口头称呼一般称姓，如“史密斯先生”，正式场合则要全称。在国际交往中，称谓方式一般根据性别及婚姻状况而定，如对男士一般称“Mr.”，对未婚女士称“Miss”，已婚的则称为“Mrs.”。而相识的人之间无论年龄大小，皆可直呼其名，并认为是种关系亲密的表示。

（2）交谈礼　中国人见面经常问“你吃了吗？昨晚睡眠如何？”等，来体现人与人之间的亲切感。以群体观念为特性的中国文化认为“君子坦荡荡，小人长戚戚”，在交际时不忌讳交流相互私事，并把这当作关心对方的友好表示。以个人主义为取向的西方社会，则认为个人自由神圣不可侵犯，隐私受到人们高度重视。对西方人来说，“中国式打招呼”让他们难以适应，因为西方人认为谈话的内容里涉及个人“隐私”。所以，根据西方人的问候方式，在日常打招呼只说声“Hello”或按时间来分，说声早上好、下午好、晚上好即可。护士与外籍患者交往时除收集必要的治疗护理信息外，应避免询问有关患者个人的婚恋、个人经历、收入支出、信仰政见等相关内容。

（3）致谢礼　当承受赞美时，西方人的应答方式往往是“肯定式”或“互酬式”，即肯定自己确实不错或夸赞他人更好、更漂亮来表现自己心中的愉悦。故受到别人夸奖时，用“Thank you”，“Yes，it really is”来作答即可。

■ **实践活动**　接待礼仪训练

情景设计：王梅所在的市中心医院今天举办省级继续教育学习班，有省护理学会和市护理学会的领导、专家莅临指导。护理部主任安排王梅负责对领导和专家进行接待工作。

活动组织：学生以小组为单位，采用角色扮演法进行训练。

教师启发引导：重点训练内容为引导手势、楼梯指引、电梯指引、来宾次序及乘车礼仪等。

第五节　护士的社交礼仪

■ **案例导入**

小云是急诊科一位实习护士，一次在抢救一位危重患者时，因同学费了很大的力气也未解开患者的皮带，她赶紧上前帮忙解开了。同学笑着夸她很厉害，她微笑了一下，继续工作。可就在这时，患者的儿子看到了她的微笑，非常生气，冲上前用力推了她一把，并责骂她，扬言要投诉她。这是为什么呢？

你能找出小云和她的同学的不妥之处吗？

社交礼仪是指在人际交往过程中，用于表示尊重、亲善和友好的首选行为规范和惯用形势。掌握规范的社交礼仪，能为交往创造出和谐融洽的氛围，建立、保持、改善人际关系。

交际礼仪

（一）会面礼仪

1. 微笑礼　笑容是指人们笑时面部呈现的神情状态，是最常见、最基本的面部表情。微笑能让对方感受真诚友善，能调整双方的情绪，也能起到心理暗示作用。在护理工作中，护理人员的微笑是最基本的面部表情。微笑可以打破沟通障碍，让服务对象倍感愉悦和温暖，它是敬业精神、工作态度的体现，给患者营造一种可信赖的、良好的沟通环境，对患者的身心康复起到举足轻重的作用。

（1）微笑的方法　在面部肌肉放松的基础上，嘴角微微上翘，嘴唇略呈弧形，面含笑意，不发出笑声。同时，面颊上的笑肌收缩、上提，眉眼加以配合。

（2）微笑的注意事项

1）微笑与眼神相一致，要做好口到、眼到才能眉目传神；

2）微笑与语言相一致，才能声情并茂；

3）遇患者病情变化或遭受痛苦折磨时，应显示出严肃、庄重的神情，如果此时还生笑意，是十分不合时宜的。

2. 称谓礼　称谓也叫称呼，一般是指人们在日常交往中彼此之间采用的称呼。恰当地称呼对方，既是对对方的尊重，又是自己良好礼仪风范的体现。

（1）称呼在日常交际中的作用

1）表示尊重。得体的称呼能很好地传达出对别人的尊重和友善。如“赵阿姨”“廖老师”“陈爷爷”等，比直接称呼他们的姓名要显得亲切些。

2）明确人际距离。在不同的情况下，使用不同的称呼，意味着交往双方人际距离的不同。可根据交往对象、交往情景和交往目的的不同，采用不同称呼。如对某病区护士长，主任喊她“小姚”，下属和患者称她“姚护士长”，实习护生称她“姚老师”，年轻医生称她“姚姐”，同学直呼她姓名。

（2）称呼的一般规则

1）遵守常规：称呼要遵从对方的职业、民族、文化、传统和风俗习惯；

2）讲究场合：在不同的场合应使用不同的称呼，正规场合中不合适用昵称；

3）入乡随俗：所谓“十里不同俗，百里不同风”，习俗不一样，称呼也要随之改变。

（3）常用的称呼方式

1）泛尊称，在一般社交中都可以使用的通称，如姑娘、女士、先生；

2）职衔称，一般在较为正式的官方活动中使用，如邹院长、陈书记、王部长；

3）行业称，如邓警官、田医生；

4）专业技术职称，如陈教授、刘技师；

5）亲属称，如“董奶奶”“江大妈”“吴姐”等，在非正式场合的交往中，对非亲属人士以亲属称谓称之，能给人以亲切、热情之感，而在正式场合则应避免；

6）爱称或昵称。护士称呼患者应避免使用爱称或昵称，以免给人轻浮感，有失稳重。

（4）不恰当的称呼

1）替代性称呼。用其他语言符号来替代常规性称呼。比如在临床护理工作中以床号代替患者姓名的称呼就缺乏尊重，显得很不礼貌，在三查八对后应根据患者的具体情况给以恰当的称呼。

2）容易引起误会的称呼。如在中国大陆，常称呼对方为“同志”，意为有共同的革命理想和志愿的人。但在海外或境外，则表示同性恋关系。

3）蔑称，小名。

3. 介绍礼　介绍就是说明情况，它是指把同行者或自己的简要自然情况和思想性格通过明示或暗示的方式告诉对方，是社交场合人与人相互认识的一种手段，是与他人进行沟通、增进了解、建立联系的一种最基本、最常规的方式。

（1）自我介绍　把自己介绍给他人，使对方认识、了解自己。自我介绍的内容要真实而准确，态度应大方、亲切，表达关心及沟通的愿望，一般应在一分钟内结束。最好先递名片再做自我介绍，这样可以加深对方的印象，但如果有介绍人在场，自我介绍则视为不礼貌的。自我介绍的形式：

1）应酬式，通常只是说出姓名而不涉及其他个人信息；

2）工作式，介绍内容包括单位、部门、职务、姓名，比如：我是附属医院神经内科的护士王丽。

（2）介绍他人　经第三方为彼此不相识的双方引荐、介绍的一种交际方式。

介绍的顺序。先向年长者介绍年轻者；先向位尊者介绍位低者；先向患者介绍医生。在口头表达时，先称呼位尊者，再将被介绍者介绍出来。如果在人员众多的场合，一般是按次序或由左至右、或由右至左依次介绍，避免厚此薄彼。

介绍的姿势。为他人作介绍时，一般应站立于被介绍者的旁侧，身体上部略倾向被介绍者，伸出靠近被介绍者一侧的手臂，手心向上，拇指与四指略分，四指自然合拢，指向被介绍一方，且眼神随手势投向被介绍者，面带微笑。被介绍者在他人介绍到自己，或者他人向自己进行自我介绍时，应报以微笑、握手或致意等举动予以呼应，并且彼此使用“您好”“非常高兴认识您”“久仰您的大名”“幸会”等友善的语句问候对方，表示出结识对方的诚意。

介绍的内容。根据交往的具体场合、情景和交往目的不同，介绍的内容有所侧重。根据介绍内容的不同，可以分为以下几种：

1）标准式：主要适用于正式场合。介绍的内容为姓名、单位、部门、职务。例如“大家好，请允许我介绍一下，这位是附属医院护理教研室胡瑾主任”。

2）简介式：主要适用于一般的社交场合，一般只介绍双方姓名等。例如“我来介绍下，这位是刘平，这位是周勤。”

3）强调式：适用于各种社交场合。重点强调介绍者与被介绍者的特殊关系，以引起对方重视。例如“宋护士长，这位是我的学生曾玲，她下星期轮转到你们科室实习，请您对她严格要求，多指导。”

4）推荐式：适用于比较正规的社交场合。多是介绍者有备而来，通常会对被介绍者的优势加以重点介绍。例如"陈院长，这位是李敬博士。她在神经康复护理方面有新的研究和发现，希望有机会能与贵院合作"。

4. 致意礼　致意是日常交往中常见的一种见面礼，即通常所说的打招呼。

（1）致意的方式

1）微笑致意：注视对方，轻轻笑，传达出真诚的问候，是适用范围最广的一种致意方式。

2）点头致意：稍稍向下低头表示向对方打招呼。注意不要摇头晃脑，也不要持续点头不止。

3）举手致意：伸出右臂，掌心向对方，轻轻地摆一摆手，向对方表示问候。举手致意一般不发出声音，也不必反复摇摆。

4）脱帽致意：微微欠身，脱下帽子，然后将帽子置于大约与肩平行的位置，向对方致意。如果是老熟人迎面而过，也可不脱帽，只轻轻地掀动一下帽子致意。

5）欠身致意：全身或身体的上半部微微前倾。

（2）致意的基本规则　下级应当先向上级致意，年轻者应当先向年长者致意，在无长幼尊卑之分时，男士应当向女士先致意。在临床护理工作中，护士应先向患者致意。

（3）致意的注意事项

1）区分不同的致意场合：举手致意一般用于向远距离的熟人打招呼；在不适于交谈的场合，如会议室、图书馆等，点点头或欠身致意即可；

2）把握恰当的致意时间：一般情况下，会面之时即致意，但如果在社交场合碰见身份较高的熟人正在应酬，就应该等其应酬告一段落之后，再上前打招呼致意；

3）选择合适的致意位置：最好站在对方的正面向他致意；

4）体现真诚的致意态度：致意时应诚心诚意，认认真真，遇到对方向自己致意时，应给以相应的方式回礼。

5. 握手礼　握手是人们见面时相互致意最常用的方式。

（1）握手的正确姿势　握手的正确姿势应是面向对方而立，握手时彼此最佳距离为1米，表情自然，面带微笑，目视对方，口道问候，腰板挺直。右手手掌与地面垂直，拇指张开，四指并拢，掌心微凹，手掌和手指全面接触对方的手，稍稍用力握。握手的时间一般持续1～3秒。遇到长者、身份较高者，上身应略前倾15°，头微低。

（2）握手的先后次序　遵循"尊者决定"的原则，尊者先行伸手，对方予以响应。一般而言，上下级之间，上级先伸手；长辈与晚辈之间，长辈先伸手；男女之间，女士可先伸手；主客之间，见面是主人先伸手，分别时客人先伸手。双方见面时，作为下级、晚辈、男士及客人应该先问候，等对方伸手后再与之相握。

（3）握手的注意事项

1）手应清洁。握手前，要脱掉手套，手应该是清洁的。当女士身着礼服礼帽戴手套时，可以不脱去手套。

2）用心握手，力度适当。握手时目光注视对方的时间最好为4～6秒，不可一边握手，一边东张西望。除非患眼疾或眼部有缺陷，一般不要戴着墨镜与人握手。握手的力度要得当，过重或过轻都不适宜。

3）站立握手。除非是年老体弱或者有残疾的人，均要站着而不能坐着握手。

4）不拒绝握手，不用左手握手，当自己手部不洁或患有疾病和创伤之时，应说明原因并对不能握手表示歉意。

5）多人同时进行握手时，忌交叉握手，应该按照顺序一一握手。

6. 鞠躬礼　鞠躬就是弯身行礼，表示对他人敬重的一种礼节。

（1）鞠躬礼的应用　鞠躬礼既适用于庄严肃穆或喜庆欢乐的仪式，也适用于一般的社交场合。可用于表示感谢、道别、致意或追悼等。常用于：

1）下级向上级、学生向老师、晚辈向长辈表达敬意；

2）服务人员向宾客致意，护士送别患者等；

3）重要的讲话前后、领奖前后；

4）道别或追悼时。

（2）鞠躬的姿势　行礼时，保持身体端正，手自然下垂，男性双手放在身体两侧，女性双手合起放在身体前面，面向受礼者，距离为两三步远，以腰部为轴，整个身体上部向前倾。

1）15° 礼：常用于表示问候和欢迎，此时视线由对方脸上落至自己的脚前1.5 m处；

2）30° 礼：用于表示感谢，此时视线落至自己的脚前1 m处；

3）45° 礼：一般用于道歉，眼睛要注视对方的脚部；

4）90° 礼：仅用于忏悔、追悼等场合。

■ 案例导入

英语课上，老师正在带领大家阅读，突然从学生中传出了“喵，喵，喵”的叫声，老师很诧异，“谁上课把宠物给带来了？”同学们哄堂大笑：“刘老师，这是最新的手机铃声”。

请思考：使用手机的同学存在什么礼仪问题？

（二）通信礼仪

1. 电话礼仪

（1）拨打电话礼仪

1）选择恰当时间。一般来说，公务电话上班时间打，私人电话业余时间打。在医院内应避开早晚交接班、查房时打电话，不在中午休息和晚上十点后打电话，以免影响患者休息，如有必要应尽量简短。

2）控制通话时间。打电话前，最好先想好要讲的内容，简明扼要，通电话的时间一般不超过3分钟，即三分钟通话原则。

3）体现文明礼貌。电话接通之后首先应问候对方“您好”，然后介绍自己的姓名、所属单位，说明打电话意图；如请受话人找人或代转时，应说“拜托”或“麻烦您”；通话时话筒与嘴应保持4cm左右的距离；挂电话之前，要有道别语，通话结束时应轻放电话。如果在通话的过程中电话信号中断，拨打者要主动拨过去并予以说明。若拨错电话，应对接听者表示歉意。

4）注意语言形象。通话时要采取端正的姿态，面带微笑，吐字清晰，语气友善，语速适当放慢，声音不宜过高，让声音充满活力和魅力，展现完美的语言形象。公务电话尽量使用普通话。通话过程要专心致志，不可口嚼食物、三心二意。

（2）接听电话礼仪

1）及时接听。一般电话铃响两三声时接听比较合适，如护士正在给患者处置，响铃时间较长，当拿起电话时，首先应向对方致歉，并说明原因。

2）得体应答。注意应用礼貌用语，个人接听时要自报姓名，如是工作电话，在接听时要报单位名称或部门名称，而录音电话通常是报本机电话号码。

3）必要时记录。对于重要电话通常需要做记录。准确记录何人、何单位、何事、是否需要回复等。关键信息在接听电话之后最好再向对方重复一下以确保无误。

4）位高者先挂机。当通话结束时，由地位高的人先挂机。两人地位相同时，主叫先挂机。

（3）手机礼仪

1）手机使用时不要影响和妨碍别人，比如上课、开会或同患者谈话时，手机要改成振动或静音的状态，必要时要关机，即使接听也要到无人之处，压低音量，切勿当众大声通话；

2）不宜在病房大声接打电话；

3）在临床护理工作中手机要关机或调至静音，最好不要在患者面前接打私人电话，更不宜在工作时间玩手机；

4）设有重要的医疗护理监护设备环境内，为防止移动通信设备对医疗设备的干扰，不宜在此工作环境内携带和使用手机。

2. 即时通信软件应用礼仪　互联网时代即时通信软件的应用越来越普遍，方便快捷的优势明显，如微信及QQ等应用广泛。虽然通过网络交流不是面对面，但也应在细节处加强自身礼仪修养，树立良好网络形象。

（1）互动礼仪　申请加入好友或加入群组后，应主动问好。看到好友发消息时应及时点赞或给予好友恰当评论，遇到朋友给予的评论要及时回复，经常互动获得更多关注。

（2）发送信息　仔细斟酌发送信息的质和量，不要出现错别字和不良语句，以正能量为主，不要让别人产生困扰，不转发无根据、涉及敏感话题和带有欺骗性质的信息，尤其是带有“如不转发……”的信息。工作群中避免出现与工作无关的信息，并避免出现点赞等刷屏现象，造成工作延误。总之要在网络交流中尊重别人的时间和流量。

（3）语音与视频　紧急的事情、人多的地方尽量不用语音。单独的视频最好在私密空间，不影响他人，同时也保护个人隐私。

3. 书信礼仪

（1）书信的书写礼仪。书信的书写，应遵循书写范式。信封的书写包括邮政编码、收信人地址姓名、寄件人地址，这些内容都有固定的位置。正确书写才能保证信件准确无误地送达到收信人手中，同时也是对邮政职工尊重的表达方式。

信件内容格式一般包括开头、正文、结束语和祝福语、落款语几个部分。在书写内容时既要注意内容的规范性，也要准确体现情感的交流和信息的真实。书信礼仪对书写内容的基本要求为"五C"原则，即礼貌（courtesy）、清晰（clear）、简洁（concise）、完整（complete）、正确（correct）。

（2）书信的收发礼仪。寄信、收信首先遵守邮政规则。信笺要折叠整齐，邮资要足，邮票要贴在固定位置，信封要封闭严实。信件人要认真阅读，妥善处理，并及时回复。私人信件，未经允许不应公开发表或当众传阅。

4. 电子信件礼仪　在电子邮件日益普及的今天，使用电子信函的礼仪规范值得关注。向他人发送的电子邮件，一定要精心构思，认真撰写。

（1）电子信件内容的撰写

1）主题要明确。一个电子邮件，大都只有一个主题，并且往往需要在前注明。若是将其归纳得当，收件人见到它便对整个电子邮件一目了然。

2）语言要流畅。电子邮件为便于阅读，以语言流畅为要。尽量别写生僻字、异体字。引用数据、资料时，则最好标明出处，以便收件人核对。

3）内容要简洁。网上的时间极为宝贵，所以电子邮件的内容应当简明扼要、越短越好，甚至一般信件所用的起头语、客套话、祝贺词等，都可以省略。

（2）养成良好的传送习惯

1）日期准确：定期检查计算机系统的时间与日期的自动标示；

2）减小容量：发送较大邮件需要先对其进行必要的压缩，以免占用他人邮箱过多的空间；

3）格式正确：发送附加文件要考虑对方能否阅读该文件；

4）收发及时：要常开邮箱，及时收取并回复邮件，凡公务邮件，一般应在收件当天予以回复；

5）注意保密：发送群发信件，要用保密附件方式传送，这样接信的人只会看见信的内容，而不会知道其他收件人是谁及他们的电子信箱代号，可以避免其他收件人的地址被利用。不要擅自转发他人的私人邮件。

第六节　护士的求职礼仪

■ **故事导入**　花三分钟感谢

一家公司的公关部招聘一位职员，许多人参加了角逐。公司的面试和笔试都十分烦琐，一轮轮淘汰下来，最后只剩下5个人。5个人个个都优秀，都有较好的外表条件和学识，都毕业于名牌大学。公司通知5个人，聘用哪个人还得由经理层会议讨论后才能决定。

于是5个人安心地回家，等待公司最后的决定。几天后，其中一位的电子邮箱里收到一封信，信是公司人事部发来的，内容是："经过公司研究决定，你落聘了，但是我们欣赏你的学识，气质，因为名额有限，实是割爱之举。公司以后若有招聘名额，必会优先通知你。你所提交的资料录入电脑存档后，不日将邮寄返还于你。另外，为感谢你对本公司的信任，随寄去本公司产品的优惠券一份。祝你开心！"

她在收到电子邮件的一刻，知道自己落聘了，十分伤心，但又为外资公司的诚意所感动。两天后，她收到了寄给她的材料和一份优惠券，她十分感动，顺手花了3分钟时间用电子邮件给那家公司发了一封简短的感谢信。两个星期后，她收到那家公司的电话，说经过经理层会议讨论，她已被正式录用为该公司职员。

后来，她才明白，这是公司最后的一道考题。公司给其他4个人也发了同样的电子邮件，送了优惠券，但是回信感谢的只有她一个。她能胜出，只不过因为多花了3分钟时间去感谢。

一、求职礼仪的概念和特点

（一）求职礼仪的概念

求职礼仪是一种公共礼仪，它是求职者在求职过程中，与招聘单位的工作人员接触时应具有的仪表仪态和行为规范。在面试的过程中，面试官可通过求职者的仪表、仪态、言谈、举止等方面感受其内在素质，进而影响面试的整体成绩。心理学家奥里·欧文斯说："大多数人录用的是他们喜欢的人，而不是能干的人"，所以，良好的求职礼仪对于求职者求职具有重要影响。

求职礼仪贯穿整个求职过程，求职者首先要有一种"求"的心态，优秀的自身条件、有利的专业供求是求职者的优势资源，但不是自负、自满的凭证。从整体求职情况来看，大多数单位的录用标准是综合素质的高低，而不仅仅是专业能力的强弱。当然，求职者虽说是"求"，但并不意味着人格低下，也不是指地位的高低，求职者要不卑不亢、有礼有节地表述自身专长，提出和维护自己正当的利益、要求和尊严。招聘者与求职者，彼此都应该在公平、公正、相互尊重的基础上相互审视、互为选择。

（二）求职礼仪的特点

1. 普遍认同性　作为传承千年的文明古国，礼仪贯穿人们社会生活的始终，求职礼仪也不外乎是。从近代工业文明开始，到现代科技文明，职业生活越来越成为人们生活的一部分，求职礼仪也逐渐完善，最终形成了一套得到大众普遍认可的求职礼仪规则，适用于各种形式的招聘。

2. 时机性　尽管求职者在求职之前做了大量的准备工作，但求职结果往往取决于双方的短时间接触。"见微而知著"，面试求职中，招聘者往往通过一个简单的照面，就形成了招录与否的决定。所以，要想在众多的应聘者中脱颖而出，抓住第一次见面的时机是至关重要的。

3. 目的性　招聘与应聘双方的目的都非常明确。招聘方的目的是，希望能招聘到综合能力强、整体水平高的人员。招聘者通过对求职者的仪表、言谈、行为礼仪的观察，形成第一印象，并把这些作为是否录用的重要依据。而求职者则希望自己得体、恰当的仪态能在短时间内给对方留下最佳的印象，从而促使求职成功。

（三）求职礼仪的种类

求职的形式依据招聘单位的工作性质、单位体制、招聘形式可有多种类别。人才市场的不断拓宽、网络平台的广泛应用，使得招聘形式也不断创新。概括地讲，求职礼仪大致可分为三种形式：书面求职礼仪、面试求职礼仪、网络求职礼仪。三种形式可以单一出现，也可以综合出现。例如，有些用人单位明确提出只需寄出书面个人简历，或是电子档资料，不需要现场面试；而大部分的用人单位是在审核书面材料的同时，要加以面试或技能考试，面试合格后才能进行岗位试用。但不管是何种形式的求职，正确地掌握求职礼仪，是求职成功的重要因素。

二、书面求职礼仪

最常见的求职形式就是书面求职。书面求职包括两个部分，求职信和个人履历，其中，个人履历还包括参考资料。求职信一般起到投石问路的作用，而个人履历则是招聘单位决定录用与否的关键。所以对于求职者而言，懂得书面求职规范至关重要。

（一）书面求职材料的写作要求

1. 外观整洁，格式规范　书面求职材料作为求职者首次与用人单位接触、传递个人信息的正式文件，是求职者信息真实、全面、准确的集中反映。格式上，字体的书写要大方、自然；求职信中的称谓、开头应酬语、正文、结尾应酬语、祝颂词、署名及时间等，都应合乎一般书信的写作规范，注意其结构、层次、顺序和书写格式。细节决定成败，在注重内容规范化的前提下，外在的形式也不可忽视。用的纸张材质、笔墨颜色等也要体现基本的礼节礼貌。信纸要选用白色、质地优良的纸张，避免色彩丰富或印有卡通图案的信纸，或是印有其他单位署名的信纸；笔墨应以黑色、蓝色为宜，不要用圆珠笔、彩色笔，以免让人觉得不严肃，而红色笔书写或打印意味着绝交，应禁止使用。尽量做到整个版面看上去整洁、庄重、大方。

2. 字迹工整，词句精练　书面求职材料的主体内容，文字的表述要清晰、流畅，不故意堆积华丽的辞藻，避免浮夸，词义的表述上要明确，纸面要整洁，无涂改痕迹，给人以赏心悦目、心情愉快之感。这也是直接体现求职者内在水平，以及懂礼节、尊重他人的方式之一。

3. 实事求是，真诚取信　书面求职材料是自我能力展示的一种形式。用人单位通过阅读材料，可以了解求职者的文化修养、知识水平、工作能力、文字表达能力等方面的信息，所以，求职信一定要提供真实可信的事实依据，要对自己的优势和强项通过事例或获奖情况予以表现，至于自己的不足，可在适当时机稍稍带过。千万不要把自己吹成无所不能，以免给招聘单位留下自大、自我标榜、不谦虚的印象。

（二）求职信的写作方法

求职信是个人求职意愿的直接反映，虽然没有十分严格的格式，但一般都由开头、主体和结尾三部分组成。

1. 开头部分　撰写开头部分要注意写作技巧，以便在开头部分就能吸引目标单位的注意力。直截了当说明求职意图，一般包括称呼语、问候语、求职缘由和自身意愿等。称呼语是用人单位全称，问候语一般写“您好”。求职意图要根据具体情况而定。如果是看到用人单位的招聘信息而应聘的，称之为“应征性求职”。该类求职信可根据用人单位的招聘公告来写，首先说明是在什么地方看到了单位的招聘公告，然后说出对该工作的兴趣，并肯定自己能满足招聘信息所提出的各项要求。如果没有以上原因，而直接向用人单位申请者，称之为“申请性求职”。切忌在开头虚与委蛇客套问候，给求职单位留下阿谀奉承、不实在的印象。

常见求职信开头部分的书写方法有以下两种：

（1）赞扬目标单位近期取得的成绩或发生的重大变化，同时表明自己加入的迫切心声，这种主人翁的意识能引起对方的注意，产生共鸣。

（2）围绕目标要求的技能，尽可能表述自己的工作能力和特长，以表明自己有足够的能力胜任此项工作。

2. 主体部分　这是求职信的主要部分，需要详细阐述求职者的资格和能力，重点概述自己对于胜任目标工作所具有的知识和技能。内容主要包括：求职资格、工作经验、相关社会经历和个人素质等，要有的放矢地突出自己的重要成绩、特长、优势，阐明你对求职单位的特殊价值。如需提及薪金，薪金的数目应该根据自身能力、当前市场及专业行情而定。最后，应该要提及一下求职者的简历，提醒对方查阅附件资料，以进一步引起目标单位对求职者的关注。

3. 结尾部分　这部分往往是进一步强调求职的愿望。写作用语需得体、诚恳，切不可强人所难。下面是求职信示例。

尊敬的××医院人力资源部领导：

您好！

前几天从贵单位网站获悉医院招聘专科及以上学历护理人员的信息，本人不揣冒昧，写此信求职，望您在百忙之中能收阅资料，予以考虑。

本人就读于× ×大学护理专业，应届毕业生。在校期间，系统学习了医学基础知识、护理基础知识和护理临床知识，特别是学习了有关现代护理学的专业知识，如护理礼仪、护理管理学等课程。学习成绩优秀，曾连续三年获得校级二等奖学金。现计算机已通过全国计算机二级考试，英语已达到大学英语六级水平。

非常荣幸，实习时我被分配至贵院，在老师的谆谆教导下，本人不仅树立了正确的职业价值观，培养了良好的人际沟通能力和团队协作精神，积累了一定的临床工作经验，还深切地感受到了医院深厚的文化底蕴。如果我有幸加入了贵医院，我将努力提升自我，和大家一起为提高医院的护理质量不遗余力！我的个人简历与相关材料一并附上，诚望您能给我面试的机会。谢谢！

敬礼

求职人：×××
20××年××月××日

（三）个人简历的写作方法

个人简历的书写要尽可能做到格式化。格式化书写，一方面有助于强调个人简历的重点，使材料简洁明了，具有较强的说服力；另一方面也可以有效避免内容的遗漏。个人简历一般包括三个主要部分：介绍个人情况；说明本人求职目标、资格和能力；提供佐证资料。

1. 介绍个人情况　主要包括：姓名、性别、政治面貌、民族、籍贯、最高学历、通信地址、联系方式，以及求职资质和社会工作经历等，通常使用表格式。撰写时要注意几方面：

（1）姓名　必须和其他相关资料和证件（如身份证、学生证、毕业证等）相吻合，文字保持一致，如有曾用名，也要一并写明。

（2）性别　不要忽略，要及时填写。

（3）年龄　注意要和身份证、以往档案资料的年龄相符。

（4）联系方式　一定要详细填写。目前一般填写内容多为电话号码或电子邮箱。如果填写的是电话，要保证电话能随时接通；如果是邮箱，求职者一定要经常打开邮箱查阅，及时回复，以免错失良机。

（5）照片　个人简历一般都要求应聘者附免冠照片一张。照片应为近期证件照，切不可随手贴上一张学生照或生活照，会给招聘者一种不严谨的印象，影响招聘结果。

2. 说明本人求职目标，陈述求职资格和能力

（1）求职目标　求职目标是指求职者希望谋求到的工作岗位。该项可用一两句简短、清晰的话来说明。求职目标要尽可能体现自己在该方面的优势和特长，尽可能把选择目标陈述到具体科室或部门，以增加被用的机会。如写“本人性格外向，具有良好的人际交往和有效沟通的能力，能胜任门诊导诊咨询工作”，就比“本人有较强的综合素质，可以胜任多方面工作”更具体、更有针对性，也更有助于招聘单进行筛选和斟酌安排工作。

（2）求职资格和工作能力　这是个人简历的重要组成部分，该部分陈述语气要积极、坚定、中肯，具有相当强的说服力。对于应届毕业生，要重点列举在校期间获得的各项奖励和荣誉。例如“本人在校兼任学生会主席期间，曾带队参加省护理操作竞赛荣获团体一等奖和个人单项一等奖”，事例必须是真实有依据的。同时，在校期间参加或组织的各项社会活动，也能体现应聘者组织协调能力、沟通交往能力、创新思维能力等综合素质，要充分表述，无疑会提高求职成功率。

如果是再就业者，以往的工作经历则是求职的主要优势，因此对工作经历的陈述就作为重点。陈述要真实全面，按时间顺序把曾经的工作单位、工作起止时间、工作部门、具体岗位、所取得的成绩列出。如果有特长，也一并列出，尽可能达到事半功倍的效果。

3. 提供佐证资料　为增加简历的真实性和可信性，可在结尾附上有助于求职成功的相关证件和资料。例如：毕业证；有关证件，包括各类获奖证书、英语水平证书、计算机等级证书、各种技能水平测试证书、资格证、培训证等；学术成就，特别是与目标工作相关的代表性学术资料，如已经发表的论文、专利证书等；主要社会兼职聘书。

三、面试礼仪

■ 我思我在

吴文是刚从护理学院毕业的护生，听说本市一家三甲医院招聘护理人员，非常希望自己能通过应聘考试，成为该院的一名护理工作者，通过投递简历，参加理论考试，顺利进入了面试环节。

工作任务：

1. 吴文面试前应该哪些准备？

2. 面试时吴文应注意哪些礼仪细节？

接到招聘单位的面试邀请，说明求职者初选合格。透过礼仪可以看出面试者的涵养和素质，它将求职者的综合能力展现在用人单位的招聘者面前。要在较短的面试时间里充分展示自我，就需要应聘者在面试前做好充分的准备。面试过程中简洁对答、机智灵活的反应、充分自信的展示、得体大方的举止等，都将为求职成功打下基础。

（一）面试前的准备

1. 做好心理准备 求职面试时，大多数人都会有忐忑不安的心理状态。如果面试前做好充分的心理准备，可以缓解面试时的心理压力，有助于面试成功。应聘者在面试前可采取以下方式来缓解面试时的心理压力。

（1）了解自我　面试时间一般都比较短，如何充分利用有限的时间给招聘者留下积极、肯定而又深刻的印象，就显得尤为重要。面试前把自己的优点和不足一一列举出来，尽可能发挥自己的长处，缺点要在面试中加以注意，做到扬长避短，如避免频繁的小动作。

（2）充满自信　自信是求职者面试前必备的心理素质。对于自卑而又胆怯者，在紧张而又短暂的面试过程中，做到举止大方这一要求是很困难的。因此，应聘者在面试前应多加练习。如进行表情练习，面对镜子观察自己，找出最能表达自己特征和水平的仪表姿态，在面试当天早晨，做些简单的缓解脸部肌肉紧张的运动，可以从发“啊、噢、嗷、呜”等音开始，还可把一些常用词汇、术语整理一下，面试前随手翻阅，这样在面试时才能呈现给面试官一个良好的印象，最后，提醒自己不要随便否定自身，这次求职不成功，下次还可以继续努力。

（3）提前熟悉面试环境　如有可能，事先到即将面试的地点熟悉环境，这样可以缓解面试时的紧张情绪。

2. 保持良好的身体状态　健康的体魄既是体现个人全面发展的一个重要标志，也是学习和工作的个人必要条件。因此，求职者平时就要养成良好的卫生习惯和健康的生活方式，保持良好的身体素质和健康的体魄，从而在面试时给面试官一种精力充沛、阳光健康的感觉，提高被录用的成功率。

3. 培养自身扎实的专业基础 这不仅是面试前应注意准备的内容，同时也是学生在校学习期间应该不断努力的方向。学生在校期间应奋发学习，培养刻苦钻研、严谨细致的作风，注重技巧训练，力求掌握多种实用技能，从而在应聘时给人以较好的专业素质形象。

4. 适当了解招聘单位的情况　俗话说："知己知彼，百战不殆。"求职者在求职之前不但对自己应有一个全新的认识，还要了解目标单位的一些情况，了解招聘单位需要什么样的员工。面试前需要了解的有效信息大致包括3个方面：

（1）用人单位的信息　主要包括单位的性质、规模、发展前景、招聘岗位、招聘人数等。

（2）用人条件的信息　包括对招聘人员的性别、年龄、学历、阅历、专业、技能、护理礼仪与人际沟通表达方面的要求。

（3）用人待遇的信息　包括工资、福利、待遇（绩效、假期、医疗保险等）方面的具体要求和限制。了解招聘单位的途径非常多，如与招聘单位的现有工作人员谈话，在官方网站上查询信息等。

5. 面试时的着装与仪容的准备　面试时间一般都比较短，若想在较短的时间内给招聘单位留下一个良好的印象，求职者的仪容仪表起到非常重要的作用。正所谓"首次效应"，交往双方初次接触时，面试者的仪容仪表对交往双方彼此印象的形成起到90%的作用。因此，在面试前，求职者一定要注重自己面试服装与仪容的准备，以给招聘单位留下良好的印象。

（1）着装　求职时的服饰打扮应该注意稳重、正式，一般来说，套装较为普遍适宜。而且一定要整洁干净，注意尺码一定要合身，大一码或小一码都会影响穿着效果。衣服的颜色宜选择皮肤的中性色，注重现代感，把握积极的方向。男性西装应保持同色配套，并且颜色最好以黑丝或深蓝色为主，七八成新的服装穿在身上最妥帖；所穿的长裤需要熨烫笔挺，裤子长度以直立状态下裤脚遮盖住鞋跟部分为佳；衬衫白色调为佳；领带最好在材质和风格上与已有西装和衬衫是相同的，领带长度以到皮带扣为宜；最好着黑色的正装皮鞋，皮鞋要擦亮，鞋带要系紧，严禁穿无包头、包尾的凉鞋、拖准和跑鞋。女士以穿着朴素、得体的裙装或套装为宜。裙装长度应在膝盖左右或以下，太短有失庄重。天气冷时，西装或短外套比较合适，冬装也要选择简洁端庄的，不要穿运动装、牛仔装、T恤、透明的纱质或轻薄面料的服装。面试时应穿着高跟鞋，鞋跟3～5cm，最好避免穿平底鞋，若着裙装应配以与肤色相近的连裤丝袜。有时在面试时护生会被要求穿着护士服，穿着护士服时定要严格遵循护士服的着装要求。

（2）仪容　女士要保持端庄、干净的形象，发型以端庄、雅致为宗旨，避免滥用饰物。如果必须使用发卡之类的饰物，应遵循朴实无华的原则，选择蓝色、黑色、棕色等较深的颜色。女性的颜面修饰在面试时显得尤为重要，应以表现年轻女性的特质为佳。素面朝天，给人以不拘小节甚至懒散的感觉，而浓妆艳抹，则给人以过分招摇和落俗的感觉，所以，颜面修饰要清新、素雅，色彩和线条的运用则宁淡勿浓、恰到好处。香水的选择要与气质相符，味道宜淡雅，闻上去给人以舒适的感觉。从饰物上看，佩戴一块手表即可。女性可以佩戴款式简单的丝巾稍作点缀。男士应保持头发清爽、干净、卫生、整齐，发型宜简单、朴素，鬓角要短，一般以庄重大方的短发为主，要求前不过眉、侧不遮耳、后不过领，还要注意刮净胡须。中国的习俗一般不提倡男士涂脂抹粉和使用香水。此外，还要注意一些小的细节，如不要有头屑散落，袖口、衣领不要发黑、发黄等。面试时，求职者和面试者之间往往距离较近，因此求职者面试前一定要沐浴，确保体味清新，以免因不注意个人卫生、身体散发出异味而引起面试者的反感。此外，面试者还要注意口腔卫生，面试前不要食用大蒜、韭菜等带有强烈异味的食物，以免异味引起面试者的不悦。可用清新剂或咀嚼口香糖来减少口腔异味，但要避免与人交谈时当面嚼口香糖。面试中握手、呈递个人资料等均要使用双手，所以要注意手的清洁，指甲要修剪合适，不用彩色指甲油。

（二）面试中的礼仪和沟通

在招聘、应聘过程中，求职面试是其中极其重要的环节。它既是招聘考核的最后一关，也是求职成功与否最具决定性的一关。注意遵循面试中的礼仪，能够更好地帮助求职者抓住面试机会，以最快的速度实现就业理想。

1. 注重仪表举止，树立美好形象　面试时，面试者得体的仪表举止、高雅的谈吐，能体现其良好的文化修养、精神面貌、审美情趣和性格特征，有助于在招聘者面前建立良好的第一印象。因此，毕业生在求职面试前，一定要精心设计自己的仪表形象，仪表修饰应做到整洁、庄重、正规。面试时，面试者的举止应遵循大方得体、文明礼貌的原则。另外，在面试过程中，求职者的语言、语调、语速要规范；尽量讲普通话，避免用方言和口头语；要把握好交流的内容，避免重复语言。求职者的言谈应遵循礼貌、标准、连贯、简洁的原则。

2. 遵守应试礼仪

（1）按时守信　守时是一个人良好素质和修养的表现，所以，准时到达面试地点是最基本的礼仪。最好提前10～15分钟到达面试地点，以表达求职者的诚意，给对方信任感。这样可以先熟悉一下环境，找到准确的面试场所，可以稍微休息一下，稳定情绪，进一步做好面试前的心理准备，一定不要迟到，迟到被视为缺乏自我管理和约束能力的表现。如因不可控的客观原因或某些特殊原因无法准时到场时，应及早通知面试方并表示歉意。

（2）对工作人员要以礼相待　对候试厅或面试室门口的工作人员要以礼相待，注意细节，恰当地表达礼貌，多使用“您好”“请”“谢谢”等礼貌用语。在等待时不要旁若无人、随心所欲。求职面试时，应该注意给所有人都留下好印象。手机应关机或自觉调成静音状态。

（3）进入面试室时要先敲门　被请入面试室前，首先要礼貌地敲门，待回应准入后方可进入。即使房门虚掩或处于开放状态，也应轻轻叩击以示进入。得到准许后，方可轻轻推门而入，然后转身将门轻轻关好。

（4）主动向面试人员问好　进门后，求职者应主动向面试者微笑并点头致意，礼貌问候，如使用“老师（领导）您好”之类的话语。对求职者而言，不主动向面试官打招呼或者对对方的问候不予回答，都是失礼的行为。

（5）必要时要行握手礼　与面试者主动打招呼后，当面试官首先伸手行握手礼时，求职者此时应积极相迎，礼貌地回握，且双眼要注视对方。一般情况下，如果面试者没有主动握手，求职者不宜主动行握手礼。

（6）对方说“请坐”时再入座　在面试者没有请求职者入座前，求职者尽量不要自己主动落座，否则会留给面试官不好的印象。入座前，应表示感谢，并坐在指定的座位上。如果没有指定的座位，应挑选一个与面试官面对面的座位，以便于交谈。另外，要特别注意采取正确的坐姿。当面试者与求职者谈话时，求职者必须采取身体略前倾的姿势，以示求职者在认真倾听他人谈话，这也是尊重对方的交谈技巧之一。当然，如果是异性之间的交谈，不宜过分拉近距离，以免使人产生不庄重或轻浮的误解。

（7）自我介绍的礼仪　自我介绍是求职面试中相互了解的基本方式。求职者做自我介绍时，应注意准备充分。事先把自我介绍的讲稿准备好，并确保能熟练说出。要结合演讲技巧，使面试者听起来既印象深刻又感觉轻松。面试者应充满自信，要有针对性地介绍与应聘岗位相关的内容。

（8）倾听的礼仪　注意倾听是面试语言沟通中的技巧之一。面试中认真倾听，应朝注视面试者，以示专注。还可以配合点头礼、微笑礼；对于不懂或不清楚的问题，不要不懂装懂；对于一时答不出的问题，不要默不作声，可以复述问题，大脑思维缓冲一下，同时迅速搜集答案。如果确实找不到答案，先回答所了解的，然后坦率承认其中一些问题自己还没有经过认真思考，会认真关注。

3. 告别礼仪与沟通　一般情况下，面试会有时间的限定，特别是当面试者说“谢谢你来应聘”或“好的，就到这里吧”，应聘者应该意会，即可结束发言，面带微笑点头致意，或者回答“谢谢各位老师”“谢谢给我这次面试的机会”，然后离开，这是礼仪的要求，也是体现求职者的真诚和修养的最后机会，对于最终被录取也会起到一定的作用。

（三）面试后的礼仪和沟通

求职者一般非常注重面试前和面试中的礼仪规范，而对于面试后的礼仪要求，往往不会太在意。一般而言，面试结束三天之内，求职者可以主动联系面试单位人事部门，询问面试结果，同时表示致谢，也可发封致谢函。致谢信要简洁明了，一般不超过一页纸。这样既可表示求职者的谢意，体现对求职单位的尊重，也可重申自己对该工作的渴望和能够胜任该工作的能力。这样的致谢信会使对方加深对求职者的印象，增加其竞争力。总之，求职过程中遵守相应的礼仪规范，可以帮助求职者增加求职成功的机会。

■ 实践活动　模拟面试

活动组织：将学生分为10人一组，提前准备参加模拟的某市级医院护士招聘会。小组成员事先按照求职礼仪要点进行小组讨论和预演。模拟招聘时由教师在每组中随机抽取两名同学担任面试考官，抽取一名学生进行自我介绍2分钟，回答面试考官问题1分钟。面试考官根据面试者对求职礼仪的运用情况予以评分。模拟结束后，由抽取的学生考官在老师的指导下给予点评。

教师启发引导：在模拟面试前要求学生思考，如何在3分钟内更好地运用面试礼仪，给面试考官留下深刻的印象，提高求职成功率。

四、网络求职礼仪

（一）电子信件礼仪

在电子邮件日益普及的今天，使用电子邮件的礼仪规范显得尤为重要。电子信件内容力求简明扼要，最好不用滚动屏幕就能看完；标题力求描述明确，并能体现信件主旨大意；内容力求安全稳妥，避免可能带来纠纷的内容。简历放在求职信下面，严格按照招聘单位的要求填写，学历和工作经历要注意时间顺序为倒序，把最近的学历和工作经历写到前面，让招聘者在第一时间一目了然了解到你的情况。注意邮件排版要工整，不要出现语法或字词错误。引用数据、资料时，要标明出处，以便收件人核对。养成良好的传送习惯，发送前必须用杀毒程序扫描文件，以免不小心将“毒信”发给对方。对于未面试就收取报名费和培训费的招聘单位，要注意明辨真伪，防止上当受骗。

（二）视频面试礼仪

视频面试是应聘单位面试的方式之一。通过网络视频的方式交流，方便快捷节约成本，一定程度上可以减轻应聘者的恐惧心理。视频面试要求遵照常规的面试礼仪，同时注意视频面试中摄像头和语音的效果调试。提前做好预演，调整好摄像头位置，背景环境要干净整洁美观。保证明亮柔和的光照，同时注意语音通话时麦克风不要对着音箱，否则会产生回音。事先要调试好自己的声音，把自己最佳的风采展示给面试官。

（张　芬）

自测题

单选题

1. 礼仪的首要原则是（　　）

A. 敬人原则　　B. 自律原则

C. 适度原则　　D. 遵守原则

2. 古人所云“己所不欲，勿施于人”其内涵为礼仪的（　　）

A. 遵守原则　　B. 自律原则

C. 从俗原则　　D. 适度原则

3. 语言文明得体是护士的基本要求之一，护士在进行护理治疗时，应采取（　　）的口吻最合适

A. 询问　　B. 命令

C. 商量　　D. 请求

4. 护士送别患者出院时不能说的“礼貌用语”是（　　）

A. 请多多保重！　　B. 您慢走！

C. 祝您早日康复！　　D. 欢迎下次再来！

5. 代接电话时，应记录的内容不包括（　　）

A. 通话者单位　　B. 通话者姓名

C. 通话者年龄　　D. 通话时间

6. 护士的仪容是护士与患者进行交往的第一步印象，你认为下面关于护士仪容的描述哪项不恰当（　　）

A. 健康端庄的面容　　B. 迷人美丽的长发

C. 自然传情的表情　　D. 恰到好处的修饰化妆

7. 穿着护士服时，需要注意很多相关事项，下面哪种说法不正确（　　）

A. 护士服的样式以整洁美观为原则　　B. 注意与其他服饰的搭配和协调

C. 领边和袖边可以超过护士服　　D. 里面不应穿过于臃肿的衣服

8. TPO原则中的时间原则是着装是务必斟酌的，你以为下面哪种不属于时间原则（　　）

A. 适合时期的要求　　B. 适合季节的更替

C. 适合不同的场合　　D. 适合不同的年龄阶段

9. 燕帽的佩戴应距离发际（　　）厘米。

A. 1～2厘米　　B. 2～3厘米

C. 3～4厘米　　D. 4～5厘米

10. 下列关于口罩佩戴，说法不准确的是（　　）

A. 松紧适宜，遮住口鼻　　B. 一次性的不可重复应用

C. 及时清洗消毒　　D. 必要时可以露出鼻孔

11. 下面对护士鞋描述中，不正确的是（　　）

A. 要求样式简洁　　B. 注意是否防滑

C. 以平跟和浅坡跟为宜　　D. 夏天可以光脚穿鞋

12. 护士在工作过程中，常常佩戴挂表，下面哪个不是佩戴挂表的主要原因（　　）

A. 美观的需要　　B. 方便读取时间

C. 保护自己　　D. 不易被污染

13. 站姿应自然、得体、优雅，否则有失庄重的仪表，下列哪种做法应避免（　　）

A. 挺胸、收腹，目视前方　　B. 双手自然垂放插在口袋中

C. 双手叠放或相握于腹部　　D. 双脚与双腿并拢或展现“V”“T”字形

14. 护士拾捡物品时，下列哪项描述不正确（　　）

A. 对面有人时，面对他人下蹲　　B. 屈膝蹲位

C. 护士服下缘不能触地　　D. 上身挺直，双脚前后分开

15. 坐姿端庄，不仅给人以文雅、稳重、冷静、沉着的感觉，而且也是展现自我气质良好的重要形式，因此不应该（　　）

A. 臀部占满座位，避免落空或摔倒　　B. 双膝靠拢或微分开

C. 双脚并齐　　D. 双手分别放在座位两侧的扶手上

16. 下面对护士端治疗盘的姿势描述中，不正确的是（　　）

A. 身体站直，挺胸收腹　　B. 治疗盘紧贴身体

C. 肘关节呈90°　　D. 取放平稳

17. 消除患者顾虑的最重要的因素是（　　）

A. 娴熟的技术　　B. 舒适的环境

C. 自然的仪态　　D. 亲切的问候

18. 护士在抢救患者时，应采取的行姿为（　　）

A. 行步　　B. 快行步

C. 小跑步　　D. 跑步

19. 在护送患者进入病区的过程中，下面哪种描述不正确（　　）

A. 尽可能地使患者处于卧位　　B. 不能行走的用轮椅或者平车接送

C. 能步行的采取辅助步行　　D. 注意病情所需的卧位

20. 陪同患者进入无人管理的电梯时，护士应该（　　）

A. 请患者先进入电梯　　B. 自己先进入并操控电梯

C. 请患者家属先进入电梯　　D. 谁方便谁先进入电梯

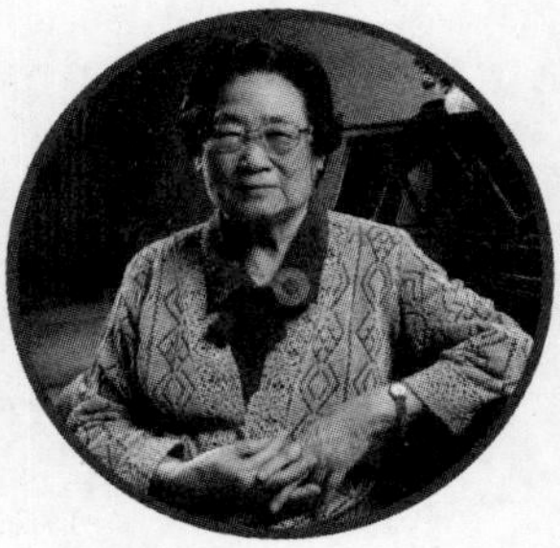

屠呦呦与青蒿素

第二次世界大战结束后，引发疟疾的疟原虫产生了抗药性，科学家们开始寻找新药。在漫长的探索中，中国政府也启动了“523项目”，屠呦呦开创性地发现了青蒿素，开创了疟疾治疗新方法。屠呦呦从系统整理历代医籍入手，她查阅经典医书、地方药志，四处走访老中医，做2000多张资料卡片，最后整理出一个600多种（包括青蒿在内）草药的《抗疟单验方集》。“我们祖先早有用青蒿治疗疟疾的经验。我们为什么就做不出来呢？”屠呦呦再次翻阅古代文献寻找答案。《肘后备急方》中的几句话引起了她的注意：“青蒿一握，以水二升渍，绞取汁，尽服之。”屠呦呦想到结合现代科学技术，首次采用乙醚低温提取，如愿获得抗疟效果明显的青蒿提取物。大学时学的是西医，毕业后进入中医研究院（现中国中医科学院），接受过两年半的“西医学中医”教育。屠呦呦专心做科研，耐得住寂寞与枯燥，勇于面对质疑，不为世俗所动，不图“短平快”，终于站在科学的巅峰，接受全世界的瞩目。

第八章 护士的科学思维修养

【学习要点】

【知识目标】

1. 掌握 临床护理工作中评判性思维与创新性思维的应用与各种临床思维能力的培养。

2. 理解 思维、评判性思维等有关概念、特点。

3. 了解 护士的临床思维过程。

【技能、职业能力培养目标】

1. 能正确地理解 科学思维、问题解决的思维、评判性思维与创新性思维的过程与组成。

2. 学会 正确地运用所学，密切结合临床护理实践。

3. 运用 临床思维、评判性思维与创新性思维解决临床实际工作中问题。

【情感、态度等素质培养目标】

1. 具有良好的职业素养，熟悉护理临床工作中各种思维能力的应用。

2. 具有高尚、灵活、开放的思维，表现出严谨、科学的工作态度。

3. 培养护士在临床护理工作中运用临床思维、评判性思维与创新性思维科学的解决问题的能力。

最简单的往往是最合理的。简单化才是最经济、最优化，费米思维是一种最简单、最省力、最准确的思维法则，具有普遍的适用性。任何问题的复杂化，都是因为没有抓住最深刻的本质，没有揭示最基本规律与问题之间最短的联系，只是停留在表层的复杂性上，反而离解决问题越来越远。思维着的精神，才会谱写出一个精彩的世界。故此，护理工作离不开护理人才扎实与灵活的思维能力，让我们一起去揭开科学思维、护理临床思维、评判性思维、创新性思维的神秘面纱！

第一节 科学思维

一、思维概述

（一）思维的概念

思维最初是人脑借助于语言对客观事物的概括和间接的反应过程。思维以感知为基础又超越感知的界限。通常意义上的思维，涉及所有的认知或智力活动。它探索与发现事物的内部本质联系和规律性，是认识过程的高级阶段。

思维对事物的间接反映，是指它通过其他媒介作用认识客观事物，及借助于已有的知识和经验，已知的条件推测未知的事物。思维的概括性表现在它对一类事物非本质属性的摒弃和对其共同本质特征的反映。

随着研究的深入，人们发现，除了逻辑思维之外，还有形象思维、顿悟思维等思维形式的存在。逻辑思维也叫抽象思维，形象思维也叫具象思维，顿悟思维也叫灵感思维。

思维反映了客观事物的本质特征及事物之间的规律联系。例如，护士巡视病房，发现某患者面色苍白、呼吸急促、四肢湿冷、脉搏细速，判断患者可能休克了。虽然此时她并没有测血压，但她运用已有的知识经验（休克患者的典型表现），对感知到的现象（面色、呼吸、脉搏、皮温）在头脑中进行了加工、处理，提出假设，检验假设，推断出患者可能处于休克状态，这个过程就是思维。

思维具有间接性和概括性两个主要特点。

1. 间接性　人们通过对已有的经验或借助一定的媒介对客观事物进行间接的认识。例如，根据患者主诉"长期有节律的上腹部疼痛"，间接推测患者患有消化性溃疡。

2. 概括性　是人们对同一类事物的本质和规律的认识，反映了一类事物共同本质的属性及事物的内部联系和规律。例如，护士在长期护理过程中通过理论与实践结合，概括总结出某种疾病的护理常规等。

（二）思维的分类

1. 根据思维的凭借物（思维的内容）分类　根据思维的凭借物（思维的内容），可以分为直观动作思维、具体形象思维和抽象逻辑思维。

（1）直观动作思维　指在思维过程中以具体、实际动作作为支柱而进行的思维，这种思维所要解决的任务目标一般总是直观、具体的。如在幼儿园时期做数学题的时候，是通过掰手指进行算术，这就体现了是以具体的、实际动作作为支柱而进行的思维。

（2）具体形象思维　指在思维过程中借助于表象而进行的思维，表象是这类思维的支柱。如现在小学课本里都是五颜六色的，就是因为这种方法可以帮助学生能更好地借助于表象来进行学习，并和实际进行联系。学生在进行数学运算的时候，如3+4=7就是在脑子里呈现出3个苹果加4个苹果等于7个苹果。

（3）抽象逻辑思维　指在思维过程中以概念、判断、推理的形式来反映事物本质属性和内在规律的思维。概念是这类思维的支柱。如初中和高中的数学代数运算、物理公式的运用等。

2. 根据思维的逻辑性分类　根据思维的逻辑性，可以分为直觉思维和分析思维。

（1）直觉思维　是未经逐步分析就迅速对问题答案做出合理的猜测、设想或突然领悟的思维。如常讲的第六感和艺术家在创作时的灵感等，就是直觉思维，上课过程中学生没有经过逐步地思考的抢答也属于直觉思维。

（2）分析思维　是经过逐步分析后，对问题解决做出明确结论的思维。如警察判案的过程，就是经过逐步分析的。

3. 根据思维的指向性分类　根据思维的指向性，分为聚合思维和发散思维。

（1）聚合思维　是把提供的各种信息聚合起来得出一个正确问题答案的思维，也称集中思维。例如，目前认为原发性高血压是在一定的遗传背景下由于多种后天环境因素作用的结果。

（2）发散思维　是依据已有的信息向不同方向扩散，去探索符合条件的多样性答案，也称逆向思维。例如，对临床护理病例讨论时，提出的可能性越多，对病例的认识就越全面。

4. 根据思维的创新性程度分类　根据思维的创新性程度，分为常规思维、创造性思维。

（1）常规思维　也称再造性思维，是人们运用已获得的知识经验，按现成的方案和程序，用惯用的方法或固定的模式来解决问题的思维方式。如在选择交通工具的时候，到哪都选择坐公交车。

（2）创造性思维　是一种具有开创意义的思维活动，即开拓人类认识新领域、开创人类认识新成果的思维活动。创造性思维是以感知、记忆、思考、联想、理解等能力为基础，以综合性、探索性和求新性特征的高级心理活动，需要人们付出艰苦的脑力劳动。一项创造性思维成果往往要经过长期的探索、刻苦的钻研，甚至多次的挫折方能取得，而创造性思维能力也要经过长期的知识积累、素质磨砺才能具备，至于创造性思维的过程，则离不开繁多的推理、想象、联想、直觉等思维活动。

（三）护士具备科学思维的重要性

随着医学的不断发展，护理学作为一门自然科学与社会科学相互渗透的综合性应用学科，在促进人的身心疾病康复和维护人类身心健康上有重要的作用。护理学科要紧跟医学科学技术的飞速发展，立足于护理学科的基础上，建立自己独特的见解，重视科学思维能力的培养。

1. 有利于护理学科的发展　护理学科随着医学科学的发展，在护理理论、护理技术、护理体制和护理范围上都得到了不同程度的发展和提高。科学技术的发展关键在于人的基本素质，素质越高，科学技术发展就越快。由于受旧的医学模式的影响和制约，以及人们对护士职业的社会偏见，使有的护士不能正确认识自己职业的重要性，认为护士仅仅是打针、发药、抄医嘱，产生片面的认识，不安心护理工作，使护理学科的发展受到一定影响。随着护理模式的转变，护理范围扩大，面临着许多新的领域有待开发，这需要护士具备科学思维修养，去探讨去研究，去不断实践和完善，更好地促进护理学科的发展。

2. 有利于护理质量的提高　护理质量的高低受许多因素的制约，但最主要取决于护士应用科学的思维方式去解决临床护理问题。护理程序为护士解决临床护理问题提供了科学方法，循证护理是注重依据的科学思维方法。护士运用科学思维通过严密观察患者病情，精心细致地护理患者，准确无误地掌握第一手资料，可使病情危象和并发症早期发现，及时有效地实施治疗措施，自觉地执行各项操作规程，减少和预防差错事故的发生，使患者真正受益，从而提高护理质量。

3. 有利于护士自身素质的培养　护士的科学思维是提高护士自身素质的必然要求和必经之路，每个护士都希望自己具备良好的素质修养，也常常赞扬那些素质优良的同仁。随着护理事业的不断发展和护理模式的转变，护理工作的内容范围和方法都有着很大的变化，不仅要救死扶伤促进患者的康复，而且要为全人类的健康服务。因此护士的科学思维能力越强，解决问题的能力就越强，护士护理工作的能动性就会更强。

二、科学思维概述

科学思维，也叫科学逻辑，形成并运用于科学认识活动，是对感性认识材料进行加工处理的方式与途径的理论体系；它是真理在认识的统一过程中，对各种科学的思维方法的有机整合，它是人类实践活动的产物。

（一）科学思维的三原则

在科学认识活动中，科学思维必须遵守三个基本原则：在逻辑上要求严密的逻辑性，达到归纳和演绎的统一；在方法上要求辩证地分析和综合两种思维方法；在体系上，实现逻辑与历史的一致，达到理论与实践的具体的历史的统一。

1. 逻辑性原则　逻辑性原则就是遵循逻辑法则，达到归纳和演绎的统一。科学认识活动的逻辑规则，既包括以归纳推理为主要内容的归纳逻辑，也包括以演绎推理为主要内容的演绎逻辑。科学认识是一个由个别到一般，又由一般到个别的反复过程，它是归纳和演绎的统一。

2. 方法论原则　所谓方法论原则就是掌握方法准则，实行分析与综合的结合。分析与综合是抽象思维的基本方法，分析是把事物的整体或过程分解为各个要素，分别加以研究的思维方法和思维过程。只有对各要素首先做出周密的分析，才可能从整体上进行正确的综合，从而真正地认识事物。综合就是把分解开来的各个要素结合起来，组成一个整体的思维方法和思维过程。只有对事物各种要素从内在联系上加以综合，才能正确地认识整个客观对象。

3. 历史性原则　历史性原则就是科学思维要符合历史观点，实现逻辑与历史的一致。逻辑与历史的统一是科学思维的又一个重要原则。历史是指事物发展的历史和认识发展的历史，逻辑是指人的思维对客观事物发展规律的概括反映，亦即历史的东西在理性思维中的再现。历史是第一性的，是逻辑的客观基础；逻辑是第二性的，是对历史的抽象概括。历史的东西决定逻辑的东西，逻辑的东西是从历史中派生出来的。逻辑和历史统一的原则，在科学思维中，特别是在科学理论体系的建立中，有着重要意义。

（二）科学思维的基本过程

可分为分析与综合、分类与比较、抽象与概括、归纳与演绎等过程。

1. 分析与综合　分析是寻找客观事物的各方面本质的思维方法，综合是将客观事物各方面考察后的认识联结起来，然后从整体上加以考察的思维方法。分析与综合是同一思维过程的两个方面，没有分析就不可能有正确的结论。例如，患者主诉：多尿、多饮、多食和体重减轻，护士就会得到结论患者可能是糖尿病。

2. 分类与比较　分类与比较是两种基本的逻辑思维方法。分类是根据研究对象的共性和特性将若干现象区分为不同种类的思维方法。比较是认识对象间的相同点或相异点的逻辑方法。要区分事物，就要进行比较。通过比较鉴别可以找出事物的独有特征。例如，护士对于低血容量性休克、心源性休克、感染性休克、过敏性休克、神经源性休克，要熟悉这五种休克类型并根据其特点有效的开展抢救与护理。

3. 抽象与概括　抽象与概括都是建立在比较基础上的，抽象是高级的分析，概括是高级的综合。抽象是在头脑里抽出事物本质的属性与特征，舍弃非本质特征的思维过程。概括是在头脑里把抽象出来的事物的本质特征加以综合并推广到同类其他事物上，使之普遍化的思维方法。例如，我们把“人”能言语、能思维、能制造工具等本质属性联合起来，推广到古今中外一切人的身上，指出：“凡是能言语、能思维、能制造和使用工具的动物，就是人。”这样就能概括出“人”的概念的内涵。

4. 归纳与演绎　归纳与演绎是两种重要的推理思维方法。归纳是从个别事实中概括出一般概念、结论的思维方法，是从个别到一般的思维运动；演绎是从一般原理、概念推出个别结论的思维方法，是从一般到个别的思维运动。归纳和演绎是统一的人类认识过程中相互对立又相互联系的两种思维运动形式，归纳和演绎互为前提、互相促进，不能夸大其中一个而否定另一个的作用。

三、问题解决的思维

（一）什么是问题解决

人们经常会遇到问题需要去解决，例如，解数学题，实验假设的检验与修正，机器故障的检修，刑事案件的侦破等，都是需要解决的问题。问题解决的过程依问题的复杂程度，要经过反复的思考和实践的检验。在每次行动之前，都要在思考中寻求解决问题的途径，然后在行动中检验解决的情况和程度，直到问题得到解决为止。

所谓问题解决，是一个由特定情境引起的，有确定目的，需要运用各种认知活动、技能等解决问题的过程。思维过程体现在解决问题的过程中，问题解决是思维活动的动力。这里要阐述的就是问题解决中的思维规律。

（二）问题解决的思维过程

在护理工作实践中，护理程序的实施过程就是以问题解决的思维为基础的。问题解决的思维过程，一般来说分为四个环节或四个阶段：发现和明确问题、分析问题、提出假设、检验假设。

1. 发现和明确问题　思维自问题开始，问题就是矛盾，矛盾时时处处都有，问题也就无时不在。但若真正引起人们的积极思维，大多是“为什么”和“怎么样”一类的问题。发现问题的过程，就是发现矛盾的过程。这一环节的主要任务就是抓住主要矛盾，找出问题的本质，抓住矛盾的主要方面，找出问题的核心。例如，护士接待一名手术患者，要进行生命体征监测，各项管道的检查及交流，目的就是为了发现患者现存和潜在的健康问题，从而进一步制订护理计划和措施。

爱因斯坦说过："提出问题比解决问题更重要，因为后者仅仅是方法和实验的过程，而提出问题则要找到问题的关键、要害。"在人类社会生活的各个领域中存在着种种问题，但并不是每个人都能发现问题，尤其是发现和提出有重要价值的问题。要做到这一点依赖于下列条件：

（1）社会的需要　社会的需要是发现问题和明确问题的催化剂的和催生婆。随着人类社会的发展，会出现各种各样亟待解决的问题，它是人们思维的压力和动力。原始社会中人类狭小的生活空间尚无可靠保证的情况下，不会提出和明确发明宇宙飞船征服太空的问题；在人们钻木取火不知电为何物的时代，不会有人提出制造电灯、电视等电器的问题和设想。有一位名人说过，社会的需要会比一百所大学更能造就人才。

（2）个体活动的积极性　社会的需要转化为个人的思维任务之后，一般来说，个体活动的态度越积极，活动量越大，范围越广，越能发现问题和提出问题。只有具有强烈的社会责任心和高度的活动热情及主动的态度，才能发现常人不注意的问题。

（3）个体的求知欲　求知欲是人追求某种现象或弄清某个问题的内部动因。求知欲望强烈的人总是能在别人不认为有问题的地方发现问题，总是能在被公认的解释中提出疑问，总是能要求有更深奥的和更有说服力的说明。他们往往"异想天开"或产生一些常人看来荒诞不经的想法，寻根问底，穷追不舍，把问题搞个水落石出。

（4）个体的知识水平　知识贫乏可以使人对一切感到新鲜，并进而提出一些不了解的问题，但往往缺乏深度，让人感到肤浅可笑。一般而言，知识越是丰富，钻研越是深刻，提出问题就会越多，越重要。我国著名桥梁力学专家茅以升考试研究生的一种重要方式就是让学生对读过的书籍提问题，根据所提问题的数量和质量给每个人评定成绩，这对我们是一个启发。

2. 分析问题　分析问题主要是指弄清问题的特点和条件，其依赖的基础是搜集与占有与问题有关的大量材料。问题总是在具体事实上表现出来的，因此，没有大量的与问题有关的有价值的信息，要顺利解决问题是不可能的。中国古代诗人李贺有"诗袋"，孔子"韦编三绝"，马克思创作《资本论》，研读了1500本以上的著作，以上均说明占有大量有关信息的重要性。

■ **历史典故**　李贺"诗袋"

唐代诗人李贺，为了把诗写好，每天起得很早，背上饭兜、锦囊，骑上一匹瘦马，沿着一条小溪漫游。一路上，他细心观察和了解自然风物，即景吟诗，每逢想出佳句就写在纸条上，放入锦囊之中。就这样从早到晚坚持积累生活素材，勤奋地进行诗歌创作。李贺的妈妈看着儿子那装满记有诗句纸条的诗囊，十分心疼地说："哎呀！孩子啊，早晚得把你的心呕出来才罢休吗？"正因为李贺不辞辛劳，精雕细琢，才使得他的诗篇千年传颂。

"韦编三绝"

孔子到了晚年，喜欢读《周易》。春秋时期没有纸，字是写在一片片竹筒上，一部书要用许多竹筒，必须用熟牛皮（韦）绳子把这些竹筒编联在一起才能阅读。平时卷起来放着，看时就打开来。《周易》文字艰涩，内容隐晦，孔子就翻来覆去地读，这样读来读去，把编联竹筒的牛皮绳子磨断了许多次（韦编三绝）。即使读到了这样的地步，孔子还是不满意，说："如果我能多活几年，我就可以多理解些《周易》的文字和内容了。""韦编三绝"形容读书刻苦勤奋。

3.提出假设　解决问题的关键是提出解决问题的方案—解决问题的原则、途径、方法。但这经常不是简单地能够立刻找到和确定下来的，而是先以假设的方式出现。所谓假设，是指关于引起一定结果的原因的推测。提出的假设越合理，问题解决的就越快。合理假设的提出，取决于两因素，一是对问题的明确程度，二是主体已有的知识检验。对问题越明确，知识经验越丰富，提出假设就越有针对性和广阔性。例如，对咳嗽与咳痰患者，护士做出"清理呼吸道无效"的假设，针对这一假设，护士注意了周围环境的舒适、进行了饮食介绍、采取了促进有效排痰等措施来帮助患者尽快康复，从而解决这一问题。

4. 检验假设　检验假设，就是指通过一定的方法来确定所提出的假设是否符合客观规律。检验假设有两种方法，一种是实际行动，即按照假设去具体解决问题。二是智力活动，即进行推论，这种方法用在检验不能用实际行动检验的假设上，如军事行动的方案，重大工程的方案等。但检验假设最终仍是实践，实践是检验真理的唯一标准。

（三）影响问题解决的因素

对于同样的问题，有的人发现了，有的人发现不了；然而发现了同样的问题，有的人能解决，有的人却不能解决。那么影响问题解决的因素有哪些？一个人的能力是关键，还有许多因素影响着问题的解决。

1. 心理定势与功能固着　定势影响问题解决。功能固着也可以看作是一种定势，即从物体正常功能的角度来考虑问题的定势。当在某种情形下需要利用物体的某一潜在功能来解决问题时，功能固着可能起到阻碍的作用。定势就是我们说的思维定势，如果这个问题与我们之前接触的问题相似，那定势就促进问题的解决，如果新问题与原来问题大相径庭，定势就阻碍问题的解决。功能固着是说我们对事物某个功能有了解后，忽视它其他的功能。比如我们都知道吹风机是用来吹干头发的，但是我们不容易想到吹风机还可以用来吹干衣服，这就是功能固着。

2. 已有的知识经验　已有知识经验的质与量都影响着问题解决，与问题解决有关的经验越多，解决该问题的可能性也就越大。比如，我们经常说"外行看热闹，内行看门道"，就是我们个人已有的知识经验影响我们看待问题。护士在工作与学习时，要注意积累知识经验，例如，护士有计算机知识或心理学知识等对解决各种问题起到事半功倍的作用。

3. 情感与动机强度　一般来讲，积极的情绪有利于问题的解决，而消极的情绪会干扰问题的解决。动机是促使问题解决的内部动力，动机强度与问题解决的效率有关。没有解决问题的动机，就不可能有解决问题的行为，问题当然不可能解决。经研究表明而适中的动机强度最有利于问题的解决。护士在学习与工作中，如果能将自己的成就动机调整至适宜强度，则会提高工作积极性，取得较好的工作成效。

4. 个性特征　个性因素对解决问题也有重要影响。实验表明：一个人是否善于解决问题，与他的灵活性、首创性和自信心等个性心理品质相联系。此外，个体的智力水平、意志力、认知风格和世界观等也影响着问题解决的方向和结果。在为苹果公司创始人、首席执行官史蒂夫·乔布斯发布的悼词中，美国总统奥巴马说道："乔布斯是美国最伟大的创新领袖之一，他拥有非凡的勇气去创造与众不同的事物，并以大无畏的精神改变着这个世界，同时，他的卓越天赋也让他成为这个能够改变世界的人。"乔布斯被认为是计算机业界与娱乐业界的标志性人物，他取得的成就与其个性品质中的众多因素有关。

南丁格尔有这样一段名言：护理工作是平凡的工作，然而护理人员却用真诚的爱去抚平患者心灵的创伤；用火一样的热情去点燃患者战胜疾病的勇气。我不是诗人，不能用漂亮的诗句讴歌我的职业；我不是学者，不能用深邃的思想思考我的价值；我不是歌手，不能用动人的歌喉歌咏我的岗位。然而，我是护士，人们赋予我一个骄傲而浪漫的名字——白衣天使！世界上最宝贵的是什么？毫无疑问是生命！我们护士的职业就是挽救千百万人的生命，用浓浓的爱去温暖患者的心灵！护士与每个人都有着千丝万缕的联系：当你降生到这个世界上第一个迎接你的是护士，当你病魔缠身时为你解除痛苦的是护士，当一个人走完人生历程，带着沉重告别的时候，送他归去的还是护士。人们把护士比作生命的使者，健康的卫士，爱的化身。

第二节　护士的临床思维

一、临床思维概述

（一）临床思维的概念

临床思维是医务工作者在临床诊疗护理时的思维活动，以患者为中心，通过充分的沟通和交流，进行病史采集、体格检查和必要的实验室检查等，是医务工作者根据已知的科学知识和原理，结合患者的临床信息，应用科学的、合乎逻辑的思辨方法和程序进行临床推理、做出临床决策的过程。护理临床思维是指护士在充分收集与疾病相关的资料的基础上，运用各种思维方式与方法，在对所获取的资料进行分析判断，概括推理、验证补充、修改完善，对患者的健康问题进行评估、诊断、护理、预防的思维过程及活动。

科学的护理行为要以科学的临床思维作为前提，护理临床思维也是开展优质护理的基础，护士的临床思维能力是护士将护理临床思维与实践结合的桥梁，护理质量的高低既取决于护士本人的知识、技术和经验，也取决于护士的临床思维广度和深度。所以如果护士的临床思维不清晰，甚至错误的，将可能对患者产生严重的危害。

（二）临床思维的特点

临床护理也是以人为本，所以临床工作的主要服务对象是各种各样不同的患者，患者所患的疾病具有复杂性、个体差异性及动态变化等特点，患者的所有行为无可避免地会与周围的人发生各种社会关系，因此护士的临床思维也必须顺应这些因素，才能满足护理工作的需求。临床思维具有以下特点。

1. 时限性　临床思维与常规思维相比重要特点是时限性强。虽然疾病是一个自然历程，但是在很多情况下，时间就是生命，在救治患者的过程中时间更是十分紧迫的，刻不容缓。临床决策不能等待疾病的全过程充分表现及所有检查的逐项实施，为了及时抢救患者的生命，临床思维决策需要在短时间内完成。在对一些急重症患者的救治过程中，不容许医生慢条斯理地询问病史，从容不迫地查体、按部就班地进行全面的实验室检查，所以护士也需要协同医生争分夺秒地对患者的病情做出正确的判断，迅速敏捷地配合医生给予患者有效的治疗与护理。在这些情况下，过硬的护理操作技能是做出准确临床判断，救治患者的关键。

2. 动态性　临床思维的对象是具有生命体征和社会属性的患者，是正在不断进展与变化着的疾病，临床思维活动本身是一种动态过程，该过程最终目的是为了实现将思维从认识事物到改变事物的扩展。在护理过程中，护士需要认真分析各种护理问题发生的原因，并针对这些护理问题制定有效的护理方案，并给予个性化的护理。然而疾病的发生、发展和变化也是一个动态的过程，有些疾病的某些症状只是在疾病发展的某一阶段才出现，有的疾病因为不同的因果关系，或累及和损害多种器官组织，从而出现多种发展的可能性。例如，对于一位直肠癌术后的患者，在术后的2~3天，恢复胃肠功能可能是患者的主要护理问题，随着时间的推移，患者胃肠功能已逐渐恢复，患者又可能出现其他诸如排便后造瘘口袋更换，饮食调配等护理指导问题。因此，护士在患者疾病的发展过程中须结合患者病情变化，治疗效果反复修正护理方案，因此临床思维也不是一蹴而就的，而是一个持续观察，不断思考、反复验证的动态过程。

3. 差异性　在临床实践中，尽管相同的疾病都有其共同特点和规律，但由于患者的年龄、性别、家庭经济状况、免疫力和社会心理支持等差异，可能同一疾病的临床表现以及患者及其家属对疾病的认识和反应也会有所不同。护士在临床护理工作中应充分认识到疾病的共性与差异性，将每位患者都视为独特的个体，针对患者的实际情况实施个性化的护理。例如混合痔的患者，很多年纪轻、工作忙的患者在患病后特别关注手术治疗后的对肛门功能影响及住院时间长短问题；而一些年纪大、无固定工作的患者则较多关注手术治疗后的复发及治疗费用问题。因此，护士应该在全面评估患者健康需求的基础上，除了进行常规的健康教育外，针对不同患者的关注点不同，健康教育内容就需要有所侧重。

4. 复杂性　护士在临床实践中的对象是一个个活生生的人。人体本身就是世界上最复杂的有机整体，而人类的疾病同样也是复杂多样，甚至同一种疾病不同的患者表现的临床症状都可能不同。在临床上，我们大多都是专科护士，往往只对本科室相关疾病的护理工作掌握全面，但是大多数患者不只罹患一种疾病，而是同时患有两种或多种疾病，或出现并发症，因而出现症状交错和叠加，使某一疾病的主要症状和特异症状都可变得模糊不清。因此就要求护理人员善于观察，勤于思考，在复杂的症状和患者的临床表现中及时发现问题并给予有效的护理。

5. 全面性　护士在临床护理工作中，为了准确了解患者的病情，实施有效的护理，首先需要获取与疾病相关的资料。这些资料是护士临床思维的基础，根据患者的症状等多方面信息进行批判性的分析、综合、类比、判断和鉴别诊断，可以形成诊断、治疗、康复和预防的个性化方案，如果缺乏这些资料，即使掌握正确的思维方法，也难以开展工作。同时生理、心理和社会等方面的因素都可能参与其中，因此护士除了认真观察患者的病情外，收集其他各方面的资料也尤为重要。例如腰椎骨折术后的患者，需要长期卧床休息，但如果其损伤影响相关肢体活动，那就要早期开展相关肢体功能锻炼，促进康复。然而何时开始功能锻炼及选择哪种功能锻炼方式，就需要医护人员对患者进行全面的评估。评估的内容不仅仅局限于局部组织的恢复情况及手术部位的活动范围，还包括患者的生命体征、全身的肌力、疼痛及自我效能等心理行为状况。

6. 交互性　从表面上看，医护人员是临床思维的主体，患者是思维的客体，但实际上是由于患者是具有主观想法和感受的个体，患者的主诉内容、对诊疗护理行为的设想、对治疗效果的感受等都是具有主观性的，所以病史及临床症状这一客观内容加入了患者的主观因素，而这些内容都成为临床思维的主要素材。如果患者的主观因素是正确的，则有利于临床判断，反之，则会干扰医护人员的思维。例如某些患者主诉便血时不能准确阐述便血的时机、颜色、血量；一些患者甚至由于情绪紧张或无法面对疾病，在叙述疾病的症状时会掺杂了自己的主观情感，夸大或隐瞒病情，这些都会导致护士出现思维偏差和判断失误。因此，临床护士在临床思维和诊断过程中，既要充分发挥患者的主观能动性，又要排除患者过多主观因素对临床思维和诊断的干扰。在治疗护理过程中，患者的主观性更为突出，患者不仅是被治疗、被护理的对象，也是参与自我治疗，自我护理的主体。因此鼓励患者积极主动参与治疗与护理，可以为治疗护理加一道安全栅栏，促进患者早日康复。

■ **案例导思**　扁鹊见蔡桓公

扁鹊进见蔡桓公，在蔡桓公面前聊了一会儿，扁鹊说：“您在肌肤纹理间有些小病，不医治恐怕会加重。”蔡桓公说：“我没有病。”扁鹊离开后，蔡桓公说：“医生喜欢习惯给没病的人治‘病’，以此来显示自己的本领。”过了十天，扁鹊再次进见蔡桓公，说：“您的病在肌肉里，不及时医治将会更加严重。”蔡桓公不理睬。扁鹊离开后，蔡桓公又不高兴。又过了十天，扁鹊再一次进见蔡桓公，说：“您的病在肠胃里了，不及时治疗将要更加严重。”蔡桓公又没有理睬。扁鹊离开后，蔡桓公又不高兴。

又过了十天，扁鹊远远地看见桓侯，掉头就跑。蔡桓公于是特意派人问他。扁鹊说："小病在皮肤纹理之间，汤熨的力量所能达到的；病在肌肉和皮肤里面，用针灸可以治好；病在肠胃里，用火剂汤可以治好；病在骨髓里，那是司命神管辖的事情了，医生是没有办法医治的。现在病在骨髓里面，我因此不再请求为他治病了。"过了五天，蔡桓公身体疼痛，派人寻找扁鹊，扁鹊已经逃到秦国了。蔡桓公于是病死了。

请思考：在本案例中，扁鹊的思维过程体现了临床思维的哪些特点？

（三）临床思维的过程和方法

思维是人脑对客观事物间接的、概括的反映，是抓住语言实现的、能揭示事物本质特征及内部规律的理性认识活动，属于认知过程的高级阶段。具体来说，思维是对所获得的信息进行比较、分析、抽象、判断和推理的认识活动，它在运行过程中必然经历一定的过程，从而获得认识结果。临床思维作为思维的一种具体形态，在对临床思维对象的认识时同样需要经历一个完整的过程。

1. 收集临床资料，进行护理评估　收集资料是临床思维的第一步，也是十分关键的阶段。临床思维的核心是认识患者现存的健康问题，而疾病本身都具有现象和本质两个方面。现象主要是指患者的病史资料、症状、体征及辅助检查资料等，本质主要是患者的个体病因及病变等。我们在临床工作中要学会透过现象分析本质，才能全面获取资料，明确患者的护理问题及需求。收集资料是一个动态循环的过程，贯穿于临床实践的全阶段，资料来源的真实性、资料获取的完整性及全面性是临床思维的准确有效保障，由此才可以为患者提供有效的治疗与护理。例如特别敏感及耐受力差的患者对陌生的医院环境及医务人员易产生恐惧的心理，加之心里的极度恐惧等原因无法准确表述病情，或者过分夸大病情，使得医护人员不能准确地获取病情信息和资料。此时患者主诉就不能作为判断病情的主要资料，护士还应从患者的精神状态，医生的专科检查，饮食及大小便的情况等方面进行病情观察和资料搜集，为发现患者的健康问题提供准确的依据。

2. 分析汇总资料，提出计划方案　该过程是临床思维的主体阶段。护士在具体临床护理工作中要将患者健康问题相关的资料进行组合、比较、抽象、概括和综合分析，从中找出关键环节，进而确定主要的护理问题及发生的原因并形成初步判断。初步诊断提出后，通过多种思维方式进一步评价和检验临床决策，力求完善护理计划和方案。例如某慢性心力衰竭患者，在行阑尾炎手术后安装了止痛泵，回到病房出现轻度恶心，此时护士不是简单地认为是止痛泵药物引发的胃肠道反应，而是考虑到患者有可能是心力衰竭加重或是某些药物的副作用，综合分析引发其恶心的因素，及时报告医生，给予有效处置，从根本上解决患者的问题。

3. 动态实施修正，完善护理措施　由于患者个体体质的不同、疾病本身的不断发展以及资料的局限性，在诊断初期往往只是获得疾病全过程中的某一阶段的一个片段资料。在初步确定诊疗护理方案后，需要在临床实践中去实施。如一老年骨折患者需长期卧床，发生肺部感染，痰液黏稠，排痰困难，此时可采用雾化吸入稀释痰液的护理措施。然而疾病是一个处在不断变化之中的动态过程，需要用发展的观点进行分析、观察护理效果，及时修正护理诊断和措施，使之更符合患者的实际。当该患者并发心力衰竭、呼吸衰竭，即便痰液稀释也无力咳出时，就要使用吸痰的方法，否则容易加重感染，甚至导致窒息。

4. 总结经验教训，提高思维水平　医学是通过科学或技术的手段处理人体的各种疾病或病变的学科。它是实践科学，也是经验科学，而经验的取得一方面是来自书本上的理论知识，另一方面是临床实践的不断积累。例如一位高血压脑出血患者，患者神志昏睡，不能言语，在入院后予留置胃管、尿管，入院后积极予静脉降压药降压，第三天患者突发血压升高且躁动不安，静脉和口服降压均无效，值班护士小王为刚上班的护士，当即将该情况告知责任组长小张，小张见患者躁动，首先检查患者床单位是否整洁，血压计袖带是否绑得正确，最后检查管道时发现患者尿管夹闭，并查看患者发现患者膀胱区膨隆，立即打开了尿管的卡子，当引流出尿液约500mL，患者表现安静，血压也逐渐趋于平稳。可见，运用临床思维总结工作中的成功经验及失败教训，从中找出规律性，通过直接或间接的学习，可以使知识转化为思维能力。

二、护士临床思维的培养

（一）护士应具有的临床思维品质

护理临床思维能力是指运用理论知识和临床经验对患者存在的或潜在的护理问题进行综合分析、判断和实施护理措施的决策能力。护理临床思维与其他领域的思维相似，是其个人认识与临床实践活动长期积累的结果，是思维能力的反映，代表着护理临床思维发展的程度和水平。所以，由于各种错综复杂的性质，护士应具备的临床思维品质有其特殊性，护士应具备的临床思维品质是：

1. 系统性　系统性是所有客观事物的普遍本质，人体生命活动最突出的表现就是它的联系性和整体统一性。人体是一个由无数细胞、组织及器官组成的整体，虽然其各部分的形态结构、功能各不相同，但处于相互关联、相互影响、相互制约的状态。比如一位患者右侧基底节区脑出血，会引起患者神志瞳孔的不正常改变，也会导致患者左侧肢体肌力降低甚至是活动障碍。当大脑出现病变时，又会影响或波及全身的神经支配或是感觉障碍，甚至影响全身功能状态。护士临床思维的系统性是将患者视为一个整体，了解人体与环境，生理与心理，局部与整体，结构与功能之间的关系，才能综合分析疾病发生发展规律。

2. 灵敏性　临床思维的灵敏性是指在思维目标选择，思维方式的转换，思维方法的使用等方面具有灵活性和变换敏捷的特点。在临床工作中，有些时候患者的病情瞬息万变，护士需要有极度迅速的反应能力和处置能力，把握每分每秒，并在很短的时间内做出正确的判断和决策，所以正确的思维必须在限定的时间内施行方可取得良好的效果。如晚班与夜班护士在晚夜班交接班查房时突然发现某手术后患者不能叫醒，四肢肌力减弱，瞳孔对光反射减弱，立即做出脑血管意外发生的可能，应边通知医生边施行必要的抢救，使患者得到及时救治。

3. 深广性　临床思维的深广性主要指临床思维具有深度和广度，顾全大局，不被事物的表面现象所迷惑，思维过程中能够上下通达，左右顾及，抓住事物本质，全面应对问题。例如某全麻术后患者留置了尿管，术后2天医生医嘱拔出尿管，但此期间并未指导患者进行排尿训练。责任护士经查体与思考，认为此患者不应此时拔出尿管，故指导患者进行排尿训练后再予以拔除尿管，从而降低了再次尿潴留的风险。

4. 评判性　临床思维的评判性是指护士在临床思维过程中，能够严格且客观地对思维内容和思维过程进行检查和评价，对现有的思维成果进行反省、反思和验证，及时发现问题，不人云亦云，同时善于虚心地接受他人的意见及放弃错误的想法和行为。在临床护理工作中，虽然护士应严格执行医嘱，但是当护士发现有疑问的医嘱时，比如医嘱违反诊疗技术规范规定或与患者的实际情况有冲突时，应当及时向开具医嘱的医生提出。例如护士在执行医嘱过程中，发现医生给头孢类药物过敏患者开了头孢美唑皮试，护士不是机械地执行该医嘱，而是先提醒医生患者有过敏史，以确保患者的用药安全，护士的这种表现，就体现了临床思维的评判性。

5. 预见性　临床思维的预见性是护士在对认识对象充分调查了解的基础上，结合对事物发展规律性的认识，对其今后可能的发展状况、发展方向及发展结果，预先做出的判断和估计。临床预见是遵循事物发展的规律，客观地分析事物发展的趋势，并提前对可能出现的不好的结果进行干预，所以在临床工作中我们可以根据健康评估的内容去制订治疗和护理计划，可以高效地完成工作，并有条不紊地应对突发情况，从而提高患者的满意度。例如，对于头晕步态不稳的患者，护士考虑到其脑动脉供血不足、体位性低血压，可导致意外跌倒可能，故提早告知患者起床等变换体位时要缓慢进行，防止意外跌倒的发生。

（二）培养护士临床思维能力的方法

临床思维能力的范围非常广，涉及临床工作的各个方面，是作为一名临床护士必须具备的基本素质。如果要培养良好的临床良好的临床思维能力，正确的临床思维方法、良好的临床思维习惯至关重要。临床思维作为思维的一个分支，它具有一般思维品质的共同特征，但也有其特有的模式和方法。

1. 学好专业理论，奠定临床思维的基础　坚实的医学理论知识是临床思维的基础。只有学好医学专业知识，用正确的理论作为指导，才能通过患者的一些临床症状和体征早期发现并处理患者的健康问题，否则即使疾病的临床特点很明显，如果专业知识缺乏，也会无法辨识。如一些便血患者，护士应该指导其避免口服一些抗凝药物，如果此类患者且合并有尿毒症，当其行血透治疗时一定要用无肝素疗法，避免加重出血，甚至造成严重后果，不但增加了患者的负担，还降低了患者的生活质量。

2. 加强临床护理实践，培养临床思维的品质　临床护理工作具有很强的实践性，临床思维和临床实践互相影响。临床实践能培养出临床思维能力，良好的临床思维也能更好地服务护理实践。在临床护理工作中，必须不断思索、不断地创新，才能提高临床思维能力和护理质量。如护士观察到一些肢体活动障碍的患者在解大便时，常常无法正常蹲便，而且很容易跌倒而发生意外伤害。因此护士便考虑提供便携式坐便器，使患者能够安全地、方便的解大便。

3. 不断更新知识技能，拓宽临床思维的视野　随着社会不断地进步，医学领域的各项技术也在飞速发展，各种新机器、新观念、新技术层出不穷，书本上局限的理论知识和陈旧的技术无法满足护士临床工作的需要。如在2017年之前对于结直肠癌术后患者的术后指导是1周后允许患者进流质饮食，而近几年的研究和临床实践证明，大部分患者术后3天左右就可以进流质饮食，有助于胃肠功能恢复。早期进食不仅能提高患者术后的康复速度，还可以有效避免因长时间进食引起的胃部不适。因此，护士不应盲目地依从既往学过的知识和掌握经验，在护理实践过程中仍需不懈地学习和摸索，不断地更新知识和理念，拓宽临床思维的视野。

4. 学习哲学思辨方法，提升临床思维的水平　要提高临床思维能力，护士也需要学习并运用哲学的思辨方法，用客观的、发展的、全面的眼光看问题，透过现象看本质，不能以偏概全，也不能被一些表象所迷惑，必须掌握事物的主要矛盾。如护士在护理消化道出血的患者时只注意查找出血原因、观察出血的量而忽略大量出血可导致休克的护理措施，这些危险因素就很容易引发休克等更加严重的健康问题。因此养成良好的临床思维习惯，就能从纷繁复杂的临床表现中发现问题的关键点。

总而言之，护士临床思维能力的培养，是由诸多因素促成的，只有齐头并进、共同协调发展才能培养良好的临床思维能力。

第三节　护士的评判性思维

一、评判性思维的概念

评判性思维又称为批判性思维，是指个体在复杂情景中，能全面地、能动地应用已有的知识和经验对问题的解决方法进行选择，在反思的基础上加以分析、推理，做出合理的判断和决定。从护理的角度来看，评判性思维主要体现在针对复杂的临床护理问题所进行的有目的、有意义的自我调控性的判断、反思、推理及决策过程。20世纪30年代，德国法兰克福学派把评判性思维作为一种批判理论和思维方式提出来，认为它有利于人们理解复杂的事实和信息，使人们获得知识，能够合理地指导自己的行动。此后，评判性思维引起了各学术领域的广泛重视。20世纪80年代以后，评判性思维概念被引入护理领域，并有了长足的发展。

二、评判性思维的意义

（一）评判性思维是临床决策和解决问题的基础

评判性思维能使护士在复杂情景中灵活地应用已有的经验和知识，对面临的问题及解决方法进行选择，在反思的基础上进行分析、推理，并做出合理的判断，在面临各种复杂问题及各种选择的时候，能正确进行取舍，做出最佳的决策，为患者提供安全、高效的护理。

（二）评判性思维是护理专业人员必备能力之一

迄今为止，国际护理界已通过大量研究证实评判性思维在护理教育、临床实践中的重要意义，把培养学生的评判性思维能力看作护理教育的重要职能。

三、评判性思维的构成因素

评判性思维的构成因素主要包括智力因素、认知技能因素和情感态度因素。

（一）智力因素

智力因素指的是在评判性思维过程中所涉及的专科领域内的知识及专科相关性知识，如人文关怀知识。如很多脑卒中患者合并有糖尿病，缺乏对糖尿病饮食相关知识的掌握。护士除了予以常规的药物治疗外，还应重视饮食宣教。若护士不走进患者心里，投其所好，了解患者内心的真实需求，而是常规进行降糖药物治疗，反而不如通过有效的健康宣教满足患者。如为患者制定个性化的糖尿病饮食菜谱，从饮食上指导患者降糖效果更好。可见，与医生相比，护士要求的知识范围更广，护士与患者接触的时间多，各方面的知识掌握越多，越有助于我们正确认识和判断患者的健康需求，并给予人性化护理。

（二）认知技能因素

认知技能是指能够帮助个体认识问题、解决问题的一些思路和方法，它能促使护士结合以往掌握的知识和临床护理经验，对思维对象做出合理的判断。评判性思维包括7种重要的认知技能，其中，核心认知技能因素主要包括：

1. 识别　在临床工作中，由于患者的病情复杂多变，这就要求我们必须具备敏锐的观察能力，在纷繁的护理问题中寻找异同点，进而确定主次问题的先后排序及相应的护理对策。例如一位高热患者的心电监护结果显示血压突然升高，可能有的护士就会认为是病情变化引起。事实上，经过仔细观察后发现，是由于患者用力排便未果引起的，予以开塞露处理后患者血压平稳，表情自然。经过这样分析后你会发现血压高可能就是一个无效的信息，干扰了你的正确判断，而最重要的信息是便秘。

2. 分析　分析是指在思维过程中全面剖析认识对象的本质、功能和事物之间关系。在护理实践中，护士每天都会碰到很多复杂的问题，面对复杂的问题就需要学会评判性分析，要把复杂的问题分解，然后把与问题相关的细节加以剖析，找出各个细节问题的本质和联系，最后获得对该问题全面的解释。在护理程序的五大步骤中，护理诊断是一个关键的步骤，分析常用于此阶段。例如你值夜班时发现一位入睡困难的患者，那你就应该去分析，他睡不着是什么原因呢？到底是生理方面的原因？还是病理方面的原因，还是情绪方面的原因呢？

3. 推理　在认知过程中，分析和推理往往是相关的，推理是对信息进行归纳和演绎，根据所得的信息推导出结论的过程。评判性思维以客观证据作为判断的依据，护士通过对收集的资料进行证实和合理推理，根据患者的实际情况选择最佳的方案。例如临床带教过程中考察学生的推理能力，常常指定一个病例，这位患者目前有什么症状，让学生就现场判断患者是什么问题，该怎么处理。

4. 预测　预测通俗地说就是预见性。预测可以指导护士下一步的护理，这也是评判性思维过程中不可或缺的能力。因而，在护理实践中，有经验的护士常常会根据个人的知识和临床经验来预见患者可能会发生的并发症，预想可能产生的后果，并假设一个护理计划和预想可能达到的效果。因此，护士在护理过程中，患者的现存健康问题需要我们去发现，其潜在的问题更需要我们预知，防患于未然，予以有效的干预措施。例如护理帕金森卧床患者，护士除了定时为患者翻身以预防压疮发生外，还要预见到患者有发生呼吸道感染等常见的并发症的可能，及时予以海绵床垫或气垫床及进食指导等，防患于未然。

5. 评价　根据所建立的个人、专业和伦理原则等标准做出判断，对感知、经验、情景、判断、信念、意见和论证的可信性进行评价。护理专业中的评价包括评价护理措施、评价依据得出的合理性、评价结论的正确与否等。

6. 说明　陈述分析推理的结果，进而得出令人信服的观点或论证。在说明的过程中，其推理结果依赖护士运用一定的科学论据加以论证。包括：

（1）界定范畴　如识别患者吞咽障碍这一护理问题，并且定义其性质。

（2）解读含义　如采用洼田饮水试验对患者进行评估；察觉、描述患者询问某个问题的目的，增强自信心，开导家属的不良情绪。

7. 自我调控　自我调控是有意识地监控自我的认知行为，进行及时的自我调整。简单地说就是护士通过不断地自我反思、自我检查达到自我修正的目的。自我调控技能在评判性思维中占有重要地位，可以有效减少个人评判性思维过程中产生的偏见和主观影响，尽力做到思想上的真实、公正。护士只有不断地获取和更新病情变化信息，才能做出正确的判断和临床决策。

（三）情感态度因素

情感态度因素也称评判精神，是指在评判性思维过程中个体所应具备的个性特征、态度和倾向。主要包括自信心、责任心、客观性、灵活性、创造性、主动求知、解放思想、直觉等。

1. 自信心　自信主要体现在护理评判性思维者在综合专业知识、一定的实践经验的前提下，经过缜密思考加工信息，相信自己能做出正确判断并做出抉择。

2. 责任心　责任心则要求护士在护理实践中积极运用评判性思维来实施护理干预和做出正确的护理决策。例如护士在抢救危重患者时，应迅速、机智地辨明情况，当机立断，做出决定，敢于承担责任，采取果断行动。优柔寡断，瞻前顾后，有时就会错过宝贵的抢救时机。

3. 客观性　“评判”评价不只是针对他人，还包括挑战自己。在运用评判性思维质疑和验证他人观点时，也要用同样严格的检验标准来质疑和验证自己的观点，以相同的方式对待双方或所有方面，客观正确评估自身观点。此外，护士还应坚持正确性或合法性标准，而不是根据个人或群体的偏见做出判断。在对问题进行讨论时，护士应集思广益，注意思考多方观点，在拒绝或接受新观点前要努力全面地理解新观点。

4. 灵活性　评判性思维要求护士在护理实践中不能过于刻板，应具有灵活性，有敏锐的观察力，考虑问题应结合各方面的背景、环境及时调整自己的思想和行为。如刚入院的患者生命垂危，我们要解决的问题不是常规的入院介绍，而是处理直接威胁他生命的关键问题，待病情稳定以后主要做的工作便是常规病情观察，最后，患者出院之时，主要的护理问题又变成了健康宣教。护理问题不同，护理措施也要相应调整。

5. 创造性　评判性思维过程的本身便具有创造性。创新的精髓就是要敢于质疑和超越，创造性能促使我们在某个焦点问题上产生与众不同的看法，并且能对该问题进行深入的分析，甚至可以实现质的飞跃。护士在临床实践过程中应具有一双发现问题的眼睛，具备一对解决问题的巧手。如护士在护理实践中发现固定尿管方面存在缺陷，动手对固定胶布进行了改进，使其更适用于临床实际，不仅提高了患者满意度，还促进了护理质量的持续改进。

6. 主动求知　护士在工作中常常会面临问题时感到自己缺乏相应的知识，首先我们必须要有主动的态度，如果没有求知的欲望，就不可能发现新问题。由于护理实践问题的复杂性，护士常需对其进行深入的思索和研究。这种求知欲使护士能够坚持努力，通过不断地寻求新知识、新理论、新技术，直到成功解决问题。

7. 解放思想　解放思想是指护士在思考问题过程中能够广泛听取并综合多方面的不同意见，在拒绝或是接受新的观点时不是机械地去听取，要看他人的观点有没有依据，做到取其精华，弃其糟粕。同时能时刻意识到自身可能存在的偏倚，客观分析、审视自己的思维结果，得出合理的结论。

8. 直觉　直觉虽然是一种没有经过分析推理而产生的主观感受，但它是一种专业的敏感性，一种洞察力，是基于临床工作经验、知识和本能产生的。在护理实践中我们有时过于注重情境化和护理经验，因为在许多情况下，通过有限的信息我们很难准确做出判断，但直觉能帮助我们做出迅速、直接、本能的简单判断，为我们的进一步思考提供启发。

四、评判性思维的层次

评判性思维大致可分为基础层、复杂层和尽职层等三个层次。

（一）基础层次

评判性思维是一种具体思维，它的基础层次是建立在一系列规则之上。在此层次，思维者坚信专家针对不同的护理问题均有标准答案，且坚信所有问题标准答案只有一个。在对患者进行护理操作时，处于此思维层次的护士会遵照该操作的规范程序手册，并严格遵循操作流程，不随意调整步骤以满足患者的独特需要。

（二）复杂层次

处于该层次的思维者开始向权威迈进，具体问题具体分析。具备独立分析的能力，选择合适的检验方案，这有助于思维能力的提高，增强主动性，面对临床实际问题可考虑多种解决方式，且知晓各种方法的利弊。

（三）尽职层次

此期思维者开始在专业信念的指导下，以维护患者的利益为落脚点实施专业决策，并为此承担相应的责任。这就要求护士根据方案的可行性来选择合适的护理行为方式，并以专业要求的原则来执行方案，促使护士具备解决各种复杂临床问题的备选方案的能力。有时护士甚至会按照专业经验和知识选择延迟行动或不采取行动，但必须在专业所允许的范围内，充分考虑后果后再做出决策。

五、评判性思维的测量

客观、综合地评价评判性思维能力是培养和发展护士评判性思维的基础，可以帮助护理工作者了解自身评判性思维能力的水平，对护理教育和护理实践具有重要的意义。

（一）国外评判性思维能力评价工具

目前国外评价评判性思维能力的工具达20余种，常用的有：

1. 加利福尼亚评判性思维倾向问卷（CCTDI） CCTDI主要用于测量评判性思维人格倾向。包括七个特质，共75个条目，采用6分制Likert评分法，问卷总分为420分，获得350分以上者表示评判性思维能力较强；280分以上者为正性评判性思维能力者，反之，则表示评判性思维能力较弱；而分数在210分以下则评判性思维能力明显欠缺。

2. 加利福尼亚评判性思维技能测验（CCTST） CCTST该量表由Facione PA于1990—1992年编制完成。该量表设34个条目，5个子量表。其中，子量表主要包括分析、评价、推理、归纳、演绎。CCTST的测试内容主要涉及6项核心技能，量表的内部一致性Kuder Richardson为0.68 ~ 0.70。

3. Watson-Glaser评判性思维评价表（WGCTA） WGCTA该量表是Watson和Glaser于1980年共同编制的，被广泛应用于教育学、心理学等相关研究领域。该量表包括80个项目，分成5个子量表。也是在早期的护理研究文献中引用最多的一种测评工具。WGCTA是基于下述5个方面的能力水平而设计的：

1）提出问题；

2）收集有效信息；

3）识别假设；

4）建立假说；

5）判别推断过程的逻辑性。

4. 其他方法 其他测评工具还包括Cornell评判性思维测试量表（Cornell Critical Thinking Test，CCTT）、Ennis-Weir评判性思维书写测试（Ennis-Weir Critical Thinking Essay Test，EWCTET）及明尼苏达评判性思维测试（Minnesota Test of Critical Thinking，MTCT）等。

（二）国内对评判性思维及其评价的研究

我国学者所编制的评判性思维测评工具大多源自对国外量表的翻译和修订，使其本土化。罗清旭等分别对“加利福尼亚评判性思维技能测试表”和“加利福尼亚评判性思维倾向测试量表”的英文版本进行了翻译与测试，形成了CCTST和CCTDI的中文版本。此外，有研究显示，由北京大学学者夏素华编制的护理专业学生评判性思维问卷，信效度良好，且较适合我国的护理教育实践。

■ **知识导读** 加利福尼亚评判性思维倾向问卷（CCTDI-CV）

2004年香港理工大学护理学院汇聚了来自全国各地的护理专家，这次学术大餐上，彭美慈等在充分考虑我国国情的基础上，对CCTDI进行了重新修订，制定出符合我国文化内涵的评判性思维能力测量表（CTDI-CV），量表包括评判性思维的7个特质，共70个条目。Cronbach’sα系数为0.90，7个特质的Cronbach’sα值为0.54～0.77，具有很高的内部一致性，为目前国内认可度较高的评判性思维的测评工具。

六、护理实践中评判性思维的应用

■ **情景导入**

患者张××，男，60岁，吸烟40年，既往有糖尿病史5年，春节与家人聚餐时，情绪激动时，突然跌倒，意识丧失，呼吸变深成鼾音，颈软无抵抗，左侧肢体瘫痪，肌张力低下，急诊拟“急性脑血管病”收入院。请分析该病例，回答以下问题：

1. 请分析患者目前的首优问题是什么？
2. 根据首优问题，可以提供哪些护理措施？
3. 从评判性思维的角度出发，谈谈你对以上案例的经验分享？

随着人们对健康需求的不断提高，护士将承担更多的责任，由从前以医嘱执行者和生活照顾者为主的角色逐渐转向集护理、科研、管理、教育于一体的“护理专家”。评判性思维作为护理专业教育的核心能力，具有广阔的应用价值。

（一）评判性思维在临床护理实践中的应用

在临床工作中，护理程序是系统性解决护理问题的工作方法，将评判性思维贯穿于护理程序的各个环节，有助于护士进行深刻缜密的思考，做出正确的临床决策。如在护理评估阶段，用评判性思维思考临床资料的收集是否全面、真实、客观；在护理诊断阶段，思考对护理问题和相关因素的评判是否正确；在制定计划阶段，思考如何合理地选择排列首优、中优和次优的问题，制定切实可行的护理计划；在实施阶段，应用评判性思维，根据患者的病情变化实施护理操作；在评价阶段，通过分析和反思等思维手段，对患者及护理活动进行整体评价，判断预期目标的实现程度，及时发现和查找护理问题。

（二）评判性思维在其他护理领域中的应用

1. 评判性思维在护理管理中的应用　护理管理是护理质量的保证。护理评判性思维应用于护理管理中，使护理管理者在决策过程中能有效地对传统的管理思想、方法进行质疑，对各种复杂现象、事物与人群进行有效分析、判断，做出恰当决策。

2. 评判性思维在护理教学中的作用　《全国护理事业发展规划（2016—2020）》中指出，要加强护教协同工作，强化临床实践教学环节，提高护理人才培养质量。评判性思维应用于护理教学过程中，教师应注意在发挥自身主导作用的同时，充分发挥学生在教育过程中的主体地位，给学生充分的自主权和选择权，使学生明确自己的学习需要，并参与到评价学习过程中。

3. 评判性思维在护理临床实践中的应用　在临床护理实践中应用评判性思维可以帮助护士进行有效的临床护理决策，为患者提供高质量的护理服务。

第四节　护士的创新性思维

一、创新性思维概述

（一）创新性思维的内涵

创新性思维又称为创造性思维，是人们创造性地解决问题与发明创造过程中特有的思维活动，是一切具有崭新内容的思维形式的总和，是能够产生前所未有的思维成果的特定范畴。创新性思维的过程与形式表现复杂，它是最高级形式的人类思维，是人类思维能力高度发展的体现。

（二）创新性思维的特征

创新性思维及能力是个体在先天条件与后天学习、实践活动交互作用的过程中形成的，具有这十个特征：独特性、求异性、广阔性、敏捷性、偶然性、跳跃性、综合性、联动性、跨越性和开放性。

1. 独特性　独特性是最重要、最有价值的思维特色。是具有创造能力的人看问题时能独立思考，在方法、见解与思路上表现出与众不同、别具一格。

2. 求异性　“新”者“异”也，创新思维是一种求异（求新）性思维，求异性是创造性思维的核心，它反映了“尽快联想，尽多做出假设和提出多种解决问题方案”的特点。需要打破传统思维模式、超越习惯性思维，对传统的东西进行否认与怀疑，敢于挑毛病、寻疵点，不断进行修正、调整、补充和完善。

3. 广阔性　思维的广阔性就是思维向四面八方辐射出去，能创意无限。护理工作联系面广，变化复杂，需要从各方面考虑问题，就要用到这种思维品质。思维的广阔性对我们认识和思考事物起了重要的作用。

4. 敏捷性　创新思维必须思维敏捷、行动迅速、捷足先登，发现别人觉察不到的问题，提出别人想不到的构思，拿出别人做不到的成果。

5. 偶然性 所谓“长期苦探索，偶然喜得之”，由于创造性思维通常都要经过“准备—酝酿—顿悟—验证”这样一个过程，因而具有偶然性（或称之为突发性、随机性），而偶然的背后隐含着必然，突发的基础是积累。

6. 跳跃性 简单地说就是一种杂乱的思维方式。通常对一种事物的想象突然跳到与此事物不相干的另一事物上了，而且连续这样跳跃想象，想象力非常丰富，善于找出事物的规律并应用于其他方面。

7. 综合性 创造性思维能把大量的观察资料、事实、概念综合在一起，进行概括与整理，形成科学的概念和体系。创造性思维能对占有的材料加以深入分析，把握其个性特征，再从中归纳出事物规律。

8. 联动性 创新思维是一种联动思维，具有由此及彼的联动性，是创造性思维所具有的重要思维能力，表现为由浅入深，由小到大，触类旁通，举一反三，从而获得新的认为、新的发现。这意味着创造性思维具有灵活性、多变性、流畅性，可产生奇特的、五彩缤纷的效果。

9. 跨越性 创新思维不是循序渐进，思维跨度较大，省略了思维步骤，超越常规和常识，跨越时间和空间，呈现出无限递进式的状态。

10. 开放性 兼顾上下左右的关系，系统内外的关系，注重空间环境的开放，视野触角的开放，发展过程的开放，思维就会进入一个创新的境界，这就是创新思维的开放性。

■ **案例导思** 鲁班发明锯的故事

相传有一年，鲁班接受了一项建筑一座巨大宫殿的任务。这座宫殿需要很多木料，他和徒弟们只好上山用斧头砍木，当时还没有锯子，效率非常低。一次上山的时候，由于他不小心，无意中抓了把山上长的一种野草，却一下子将手划破了。鲁班很奇怪，一根小草为什么这样锋利？于是他摘了片叶子来细心观察，发现叶子两边长着许多小细齿，用手轻轻一摸，这些小细齿非常锋利。他明白了，他的手就是被这些小细齿划破的。后来，鲁班又看到一只大蝗虫在一株草上啃吃叶子，两颗大板牙非常锋利，一开一合，很快就吃下一大片。这同样引起了鲁班的好奇心，他抓住一只蝗虫，仔细观察蝗虫牙齿的结构，发现蝗虫的两颗大板牙上同样排列着许多小细齿，蝗虫正是靠这些小细齿来咬断草叶的。这两件事给了鲁班很大启发。于是他就用大毛竹做成一条带有许多小锯齿的竹片，然后到小树上去做试验，效果果然不错，几下子就把树干划出一道深沟，鲁班非常高兴。但是由于竹片比较软，强度比较差，不能长久使用，拉了一会儿，小锯齿就有的断了，有的变钝了，需要更换竹片。鲁班想到了铁片，便请铁匠帮助制作带有小锯齿的铁片。鲁班和徒弟各拉一端，在一棵树上拉了起来，只见他俩一来一往，不一会儿就把树锯断了，又快又省力，锯条就这样发明了。

在鲁班之前，肯定会有不少人碰到手被野草划破的类似情况，为什么单单只有鲁班从中受到启发，发明了锯，这无疑值得我们思考……

大多数人只是认为这是一件生活小事，不值得大惊小怪，他们往往在治好伤口以后就把这件事忘掉了。而鲁班却有比较强烈的好奇心，很注意对生活当中一些微小事件的观察、思考和钻研，从中找到解决问题的方法和思路，甚至获得某些创造性发明。

这告诉我们一个道理，留意生活中许多不起眼的小事，勤于思考，会增长许多智慧。锯发明以后，鲁班又发明了许多木工工具，古书对此有很多记载。

请思考：从鲁班发明锯的故事，创新性思维具有哪些特征？

二、创新性思维的主要形式

（一）逆向思维

逆向思维也叫反向思维、倒转思维，是运用反常规性的、反方向性的或者反程序性的思考方式去解决问题的思维过程，也就是我们所说的反其道而行之。逆向思维是反过来思考问题，是绝大多数人没有想到的思维方式去思考问题。运用逆向思维去思考和处理问题，实际上就是以“出奇”去达到“制胜”。因此，逆向思维的结果常常会令人大吃一惊，喜出望外，别有所得。逆向思维具有3个特点：反方向性、超常规性和开拓性。

1. 反方向性　反方向性是指解决问题时，思维不是沿着原有的方向进行，而是向着相反的方向进行，使得问题解决，即一种反向求解的方法。例如，司马光砸缸：有人落水，面对紧急险情，司马光不是“救人离水”，而是果断地用石头把缸砸破，“让水离人”，救了小伙伴性命。这就是逆向思维带来的效果。

2. 超常规性　逆向思维打破了思维定势，从表面看来似乎有悖于常规，但从深层角度看却能达到常规性思考所达不到的目的。例如，爱迪生从“声音引起振动”颠倒思考“振动还原为声音”，于是产生了发明留声机的设想，这就是逆向思维带来的成效。

3. 开拓性　在一定的条件下，运用逆向思维可以引出新问题，开拓新领域。例如，袜跟容易破，一破就毁了一双袜子，商家运用逆向思维，试制成功无跟袜，创造了非常良好的商机。

（二）发散思维

发散思维又称辐射思维、扩散思维或求异思维，是指大脑在思维时呈现的一种扩散状态的思维模式，它表现为思维视野广阔，思维呈现出多维发散状。如“一题多解”“一事多写”“一物多用”等方式。不少心理学家认为，发散思维是创造性思维的最主要的特点，是测定创造力的主要标志之一。发散思维有以下3个特点：流畅性、变通性、新颖性。

1. 流畅性　所谓流畅性就是观念的自由发挥，指在尽可能短的时间内生成并表达出尽可能多的思维观念及能较快地适应新的思维概念。流畅性与人的机智密切相关，流畅性反映的是发散思维的速度和数量特征。

2.变通性　所谓变通就是克服人们头脑中某种自己设置的僵化的思维框架，按照某一新的方向来思索问题的过程。变通性需要借助横向类比、跨域转化、触类旁通，使发散思维沿着不同的方面和方向扩散，表现出极其丰富的多样性和多面性。

3.新颖性　由于发散思维不受已知的或现成的方式、方法、规则或范畴的约束，在扩散中求得多种不同的解决办法，可以衍生出多种不同的结果，所以具有新颖性。人们在发散思维中做出不同寻常的新奇反应能力。例如，小小的保鲜袋，除了储存、保鲜，还能给你的生活制造许多意外之喜哟，喜欢洗澡的时候听歌却又怕手机进水？或是去海边玩担心手机进了沙子不好清理？用保鲜袋封住就可以了，保鲜袋还是家居收纳的小帮手，将物品分类放置，放入保鲜袋中再进行封口，贴上标签标注，整理起来方便又节约空间，而现代护理人把保鲜袋用于老年卧床男性接小便的作用就显得与众不同。在临床工作中，各种原因引起的尿失禁或意识不清的男性患者的排尿成了护理工作的难点。长期留置尿管会使患者膀胱的收缩功能丧失，并容易引起泌尿系统感染；长期使用尿不湿则因为潮湿不透气易导致皮炎、尿疹。于是，采用保鲜袋接尿的方法被越来越广泛地运用在临床护理工作中。

（三）灵感思维

灵感思维是一种特殊的思维现象，是指人们在科学研究、科学创造、产品开发或问题解决过程中突然涌现、瞬息即逝，使问题得到解决的思维过程。灵感现象自古以来曾使无数人觉得惊异、玄妙和神奇，灵感问题一直是对人类具有巨大诱惑力的研究课题。灵感思维有以下3个特点：突发性、跳跃性、闪现性。

1.突发性　灵感往往是在出其不意的刹那间出现使长期苦思冥想的问题突然得到解决。在时间上，它不期而至，突如其来；在效果上，突然领悟，意想不到。这是灵感思维最突出的特征。

2. 跳跃性　灵感是在思维摆脱了常规的逻辑思维模式束缚后在跳跃性的认识中产生的，整个思维过程不可能是连贯性的，其结果也是一种自发、自然的过程。

3. 闪现性　灵感产生过程极其短暂，转瞬即逝，以至于思维的人只意识到思维的结果，却意识不到其中的过程。灵感的呈现具有一刹那、一瞬间的特点，因此我们要紧紧把握闪现的灵感。

（四）超前思维

超前思维是一种科学的、具有创造性的思维，是根据客观事物的发展规律，先于客观事物的发展变化而出现的符合事物发展趋势、具有科学预见性的思维。超前思维有以下3个特点：前瞻性、变革性、动态性。

1. 前瞻性　前瞻的意思是展望、预测，前瞻性思维就是人们在处理问题时能深思熟虑有远见，看待一件事情不只是看表面，更注重本质上的，看待问题全面客观。对未来事物能预先把握，并可以为未来实践提供指导。

2. 变革性　超前思维是在事物变革之前产生的一种变革性思维。超前思维的变革性代表着一种社会发展的趋势，一种时代的潮流。每当社会转折的关键时期或国家危难的紧急关头，这些具有超前思维的改革者，总是挺身而出，走在时代的前头，肩负起历史的重任。像中国改革开放的总设计师邓小平同志走在时代的前头，肩负起中国改革开放的重任，运用他那极富超前思维的头脑，把中国的改革开放搞得生机蓬勃，取得了让世人瞩目的伟大成就。所以，身体力行和强烈的社会责任感，是超前思维不断产生的永久动力。

3. 动态性　超前思维是以对未来的把握为目的，但它在把握对象特征之后仍然处在动态之中，即要继续在动态之中把握对象。是一种运动的、调整性的、不断择优化的思维活动。它要求思维根据不断变化的环境和条件来改变自己的思维程序和思维方向，对事物进行调整、控制，从而达到优化的思维目标。

（五）联想思维

联想思维是指人脑记忆表象系统中，由于某种诱因导致不同表象之间发生联系的一种没有固定思维方向的自由思维活动。主要思维形式包括幻想、空想、玄想。其中，幻想，尤其是科学幻想，在人们的创造活动中具有重要的作用。联系思维是通过触类旁通、举一反三的思维活动，推出新事物、新特征的思维方法。联想思维有以下3个特点：发散性、多维性、跨越性。

1. 发散性　是充分发挥人的想象力，突破原有的知识圈，从一点向四面八方想象，并通过知识与观念的重新组合，寻找更新更多的设想与答案或方法。如一词多组，一题多解等。作为联想的基础之一的意象，是流动的、变异的，则联想可以是多端的、发散的。

2. 多维性　联想是多维的，指多种维度的空间与多种维度的表现和存在性。联想的形象可以是现实生活中存在的，也可以是观念化或概念化的形态；联想可以由外界刺激引起，也可以由自身方向产生。

3. 跨越性　联想可以跨越思维的“相关度”，跨越时间和空间，具有极大的自由度和跨越度。思维进程带有很大的省略性，其思维步骤、思维跨度较大，具有明显的跳跃性。

■ 我思我在

一只老鼠掉进米缸以后……

三、护理工作中的创新性思维

创新是时代的召唤，创新能力是成败的关键。创新者不一定是科学家、发明家，更多的是管理者、经营者和实践者。近年来创新将更为广泛、更为深刻，并成为各项工作发展的关键。创新更是护理事业发展的根本动力，不断创新是未来护理工作者的主旋律。

（一）护理工作中创新性思维的应用

1. 护理理论创新　近年来，一种全新的临床医学理论正在形成与发展，护理事业的发展正面临着前所未有的历史机遇与挑战，我们应把护理创新工作纳入医院事业发展的战略高度，不失时机地寻找创新机会，把握创新机遇，提出新的护理理念、学说、概念、模式、职能等多方面的创新。科学发展的事实表明，学科发展只有在理论上有所创新，其学术水平才能相应得到提高。护理学的发展同样离不开理论创新。

2. 护理实践创新　在实践中强化以人为本，注重细节，大力推进护理教育、护理技术、护理器材、护理管理与服务等的实践创新，加强科学管理，全面提升护理水平。

医学护理教学的目标是培养实用型、临床型医学护理人才，将护理理论与护理临床紧密结合，努力培养适应新世纪时代发展的医学护理人才。近年来，医学教育领域的竞争比较激烈，随着招生规模的扩大，临床教学资源严重不足，再加上医学护理职业教育的观念落后，不利于护生创新能力的培养。在护理教学中必须对传统教育模式进行改革创新，大批护理院校探索了适合国情的护理人才培养模式，全面进行了优化护理专业的课程体系和教学内容、教学方法和手段的改革，安排护生早期接触临床护理，采取院、校结合等有效途径，完善教学管理和改革，全面开展以问题为中心教学法、建构式互动教学法、兴趣促学法、角色扮演情境教学法等；自行研制出许多CA课件和训练仿真系统；积极探索实施临床导师制等，加强联系与沟通并取得了一定的良好效果。

护理技术创新包括操作技巧或护理方法改进等。例如，在临床上，气管切开患者的堵管以往常选用消毒后的木塞或橡皮塞等，其大小需要根据患者套管大小不断调整，且容易脱落，此外，在试堵管的过程中需按套管大小的1/2或1/3反复更换塞子，操作烦琐又增加了感染机会。作者本人及团队护士受临床胃管塞子注食端之启发运用了联想思维，采用胃管塞子的前端进行改良用于堵管，胃管塞子前端呈锥形型，插入不同深度可以满足不同孔径大小的需要，收到了满意的效果。

护理器材创新包括对各种护理设施器具的研制或改良。例如，体位护理是影响神经科患者康复的主要因素之一，床头抬高15°～45° 能够促进颅内静脉回流，减轻头部局部充血水肿、减少误吸，有气管切开者床头抬高30°～45°，可减少肺部感染。目前护士往往根据目测和临床积累的经验来判断床头抬高的角度，其随意性大、床头抬高不到位，可能会影响治疗效果。江苏省泰州韩美芳等护士及我科护士采用自行设计床头抬高角度指示装置，能够快速且准确地指示床头抬高的角度，避免各种影响因素导致的误差，提高了体位摆放的准确性，解决了此难题。

护理管理创新包括质量管理、质控方法、布局与流程、规章制度、人力资源管理等。例如，有的护理管理者运用超前思维探索了如何顺利通过ISO9000国际认证，建立有效的质量管理体系，与国际先进水平接轨；有的护理管理者运用“品管圈”活动提高病室环境及护理质量管理；还有的研究了新型护理管理软件如“全面质量管理护理系统”“微机辅助实施护理训练系统”“护理人力资源管理系统”等都有效地提高了护理管理的效能。

护理服务创新包括当前正在实施的优质护理服务示范工程、长期护理服务模式试点项目等。在护理工作中将“以患者为中心”的口号转化为实际行动，如开设急救绿色通道，实施快捷有效的全程服务；为不同病种的患者成立“温馨之家”，提供就医住院指导及出院后的延伸护理；建立患者满意度调查和投诉管理制度；为符合条件的慢性病患者、老年患者、长期护理和康复期患者提供专业的居家护理服务等。

护理实践创新要针对当前护理实践中最困难的问题进行思考，大胆地重新建构组合已有的知识、方法，也可把边缘科学的新方法融汇到护理工作中，使护理实践创新得以实现。如综合护理模式、慢性病管理、以流程为导向的“C-I-CARE”沟通模式、集束化护理等。集束化护理是一组护理干预措施，每个元素都是经临床证实能够提高患者预后的，且共同实施比单独执行更能提高患者的预后。

（二）阻碍护理工作中创新性思维的因素

阻碍护理工作中创新性思维的因素有专业及其环境因素；教育与知识因素；心理与个性因素。

1. 专业及其环境因素　护理专业的各种操作常规、规章制度，都只需要护士熟记并遵守，工作时需要什么知识就取出什么知识，无须创新也能完成工作任务。工作环境因素医院是患者高度聚集的场所，随着各种诊断、治疗技术的应用，形成生物、物理、化学等有害因素并存的护理工作环境，同时由于工作压力大，又使护理人员经常处于心里高度应激状态。护士经常看到是患者的痛苦面容，又经常受无规律的“三班倒”的影响，与外界社会交往少。这些因素势必导致护士缺乏创新性。

2. 教育与知识因素　护理学是一门实践性极强的专业课，传统教学模式即是以教师为主导，以教材为指南，以黑板板书为载体的教学方式。假如一幅板书毫无结构性与连续性，所写的粉笔字很糟糕，让学生既觉得字不好看，又不知道该堂课的重难点内容，学生就会产生厌学情绪。其次就是授课效率相对较低，教师在板书过程中，会占用很多时间，而且并不是板书的每一个字学生们都需要记录，所以这时就会使学生注意力分散，课堂气氛沉闷。在传统教学过程中，教师以知识传递为主，对学生学习能力、学习方法的关注不够。这样会在一定程度上限制了学生创造性思维的发展。

3. 心理与个性因素　人的内部动机越强，其创造性思维能力越高，高创造性的个体应具有理想、决心、敢于前进、并能有效地自我激励等个性品质。然而长期以来护理专业的教育层次偏低，使得护士心理上容易产生压抑感和自卑感，个性品质中容易胆小、拘谨，缺乏敢于“吃螃蟹”的信心和勇气。

（三）护士创新性思维的培养

护理科学的发展需要护理人员有创新意识，培养创新思维需要树立创新理念和引导创新思路。改变对护理学科建设的观念，获取新的理念和管理方法，要学会多方面思考，解决临床实际问题。思想家爱德华博士说，“良好的思维能力，是可以通过专门的训练来获得的。”护理创新性思维的培养对象目前多从两方面进行. 一方面是对在校护理学生的培养，另一方面是对临床护士的培养。

1. 基本创新思维的训练　这里尤其重要的是护士应培养思维的独立性。要发展护理学科，提高护理队伍的素质，对在校护生的培养护理院校纷纷采取积极措施加强对护生临床思维的培养。如在课程设置方面增加人文和公共基础课比例；在教学内容上将内外科有机结合培养护生的整体护理思维；在教学方法上不断创新，开展案例教学、小组教学等，注重对护生独立思考和创新性思维的培养。通过加强实习环节管理、开展临床病例讨论会和以“病例为中心”的专题讲座启发护生分析案例发现问题、提出解决问题的措施等来培养护生的临床思维能力。

2. 多种思维方式的训练　创新思维具有独创性、灵活性等特征，思维方法有发散思维、逆向思维、灵感思维、横向思维等。目前在临床一线的护士大多数为年轻的护理人员，年轻的护理人员普遍存在临床思维及应变能力欠缺的情况，如何在工作中对她们进行相关的训练，以便使她们能尽快适应临床一线工作。这是摆在管理人员面前的问题。在训练中，我们要深刻领会科学思维方法并自觉地把这些科学思维方法运用到平时的学习、生活和各种活动中去。常见的创新思维训练的方法有：头脑风暴法、思维导图法、移植演变法、和田十二法。

（1）头脑风暴法　当一群人围绕一个特定的兴趣领域产生新观点的时候，这种情境就叫作头脑风暴。由于会议使用了没有拘束的规则，人们就能够更自由地思考，从而产生很多的新观点和问题解决方法。当参加者有了新观点和想法时就大声说出来，然后在他人提出的观点之上又建立起新观点。所有的观点会被记录下来但不进行批评。头脑风暴的特点是让与会者敞开思想使各种设想在相互碰撞中激起脑海的创造性风暴，其可分为直接头脑风暴和质疑头脑风暴法，前者是在专家群体决策基础上尽可能激发创造性，产生尽可能多的设想的方法，后者则是对前者提出的设想，方案逐一质疑，发行其现实可行性的方法，这是一种集体开发创造性思维的方法。例如，为预防临床护理工作中针刺伤的集体讨论会，通过头脑风暴形成针刺伤的危险因素，并提出具体有效的预防方案。

（2）思维导图法　思维导图是一种将思维形象化的方法。思维导图又叫心智导图、灵感触发图、概念地图、树状图、树枝图或思维地图，是一种图像式思维的工具以及一种利用图像式思考的辅助工具。思维导图是使用一个中央关键词或想法引起形象化的构造和分类的想法；它用一个中央关键词或想法以辐射线连接所有的代表字词、想法、任务或其他关联项目的图解方式，是表达发散性思维的有效图形思维工具，它简单却又很有效，是一种实用性的思维工具。

（3）移植演变法　移植法是将某个学科、领域中的原理、技术、方法等，应用或渗透到其他学科、领域中，为解决某问题提供启迪、帮助的创新思维方法，即“老柴加新火”，从而产生新的创意，具体方法包括原理移植，方法移植，结构移植和材料移植。例如结构移植，即将某种事物的结构形式或结构特征，部分地或整体地运用于另外的某种产品的设计与制造；例如，缝衣服的线移植到手术中，出现了专用的手术线；用在衣服鞋帽上的拉链移植到手术中，完全取代用线缝合的传统技术，“手术拉链”比针线缝合快10倍，且不需要拆线，大大减轻了患者的痛苦。

（4）和田十二法　又叫“和田创新法则”，即指人们在观察、认识一个事物时，可以考虑是否可以。和田十二法是我国学者许立言、张福奎在奥斯本稽核问题表基础上，借用其基本原理加以创造而提出的一种思维技法。它既是对奥斯本稽核问题表法的一种继承，又是一种大胆的创新。比如，其中的“联一联”“定一定”等，就是一种新发展。同时，这些技法更通俗易懂，简便易行，便于推广。许多护理专家发明的专利就是运用了和田十二法的思维。例如，运用“加一加”把需要导尿的用物做成一次性导尿包，还有一次性换药包等，更方便临床工作等。

3. 系统综合能力的训练　培养护士的思维、观察、独立思考问题、综合运用知识的能力。如PBL教学，以问题为中心引导学生，以提问的方式进行学习。把实践中的案例组织讨论，既加深了理论知识的印象又对这些知识有了新的感性认识。开展科研活动鼓励护士创新性思维，我们要全面、辩证、灵活地观察问题、提出问题、分析问题和解决问题，培养自身创新性地掌握和运用所学知识的能力。

4. 努力践行创新思维　作为新世纪的护士必须勤奋苦练，善于总结自己和他人的经验，提升专业能力从而具备高水平的护理技术和技巧，为患者提供高质量的护理服务。创新是时代的呼唤，是医院发展的必然，创新关系到医院护理能否承上启下，继往开来，更好地推动护理事业发展。现在一种全新的临床医学理念正在形成和发展，护理事业的发展正面临着前所未有的历史机遇和挑战，我们应该把护理创新工作纳入医院事业发展战略高度，不失时机地寻找创新机会把握创新机遇，再创佳绩。近年来，护理发明层出不穷，护理新材料、新产品不断问世，解决了临床上的实际护理问题，减轻了患者痛苦，提高了工作效率，使我们的创新有了社会价值。

（四）“互联网＋”时代的思维变革

1. “互联网＋”思维的思考　2015年7月4日，国务院印发《国务院关于积极推进“互联网＋”行动的指导意见》，自“互联网＋”被写入政府工作报告以来，关于“互联网＋”已然成为相当热门的话题。“互联网＋”是创新2.0下的互联网发展的新业态，是知识社会创新2.0推动下的互联网形态演进及其催生的经济社会发展新形态。通俗的说，“互联网＋”就是“互联网各个传统行业”，但这并不是简单的两者相加，而是利用信息通信技术及互联网平台让互联网与传统行业进行深度融合，创造新的发展生态。“互联网＋”思维不仅是把互联网和其他行业结合起来的一种形式，更是一种以专业为基础，与社会服务相结合的一种开放性、渗透性、综合性的大数据背景下的专业思维，并带来许多新的思维模式，如简约思维、跨界思维、用户思维、大数据思维等。

例如，南通移动充分发挥技术优势，运用优质的移动网络、数据存储能力及数据传输能力为某医院打造了一套移动护理系统，让护士的工作更便捷，照顾患者更方便。这是一款集电子病历、护士系统管理、移动护理于一体的综合性护理系统，通过多功能手持护理终端将患者相关的信息整合到一个界面，包括护理病历、医嘱、住院病历、医技报告、护理任务等。它的功能就好比一个护理站，可以移动至每个患者面前。此外，利用系统还可以将护士排班、绩效、安全等工作一并整合，统一实施管理。

2. “互联网＋”时代的思维要点　用信息化手段使护理服务更加高效便捷，携手医疗健康行业提升整体医疗服务质量，让患者享受高质量的智慧医疗服务，助力优质护理服务迈进“互联网＋”新时代。护理人员应该做到：

（1）明辨是非，避免人云亦云　随着社会的发展与进步，互联网已经实实在在地介入人们的生活。互联网作用十分明显，它的作用必将对人们的思想观念、生活方式带来影响。认为从互联网上获取信息具有信息传递最快、信息来源最多、信息种类最全的优点。有大量资料显示，先进国家的中小学生正在利用互联网搜索资料，进行创造性、探索性学习，这对于学生素质的提高有着巨大的作用。但也因为网络信息量的无限性及信息真伪的难辨性，可能会削弱大家网络参与的理性，形成盲目地跟风或炒作，因此，必须要主动辨析，在各种舆论与话题中保持理性的思考，明辨是非，而不是参与盲目的信息传播或舆论斗争。

（2）独立思考，自主理性人生　上网可以给我们成长带来益处。可以开拓我们视野，增加我们认识世界和掌握知识的渠道。网上的新闻信息、娱乐信息等都对我们有所好处，我们上网后，获得信息的途径不再单一，网络还使我们与他人交流渠道更宽广，方式更自由。在网上，我们可以得到善意批评，从而便于我们与他人交流更加宽广，交流方式更加自由。如随便使用这些信息，不仅会给我们的记忆带来过重的负荷，还会使大脑无法聚精会神地进行独立思考。当思维被绑架时，人生则无自主。护士必须要保持高度的自制力和专注力，要把握好利用互联网的尺度，避免让自己成为一个丧失独立思考能力的“无头脑的人”，而应该学会与自己冷静地对话，知道真实的自己，自主、理性地把握自己的人生，去创造适合于自己、有利于他人的护理事业。

（3）敏锐思考，提高思维效率　互联网时代也是速度的时代，过去传遍世界要几年、几十年的事，今天可能只是一瞬间。护理人员应保持对各类信息的敏锐和敏感，注意通过各种渠道快速收集信息，并提高处理信息的速度。护士应从进入脑际的众多思维素材中迅速筛选出与思维对象直接关联的内容，分出层次或模块，逐级思考，以避免非主导因素对主题思维的干扰，提高思维效率，防止片面认识。

2019年1月22日，国家卫生健康委办公厅发布关于开展“互联网＋护理服务”试点工作方案的通知。“互联网＋护理服务”主要是指医疗机构利用在本机构注册的护士，依托互联网等信息技术，以“线上申请、线下服务”的模式为主，为出院患者或罹患疾病且行动不便的特殊人群提供的护理服务。“互联网＋护理服务”要以相关法律法规要求为基础，坚持“线上线下，同质管理”的原则，确保有关服务规范开展，不断满足人民群众多样化、多层次的健康需求。在已经到来的新世纪，护理工作者要认清形势，积极进行护理创新，从而推动护理事业的快速发展和进步。

（唐杰枚　欧阳光　冯玉娟）

自测题

一、单选题

1. 复杂病例讨论属于哪种思维（　　）
   A. 聚合思维　B. 发散思维　C. 直观动作思维
   D. 常规思维　E. 抽象逻辑思维
2. 下面哪个不属于科学思维的原则（　　）
   A. 逻辑性原则　B. 方法论原则　C. 历史性原则
   D. 辩证性原则　E. 以上都是
3. 护士通过护理实践得出长期卧床患者容易发生压疮的结论，并将其推广到昏迷、截瘫等各类长期卧床患者护理中，这种思维过程是（　　）
   A. 分类　B. 比较　C. 抽象
   D. 演绎　E. 概括
4. 下面哪个不是问题解决的思维过程（　　）
   A. 发现问题　B. 分析问题　C. 提出假设
   D. 检验假设　E. 得出结论
5. 搜集与占有与问题有关的大量材料是（　　）依赖的基础。
   A. 分析问题　B. 发现问题　C. 提出假设
   D. 检验假设　E. 明确问题
6. 科学的护理行为要以科学的（　　）作为前提。
   A. 行动　B. 思维　C. 知识　D. 理论
7. 临床思维的重要特点是（　　）
   A. 动态性强　B. 差异性强　C. 时限性强　D. 复杂性强
8. 临床思维的核心是认识患者存在的（　　）问题，而疾病本身都具有现象和本质两个方面。
   A. 健康　B. 疾病　C. 心理　D. 护理
9. （　　）是临床思维的第一步，也是非常关键的阶段。
   A. 分析汇总资料　B. 动态实施修正
   C. 总结经验教训　D. 收集资料
10. 临床思维活动本身是一种动态过程，这一动态过程最终目的是为了实现将思维从认识事物到改变事物的扩展，此处体现的是临床思维的哪个特点（　　）
    A. 时限性　B. 动态性　C. 差异性　D. 复杂性
11. 以下选项中属于评判性思维的层次的是（　　）
    A. 基础层次　B. 复合层次　C. 责任层次　D. 智力层次
12. 情感态度是个体的一种（　　）
    A. 人格魅力　B. 人格特征　C. 情绪发泄　D. 生理意愿

13. 下列关于评判性思维的概念表达正确的是（　）

A. 指的是个体在复杂情景中，自主应用已有知识和经验进行分析。

B. 是指个体在复杂情景中，能全面地、能动地应用已有的知识和经验对问题的解决方法进行选择，在反思的基础上加以分析、推理，做出合理的判断和决定

C. 评判性思维不属于批判性思维

D. 评判性思维是针对临床简单的护理问题进行的有目的、有意义的自我调控性的判断、反思、推理及决策过程

14. 以下哪一个量表不用于评价护理评判性思维能力（　　）

A. 加利福尼亚评判性思维技能测验

B. 怀森及格拉斯的评判性思维鉴定量表

C. 加利福尼亚评判性思维心智评估量表

D. 焦虑自评量表

15. 以下对评判性思维中智力因素的含义理解正确的是（　　）

A. 指的是评判性思维过程中所涉及的专业知识及专业相关性知识如人文关怀知识

B. 指的是个人智商

C. 它包括医学基础、人文知识及医院文化

D. 护士在进行护理评判性思维时不一定要用到专业知识

16. 以下选项中不属于认知技能因素的是（　）

A. 说明　　B. 评价　　C. 分析　　D. 表达

17. 加利福尼亚评判性思维技能测验量表包括几个子量表（　）

A. 2个　　B. 3个　　C. 4个　　D. 5个

18. 加利福尼亚评判性思维倾向问卷由哪位学者改编后在国内广泛应用（　）

A. 彭美慈　　B. 夏素华　　C. 赵渊　　D. 李小妹

19. 评判性思维是一种具体思维，其基础层次是建立在一系列（　　）之上。

A. 护理程序　　B. 规则　　C. 操作流程　　D. 经验

20. 下列不属于评判性思维的尽职层次的是（　　）

A. 此期以维护服务对象利益为基础，进行专业决策

B. 有时护士可以按照专业经验和知识选择延迟行动或不采取行动

C. 要求护士思考解决各种复杂临床问题的备选方案

D. 护士权衡不同方法的利弊，做出最终决策

21. 创新性思维及能力是个体在先天条件与后天学习、实践活动交互作用的过程中形成的，它具有哪些特征？（　　）

A. 独特性　　B. 求异性　　C. 广阔性

D. 敏捷性　　E. 以上都是

22. 创新性思维中具有创造能力的人最重要、最有价值的思维特色是（　）

A. 独特性　B. 偶然性　C. 跳跃性

D. 综合性　E. 联动性

23. 所谓“长期苦探索，偶然喜得之”，是创造性思维的什么特征？（　）

A. 开放性　B. 偶然性　C. 敏捷性

D. 综合性　E. 联动性

24. 兼顾上下左右的关系，系统内外的关系，注重空间环境的开放，视野触角的开放，发展过程的开放，思维就会进入一个创新的境界，这就是创新思维的（　）

A. 开放性　B. 偶然性　C. 敏捷性

D. 综合性　E. 联动性

25. 创新性思维的主要形式有（　）

A. 逆向思维　B. 发散思维　C. 灵感思维

D. 超前思维　E. 以上都是

26. 为预防儿童居家意外伤害，召集社区护理人员及家长开展关于预防儿童居家意外伤害的集体讨论会，形成儿童居家意外伤害的危险因素，并提出具体有效的预防方案。采用的是哪种创新思维训练的方法？（　）

A. 头脑风暴法　B. 思维导图法　C. 移植演变法

D. 和田十二法　E. 思维导图法

27. 把某一领域的科学原理或方法，移植到别的新领域，即“老柴加新火”，从而产生新的创意，采用的是哪种创新思维训练的方法？（　）

A. 头脑风暴法　B. 思维导图法　C. 移植演变法

D. 和田十二法　E. 思维导图法

28. 下面哪个不是超前思维的特点？（　）

A. 前瞻性　B. 变革性　C. 动态性　D. 跨越性

二、多选题

1. 临床思维的特点有哪些（　）

A. 时限性　B. 动态性　C. 差异性　D. 全面性

2. 护士应具备的临床思维品质是：（　）

A. 系统性　B. 灵敏性　C. 深广性　D. 评判性

3. 临床思维深广性的原理来自辩证唯物主义普遍联系的观点，主要指临床思维具有（　），顾全大局，不被事物的表面现象所迷惑。

A. 深度　B. 长度　C. 广度　D. 远度

4. 影响问题解决的因素有（　）

A. 心理定势　B. 功能固着　C. 迁移

D. 动机强度　E. 个性特征

5. 科学思维的基本过程包括（ ）

A. 分析与综合 B. 分类与比较 C. 假设与验证

D. 抽象与概括 E. 归纳与演绎

6. 思维按逻辑性可分为（ ）

A. 直觉思维 B. 聚合思维 C. 分析思维

D. 发散思维 E. 创造性思维

7. 评判性思维的主要因素有（ ）

A. 分析技能因素 B. 智力因素 C. 自我调控因素

D. 认知技能因素 E. 情感因素

8. 认知技能包括（ ）

A. 分析 B. 识别 C. 推理

D. 评价 E. 说明

9. 以下属于情感态度特征的是（ ）

A. 创造性 B. 灵活性 C. 解放思想

D. 我行我素 E. 主动求知

10. 目前用于评价护理评判性思维能力的测量工具主要包括：（ ）

A. CCTT B. CCTST C. APA

D. WGCTA E. EPDS

11. 逆向思维的结果常常会令人大吃一惊，喜出望外，别有所得。逆向思维具有什么特点？（ ）

A. 反方向性 B. 超常规性 C. 开拓性

D. 新颖性 E. 以上都是

12. 护理实践创新包括（ ）

A. 护理教育实践 B. 护理技术 C. 护理器材

D. 护理管理 E. 护理理论

13. 阻碍护理工作中创新性思维的因素有（ ）

A. 专业及其环境因素 B. 教育因素 C. 心理因素

D. 个性因素 E. 知识因素

14. 常见的创新思维训练的方法有（ ）

A. 头脑风暴法 B. 思维导图法 C. 移植演变法

D. 和田十二法 E. 以上都是

15. 面对“互联网+”时代带来的思维变革，护理人员应该做到：（ ）

A. 明辨是非，避免人云亦云 B. 独立思考

C. 自主理性人生 D. 敏锐思考 E. 注意力游离

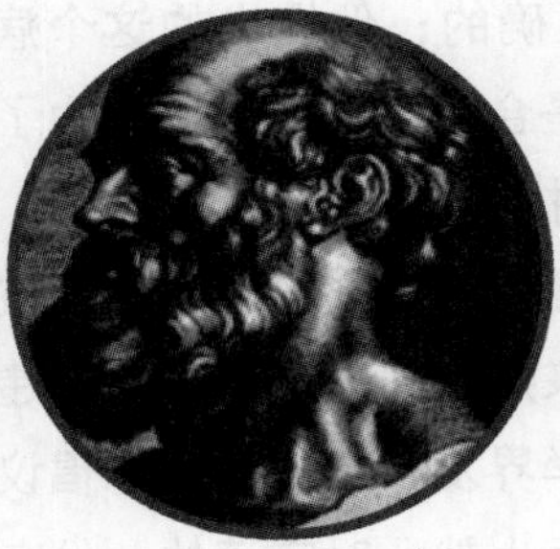

西方医学的奠基人
——希波克拉底

希波克拉底（Hippocrates，公元前460年—前370年），是古希腊伯里克利时代的医师，西方医学的奠基人，被西方尊为“医学之父”。希波克拉底出生于小亚细亚科斯岛的一个医生世家，父亲赫拉克莱提斯（Herakleides）是医神阿斯克雷庇亚斯（Aesclapius）的后代，母亲费娜雷蒂（Phainarete）是显贵家族的女儿。在古希腊，医生的职业是父子相传的，所以希波克拉底从小就跟随父亲学医。数年后，独立行医已不成问题，对其父治病的260多种药方，他已能运用自如。父母去世后，他一面游历，一面行医。为了丰富医学知识，获取众家之长，希波克拉底拜请许多当地名医为师。在他接触的许多患者中，他结识了许多著名的哲学家，这些哲学家的独到见解使希波克拉底深受启发，为他提出四种体液论提供了哲学基础。他提出的“体液学说”，对以后西方医学的发展产生了巨大影响。

为了抵制疾病是神赐予的谬论，希波克拉底努力探究人的肌体特征和疾病的成因。经过长期研究，他提出了体液（humours）学说。他认为，人的肌体是由血液（blood）、黏液（phlegm）、黄胆汁（yellow bile）和黑胆汁（black bile）四种体液组成的。这四种体液在人体内的混合比例是不同的，从而使人具有不同的气质类型，即多血质、黏液质、胆汁质和抑郁质。疾病正是由四种液体的不平衡引起的，而体液的失调又是外界因素影响的结果。他对人的气质成因的解释虽然并不一定正确，但他提出的气质类型的划分及其名称，却一直沿用至今。

在古希腊，医学受到宗教迷信的禁锢，巫师们只会用念咒文、施魔法等祈祷的办法为人治病。这自然是不会有什么疗效的，患者不仅被骗去大量钱财，而且往往因耽误病情而死去。希波克拉底把疾病看作是发展着的现象，他说，“了解病患是怎样的人比了解病人患了什么病更为重要”。医师所应医治的不仅是病而是患者，从而改变了当时医学中以巫术和宗教为根据的观念。他主张在治疗上注意患者的个性特征、环境因素和生活方式对患病的影响，重视卫生饮食疗法，但也不忽视药物治疗，尤其注意对症治疗和预防疾病的发生。他对骨骼、关节、肌肉等都很有研究。

希波克拉底曾指出的癫痫病的病因，现代医学认为是正确的；他提出的这个病名，也一直沿用至今。他提出的对骨折患者的治疗方法，也是合乎科学道理的。为了纪念他，后人将用于牵引和其他矫形操作的臼床称为“希波克拉底臼床”。

《希波克拉底誓言》是希波克拉底警诫人类的古希腊职业道德圣典，“我以阿波罗、阿克索及诸神的名义宣誓：我要恪守誓约，不给患者带来痛苦与危害。如果我违反了上述誓言，请神给我以相应的处罚。”这个誓言是向医学界发出的行业道德倡议书，是从医人员入学第一课必学的重要内容，成为古代西方医生就业时宣读的一份有关医务道德的誓词，也是全社会所有职业人员言行自律的要求。

第九章　实训指导

第一节　护士美学修养实训

【实训目的】

1. 提升自身审美修养。

2. 学会运用护理美学理论塑造护理职业形象和开展护理实践。

【实训前准备】

1. 学生准备　学生认真复习护士的美学修养的内容；预习案例情境，查阅相关资料。

2. 用物准备　凳子、桌子、病历夹、笔等。

3. 环境准备　教室桌椅摆放于四周，中心处分为两部分，一侧模拟走廊，一侧模拟病房，模拟病房内摆放一个凳子、一个桌子。

【过程与方法】

1. 教师介绍本次实训目的与要求，介绍实训案例及场景。

■ 实训案例

患者李某，68岁，因胸痛入院，查明病因后进行了心脏冠脉造影和冠脉支架置入手术。术后五日下午七时，责任护士小张巡视病房时，在走廊上发现李某独自一人，于是上前轻声询问："李爷爷，您这是要去做什么啊？您的家人呢？"李某情绪较为激动地回答："我要回家！他们都有事出去了，我一个人在这太无聊了。"护士小张见状立即安抚李某情绪，进行劝阻，在一番交谈后，李某情绪得到了缓和，并在护士小李的陪同下回到病房。整个过程中，护士面带微笑、语言准确得体、态度关切和蔼、动作轻柔大方。

2. 按学习小组进行，小组成员在小组长的带领下根据实训案例创设情境，进行角色扮演，学生可根据情境适当自由发挥。教师根据护理审美评价的内容，给予具体的分析、讲解和评价。

3. 教师指定一组学生代表进行角色扮演。

4. 护士扮演者对自己在工作之中体现出来的美的事物、美的语言、美的感觉进行总结，患者扮演者说出自己的感受并提出意见，其他同学进行补充与评价。

5. 教师总结。

■ 实训报告

1. 简述本堂课中自己的心得体会。

2. 请思考护理职业形象美对护患关系的影响。

（蒋东伶）

第二节　护患语言性沟通和非语言性沟通实训

（一）语言性沟通案例实训

■ 案例资料

王某，男，21岁，是一位速滑运动员，比赛成绩一向很好。不幸的是，他在比赛过程中突然摔倒，导致小腿胫骨骨折。医生给他的腿进行了小夹板固定，在医生操作过程中王某的情绪一直很低落，而且总是挑医生的毛病，不是说这儿弄疼了就是那儿弄疼了。“看你，怎么搞的，弄得我这么疼……”

小夹板固定后，护士小李走进病房与这位患者交谈了起来。“你好，王先生，我是你的责任护士。我姓李，你叫我小李就行。我们谈谈好吗？”患者瞥了小李护士一眼，说“你就是我的责任护士呀，我以为没人管我呢！”小李说“怎么会呢，我知道你心情很不好，有什么烦恼对我说说行吗？”

■ 案例分析

作为一名年轻的速滑运动员，骨折可能会导致王某的冰上梦想破灭，所以他的情绪非常低落，而且表现得十分烦躁，对医生、护士态度不好，是可以理解的。护士小李在与他进行交谈前，应该做好充分的准备，包括交谈的目的、启动方式、如何切入主题展开交谈、如何结束交谈都要经过精心安排。在保持关注、真诚、关注的良好态度的基础上，小李护士应该灵活地运用交谈各种交谈技巧，入情入理地帮助患者分析病情，开导患者，才可能使患者接受现实、积极配合治疗，最终双方愉快地结束交谈。

本案例体现了交谈的完整过程，即准备阶段、启动阶段、展开交谈、结束交谈。下面是交谈实例及评价表。

交谈实例	评价
王先生：（大声地）“你说，你们医院水平到底行不行，我这腿还有没有治了，不行我赶紧转院！”	由于担心运动生涯终止，患者心情极为不好，所以表现得很不理智，不能接受现实，对医护人员挑毛病、大声发脾气。
小李护士：（面带微笑）“王先生，看起来您的心情不太好。我知道您很着急，也很理解你，滑冰滑得好好的突然骨折，换了谁都受不了。不过，我刚看过你的X线片子而且我也问过你的主治医生了，你的胫骨只是稍微有点线性裂纹，这种裂纹愈合后不会影响你滑冰的。” 王先生：“得了吧，你不用骗我了，都骨折了还能不影响滑冰，三岁小孩才相信你！”	护士很镇静，没有被患者的情绪所干扰，首先用反映的技巧，将交谈的话题引入交谈的主题。 接下来护士移情地表达了对患者的理解，并按照事先准备谈话内容帮助患者分析骨折的情况，将医生的意见也作为说服患者的依据，使自己的说服更具有可信性。

续表

交谈实例	评价
小李护士：（仍微笑）“听我说，王先生，骨折分好几种类型，你是最轻的一种，你看，小腿部皮肤是完整的，而且骨头没有移位，治疗一段时间就会好的。再说，您又那么年轻、身体素质那么好，一定会恢复地很好！”	在展开交谈的主题后，护士灵活地运用了阐释的技巧，将骨折的一些知识介绍给了患者，为患者提供了一个新的视角，目的是引导患者正确认识自己的病情。
小李护士：（沉默，观察患者的表情）“您的看法呢？” 王先生：（平静了许多）“你说得好像有些道理，照你说的，我真的还可以重返运动场？要是那样可太好了。”	护士使用沉默的技巧，给患者提供了一个整理思路、冷静思考的机会。接着护士又使用了开放式提问，使交谈继续深入下去，经过进一步的分析患者的情绪终于平静下来。
小李护士：“会的，但你一定要配合治疗，而且要进行功能锻炼，我还想看你拿冠军呢。” 王先生：（笑了）“我最好的成绩是亚军，腿好了之后我一定要争取拿一个冠军。”	护士使用了鼓励的技巧，鼓励患者面对现实、配合治疗和护理。患者的态度和反应说明护士与患者的交谈是成功的，基本上达到了交谈的目的。
小李护士：“好了，不影响你休息了，休息有利于你的康复。” 王先生：“谢谢你，小李，有空常来跟我聊聊。”	护士恰到好处地结束了与患者的交谈。 交谈过程中，护士注意到了自己的态度，既温和又自然，而且还很有礼貌，所以赢得了患者的信任。 交谈的双方都感到心情愉快，尤其是患者，特别愿意与护士再次交谈，说明护士与患者成功地建立了良好的护患关系，这是成功交谈的最佳结果。

（二）非语言技巧案例分析

护士小杨在一所二级甲等医院工作，星期一早晨一上班，护士主任就通知小杨，说有一个建筑工人不慎从脚手架下跌落，导致左腿腿骨骨折，请小杨做好护理准备。小杨在询问了一些具体情况后，赶紧联系了相关人员，为患者准备好了病床。不一会儿，患者在一些工友的护送下来到了医院门口，早已守候在此的小杨立即迎上前去说：“您好，我是这里的护士，您是不是那位工人师傅？我们已经做好的诊疗、护理准备，请先到急诊科。”然后引导患者等人进入了急诊科，为其挂了急诊，并协助骨科大夫为其接好了断骨，患者的工友们都舒了一口气。

在接骨时，小杨见患者疼得额头冒汗，几次用毛巾为患者擦汗。紧接着，小杨又和工友们一起将患者转移到了病房，协助其躺下后又为其盖好了被子。患者感激地说道：“谢谢您！”小杨微笑着说：“不用谢，这是我们应该做的。”说完，小杨将右手轻轻地放在了患者的额头上，在确定患者有点发热后说：“您有点发热，先喝点水。”说完为患者倒了一杯温开水，在患者喝水的过程中，又向患者的工友介绍了医院的相关科室如护士值班室、开水房的位置等。

最后，小杨礼貌地说："我现在需要到别的房间配合医生查房，如果需要请找我。"说完，小杨轻轻离开了病房。

思考重点：你认为小杨在工作中运用了哪些非语言沟通方式，有什么可取之处。

（尹湘红）

第三节　护士体态礼仪实训

【实验目的】

1. 熟练掌握护士基本体态礼仪和工作中的体态礼仪。

2. 能够根据体态礼仪规范的要求检视自己和他人，并加以改进和完善。

3. 能够自己在日常生活中不断练习，养成良好的行为礼仪习惯。

【准备】

1. 学生准备　按护士仪表礼仪要求穿戴整齐，复习护士基本体态礼仪和工作中体态礼仪的内容。

2. 用物准备　椅子、治疗盘、治疗车、病历夹等。

3. 环境准备　在较为宽敞的室内训练，备有全身的落地镜子；能播放视频教学的设备。

【方法与过程】

1. 教师示范或播放教学视频，讲解护士基本体态礼仪和工作中的体态礼仪要求、要领及禁忌事项。

2. 学生6～8人一组，练习各种规范姿势。

3. 练习完毕后进行分组展示，教师及学生对每组的演示进行评价，并指出改进方法。

4. 按照教师和同学们的建议进行调整和完善。

5. 进行综合演练，以小组为单位，将本次实训内容编排成一个情景剧，按小组进行表演。

【实训项目】

（一）站姿实训

1. 站姿的要领：挺胸、收腹、头正、颈直、肩外展，臀部收紧，两手在身体两侧自然下垂或紧握与腹部前，双腿并拢，两脚稍分开，身躯正、直、重心上提。

2. 站姿的种类

（1）基本站姿：双手自然下垂，抬头挺胸收腹，双臂置于身体两侧，双膝靠紧，两脚呈"V"型或"丁"字。

（2）标准站姿：在基本站姿的基础上，将左手握拳，右手握住左手上方置于脐下一寸。

（二）行姿实训

1. 行姿的要领

轻：行走时脚步要轻，尽力做到柔步无声，高度适宜，但不要蹑手蹑脚。

直：行走时设想脚下有一条直线，自始至终两脚交替踩在直线上。

匀：行走时步幅适中，前后脚之间的距离约一脚长。

稳：行走过程中，躯干与双下肢姿势保持一致，双肩应当平稳，力戒摇晃。两臂应自然地一前一后有节奏地摆动，不要横摆或同向摆动，行进中双臂向前方摆动＜30°，后方＜15°。

2. 行姿的训练

（1）步态训练：以标准行姿行进，视线落在前方40m处，转弯时平稳。双臂自然下垂，肌肉稍绷紧，手掌心向内，以身体为中心前后摆动30°为宜。上身挺拔，腿部伸直，腰部放松，摆动大腿关节部位，而不是膝关节，才能使步伐轻捷，并且富有节奏感和弹性。

（2）步位练习：为了使行姿更加优美，特别是对那些有内外八字步走路习惯的人，可在地上画一条5cm宽的线带，站在线端，起步后让两脚内侧缘尽量落在线上，确有困难者可走成“柳叶”步，即脚跟落在线上，脚掌处落在线的边缘使脚尖略向外展。随着训练的进程5cm宽的线带，逐步改成3cm、宽1cm宽。注意眼睛平视，不能往地上看，收腹挺胸，面带微笑，充满自信和友善。

（三）坐姿实训

1. 坐姿的要领

轻：动作要轻，避免使座椅或其他物品发出响声。

稳：就座后再调整坐姿，动作幅度不宜过大。

定：坐定后不宜频繁更换双腿和双脚不要抖动。

缓：离座时要有示意，缓慢起身。

2. 坐姿的训练

（1）单人训练法：立于椅前，身体距椅子15～20cm。一腿向后撤半步，小腿轻触椅子，尽量不出声响，不可回头找椅子。身体保持自然、挺直，单手或双手由腰向下捋平裙摆，轻稳落座于椅子的前1/2或2/3。两腿平行放好，膝盖靠紧，两手轻握置于腿上，保持标准坐姿。

（2）两人配合法：甲同学搬起椅子轻轻放于乙同学身旁，微笑说“请坐”，乙同学回应“谢谢”，并按规范动作从左侧入座。起立时，速度适中既轻又稳。两人可反复换位练习。

（四）蹲姿实训

1. 蹲姿的要领：以双腿高低式拾物为主。一脚在前，一脚在后，膝盖并拢，两腿靠紧同时下蹲（前脚全脚着地，后脚跟提起、脚掌着地，臀部向下），注意上身保持正直，不要弯上身，同时注意护士服下缘不能触底。姿势优雅，符合力学原理，动作规范、省力。

2. 蹲姿的训练在地上放置物品后，反复进行练习。

（五）端治疗盘

双手端治疗盘时护士双手托盘底两侧边缘的中部，曲肘关节呈90°，双手持盘1/3或1/2处，治疗盘距胸前方约5cm，自然贴近躯干，治疗盘不要触及工作服。

设置场景：当行进到病室门前时，用手端盘，另一手开门进入病室，或双手端盘，则用身体侧肩肘部将病室门轻轻推开，进入病室，切忌用脚踢开门。

（六）推治疗车

护士推治疗车行进时，双手扶把，把稳方向，双臂均匀用力，重心集中于前臂，抬头，挺胸直背，躯干略向前倾，按基本行姿向前行进。在行进和停放过程中注意平稳。

设置场景：推车入室前需停车，用手轻推开门后，方能推车入室；不可用车撞开门，入病室后应先关门再推车入病床旁。

（七）持病历夹

手持病历夹时，护士左手持病历夹1/3或1/2处，用手掌握住文件夹边缘中部，放在前臂内侧，持物手臂靠近腰部，病历夹前缘略上翘，按基本行姿向前行进，将右臂前后自然摆动。记录时左手上臂与前臂呈90°，将病历夹平稳托于前臂和左手上，右手轻托病历夹右下角打开记录。

（八）开关门礼仪

进门时先敲门，征得同意后方可进入。先向房间内的人微笑示意，随后侧身关门，身体略转，半面朝向门，距门约40cm。出门时转身走到门口打开房门，再次转身使身体面向房间，配合微笑和“再见”等礼貌用语，轻轻关好房门离去。

练习要求：

1. 行走站立姿势端正，目光平视，上身挺直收腹，两肩水平，两臂前后摆动自然，两腿靠拢步态敏捷轻盈，优美大方，精力充沛。

2. 坐下时双手或单手整理衣裙，坐姿端正自然，臀部占椅面的1/2～2/3，两膝靠拢，双手自然放置于腿上，勿过度暴露，入座起立动作轻稳。

3. 蹲下捡物，以节力美观为原则，上身直立，双脚前后分开，屈膝蹲下，一手扶裙，手捡物，衣裙勿触地，勿过度暴露。

4. 端治疗盘，双肘靠近躯干，前臂与上臂成直角，双手置于治疗盘边缘两侧，治疗盘距离胸部一举距离，手指不触及治疗盘内面，端盘平稳，行走自如。

5. 推车行走平稳自然，姿势优雅美观，动作轻盈敏捷慢步轻走，避免声音过响。

6. 持病历夹，行走时将病历夹放在身体一侧，置于左前臂打开，动作自然优美。

7. 开关门时，敲门进入，轻开轻关，注意礼让。

8. 服装鞋帽整洁，妆容自然大方。

9. 表情自然，气质优雅，彬彬有礼。

10. 表演动作整齐优美，节力，轻稳敏捷，自然大方。

【实训报告】

简述本堂课中自己的心得体会。

（张 芬）

第四节 临床思维案例实训

【实训目的】

1. 树立护生科学思维理念，提升临床思维能力。
2. 学会运用科学思维方法开展护理实践。

【实训前准备】

1. 学生准备 学生认真复习该案例专业内容；预习案例情境，查阅相关资料。
2. 用物准备 病历夹、笔、纸等。
3. 环境准备 教室桌椅摆放于四周，中心处模拟病床。一护士躺于病床上。

【过程与方法】

1. 教师介绍本次实训目的与要求，介绍实训案例及场景。

■ 实训案例

患者女性，79岁，于2018年11月8日9：00因“突发意识障碍2天”，门诊拟诊断“脑出血”收治住院，以平车推入病区。入院查体：T：36.7℃ P：68次/分 R：20次/分 Bp：164/105mmHg，神志浅昏迷，双侧瞳孔等大等圆，对光反射迟钝，左上肢肌力4级，左下肢肌力3级，右侧肢体肌力5级，入院后予急查心电图、抽血结果大致正常，头颅CT提示：右侧基底节区脑出血破入脑室并脑积水，肺部CT提示：双肺下叶少量渗出性病变。予留置胃管、尿管，胃管内回抽可见少量咖啡色胃液，胃液常规提示隐血阳性，予暂禁食，责任护士交代患者家属留置管道相关注意事项。2018年11月9日，该患者另一家属发现患者大汗淋漓，护士当即测T：36.2℃ P：100次/分 R：20次/分 Bp：194/125mmHg，测随机末梢血糖值为2.9mmol/l，患者神志仍呈浅昏迷，双侧瞳孔等大等圆，对光反射迟钝，立即报告其床位医生，遵医嘱予葡萄糖注射液20ml静注后复测患者末梢血糖值为6.5mmol/l，T：36.9℃ P：98次/分 R：20次/分 Bp：195/120mmHg，责任护士查看患者发现患者尿管引流袋无尿并处于夹闭状态，随即打开卡子，引流出淡黄色尿液约500mL，复测患者T：36.2℃ P：70次/分 R：19次/分 Bp：145/86mmHg，责任护士再次予相关知识宣教。

2. 护生分组查房

对该案例进行评估，护理过程中存在的问题有哪些？

3. 讨论

（1）分析病情变化的原因，护士的成功之处。

（2）该案例中护士发现问题的过程中体现了什么临床思维品质？运用临床思维思考一下该患者现存的护理问题有哪些？

4.教师总结。

■ 实训报告

1. 简述本堂课中自己的心得体会。

2. 请思考护士临床思维的重要性。

（唐杰枚）

附 录

附录一 教学大纲

一、课程性质

护士人文修养是中等卫生职业教育护理助产专业一门重要的专业选修课。

本课程涵盖了护理人文关怀、护士审美、礼仪修养、人际关系、伦理道德、临床思维等重要内容。课程设置以护士的岗位需求为基础，紧扣人文精神与人文知识技能，构建提升护士人文修养的教学框架，体现了护理岗位对人文素质的要

求和人文知识在护理领域中的运用，有助于学生人文素养的全面提高。

二、课程目标

通过本课程的学习，学生能够达到下列要求：

1. 建立知识目标　通过学习，要求掌握人文修养的相关概念，理解护理学的人文内核；掌握护理人文关怀的相关理论及临床护理人文关怀实践，培养护士自身的人文关怀能力；掌握临床思维、评判性思维、创新性思维的特点，熟悉护理临床工作中各种思维能力的运用；掌握文化相关概念，理解多元文化对护理的影响；掌握美学的相关概念，理解护士的专业人生美；掌握人际交往的主要理论及礼仪和护理职业礼仪的基本原则。

2. 建立能力目标　在授课时逐步培养学生护理人文沟通的能力、批判性思维能力、运用网络资源获取新知识和相关信息的能力、与人合作的能力培养，让学生逐渐具备自主学习和终身学习的能力，并学会将护士人文修养的基本理论、基本知识运用于护理工作中。

3. 建立态度目标　理解护理学的人文内核，树立正确的护理价值观。具有一切为了患者、全心全意为人民健康服务的理念。具有良好的审美修养和文化品位。具有良好的职业道德修养。

三、教学时间分配

教学内容		学时		
		理论	实践	合计
第一章	绪论	4	0	4
第二章	人文关怀	4	0	4
第三章	护士伦理道德修养概述	6	2	8
第四章	护理心理学概述	6	2	8
第五章	护士的美学修养	4	2	6

续表

教学内容		学时		
		理论	实践	合计
第六章	护士的人际关系与人际沟通修养	10	2	12
第七章	护士的礼仪修养	4	2	6
第八章	护士的科学思维修养	4	2	6
合计		42	12	54

四、教学内容和要求

单元	教学内容	教学要求	参考学时	
			理论	实践
第一章 绪论	第一节 人文修养概述		4	0
	一、人文相关概念	了解		
	二、科学与人文	了解		
	三、健康与人文	了解		
	第二节 医学科学与医学人文			
	第三节 护士与人文修养			
	一、护士人文修养相关概念	掌握		
	二、护士与人文教育	了解		
	三、护理人文修养	熟悉		
第二章 人文关怀	第一节 护理人文关怀概述		4	0
	一、基本概念	了解		
	二、护理人文关怀的历史与发展	了解		
	三、护理人文关怀的动因	熟悉		
	第二节 护理人文关怀的理论基础			
	一、中国传统文化与人文关怀	了解		
	二、国外人文关怀理论简介	熟悉		
	第三节 人文关怀能力的培养与评价			
	一、人文关怀能力概述	了解		
	二、护士人文关怀能力的培养	熟悉		
	三、护士人文关怀能力的评价	了解		
	第四节 护理人文关怀的践行			
	一、医院文化与人文关怀	了解		
	二、护理人文关怀模式	了解		
	三、护理人文关怀的组织实施	了解		
	四、护理人文关怀的临床实践	熟悉		

续表

单元	教学内容	教学要求	参考学时	
			理论	实践
第三章　护士伦理道德修养概述	第一节　伦理道德概述		6	2
	一、道德与职业道德	了解		
	二、伦理学与护理伦理学	熟悉		
	第二节　护理伦理的基本原则、规范和范畴			
	一、护理伦理的基本原则	掌握		
	二、护理伦理的规范	熟悉		
	三、护理伦理的范畴			
	第三节　护士与患者的权利和义务			
	一、护士的权利	掌握		
	二、护士的义务	掌握		
	三、患者的权利	掌握		
	四、患者的义务	掌握		
	第四节　临床科室护理伦理道德要求			
	一、优质护理的伦理道德要求	熟悉		
	二、特殊患者护理的伦理道德要求	熟悉		
	第五节　突发公共卫生事件应急护理伦理			
	一、突发公共卫生事件的含义	了解		
	二、突发公共卫生事件护理人员的伦理要求	熟悉		
	第六节　生命伦理			
	一、生命伦理学的基本问题	了解		
	二、生殖伦理	了解		
	三、人类辅助生殖技术伦理	了解		
	四、死亡伦理	了解		
	五、器官移植伦理	了解		
第四章　护理心理学概述	第一节　护理心理学概述		6	2
	一、护理心理学的概念	了解		
	二、护理心理学发展趋势	了解		
	三、学习护理心理学的意义	了解		
	四、护理心理学的研究方法	了解		
	第二节　心理学基础			
	一、心理现象概述	了解		

续表

单元	教学内容	教学要求	参考学时	
			理论	实践
	二、心理过程	了解		
	三、人格	了解		
	第三节　心理健康与心身疾病			
	一、心理健康概述	熟悉		
	二、心理挫折与心理防御机制	熟悉		
	三、心理应激与应对	熟悉		
	四、心身疾病与健康	熟悉		
	五、危机干预	熟悉		
	第四节　心理护理的基本技能			
	一、心理评估	了解		
	二、心理测验	了解		
	三、心理咨询	熟悉		
	四、心理护理	熟悉		
	第五节　特殊患者的心理特点及护理	熟悉		
	一、患者常见的心理反应	熟悉		
	二、特殊患者心理特点及护理	熟悉		
	第六节　护士的职业心理素质与维护			
	一、护士应具备的人格形象与职业心理素质与维护	熟悉		
	二、护士心理健康的维护	熟悉		
第五章　护士的美学修养	第一节　护理美学概述		4	2
	一、美的内涵和基本内容			
	二、护理美学的历史和发展	了解		
	三、美育对护理人员的作用	了解		
	第二节　护士的审美修养	了解		
	一、审美修养的涵义	了解		
	二、护士提升审美修养的方法	熟悉		
	第三节 护士的职业形象美	学会		
	一、护士的职业形象美的意义和内涵	了解		
	二、护士职业形象美的要求	熟悉		
	三、护理职业形象美塑造的途径和方法	熟悉		

续表

单元	教学内容	教学要求	参考学时	
			理论	实践
第六章　护士的人际关系与人际沟通修养	第一节　人际关系修养		10	2
	一、人际关系概述	了解		
	二、人际关系的基本理论	了解		
	三、影响人际关系的要素	熟悉		
	四、人际交往的原则与策略	熟悉		
	五、护理工作中的人际关系	熟悉		
	第二节　人际沟通修养			
	一、人际沟通概述	了解		
	二、护理与人际沟通	熟悉		
	第三节　护士的语言沟通			
	一、护士语言沟通的基本知识	了解		
	二、护士语言沟通的主要类型、过程及注意事项	熟悉		
	三、护士语言沟通的技巧	掌握		
	第四节　护士的非语言沟通			
	一、非语言沟通的基本知识	了解		
	二、护士非语言沟通的主要形式及作用	熟悉		
	三、护士非语言沟通的基本要求	掌握		
	第五节　治疗性沟通			
	一、治疗性沟通的含义、特征、目的及作用	了解		
	二、影响治疗性沟通的因素	熟悉		
	三、治疗性沟通的有效策略	熟悉		
第七章　护士的礼仪修养	第一节　礼仪概述		4	2
	一、礼仪的基本概念	了解		
	二、礼仪的原则和作用	了解		
	三、护士礼仪的概念与特征			
	第二节　护生校园礼仪			
	一、校园场所礼仪	掌握		
	二、校园交往礼仪	掌握		
	第三节　护士的仪表礼仪			
	一、护士仪容礼仪	掌握		
	二、护士职业妆容及修饰	掌握		

续表

单元	教学内容	教学要求	参考学时 理论	参考学时 实践
	三、护士着装礼仪	掌握		
	第四节　护理体仪态礼仪			
	一、护士基本体态	掌握		
	二、护士礼仪体态	掌握		
	三、护理服务礼仪	掌握		
	第五节　护士的社交礼仪			
	交际礼仪	熟悉		
	第六节　护士的求职礼仪			
	一、求职礼仪的概念和特点	掌握		
	二、书面求职礼仪	熟悉		
	三、面试礼仪	熟悉		
	四、网络求职礼仪	熟悉		
第八章　护士的科学思维修养	第一节　科学思维		4	2
	一、思维概述	了解		
	二、科学思维概述	了解		
	三、问题解决的思推	熟悉		
	第二节　护士的临床思维			
	一、临床思维概述	熟悉		
	二、护士临床思维的培养	熟悉		
	第三节　护士的评判性思维			
	一、评判性思维概念	了解		
	二、评判性思维的意义	了解		
	三、评判性思维的构成因素	了解		
	四、评判性思维的层次	了解		
	五、评判性思维的测量	了解		
	六、护理实践中评判性思维的应用	掌握		
	第四节　护士的创新性思维			
	一、创新性思维概述	了解		
	二、创新性思维的主要形式	熟悉		
	三、护理工作中的创新性思维	熟悉		

续表

单元	教学内容	教学要求	参考学时	
			理论	实践
第九章 实训指导	第一节 护士美学修养实训 第二节 护患语言性沟通和非语言性沟通实训 第三节 护士体态礼仪实训 第四节 临床思维案例实训			

五、说明

（一）教学安排

本教学大纲主要供中等卫生职业教育护理、助产专业教学使用，第1学期开设，总学时为54学时，其中理论教学42学时，实践教学12学时。学分为2学分。

（二）教学要求

1. 本课程对理论部分教学要求分为掌握、熟悉、了解3个层次。掌握：指对基本知识、基本理论有较深刻的认识，并能综合、灵活地运用所学的知识解决实际问题。熟悉：指能够领会概念、原理的基本含义，解释护理现象。了解：指对基本知识基本理论能有一定的认识，能够记忆所学的知识要点。

2. 本课程重点突出以岗位胜任能力为导向的教学理念，在实践技能方面分为熟练掌握和学会2个层次。熟练掌握：指能独立、规范地完成操作过程。学会：指在教师的指导下能初步应用所学知识和技能。

（三）教学建议

1. 本课程依据护理岗位的工作任务、职业能力要求，强化理论实践一体化，突出“做中学、学中教”的职业教育特色，根据培养目标、教学内容和学生的学习特点及职业资格考试要求，提倡案例教学、任务教学、角色扮演和情境教学等方法。利用校内外实训基地，将学生自主学习、合作学习和教师引导教学等教学组织形式有机结合。

2. 教学过程中可通过测验、观察记录、技能考核和理论考试等多种形式对学生的职业素养、专业知识和技能进行综合评价。应体现评价主体的多元化，评价过程的多元化，评价方式的多元化。评价内容不仅关注学生对知识的理解和技能的掌握，更要关注知识在护理实践中的运用与解决实际问题的能力水平，重视护理职业素质的形成。

附录二　自测题参考答案

第一章　绪　论

一、单选题：1. D　2. A　3. D　4. A　5. A　6. E　7. E　8. B　9. A　10. D　11. E　12. C　13. E　14. E　15. D

二、多选题：1. ABCDE　2. ABCDE　3. AB　4. ABCDE　5. ABCDE

第二章　人文关怀

一、单选题：1. E　2. A　3. E　4. C　5. C　6. B　7. D　8. A　9. D　10. E　11. B　12. D　13. A　14. C　15. B　16. C　17. B

二、多选题：1. ABCDE　2. ABCDE　3. ABCDE

第三章　护士伦理道德修养概述

一、单选题：1. C　2. B　3. B　4. B　5. E　6. C　7. E　8. A　9. A　10. C　11. D　12. B　13. A　14. A　15. C　16. C　17. D　18. ①B　②D　③A　19. C　20. A　21. B　22. D　23. D　24. D　25. D　26. A　27. D　28. C　29. C　30. C　31. D　32. C

二、多选题：1. ABC　2. ABCD　3. ABC　4. ABC　5. ABC　6. ABCD

第四章　护理心理学概述

一、单选题：1. C　2. B　3. A　4. B　5. B　6. C　7. A　8. C　9. E　10. C　11. C　12. D　13. A　14. C　15. A　16. C　17. B　18. B　19. C　20. B

二、多选题：1. ABCDE　2. ABC　3. ABCD　4. ABCDE　5. ABCD

第五章　护士的美学修养

单选题：1. C　2. C　3. B　4. A　5. C　6. C　7. B　8. A　9. A　10. C　11. B　12. B　13. D　14. D　15. B　16. C　17. C　18. B　19. C　20. D

第六章　护士的人际关系与人际沟通修养

第一节　人际关系修养

单选题：1. E　2. D　3. C　4. C　5. E　6. A　7. D　8. C　9. D　10. D　11. A　12. B　13. E　14. C　15. A　16. D　17. B　18. C　19. D　20. E

第二节至第五节　人际沟通

单选题：1. D　2. D　3. D　4. D　5. E　6. D　7. D　8. C　9. C　10. B　11. C　12.E　13.E

14. D　15. B　16. A　17. C　18. B　19. D　20. B　21. C　22. B　23. C　24. C　25. E　26. D
27. D　28. D　29. E　30. E　31. A　32. D　33. D　34. E　35. D　36. D　37. D　38. A　39. E
40. D

第七章　护士的礼仪修养

单选题：1. A　2. B　3. C　4. D　5. C　6. B　7. C　8. C　9. D　10. D　11. D　12. A　13. B
14. A　15. A　16. B　17. A　18. B　19. A　20. B

第八章　护士的科学思维修养

一、单选题：1. B　2. D　3. E　4. E　5. A　6. D　7. C　8. A　9. D　10. B　11. A　12. B
13. B　14. D　15. A　16. D　17. D　18. A　19. B　20. D　21. E　22. A　23. B　24. A
25. E　26. A　27. C　28. D

二、多选题：1. ABCD　2. ABCD　3. AC　4. ABCDE　5. ABDE　6. AC　7. BDE
8. ABCDE　9. ABCE　10. ABCD　11. ABC　12. ABCD　13. ABCDE　14. ABCDE
15. ABCD

参考文献

[1] 史瑞芬, 刘义兰. 护士人文修养[M]. 人民卫生出版社, 2017.

[2] 王燕、丁宏伟. 护士人文修养[M]. 北京:人民卫生出版社, 2015.

[3] 徐成. 护理心理学[M]. 吉林：吉林科学技术出版社, 2011.

[4] 蒋继国. 护理心理学[M]. 北京：人民卫生出版社, 2014.

[5] 卢省花, 胡俊秋. 护理伦理学[M]. 3 版. 武汉: 华中科技大学出版社, 2012.

[6] 刘耀光. 护理伦理学[M]. 长沙：中南大学出版社, 2010.

[7] 丘祥兴, 孙福川. 医学伦理学[M]. 3 版. 北京：人民卫生出版社, 2010.

[8] 张伟. 职业道德与法律[M]. 北京:高等教育出版社, 2013.

[9] 程跃英. 护理美学[M]. 北京：高等教育出版社, 2014.

[10] 叶朗. 美学原理[M]. 北京：北京大学出版社, 2015.

[11] 付元秀. 人际沟通[M]. 郑州：第四军医大学出版社, 2016.

[12] 李霞, 黄建英, 陈莉. 中国礼仪： 医护礼仪[M]. 沈阳：东北大学出版社, 2018.

[13] 雷巍娥, 张自珍, 护理礼仪与形体训练[M]. 3版. 西安：第四军医大学出版社, 2016.

[14] 李小妹. 护理学导论[M]. 3版. 北京:人民卫生出版社, 2012.

[15] 吕扬, 高凤莉. 系统化评估与风险预判培训对提高护士评判性思维能力的效果评价[J].中华护理杂志，2016，5（12）：186–189.

[16] 李惠玲. 护理人文修养[M]. 北京： 人民卫生出版社, 2015.

[17] 陈小春. 医院创新发展理论与实践[M]. 西安：第四军医大学出版社, 2015.

[18] 高金声. 愿善良成为医学的灵魂[M]. 北京：中国协和医科大学出版社, 2014.

[19] 李晓东. 诺贝尔奖获得者给青少年的思维方法[M]. 长春：吉林出版集团有限责任公司, 2013.

[20] 江寅芳, 王薇. 护理评判性思维概念内涵的研究进展[J]. 护理学报，2011, 18(04):1–5.

[21] 中华人民共和国国家卫生和计划生育委员会.全国护理事业发展规划（2016—2020年）[J].中国实用乡村医生杂志，2017，24（7）：1–5.

[22] 曹锦亚, 魏镜, 史丽丽, 等. 医学活动中的共情及困难——巴林特工作对促进共情的作用[J]. 医学与哲学, 2015（8）：4–7.

[23] 李明霞. 叙事医学在护理领域中的应用与启示[J]. 中国护理管理，2016，16（3）：430–432.

[24] 王一方. 叙事医学导论（一）丽塔・卡伦 ：叙事医学的创生 ［J］. 中华医学信息导报, 2012, 27（14）：22–23.

[25] 杨晓霖. 美国叙事医学课程对我国医学人文精神回归的启示[J]. 医学教育研究与实践, 2011, 19（2）：219–221.

[26] 全国护士执业资格考试用书编写专家委员会. 全国护士执业资格考试指导[M]. 北京：人民卫生出版社, 2018.

[27] 全国护士执业资格考试用书编写专家委员会. 全国护士执业资格考试指导同步练习题集[M]. 北京：人民卫生出版社, 2018.